COMER
PARA
ADELGAZAR

COMER PARA ADELGAZAR

Quema grasa,
sana tu metabolismo
y vive más tiempo

DR. WILLIAM W. LI

Traducción de Gloria Estela Padilla Sierra

Grijalbo*vital*

Papel certificado por el Forest Stewardship Council®

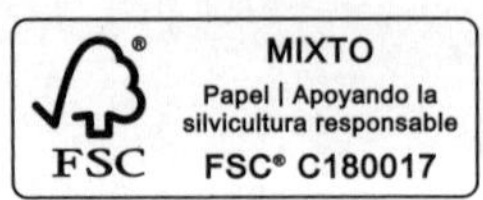

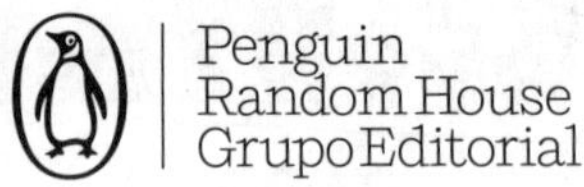

Comer para adelgazar
Quema grasa, sana tu metabolismo y vive más tiempo

Título original: *Eat To Beat Your Diet:
Burn fat, Heal Your Metabolism, and Live Longer*

Primera edición: enero, 2026

D. R. © 2023, William W. Li, MD

D. R. © 2026, derechos de edición mundiales en lengua castellana:
Penguin Random House Grupo Editorial, S. A. de C. V.
Blvd. Miguel de Cervantes Saavedra núm. 301, 1er piso,
colonia Granada, alcaldía Miguel Hidalgo, C. P. 11520,
Ciudad de México

penguinlibros.com

D. R. © 2025, Gloria Estela Padilla Sierra, por la traducción

Dedico este libro a mis padres, quienes me guiaron desde temprana edad a aprovechar tanto la creatividad como la ciencia como una forma de encontrar soluciones más inteligentes para el mundo que nos rodea.

Contenido

TERCERA PARTE

Un plan para la vida

Introducción

No soy fanático de las dietas y nunca lo he sido. Me desagradan las dietas de moda, las dietas intensivas, las dietas populares; de hecho, cualquier dieta que prometa una enorme pérdida de peso "¡en menos de lo que canta un gallo!". La mayoría de las dietas populares no se sustenta en la ciencia y no se dirige a la verdadera base de la salud, que es algo que no puedes ver en el espejo. Soy médico y científico, y mi punto de interés siempre ha estado en la salud, no en la vanidad.

Comer para adelgazar se escribió con el fin de traer hasta ti la verdadera ciencia que le hace falta a todos esos planes dietéticos. Combatir la grasa corporal es de vital importancia para tu salud, pero no por las razones que podrías pensar; la comida no es tu enemiga. En este libro te enterarás, por medio de una serie de descubrimientos respaldados por los estudios de investigación, que los alimentos correctos pueden acelerar tu metabolismo y fortalecer las defensas naturales de tu cuerpo. Para cuando lo termines, entenderás cómo ingerir estos alimentos para sacarles provecho, derrotar a la grasa corporal y optimizar tu salud; todo eso sin siquiera tener que hacer una "dieta", de allí el título de esta obra.

La mayoría de los libros sobre dietas exhorta a la privación y establece reglas estrictas que le roban el aspecto agradable a tu forma natural de comer. En lugar de ello, te diré qué alimentos *agregar* a tu vida y cómo disfrutarlos, al mismo tiempo que sanas tu metabolismo y elevas tu salud al siguiente nivel. A lo largo de este recorrido, te explicaré los últimos avances científicos sobre la manera en que funciona en realidad tu metabolismo (¡y que es probable que no te hayan dicho), lo que hace tu grasa para *ayudar* a tu salud, el hecho de que desprenderte de incluso pequeñas cantidades de peso puede tener enormes beneficios para tu salud, y por qué, sin importar tu edad, complexión o tamaño, no necesitas privarte de la dicha de la comida, al mismo tiempo que mejoras tu condición física y tu capacidad para resistir o luchar contra las enfermedades. Este libro trata sobre cómo dominar tu salud a través del metabolismo, al mismo tiempo que disfrutas del acto de comer. Sin embargo, a lo largo de ese trayecto, también aprenderás a cómo bajar ese peso adicional y reducir tu cintura de maneras significativas y respaldadas por la ciencia.

● ● ●

Comer para adelgazar es una secuela de mi último libro Comer para sanar, en el que analizo la manera en que tu organismo se resiste a la enfermedad a través de sus cinco sistemas de defensa de la salud —angiogénesis, regeneración, microbioma, protección del ADN e inmunidad— y el modo en que los alimentos específicos pueden respaldar a uno, dos o incluso a todos estos sistemas a la vez. Describí la evidencia que muestra cómo más de 200 alimentos pueden activar estas defensas para evitar las enfermedades que mayor temor nos provocan: cáncer, enfermedades cardiovasculares, demencia, diabetes, trastornos auto-inmunes y más de 70 padecimientos adicionales, con base en la nueva ciencia de la nutrición molecular. Al *agregar* estos alimentos benéficos a tu vida, puedes elevar tus escudos de salud contra la enfermedad. Mi principal mensaje es que algunas de las herramientas más poderosas para mejorar tu salud existen de manera natural en los alimentos que ingieres; solo tienes que tomar conciencia de las formas complejas en que tu cuerpo responde al alimento. Este libro parte de allí y amplía las conexiones entre la comida y tus defensas para tu metabolismo y su interacción con la grasa corporal.

Después de que se publicó *Comer para sanar*, recibí miles de correos electrónicos de los lectores en los que me manifestaban que se sentían en mejor condición física y con más energía luego de comer los alimentos de los que escribí. Estaban más felices y con mayor confianza en su salud, una vez que se dieron cuenta de que podían aceptar la comida y no temerle. Dijeron que se sintieron empoderados de tomar el control de su salud al utilizar los simples pasos que describí y que podían implementar en casa. Algunos incluso me hicieron saber que fueron capaces de abandonar sus medicamentos después de seguir el plan 5 × 5 × 5 que propuse en aquel libro.

Algo que me tomó completamente por sorpresa fue que también empecé a recibir mensajes de lectores que con gran regocijo me contaron que tuvieron éxito en perder peso y adelgazar de modos que no habían experimentado antes. Estaban comiendo los alimentos que recomendé, sin matarse de hambre, y de todos modos se quitaban los kilos de encima.

Pensé: "Espera un momento, no estaban reduciendo su ingesta de alimentos. ¿Cómo era posible que comer bajara su masa y grasa corporales?".

Con base en mis años de investigaciones en medicina y fisiología, profundicé en el aspecto científico de la grasa corporal. Estudié los vínculos entre el metabolismo, la grasa (también llamada *tejido adiposo*) y los alimentos. Lo que descubrí me abrió la mente: la mayoría de las ideas que aceptamos como hecho sobre el metabolismo y la grasa no son ciertas. ¡Incluso los médicos y los nutriólogos estaban equivocados!

Por ejemplo, no naces con un metabolismo lento que provoque que te vuelvas gordo. Es al revés. Tener demasiada grasa corporal torna más lento el metabolismo. Otra idea equivocada común es que no necesitas preocuparte del exceso de grasa, a menos que tengas sobrepeso o veas protuberancias antiestéticas en el espejo. La investigación médica nos dice que la gente delgada puede desarrollar cantidades peligrosas de grasa que se amontona en sus cuerpos.

Por otro lado, la grasa puede contribuir a la buena salud, porque en sí misma es un órgano. Es correcto, un órgano igual que tu corazón, tu hígado y tus pulmones. De hecho, tu grasa libera hormonas que controlan la función normal de tus otros órganos, incluso del cerebro. También es un importante generador de calor en el organismo. Una capa de grasa no solo proporciona aislamiento contra el frío; un tipo único conocido como "grasa marrón" puede quemar cantidades excesivas de otras grasas en la parte media de tu cuerpo y en otros sitios. Al quemar grasa para obtener energía, la grasa marrón aumenta el metabolismo. Por supuesto, la grasa también forma un cojín, pero es mucho, mucho más. La meta, entonces, no es librarte de toda la grasa del cuerpo, solo necesitas domarla.

• • •

Hay momentos en la vida de todos en los que se enciende un foco en la cabeza y llegamos a un nuevo discernimiento importante que puede cambiar el mundo. Estos son los momentos para los que viven los científicos. En mi caso, ese momento llegó cuando me percaté de que los mismos compuestos alimentarios que activan las defensas de salud del organismo también detonan acciones celulares que mejoran el metabolismo y contrarrestan la grasa corporal. Estas sustancias se llaman *compuestos bioactivos* y me di cuenta de que son la clave de por qué mis lectores estaban adelgazando.

Al sondear con mayor profundidad en los datos científicos, descubrí que existen múltiples formas en que los bioactivos pueden causar pérdida de peso. Ciertos alimentos impiden que las células adiposas se amplíen; otros causan que las células adiposas "malas" se conviertan en "buenas"; incluso existen otras sustancias alimenticias que pueden redirigir una célula madre adiposa, de modo que no pueda crear más grasa peligrosa. Algunos alimentos incluso aceleran el calentador de la grasa marrón, lo cual significa que puedes consumir comidas que activan la grasa buena para que queme a la mala. En otras palabras, puedes lograr que la grasa combata a la grasa.

No todas las calorías son iguales y mi investigación es una prueba. Comer los alimentos correctos puede mejorar y fortalecer tu metabolismo y eliminar el exceso de grasa corporal, al mismo tiempo que mejora tu salud. En este libro aprenderás cómo se hicieron estos descubrimientos y encontrarás una lista única de 150 alimentos que he identificado que combaten realmente la grasa; todos ellos basados en evidencia de estudios con personas humanas.

• • •

Cuando veas mi lista de verdaderos alimentos que combaten la grasa, te quedará claro que dominar tu grasa corporal no requiere sacrificios ni dificultades. Todo lo contrario: puedes disfrutar la comida mientras la consumes para mejorar tu metabolismo. Esto podría sonar como una paradoja, pero la ciencia afirma que no lo es. Domar la grasa corporal tampoco tiene que ser costoso ni complicado. La mayoría de los alimentos de la lista se encuentra en la típica tienda de abarrotes y cuando pienso en las recetas y los platillos que se pueden preparar con estos alimentos, se me empieza a hacer agua la boca. ¡Sanar tu metabolismo también puede saber muy rico!

Desarrollé mi debilidad por la comida sabrosa mientras crecía en Pittsburgh, Pennsylvania, una ciudad que alguna vez fue famosa por su industria acerera y del vidrio, pero que ahora se reconoce como una Meca de la innovación médica (¡y de algunos restaurantes fantásticos!). Enclavada entre tres ríos y 446 puentes, Pittsburgh es hogar de comunidades étnicas diversas. Cuando era niño se llevaba a cabo el Festival Folclórico de Pittsburgh en la Civic Arena, un escenario deportivo ahora desaparecido que tenía un domo retráctil de aspecto tan inusual que apareció como fondo en múltiples películas.*

Durante el festival, las cuarenta y tantas nacionalidades de la ciudad, que incluyen italianos, alemanes, húngaros, eslovacos, polacos, griegos, chinos y filipinos, montaban coloridos puestos, uno al lado de otro, donde vendían pequeños platos de las especialidades culinarias de sus países de origen a los hambrientos asistentes. Tentadores aromas flotaban por todo el lugar. Me encantaba probar bocados sabrosos de las cocinas tradicionales mientras escuchaba a los dueños de los puestos cuando describían las tradiciones étnicas detrás de cada platillo. A través de estas experiencias, y de una red de familia y comunidad, mi infancia estuvo llena de sabores e historias sobre los alimentos de todo el mundo.

Décadas más tarde, sigo deleitándome con el placer de comer. Es algo que espero con gusto cada día, al mismo nivel que disfruto la buena salud. Lo que muchas personas no se dan cuenta es que esas dos metas —disfrutar la comida y disfrutar salud— son lo mismo; cuando menos, deberían serlo. Con base en más de 30 años de investigación científica, sé que los alimentos correctos son capaces de activar el poder de curación del cuerpo y por el contrario de lo que podrías haber oído, los alimentos que son más eficaces para activar la salud también

---

* *The Fish That Saved Pittsburgh* (1979); *Muerte súbita* (1995); *Rock Star: la voz del dragón* (2001); *Hagamos una porno* (2008); *Ni en sueños* (2010).

pueden dar el mayor placer. Comer para sanar puede deslumbrar a tus papilas y traer nuevo deleite gustativo a tu vida.

En lo que se refiere a comer tanto por placer como por salud, me enfoco en dos partes del mundo que he llegado a conocer y amar: el Mediterráneo y Asia. Por supuesto, ambas regiones tienen renombre por sus gastronomías deliciosas y diversas. El poder curativo de la comida es, tanto en sentido figurativo como literal, parte de la receta de sus culturas alimentarias. Gran parte de lo que se conoce como medicina occidental moderna tiene sus orígenes en Italia y Grecia. Hipócrates, el padre de la medicina, provino de la isla griega de Kos. Su "Juramento hipocrático" sigue siendo recitado por todos los estudiantes de medicina el día en que se gradúan y asumen el título de médicos. De hecho, la palabra inglesa *physician* (médico) procede del latín *physica*, que significa "natural", en tanto que "doctor" proviene el latín *docere*, que quiere decir "maestro".

Cuando Hipócrates vivía en la antigua Grecia, la nutrición se empleaba para sanar y la frase: "Dejad que el alimento sea vuestra medicina y que la medicina sea vuestro alimento" refleja el concepto de la época.* Es irónico que la mayoría de los médicos actuales tenga una educación tan deficiente sobre la nutrición moderna. Pocos tienen los suficientes conocimientos como para compartir con sus pacientes un entendimiento adecuado de los alimentos y la salud. La educación en las facultades de medicina enfatiza la importancia de los productos farmacéuticos en el tratamiento de las enfermedades, en lugar de las soluciones naturales para conservar la salud. Como resultado, generaciones de médicos se han alejado cada vez más de los orígenes de la medicina, donde alguna vez la nutrición se consideró una herramienta clave entre los recursos del doctor.

La comida también es esencial para la salud en las culturas asiáticas, que poseen algunos de los sistemas médicos más antiguos del mundo. La medicina china data de más de 3 000 años y se basa en el concepto de que tu salud es el resultado del equilibrio de dos fuerzas conocidas como *yin* y *yang*. Estos equilibrios tienen influencia de las propiedades de diferentes alimentos. Uno de los textos médicos más antiguos que se conoce fue recopilado por Sun Simiao, a quien se considera como el

---

* Los académicos decidieron que, aunque esto se atribuye a Hipócrates, no es una cita directa. Sin embargo, la idea del "alimento como medicina" sí se aceptaba en su época.

"Rey de la Medicina", en China. Su libro *Essential Prescriptions Worth a Thousand Pieces of Gold* (*Recetas esenciales que valen mil piezas de oro*) se escribió durante la dinastía Tang del siglo VII, una época dorada de la cultura china. Simiao dedicó toda una sección de su texto a la terapia alimenticia, incluyendo recetas, listas de hierbas medicinales y recomendaciones sobre comer con modestia. Hoy día, la medicina en China es una mezcla progresiva de abordajes tradicionales combinados con tratamientos biomoleculares modernos.

Es posible que el Mediterráneo y Asia parezcan como dos mundos aparte en sus tradiciones; no obstante, hace 2 000 años una notable vía terrestre, conocida como la Ruta de la Seda, conectaba esas dos regiones y sus alimentos. Ese corredor sirvió como uno de los canales de comercio de mayor influencia en la historia humana al permitir que productos, ideas e ingredientes se intercambiaran entre muchos países y culturas diferentes. La Ruta de la Seda, que se estableció en tiempos de la dinastía Han, fue responsable del movimiento de muchos de los alimentos que comemos en la actualidad desde China hasta en los países de Occidente, y viceversa.

Empecé a pensar en serio sobre las culturas alimentarias durante el año sabático que tomé antes de iniciar mis estudios de medicina. Me interesaba aprender cómo la comida influía en la cultura, la sociedad y la salud, así que primero viajé a Italia y Grecia (esto ocurrió mucho antes de que la dieta mediterránea se volviera popular) y después fui a China para conocerla. Vivir y comer con los habitantes locales de Lombardía, Liguria, Véneto, Monte Athos (¡me metí como visitante a los monasterios ortodoxos griegos e incluso me presté como voluntario para ayudar a preparar el banquete de Pascua en uno de ellos!) y las Cícladas, y luego a las provincias de Hebei, Shanxi, Sichuan, Hunan y Jiangsu, sembró en mi mente la idea que después elaboré para crear mi propio estilo de alimentación, al que llamo "mediterrasiático". Combina lo mejor de dos mundos y utiliza muchos de los ingredientes deliciosos, reparadores del metabolismo, que conocerás en este libro.

La comida mediterrasiática es la que como todos los días y mis decisiones sobre los alimentos se inspiran en las tradiciones que abarcan estas culturas. Voy a describirte mi enfoque y te daré algunas recetas que vienen de mi propia cocina y que utilizan los ingredientes que combaten la grasa y que me encanta comer. El abordaje mediterrasiático facilita mejorar tu salud, por dentro y por fuera.

• • •

Escribí este libro para todos los que pueden beneficiarse de un mejor metabolismo y, bueno, para cualquiera que desee tener una vida más larga y placentera. Seas joven y estés en buena condición física, en la mediana o en la tercera edad, puedes aplicar la nueva ciencia de la grasa corporal para aumentar tu metabolismo y tener el máximo desempeño.

Si tu médico te dijo que deberías bajar unos kilos, o si te está costando trabajo obtener un mejor control de peso, este libro te dará una manera de alcanzar tus metas al mismo tiempo que encuentras (¡u obtienes!) el placer de comer. En especial si tienes un padecimiento crónico, luchar contra el exceso de grasa corporal te ayudará a usar tu metabolismo como herramienta para combatir las enfermedades como el cáncer, las afecciones cardiovasculares, la diabetes, los padecimientos autoinmunes, la demencia y más. Sanar tu metabolismo sana todas las partes del cuerpo.

Dicho eso, es justo que declare para quién no está dirigido este libro.

Su contenido no es para la persona que hace dietas de hambre o para quien quiere perder una enorme cantidad de peso en cuestión de días; alguien cuya única meta es adelgazar para cuando vaya a la playa, sin importar el costo para su salud. Si estás buscando un remedio veloz y temporal que con toda seguridad te provocará un rebote, por favor hazlo en otro lado. Mi meta en este libro es ayudarte a utilizar tu metabolismo y las respuestas de tu cuerpo a los alimentos como una forma de perder grasa y obtener la salud, con beneficios duraderos.

• • •

Comer para adelgazar consta de tres partes. En la primera, te cuento cómo se conecta la grasa de tu cuerpo con las defensas de la salud y cómo la grasa apoya tu salud de maneras absolutamente esenciales. Aprenderás cómo se desarrolla la grasa mientras eres un feto en el vientre materno, cómo esculpe tu cuerpo a medida que te desarrollas de ser niño a adolescente, a la adultez joven y más allá, y cómo se comporta la grasa de algunos modos diferentes en hombres y mujeres, pero actúa igual en muchos otros casos. Luego te compartiré los hallazgos acerca del metabolismo humano que pueden cambiar de manera drástica todo lo que piensas acerca de la comida, la grasa y la energía. Aprenderás sobre el poder de la grasa marrón como sanadora del metabolismo y cómo sabemos que los alimentos pueden activarla para combatir la grasa. ¡Sí, de verdad puedes comer para librarte de la grasa! De hecho, aquí te revelo los muchos bioactivos que la combaten y que se encuentran en los alimentos, y te explico cómo dominarla de maneras diferentes y potentes.

En la segunda parte, te llevo a un viaje virtual de compras en el supermercado para demostrarte lo fácil que es encontrar alimentos que contienen estos poderosos bioactivos que mejoran tu metabolismo y reestructuran la grasa. Viajamos a las diversas secciones de la tienda, desde el perímetro hasta los pasillos intermedios, donde puedes encontrar muchos ingredientes sorpresivos que elevan el metabolismo. Destaco los alimentos que tienen mayor evidencia científica por combatir la grasa corporal e identifico aquellos que más me gustan para un enfoque mediterrasiático delicioso.

En la tercera parte, te doy algunos consejos para elaborar un plan específico de cómo iniciar tu propio programa mediterrasiático para afinar tu metabolismo. El plan es tanto personal como flexible y te mostraré cómo empezarlo, proseguir con él y adaptarlo a los cambios inevitables que encontrarás. Es un plan para establecer y conservar un metabolismo sano durante toda tu vida.

· · ·

Para obtener el mejor beneficio de este libro, te recomiendo que leas los capítulos en orden y que no solo saltes a la tercera parte donde está el plan mediterrasiático. Cuando leas la primera parte, redefine toda tu comprensión sobre la grasa corporal y el metabolismo, y cómo trabajan en colaboración. Antes de avanzar a la segunda parte, asimila todas las razones para respetar tu grasa corporal y digiere las implicaciones de cómo utilizar los alimentos con el fin de aumentar tu salud. Cuando leas la segunda parte, aprenderás sobre todos los alimentos que benefician a tu metabolismo. Si este es tu propio ejemplar del libro, usa una pluma para marcar todos los alimentos que de verdad te gustan o aquellos que te resultan interesantes y querrías probar. Si lo pediste prestado en la biblioteca, puedes tomar algunas fotos con tu celular de modo que te sea posible encontrar con rapidez los alimentos que quieres recordar cuando vayas al supermercado. Por último, haz una lectura rápida y completa de la tercera parte con el propósito de familiarizarte con todo el plan antes de que te lances a ponerlo en práctica, después regresa y lee las instrucciones y los consejos sobre cómo aumentar al máximo sus beneficios.

Una vez que te familiarices con todos los pasos del plan mediterrasiático, elige el momento en que puedas introducirlo en tu vida. Usa el código QR de la tercera parte con el fin de obtener guías de planificación, consejos prácticos y actualizaciones que te iré dando a medida que la ciencia avance.

Prepárate para una nueva experiencia vital. Transformarás tu metabolismo con mi enfoque sustentable de combate a las dietas dirigido a la alimentación, la salud y el placer. Descubrirás que es posible amar lo que comes y amar tu salud al mismo tiempo. Estoy a punto de mostrarte cómo hacerlo y en el mismo espíritu de la alimentación mediterrasiática, te diré:

¡*Buon appetito*, *kalí órexi* y *gan bei* (干杯)!

PRIMERA PARTE
CÓMO FUNCIONA LA GRASA

Nuestro cuerpo es una máquina para vivir. Está organizada para eso; es parte de su naturaleza.

Deja que la vida prosiga sin obstáculos y que se defienda a sí misma

León Tolstói, *Guerra y paz*

Capítulo 1

La sorprendente ciencia de la grasa, la salud y la enfermedad

Si la palabra *grasa* detona una fuerte emoción cuando la oyes, no estás solo. Nuestro lenguaje está lleno de términos como *sobrepeso*, *obesidad* y *gordura* que pueden inducir juicios, incomodidad, decepción e, incluso, temor. Nos asustamos cuando vemos la grasa en nuestra figura al mirarnos en el espejo del baño. Nos hace sentir menos sanos. Incluso en el supermercado, experimentamos una reacción negativa cuando vemos una corteza de grasa en un corte de carne en la carnicería. La grasa tiene mala reputación, pero yo vine a decirte que la grasa no es la villana en que la hemos convertido.

La verdad es que es uno de los tejidos más importantes de tu cuerpo. Almacena el combustible que tu corazón necesita para bombear, que tu hígado requiere para desintoxicar la sangre, y que tus riñones necesitan para eliminar los desperdicios y el líquido adicional de tu cuerpo. De hecho, la grasa es esencial para el funcionamiento de todos los órganos. Sin nada de grasa corporal te verías esquelético y demacrado —estar ultraflaco es una apariencia estremecedora—, y si dejaste de comer, la energía que sostiene tu cuerpo se acabaría y morirías en un par de meses. Si no ingirieras ningún alimento, tu organismo usaría sus reservas de combustible graso para sobrevivir, las cuales llegarían a cero en nueve semanas para una mujer y siete semanas para un hombre de constitución promedio.*

La grasa te aísla como un suéter cuando te expones al frío, y acojina y previene que tus órganos internos se rompan si caes. Lo más sorprendente es que la ciencia ha revelado que la grasa en sí es un órgano. Libera hormonas y señales químicas que controlan tu cerebro, tu corazón, tu sistema inmunitario y casi todos los aparatos y sistemas sanos del organismo. La grasa no debe ser temida, sino respetada, aunque necesitemos mantenerla en control.

El problema con el exceso de grasa

El exceso de grasa corporal es un verdadero villano en lo que se refiere a tu bienestar, incluso en las personas delgadas. Un error común es que solo necesitas preocuparte de la grasa corporal si tienes sobrepeso. En realidad, aunque el número en la báscula diga que "estás sano", puedes tener demasiada grasa. La investigación médica demuestra que todos necesitan preocuparse de la cantidad de grasa corporal que llevan dentro de su constitución física.

Ya sea que tengas un cuerpo grande o pequeño, el exceso de grasa corporal crece… como un cáncer. Igual que un tumor, la grasa necesita un suministro de sangre para nutrir su masa. Para crecer y volverse peligroso, el tejido graso en aumento requiere un flujo de sangre cada vez mayor con el fin de generar nuevos vasos sanguíneos a través de un proceso conocido como *angiogénesis*, igual que sucede con el cáncer. Los tumores dependen de la angiogénesis y también ocurre lo mismo con la grasa en crecimiento.

Esta propiedad de la grasa se confirmó al utilizar las mismas herramientas que se emplean en la investigación sobre el cáncer. Los científicos de la Escuela de Medicina de la Universidad de Massachusetts extrajeron trozos de grasa del vientre de personas que se

---

* Un adulto "promedio" que pese 70 kilogramos (154 libras) tiene 13.6 kilos de grasa, que almacena 130 600 kilocalorías. En promedio, las mujeres queman 2 000 kilocalorías por día y los hombres, 2 500. Eso significa que si se detuviera todo el consumo de alimentos, en teoría la grasa proporcionaría el combustible para 9.4 a 7.4 semanas, en ese orden. Sin embargo, en un sentido práctico, la insuficiencia orgánica ocurriría mucho antes de ese momento.

sometieron a una cirugía de derivación gástrica para tratar la obesidad mórbida. Colocaron pequeños trozos de grasa en una placa de plástico, los bañaron con nutrientes líquidos y observaron lo que pasó. En el curso de cuatro días, empezaron a brotar nuevos vasos sanguíneos que se extendieron como ramas a medida que la grasa buscaba alimentarse. Esto se muestra en las dos fotografías del estudio (figura 1.1). La masa oscura en la imagen izquierda es un trozo de grasa con un brote en forma de estrella de vasos sanguíneos en crecimiento que irradian al exterior. En la imagen derecha tenemos un acercamiento en el que es posible observar cómo se organizan esos vasos en tubos diminutos.*

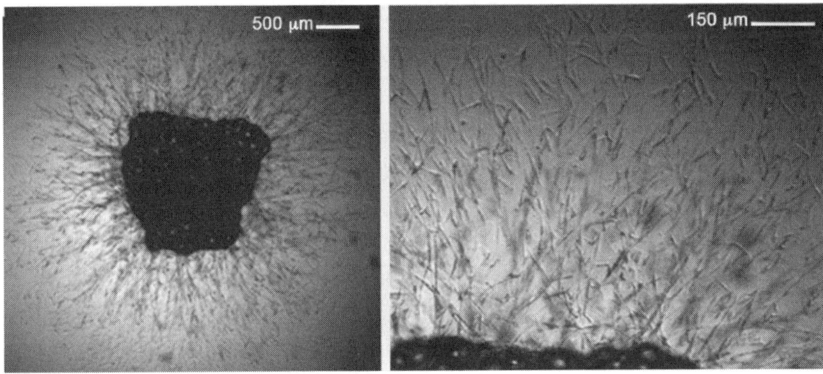

Figura 1.1 Grasa extirpada durante cirugía para tratar la obesidad mórbida, colocada en una placa y desarrollando nuevos vasos sanguíneos. (Fuente: imagen cortesía de la doctora Silvia Corvera, Universidad de Massachusetts).

Una vez que la grasa mejora su suministro de sangre, más oxígeno y nutrientes entran para alimentar las células. Sin embargo, igual que un tumor, la grasa no puede crecer si se bloquea el flujo sanguíneo. Los investigadores han mostrado en el laboratorio que la grasa corporal se encogerá si se inhibe la angiogénesis y eso propicia la pérdida de peso.[1] Administrar un fármaco que inhibe las angiogénesis puede matar de hambre al tejido graso y provocar un adelgazamiento del cuerpo, aunque no exista ningún cambio en la dieta.[2] Cortar el suministro a los

---

* La figura se reprodujo con autorización de O. Gealekman, N. Guseva *et al.* "Depot Specific Differences and Insufficient Subcutaneous Adipose Tissue Angiogenesis in Human Obesity", *Circulation* 123, núm. 2 (2011): 186-194.

tumores es una forma eficiente en que los médicos tratan el cáncer. Ahora esa estrategia, conocida como *antiangiogénesis*, puede aplicarse al control de la grasa corporal.

No obstante, la mejor noticia es que no necesitas tomar medicamentos para cortar el suministro de sangre a la grasa. Este enfoque se tomó prestado para estudiar los efectos de los alimentos porque muchos de ellos contienen sustancias químicas naturales que pueden cortar ese abastecimiento a la grasa y encogerla. Por ejemplo, el té verde contiene un compuesto bioactivo llamado epigalotectina-3-galato (EGCG), que es un potente inhibidor angiogénico.[3] Los estudios clínicos han sometido a prueba los extractos de té verde y muestran que la gente que lo bebe reduce la grasa abdominal y la circunferencia de la cintura.[4] Los investigadores en la Universidad Inha de Corea examinaron a 10 030 sujetos en el *Estudio del genoma y epidemiología coreanos*, y encontraron que las mujeres que consumían cuatro o más tazas de té verde por semana tenían 44 % de menor riesgo de presentar obesidad abdominal.[5] Todo esto quiere decir que puedes comer para derrotar a la grasa.

Come para luchar contra la grasa

Por siglos hemos sabido que comer *menos* te ayudará a bajar de peso, pero la buena noticia inesperada es que ahora hemos identificado ciertos alimentos que, al comerlos, pueden ayudar a quemar el exceso de grasa. Esos alimentos mejoran tu metabolismo, que es vital para tu salud. Lo leíste bien: comer los alimentos correctos puede promover de manera activa la *pérdida* de grasa y mejorar tu metabolismo. Incluso mejor, muchos de esos mismos alimentos ayudan también a las defensas de tu cuerpo. Es una triple ganancia.

Si estás leyendo este libro porque quieres bajar de peso, es probable que antes lo intentaste con dietas. Quizá hayas perdido peso en forma temporal, pero al poco tiempo lo recuperaste, ya que la mayoría de las dietas son demasiado difíciles de seguir por largo tiempo. Podrías haberte sentido desalentado por las dietas que se refieren solo a restricción y eliminación porque te resultan onerosas y prohibitivas. Eso es muy comprensible. Es natural que prefiramos gozar la vida y no temer a la comida. Entonces, tu pregunta podría ser: "¿Hay algún modo de combatir la grasa mientras acepto y disfruto la comida?".

La respuesta es "¡sí!" y voy a mostrarte cómo.

En los siguientes capítulos aprenderás cómo combatir la grasa dañina, mejorar tu metabolismo y comer por placer: todo al mismo tiempo. Y te mostraré justo cómo poner a funcionar las últimas investigaciones en tu menú diario.

Elegir los alimentos correctos puede llevar tu salud al siguiente nivel. En mi libro anterior, *Comer para sanar*, incluí un manual básico de los sistemas de defensa de tu cuerpo. Desde entonces, la investigación médica ha aumentado en gran medida nuestra comprensión de las muchas formas en que nuestras defensas se relacionan con la grasa corporal y viceversa. Lo que esto significa es que comer para elevar tus defensas también puede ayudar a refrenar tu grasa corporal. El daño causado por el exceso de grasa en el organismo también obstaculiza de manera directa los sistemas de defensa del cuerpo, volviéndote más vulnerable a las enfermedades. En este capítulo plantearé por primera vez la fascinante conexión entre los alimentos, la grasa y las cinco defensas de la salud. Así que miremos con mayor cuidado cómo hacen su trabajo esos sistemas y cómo interactúan con tu grasa corporal.

Los héroes de la salud: la grasa y tus cinco sistemas de defensa

El sistema de la angiogénesis

El prefijo *angio* se refiere a los vasos sanguíneos y el sufijo *génesis*, al crecimiento. Tu cuerpo está lleno de más de 96 000 kilómetros de vasos sanguíneos que forman tu circulación y que serían suficientes para darle la vuelta al mundo dos veces. Estas son las carreteras y los caminos vecinales para la sangre y todo lo que se transporta en ella. Tu sistema de defensa de la angiogénesis lleva oxígeno y nutrientes a todas las células de tu cuerpo. Cuando tus vasos sanguíneos están sanos, tus órganos también. El sistema de defensa mantiene justo la cantidad adecuada de vasos sanguíneos en todo momento.

Si sufres una herida y necesitas tiempo para sanar, o si estás formando más músculo, te encuentras embarazada y nutres una nueva vida, tu sistema de angiogénesis se pone en acción para desarrollar nuevos vasos para el sitio donde se necesiten: solo la cantidad correcta, ni pocos ni demasiados. Por el contrario, el sistema también puede adaptarse para prevenir que se formen demasiados vasos o para podar los que son excesivos. En pocas palabras, con el fin de conservar una buena salud, necesitas que tu sistema de angiogénesis opere para poner en orden tu circulación.

Cuando tu sistema de angiogénesis está debilitado y hay un exceso o insuficiencia de vasos sanguíneos pueden ocurrir más de 70 enfermedades. Algunas de las más comunes incluyen obesidad, cáncer, diabetes, artritis e, incluso, alzhéimer. Una angiogénesis insuficiente propicia que las heridas no sanen o que haya carencia de oxígeno en el corazón y el cerebro, y eso conduce la insuficiencia multiorgánica. Por otro lado, el exceso de vasos sanguíneos puede producir derrames y sangrado, lo cual daña a los órganos. Si esto llegara a suceder en tus ojos, por ejemplo, la fuga puede causar pérdida de la visión por trastornos como la degeneración macular relacionada con el envejecimiento y la retinopatía diabética.

El cáncer es capaz de estropear tu angiogénesis defensiva para generar nuevos vasos sanguíneos que transporten nutrientes y oxígeno a las células cancerosas. Esto facilita que los tumores crezcan y se dispersen (metastaticen). Una angiogénesis fortificada impide que eso suceda. Sin el nuevo suministro de sangre, un tumor no puede aumentar a más de dos a tres milímetros (cerca de una décima de pulgada) de diámetro, lo cual es aproximadamente del tamaño de la punta de una pluma. No obstante, si el cáncer logra interferir en el sistema de la angiogénesis, brotan nuevos vasos sanguíneos dentro del tumor y nutren a las células cancerosas, lo cual alimenta su capacidad de invadir los órganos circundantes y dispersarse de manera letal. Cortar el suministro de sangre para encoger los tumores es la base del procedimiento anticanceroso denominado *tratamiento antiangiogénico*.

El mismo principio se aplica a la grasa. Mientras más grande sea la masa de grasa, más vasos sanguíneos se necesitan para mantenerla nutrida. Si cortas el suministro de sangre a esa masa, ya no puede crecer más.

Sin embargo, a diferencia del cáncer, los vasos sanguíneos ya están incluidos en tu grasa desde el momento en que naciste. En estudios sobre personas con obesidad grave, mientras más grande es la circunferencia de la cintura, más vasos sanguíneos había y alimentaban su grasa.[6] La necesidad de flujo sanguíneo en la grasa es esencial. Como mencioné antes, un trozo de grasa del vientre extraído durante cirugía y colocado en una placa de plástico con nutrientes germinará nuevos vasos con rapidez en un intento por alimentarse.

Más de 100 alimentos pueden fortalecer las defensas angiogénicas de tu organismo, ya sea al estimular o inhibir el crecimiento de vasos sanguíneos. Aparte del té verde, alimentos como la cúrcuma, los frijoles de soya, el *ginseng* y el brócoli previenen que los vasos sanguíneos indeseables lleven nutrientes a las células cancerosas y también impiden el crecimiento de células grasas.[7] Otros alimentos que le brindan apoyo a tus defensas angiogénicas, como la cáscara de las frutas, la cebada e incluso el robalo (o lubina), pueden estimular la nueva circulación útil para sanar. Esta es la parte notable: los alimentos que inhiben la angiogénesis no matan de hambre a tus órganos y los alimentos que estimulan la angiogénesis no provocan el crecimiento del cáncer. Tu cuerpo está diseñado de tal manera que, cuando se trata de responder a los alimentos sanos, solo toma lo que necesita, ni más ni menos.[8]

El sistema de regeneración

Tu cuerpo contiene células cuya función es regenerar y reparar en forma constante tus órganos internos. Estas son las células madre, también llamadas *células progenitoras*. Tienen la sorprendente capacidad de mutar para convertirse en cualquier tipo de célula, según las necesidades de tu cuerpo. Naciste con 750 millones de estas progenitoras que están almacenadas en la médula ósea, la piel y la grasa. A lo largo de la vida, tus células madre han entrado en acción cuando un órgano dañado necesita reparación o cuando crece, como en el músculo o la grasa.

Las células madre entran a tu torrente sanguíneo y circulan hasta el lugar donde se les necesita, y luego se insertan en el órgano donde regeneran el tejido. Esto puede ocurrir literalmente en cualquier parte de tu organismo, como en intestinos, nervios, vasos sanguíneos, músculos, huesos, hígado, pulmones, testículos y ovarios, e incluso en tu corazón y tu cerebro. Tus células sanguíneas y tu sistema inmune se llenan todo el tiempo de células madre para conservarse frescas y listas para entrar en acción.

Tu grasa contiene células madre especiales llamadas *preadipocitos*. Estas células son esenciales para la salud, crean células grasas que liberan hormonas —los adipocitos— que ayudan a tu metabolismo a procesar la glucosa y los lípidos en sangre. Las hormonas también influyen en tu sistema reproductivo, que a su vez se comunica con tu grasa.[9] Los preadipocitos de igual modo producen la grasa protectora que sirve de relleno y que protege tus órganos a medida que forcejeas por la vida.

El problema llega cuando tu dieta causa que tus preadipocitos se vuelvan demasiado activos y creen demasiadas células grasas. Demasiada grasa altera tus hormonas, por lo que es necesario controlar tus preadipocitos. Los alimentos como las moras azules, las bayas de *goji* y la cúrcuma tienen poder restrictivo sobre los preadipocitos, sometiéndolos para que no creen nuevas células grasas.[10]

Otro tipo de célula madre que vive en la grasa se denomina *células estromales derivadas del tejido adiposo* (ASC, por sus siglas en inglés). Estas células especiales viven en el entramado de tejido conjuntivo que está incrustado dentro de una acumulación de grasa. Las ASC tienen un talento: son maestras constructoras de los vasos sanguíneos y son necesarias para que el tejido graso sano prospere. Sin embargo, cuando son demasiado activas, las ASC pueden crear una provisión indeseable de sangre que nutre y expande la grasa alrededor de tu cintura, bajo tu barbilla y en cualquier parte del cuerpo.

Los investigadores han intervenido en el poder de las ASC al extraerlas de la grasa de una persona e inyectarlas en cualquier otra parte del cuerpo con el fin de aprovechar su poder regenerativo. Los especialistas obtienen las ASC por medio de la liposucción, que es el mismo procedimiento que llevan a cabo los cirujanos plásticos para esculpir el cuerpo. Las células madre se cosechan y cultivan como semilleros antes de reinyectarlas de manera directa en el órgano que necesita sanar. Este tratamiento con ASC se está sometiendo a prueba en ensayos clínicos para regenerar el músculo cardiaco en pacientes con insuficiencia cardiaca, para regenerar las células cerebrales en personas con enfermedad de Parkinson y para regenerar los nervios en individuos que han sufrido una lesión grave en la médula espinal.[11] Se han observado mejorías clínicas significativas en los pacientes que recibieron las ASC para todos estos padecimientos.*

---

* Para encontrar el ensayo clínico de las células estromales derivadas del tejido adiposo para una enfermedad que te interese, puedes visitar www.clinicaltrials.gov y escribir *adipose stromal cell*, más tu padecimiento.

En un caso trascendental, un joven sufrió una caída catastrófica que seccionó su médula espinal a nivel de cuello, lo cual le produjo tetraplejia, un estado de parálisis en el que no podía mover los brazos ni las piernas. Recibió una inyección experimental con sus propias ASC dentro de la médula espinal para ver si podían regenerar sus nervios.[12] En los meses posteriores al tratamiento, empezó a recuperar el movimiento; su progreso aparece en la figura 1.2. El eje vertical presenta una medición de su capacidad de movimiento. El eje horizontal muestra el tiempo transcurrido después del tratamiento con ASC. La línea marcada con cuadros representa los brazos del paciente, en tanto que la línea interrumpida por rombos presenta sus piernas. La mejoría que experimentó en el curso de los 48 meses posteriores a la regeneración de la médula espinal condujeron a que la parálisis se revirtiera: ¡una proeza sin precedentes en la ciencia médica!

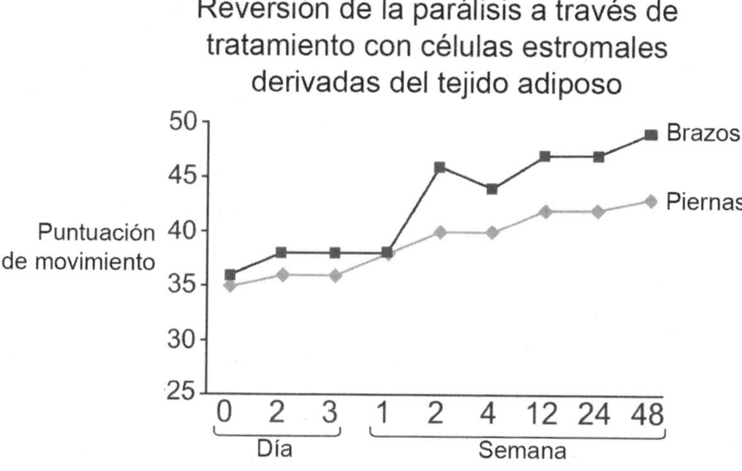

Figura 1.2. Resultado de inyección con ASC después de lesión en la médula espinal. (Fuente: gráfico de Diana Saville, adaptado de M. Bydon, A. B. Dietz *et al.*, "CELLTOP Clinical Trial", *Mayo Clinic Proceedings* 95, núm. 2 [2020]. 406-414).

Es notable que muchos alimentos puedan activar la regeneración de los órganos sin añadir más grasa corporal. De hecho, algunos pueden causar una curación regenerativa, al mismo tiempo que *inhiben* los preadipocitos de modo que no creen más grasa. Los hongos, la cebada, el cacao, los alimentos que contienen omega-3, así como el café y el té, han mostrado que son capaces de instigar la liberación de más células madre hacia el torrente sanguíneo con el fin de promover la regeneración, pero, como verás más adelante, estos también son alimentos que combaten la grasa.[13]

El sistema del microbioma

Tu microbioma es una defensa que está integrada por 39 billones de bacterias, junto con virus y hongos. Estos organismos viven en su mayoría en la parte baja del intestino, pero también en tu cuerpo y en cada orificio corporal. Las bacterias en particular son sorprendentemente esenciales para tu bienestar. Sintonizan tu metabolismo, reducen la glucosa en sangre, disminuyen las concentraciones de colesterol, suprimen la inflamación y mejoran la inmunidad. Tu microbioma también acelera la curación de las heridas e influye en tu bienestar emocional al enviarle señales al cerebro que le instruyen para que libere hormonas cruciales para mejorar el estado de ánimo, como la oxitocina, la serotonina y la dopamina.

Cuando se altera tu microbioma, tu salud física y mental puede desmoronarse. Un creciente conjunto de evidencias muestra que la disbiosis, el estado en el que está dañado tu microbioma, se asocia con una variedad de enfermedades que incluyen obesidad, enfermedad cardiovascular, cáncer, trastornos autoinmunes, síndrome de colon irritable, alzhéimer, esquizofrenia, esclerosis lateral amiotrófica e, incluso, autismo. La composición bacteriana de tu intestino puede influir en el éxito del tratamiento contra el cáncer. El hecho de que tu microbioma esté sano o no puede ser un asunto de vida o muerte.[14]

Tu microbioma se asocia con la grasa corporal. Los investigadores de Washington University School of Medicine en St. Louis estudiaron a 54 pares de gemelos con diferentes tamaños de cuerpo y revisaron sus microbiomas al obtener muestras fecales. Encontraron que los gemelos con cuerpos delgados tenían una combinación diferente de bacterias que los gemelos obesos.[15] Los sujetos delgados también presentaron diferencias en más de 300 genes bacterianos en comparación con sus pares obesos.[16]

La diversidad de las bacterias en tu intestino también es importante. Por regla general, mientras más grande sea la diversidad, mejor es tu salud. Los individuos delgados tienen un microbioma más diverso que las personas obesas. Lo importante es que puedes influir de manera directa en tu microbioma a través de los alimentos que comes. La gente que consume más plantas en su dieta tiene especies más diversas de bacterias en el intestino que aquellos que huyen de las frutas y las verduras.

Una bacteria específica, la *Akkermansia mucinophila*, es de especial importancia entre los billones de bacterias de tu cuerpo. La *Akkermansia* representa un papel clave para controlar la masa corporal y el metabolismo, al igual que la inmunidad. Los investigadores descubrieron que las personas delgadas tienen una mayor cantidad de esta bacteria en el intestino que las personas obesas.[17] Incluso entre personas con sobrepeso, aquellas con más *Akkermansia* tienen una proporción menor entre la circunferencia de cintura y cadera, y sus células grasas son menores en tamaño.[18] Alimentos como la granada, los arándanos, la cúrcuma, el té verde y el chile ayudan a que esta bacteria crezca en el intestino porque estos alimentos hacen que los intestinos segreguen más moco, lo cual crea un ambiente favorecedor para que esta bacteria prospere. Esas comidas incluso pueden ayudar a los pacientes con cáncer a responder a los tratamientos de inmunoterapia porque la *Akkermansia* representa un papel en la destrucción inmunitaria de las células cancerosas.[19]

Tu microbioma empezó a desarrollarse cuando eras un feto en el vientre de tu madre, pero se moldea por tus experiencias y elecciones alimenticias a lo largo de la vida. "Recoges" y deglutes bacterias sin saberlo al tocar a tus mascotas, al abrazar a tus familiares y amigos, por objetos que manejas en la escuela, el trabajo, restaurantes y tiendas, al igual que cuando vas de vacaciones. Cuando comes alimentos provenientes de plantas, la fibra dietética alimenta tu microbioma. Cuando están contentas y bien alimentadas, estas bacterias producen metabolitos notables, como el acetato, el butirato y el propionato, conocidos como ácidos grasos de cadena corta. Estos ácidos grasos son responsables de muchos de los beneficios de tu microbioma para la salud, incluyendo optimizar tu metabolismo y reducir el colesterol en sangre.

Los alimentos que contienen montones de fibra dietética se conocen como *prebióticos* porque nutren la biota interna, las bacterias de tus intestinos. Las verduras de hojas verdes; las frutas, como manzanas, peras y kiwis; los hongos; granos integrales y los frutos secos, como la nuez de Castilla y la macadamia, solo son algunos ejemplos de alimentos prebióticos. Las comidas *probióticas* son las que contienen bacterias vivas que contribuyen al ecosistema intestinal. Existen alimentos fermentados como el kimchi, chucrut, pepinillos, yogur, kefir, miso, tempeh y queso. Los alimentos fermentados que contienen fibra, como el kimchi y el chucrut, que están elaborados con col en escabeche, son tanto prebióticos *como* probióticos. Los productos hechos y liberados por las bacterias a medida que crecen en los alimentos fermentados se conocen como *postbióticos* y estos ayudan también a tu metabolismo.

El sistema de protección del ADN

Tu ADN es un listón doblado de 1.82 metros de material genético enroscado dentro de cada una de tus 40 billones de células (¡muy semejante a la cifra de bacterias en tu cuerpo!). Este listón contiene tu código genético, que son las instrucciones para que las células fabriquen las proteínas que tu cuerpo necesita para seguir vivo. Sin embargo, menos del 2% de tu ADN se usa para guiar la creación de proteínas. La mayoría del ADN se emplea en coordinar el funcionamiento interno de los 200 tipos diferentes de células en el organismo para mantener un funcionamiento sano.

Tu ADN es un sistema de defensa que protege tu código genético contra el daño que pueden causar las exposiciones cotidianas, incluyendo la radiación ultravioleta del sol, el radón que hay en el suelo, los microplásticos en el agua potable y las sustancias químicas que suelta la pintura de los muros, las alfombras y los muebles. Estas fuerzas ambientales crean átomos muy reactivos conocidos como *radicales libres* que se comportan como guerreros samurái canallas que destrozan tu ADN. Si no se repara, el ADN dañado puede crear mutaciones que conducen a células anormales y, en última instancia, al cáncer.

El exceso de grasa también produce radicales libres dentro de tu cuerpo y aumenta el riesgo de mutaciones cancerígenas.[20] Los radicales libres dañinos se crean asimismo por la angustia emocional, la falta de sueño, la inactividad física o la actividad física extrema, y por comer alimentos ultraprocesados, carnes al carbón y conservadores químicos.

Por fortuna, el ADN dañado tiene la capacidad de repararse. Sin este sistema de defensa, no estarías aquí para leer este libro. Puedes aumentar (o reducir) la fortaleza de los mecanismos de reparación con los alimentos que ingieres. Alimentos como kiwis, zanahorias, frijoles, fresas y mariscos ricos en omega-3 pueden estimular la reparación del ADN.

Además de repararse, partes del ADN pueden encenderse o apagarse por tu dieta, por tu estilo de vida y por tu ambiente. Estos se conocen como *cambios epigenéticos*. Dichos cambios pueden proteger tu salud al encender los genes útiles o bloquear los dañinos. Por ejemplo, cuando se pone en funcionamiento una parte de tu ADN, conocida como *genes supresores de tumores*, eso te protege del cáncer de próstata, de mama y de colon. Los alimentos como la soya, el repollo, la col rizada, las colecitas de Bruselas, los brotes de brócoli, la cúrcuma y el té verde pueden encender estos genes protectores.[21]

Otro tipo de cambio epigenético llamado *metilación* se asocia con una reducción de la masa corporal. En la metilación, la función de un gen se cambia a través de una estructura química llamada *grupo metilo*, que está insertada justo en tu ADN. El efecto es similar a la acción de introducir un destornillador en una banda transportadora. Detiene la fabricación de ciertas proteínas que causan que la grasa del vientre crezca, al mismo tiempo que altera tu metabolismo.

La metilación afecta la *función* en lugar de la estructura de tu ADN. Es una movida adicional dentro del manual de estrategias de defensa del ADN. Un estudio científico de la Universidad de Ciencia y Tecnología de Noruega comparó el ADN de 70 mujeres delgadas y obesas que tenían entre 33 y 31 años. Allí se encontró que había 10 sitios específicos en el ADN que tenían mayor metilación —bloqueo útil— en las personas delgadas, en comparación con las obesas.[22]

Otro vínculo entre el ADN y la grasa fue descubierto por los investigadores del Instituto de Salud Carlos III en Madrid, España.[23] El estudio dio seguimiento a los cambios en el ADN de 131 niños obesos, tanto hombres como mujeres, entre cuatro y nueve años. Se instituyó con los infantes una versión personalizada de la dieta mediterránea durante un año, junto con un programa supervisado de actividad física. Su ADN y sus características físicas se examinaron a los cuatro y 12 meses. En ambos momentos, las intervenciones dietéticas y de estilo de vida condujeron a una reducción en la grasa corporal total. Cuando los investigadores analizaron su ADN, encontraron que aquellos con más metilación en el mismo tenían menor grasa abdominal, una masa corporal más pequeña, un mejor metabolismo y mayor pérdida de peso.

Otra manera adicional en que tu ADN defiende tu salud es a través de unas estructuras llamadas *telómeros*. Estas son las tapas protectoras que impiden que tu ADN se deshilache en los extremos. A medida que envejeces, los telómeros se acortan como cuando se quema la mecha de una vela. Cualquier cosa que ralentice el proceso también vuelve más lento el envejecimiento celular. Por ejemplo, el ejercicio regular y el sueño de buena calidad pueden ralentizar el encogimiento de los telómeros y esta es la razón por la que ambas cosas son importantes para la salud.

La gente con una masa corporal elevada tiene una erosión más rápida de esos valiosos telómeros. Los niños y los adolescentes con sobrepeso tienen telómeros más cortos en comparación con sus equivalentes delgados.[24] En los adultos y los ancianos, el impacto es incluso más profundo. El *Health, Aging and Body Composition Study* (*Estudio de salud, envejecimiento y constitución física*), dirigido por la Universidad de California en San Francisco, examinó a 2 721 personas de más de 60 años y midió su constitución y la longitud de sus telómeros.[25] Los telómeros de los sujetos con menor porcentaje de grasa corporal y de grasa ventral eran más largos. La buena noticia es que se han descubierto ciertos alimentos que vuelven más lento el encogimiento de los telómeros. Muchos de ellos son comunes en los patrones alimentarios al estilo mediterráneo y asiático, y también pueden combatir la grasa corporal, ayudar a tu ADN a cuidarse solo y también a ti.

El sistema inmunitario

Por mucho, el más conocido de los cinco sistemas de defensa de tu cuerpo es el sistema inmunitario. Te protege de invasores externos como las bacterias y los virus que flotan en tu ambiente. También te protege de invasores que acechan dentro de tu cuerpo, como las células cancerosas. Una inmunidad sana repele la enfermedad sin importar su origen.

El 70% de tu sistema inmunitario está en los intestinos, donde se comunica con el microbioma del aparato intestinal. Asimismo, parte de tu sistema inmunitario también está incrustado en tu grasa. Como el resto de las defensas de tu cuerpo, este sistema también recibe una fuerte influencia de los alimentos que ingieres.

Tu sistema inmunitario consta de dos partes principales: el sistema innato y el sistema adaptativo. La inmunidad innata es de acción inmediata y reacciona de la misma forma todas las veces, como un instrumento contundente. Esta parte causa inflamación, que es una respuesta necesaria y breve cuando defiende al cuerpo de los invasores. La segunda parte, la inmunidad adaptativa, es más inteligente, pero de acción más lenta. Está entrenada para reconocer a los enemigos y entonces desarrolla respuestas complejas con el fin de manejar cada amenaza. Allí es donde las células T y las células asesinas naturales (también conocidas como *linfocitos granulares grandes*) trabajan a la par para derribar a los invasores, y también es donde las células B inmunitarias aprenden a producir los anticuerpos. La inmunidad adaptativa se activa dentro de tu cuerpo en respuesta a las infecciones virales, a una vacuna o a la picadura de una abeja, o cuando los tratamientos contra el cáncer entrenan al sistema inmunitario, como cuando la inmunoterapia le enseña a buscar y destruir a las células cancerosas. Juntos, los elementos de estas dos partes del sistema inmunitario funcionan como un ejército de supersoldados, cada uno con sus propias armas y tácticas especiales para detectar, destruir y eliminar a los invasores de la fortaleza que es tu cuerpo.

Un sistema inmunitario sano puede distinguir las "fuerzas amigas" (tus células sanas) de las "enemigas" (todo lo demás). Ignorará a tus células normales, pero de inmediato detectará una amenaza, como una célula cancerosa. La destrucción de los enemigos es rápida antes de que puedan establecerse y volverse peligrosos. Los cánceres microscópicos que se forman por lo común en tu cuerpo no crean por lo general una enfermedad porque se les elimina antes de que se desarrollen hasta convertirse en un tumor percibible.[26] Sin embargo, las personas con un sistema inmunitario debilitado están en mucha mayor probabilidad de desarrollar cánceres peligrosos porque estas células cancerosas microscópicas pasan desapercibidas, y pueden crecer y causar daño.[27]

Tus defensas inmunitarias funcionan como el control de volumen de la radio en un automóvil. Si el volumen es demasiado bajo, no obtendrás el sonido correcto. Esa es la deficiencia inmunitaria. Si el volumen es demasiado alto, el ruido se vuelve intolerable. Esto es lo que pasa con el asma, las alergias alimentarias graves e, incluso, la alergia al polen. El control de volumen de la inflamación es de especial importancia para tu salud. Un diminuto brote de inflamación es esencial para combatir una infección, pero debe apagarse cuando se gane la batalla. Si la inflamación persiste y se vuelve crónica, puede causar daño a tus órganos. El cáncer, las enfermedades cardiovasculares, la demencia, la diabetes, las enfermedades autoinmunitarias y la obesidad solo son unos cuantos padecimientos relacionados con el ardiente fuego de la inflamación crónica.[28] Como verás más adelante, el exceso de grasa corporal causa inflamación crónica.

Este es el asunto: el tejido graso normal contiene células inmunitarias que son una parte esencial de la respuesta contra las enfermedades. Cerca de 5% de todas las células en tu grasa son células inmunitarias llamadas *macrófagos*. Estos ayudan a mantener un suministro adecuado de sangre a tu grasa y, de igual manera, tienen la tarea de eliminar las células grasas muertas. No obstante, si tu grasa se expande a un tamaño dañino, se acumulan demasiados macrófagos y eso activa la inflamación.[29]

Un estudio de la Universidad de Columbia realizó biopsias de la grasa de personas obesas y de personas delgadas, para comparar sus células inmunitarias.[30] Encontraron que, en las primeras, los macrófagos representan un enorme 40% de todas las células en la grasa, ocho veces más que la cantidad normal. Las células también estaban produciendo citocinas inflamatorias, que son sustancias químicas que provocan inflamación crónica.[31] Otro estudio realizado en el Centro de Investigación Humana de París descubrió una cantidad incluso mayor, con un incremento de 16 veces en el número de macrófagos en las personas con obesidad mórbida, en comparación con los sujetos delgados.[32] Después de una pérdida espectacular de peso por cirugía de derivación gástrica, los macrófagos en la grasa se eliminaron a la mitad. El control de la grasa corporal disminuye la inflamación en el organismo al reducir la cifra y la actividad de las células inmunitarias que infestan la grasa.

En tanto que el exceso de grasa vuelve hiperactivas a las células inflamatorias y, de manera paradójica, disminuye otras partes clave de tus defensas inmunitarias. Las células T de las personas obesas son menos capaces de llevar a cabo la vigilancia inmunitaria y tienen dificultad para destruir a los invasores externos. Esto se traduce en mayores problemas para evitar y recuperarse de las infecciones.[33] Lo anterior nunca fue más obvio que durante los primeros días de la pandemia por coronavirus en 2020, cuando se detectó con rapidez que la obesidad era uno de los mayores factores de riesgo de mortalidad por covid-19.[34]

La comida juega un papel esencial en el equilibrio del impacto de la grasa en tu sistema inmunitario, y viceversa. Lo que comes puede reducir la inflamación, elevar las defensas inmunitarias y encoger el tejido graso, lo cual lleva a la pérdida de peso. Las moras azules, las nueces, los hongos, el ajo y el brócoli son alimentos comunes que dan apoyo y activan el funcionamiento de las células inmunitarias, al mismo tiempo que causan una reducción en la grasa corporal. Los chiles aumentan el número de células B inmunitarias que producen anticuerpos.[35] Las ostras u ostiones también poseen propiedades que elevan la inmunidad y que son antiinflamatorias. Los tomates, los pimientos rojos, las papayas, los cítricos, las guayabas y las fresas reducen la inflamación y disminuyen los brotes de las enfermedades autoinmunitarias. El té verde y el caldo de pollo tienen beneficios que suprimen la inflamación.[36] Los alimentos altos en fibra, como las verduras de hoja verde, las manzanas, las peras y los granos integrales como el trigo integral, la avena y la cebada, alimentan tu microbioma, que produce ácidos grasos de cadena corta que bajan la inflamación.

La grasa corporal y las enfermedades crónicas

Con tantas conexiones entre tu grasa corporal y tus defensas, existen grandes oportunidades y amenazas en lo que se refiere a tu salud. La oportunidad es que pueden fortalecer tus defensas y usarlas para controlar el exceso de grasa. Incluso puedes aprovechar a la grasa como una aliada para estimular tus defensas. La amenaza es que demasiada grasa puede dañar tus defensas, volviéndote más vulnerable a la enfermedad. Aunque tu meta sea ver menos bultos en el espejo cuando entras a la ducha, una razón incluso más importante para derrotar al exceso de grasa corporal es reducir el daño que provoca dentro de tu cuerpo, donde la destrucción es invisible a la vista.

La conclusión es que, cuando se trata de la grasa corporal, no puedes confiar en las apariencias. Ese abultamiento de grasa bajo la barbilla, alrededor de tu tronco, sobre la cintura y en torno de los muslos es obvio. Sin embargo, la gente delgada también puede tener cantidades perjudiciales de grasa corporal guardada dentro de sus figuras esbeltas como el relleno que se mete a fuerza dentro de un pavo pequeño. No podrás ver esta grasa, pero la destrucción que provoca puede manifestarse como hipertensión, exceso de colesterol en sangre y elevación de la glucosa sanguínea en ayunas. Es fundamental que adquieras conciencia de tu salud interna y que comprendas cómo se ve afectada por tener demasiada grasa en el cuerpo.

Los exámenes de sangre pueden ser reveladores. Muchas personas que no tienen sobrepeso, e incluso aquellas que son esbeltas, se enteran por sus médicos de que padecen hipertensión y sus exámenes de laboratorio muestran altas concentraciones de colesterol LDL malo, triglicéridos altos y elevación de la glucosa en sangre.

El tipo más peligroso de grasa es la que está apilada dentro de los resquicios de tu abdomen, envuelta por tus entrañas como masa de pastel, apretando tus órganos con un abrazo de oso. Este tipo de grasa se conoce como *grasa visceral* y representa un riesgo mayor para la salud que la grasa subcutánea —esa cosa temblorosa que se acumula en forma visible bajo la piel—. La grasa visceral reviste tus riñones, tus intestinos e incluso tu corazón como un guante de beisbol. Puede infiltrarse en tus senos si eres una mujer, y rodear tus testículos y glándula prostática si eres hombre. Las personas con una figura normal pueden andar caminando por allí con grasa visceral, que es como una masa nebulosa muy en su interior y que nunca se descubre hasta que ocurre un desastre de salud.

Esta es la razón por la que el presente libro no trata solo de adelgazar y perder peso. La batalla contra el exceso de grasa va más allá de la vanidad. Es una batalla por tu salud y, en el caso de algunos, incluso puede ser una lucha por la vida. Claro que quiero que te sientas bien al verte bien, pero mi principal meta es ayudarte a *ganar salud*, sin importar tu apariencia externa. Pero, primero, te ayudaré a ver lo que yo veo: la evidencia de lo malo que puede ser el exceso de grasa en lo que se refiere a las enfermedades que más temor te provocan.

Daño por partida doble: cáncer y diabetes

Demasiada grasa visceral es muy peligrosa porque libera señales químicas llamadas *citocinas*, que producen inflamación y descompensan al metabolismo. Cantidades excesivas de este tipo de grasa aumentan tu riesgo de enfermedades cardiovasculares, accidentes cerebrovasculares, diabetes, alzhéimer e, incluso, cáncer. Un estudio del Weill Cornell Medical College y del Centro de Cáncer del Memorial Sloan Kettering en Nueva York examinó el tejido graso extraído de mujeres sometidas a cirugía de reducción de mamas y encontró que la grasa inflamatoria estaba presente en el tejido mamario de 35% de las participantes con peso normal.[37] La inflamación crónica por la grasa visceral eleva la concentración en sangre de la hormona insulina, en un padecimiento conocido como hiperinsulinemia. Esta es una señal de disfunción metabólica.

Se sabe que un nivel alto de insulina en sangre puede ser un riesgo de cáncer de mama.[38] También es una señal ominosa que pronostica muerte por cáncer de manera más general. Un estudio con casi 10 000 personas a lo largo de 10 años, que realizó la National Health and Nutrition Examination Survey (Encuesta Nacional de Examen de Salud y Nutrición) mostró que tener elevada la insulina en sangre *duplicaba* el riesgo de muerte por cáncer, en comparación con personas que tienen niveles normales de insulina. La amenaza estaba latente incluso entre aquellos que no eran obesos. Cuando evaluaron a 6 718 individuos con peso normal, los investigadores encontraron que el riesgo de muerte por cáncer aumentaba en 89% de las personas con insulina alta.[39]

La razón de esto es que la elevación de la insulina en sangre provoca que tu hígado produzca exceso de una proteína llamada *factor de crecimiento similar a la insulina* (IGF-1).[40] Demasiada proteína de este tipo puede activar en forma directa el crecimiento de las células cancerosas. La IGF-1 también puede ayudar a las células cancerosas a secuestrar al sistema de defensa de la angiogénesis. Las altas concentraciones de IGF-1 inducen a las células cancerosas a producir una proteína llamada *factor de crecimiento endotelial vascular* (VEGF) que actúa como un fertilizante para que crezcan nuevos vasos sanguíneos y alimenten a los tumores.[41] No quieres que tus niveles de insulina e IGF-1 estén altos de manera crónica.

Las anormalidades en el control de tu cuerpo sobre la insulina forman parte de un trastorno conocido como *síndrome metabólico*. El síndrome también incluye elevación de la glucosa en sangre, presión arterial alta, lípidos elevados en sangre y demasiada grasa visceral. Si tienes síndrome metabólico, estás en mayor riesgo de diabetes, enfermedades cardiovascularess y cáncer. Este síndrome duplica el riesgo de cáncer del endometrio en las mujeres obesas, y aumenta el riesgo en

38%, incluso en mujeres que no tienen sobrepeso.[42] Los hombres no escapan de los peligros de la grasa visceral con el síndrome metabólico. La grasa inflamatoria puede acumularse alrededor de la próstata y esto se asocia con formas más agresivas de cáncer prostático, incluso en varones de peso normal.[43]

El Institute for Health Metrics and Evaluation (Instituto para la Métrica y Evaluación de la Salud), financiado por la Fundación Bill y Melinda Gates, realizó un enorme estudio para examinar los factores evitables de riesgo en personas provenientes de 204 países que recibieron un diagnóstico de cáncer a lo largo de casi 10 años, desde 2010 hasta 2019. La masa corporal elevada fue uno de los tres principales factores de riesgo evitable para el cáncer.[44] El estudio concluyó que un enorme 44% de *todas* las muertes por cáncer puede evitarse si la gente deja de fumar, reduce el uso de alcohol y mejora su metabolismo a través de reducir la grasa corporal y la glucosa elevada en sangre.

La conclusión es que nadie puede permitirse tener un exceso de grasa visceral por razones de salud. La buena noticia es que comer los alimentos correctos puede ayudar a controlar este tipo de grasa. Entonces, ¿qué pasa si no le pones un control? Bueno, examinemos otras consecuencias adicionales.

Mayor riesgo de enfermedades cardiovasculares

La mayoría de las personas obesas tiene alta la presión sanguínea, en una enfermedad llamada *hipertensión* que implica que la presión del líquido en las arterias está elevada de manera crónica. La hipertensión es uno de los principales riesgos para todas las formas de afección cardiovascular, incluyendo enfermedad de la arteria coronaria, accidente cerebrovascular e insuficiencia cardiaca. Demasiada grasa visceral contribuye a la hipertensión y un modo en que lo logra es al liberar una hormona denominada *leptina*.

Los estudios de laboratorio han demostrado que la leptina estimula al sistema nervioso simpático, lo cual lleva a una reacción de lucha o huida en tu cuerpo que aumenta tu presión arterial.[45] En el siguiente capítulo te enterarás más sobre la leptina. La presión arterial elevada produce acontecimientos que caen en cascada sobre tu salud como las fichas de un dominó. Daña tus riñones, que están diseñados para actuar como filtros que eliminan el líquido adicional en tu cuerpo. Una vez averiado el sistema de filtrado, se purifica menos líquido. El exceso de este se acumula en el cuerpo y propicia que se eleve la presión arterial, lo que es el comienzo de un círculo destructivo. Más líquido, presión arterial más elevada, mayor daño a los riñones y todavía más líquido. La grasa también puede aumentar alrededor de tus riñones y comprimirlos, lo cual reduce más su capacidad de filtrado. Tener riñones grasos duplica tu riesgo de presión arterial elevada.[46]

El síndrome metabólico es resultado de la combinación entre presión arterial elevada, colesterol alto, glucosa elevada en sangre y exceso de grasa corporal. Puedes padecerlo, aunque no tengas un sobrepeso obvio y tu riesgo de enfermedades cardiovasculares se disparará a los cielos. Un estudio de los científicos de la Harvard Medical School, la Medical University of South Carolina y la Universidad de Boston, examinó a 1 056 "individuos de talla promedio" y encontró que 7% de ellos presentaba síndrome metabólico. Estas personas tenían un incremento de tres veces en el riesgo de enfermedades cardiovasculares, que se manifestaron como infartos, angina de pecho, accidentes isquémicos transitorios, accidentes cerebrovasculares y problemas circulatorios en las piernas, en comparación con personas que no tenían síndrome metabólico.[47]

Cuando llevas grasa corporal adicional en tu organismo, tu corazón tiene que esforzarse y apresurarse a bombear, no solo para llevar el suficiente flujo sanguíneo al resto de tu cuerpo, sino también para nutrir el mismo tejido graso. Con el tiempo, este esfuerzo adicional debilita al músculo cardiaco y puede causar insuficiencia cardiaca. El exceso de grasa también provoca un desastre en los vasos sanguíneos que alimentan al músculo cardiaco. Las células que recubren estos vasos se llaman *células endoteliales* y sufren daño causado por las citocinas inflamatorias de las células grasas, lo cual hace más difícil mantener el flujo de la sangre debido a que se forman placas en las paredes dañadas de los vasos, lo cual origina un estrechamiento. Esto ocasiona que tus vasos sanguíneos se pongan "tiesos" y que tu presión arterial suba debido a que la circulación tiene problemas para relajarse.

Un estudio de la Clínica Mayo mostró este efecto en 43 voluntarios jóvenes y sanos con un peso corporal normal.[48] Alimentaron a estos con mil calorías adicionales por día para provocar que subieran cuatro kilos, lo cual era un aumento cercano al 5% de su peso corporal. El incremento de peso se debió principalmente al crecimiento de más grasa visceral en el abdomen. Esta elevación llevó a un descenso del 15% de eficiencia en el flujo de la sangre debido al daño en el revestimiento de los vasos sanguíneos. Cuando los voluntarios perdieron el peso que aumentaron, sus vasos sanguíneos se recuperaron y mejoró el flujo de sangre. Esto demuestra qué tan importante puede ser la pérdida de peso para revertir el daño interno que no puedes observar en el espejo.

Por lo general, tus defensas regenerativas llegarán al rescate para reparar los vasos sanguíneos dañados. Sin embargo, las células madre que necesitas para esta reparación están dañadas a su vez por la presión arterial elevada. Los investigadores del Hospital Universitario de Zúrich en Suiza encontraron que las células madre de personas con presión arterial alta tenían 46% de menor capacidad para llevar a cabo su labor de regeneración, en comparación con las de individuos sanos cuya presión arterial era normal.[49] El colesterol elevado en sangre también inutiliza a las células madre, de modo que esta es otra razón por la que las personas con síndrome metabólico presentan problemas de circulación.[50] Estos ataques contra tus defensas de angiogénesis y regeneración te predisponen a una enfermedad cardiaca.

La grasa corporal causa diabetes en personas delgadas

La diabetes tipo 2 se relaciona de manera muy cercana con el exceso de grasa corporal. Estas tienen una asociación tan estrecha que, de hecho, a veces los médicos se refieren a ellas en conjunto como "diabesidad". Pero ¿cómo es que la grasa altera el metabolismo? Las investigaciones de Harvard descubrieron que el exceso de grasa estresa una parte de la maquinaria interna de tus células llamada *retículo endoplásmico*.[51] Cuando ocurre este tipo de estrés, tus células tienen problemas para responder a la insulina, que es algo que ellas necesitan para absorber glucosa como combustible. Cuando las células se vuelven *insensibles* a la insulina, se eleva la glucosa en sangre a pesar de la presencia de insulina.[52] Esta es una conexión esencial entre la obesidad y la diabetes tipo 2.

El vínculo es tan profundo que un individuo obeso tiene 80 veces más probabilidad de desarrollar diabetes tipo 2 que alguien de peso normal. Sin embargo, el hecho de verdad sorprendente es que las personas delgadas también pueden desarrollar esta enfermedad si tienen demasiada grasa visceral, y por la misma razón: el daño al retículo endoplásmico. Hasta 15% de las personas con este tipo de diabetes tiene un peso sano. A esto se le conoce como *diabetes delgada*.[53]

Los riesgos se encuentran en la cantidad de grasa oculta en el vientre. Los investigadores de la Universidad Nacional de Singapur examinaron a 76 sujetos delgados y sanos en apariencia que apenas superaban los 40 años, y encontraron que aquellos que mostraban las primeras señales de una diabetes inminente tenían más grasa visceral excesiva dentro de la cavidad abdominal.[54] Una técnica especial de imágenes conocida como *absorciometría de rayos X de energía dual* (DEXA), se utilizó para determinar la cantidad de grasa dentro de sus cuerpos. Las personas con diabetes delgada pueden tener complicaciones graves por esa enfermedad debido al daño a los pequeños vasos sanguíneos en la retina, riñones y nervios.[55] Estas complicaciones acarrean consecuencias graves. Un estudio alemán mostró que las personas con diabetes delgada tienen mayor probabilidad de requerir insulina para el tratamiento de la enfermedad y, notablemente, tienen 2.5 veces *mayor* riesgo de mortalidad que las personas obesas con diabetes.[56] Eso sí que te abre los ojos.

La grasa corporal afecta a tu cerebro

Demasiada grasa te altera el cerebro. Un estudio del University College de Londres examinó a 9652 personas de mediana edad y mostró que aquellas con obesidad tenían cerebros un poco más pequeños; de hecho, 2.4% más chicos que el de una persona con peso normal.[57] La región afectada era la sustancia gris, esa parte que controla el movimiento, la memoria, el habla, las emociones, la toma de decisiones y el autocontrol; en otras palabras, las funciones ejecutivas que son esenciales para la vida diaria.

De nuevo, en cuanto al cerebro, lo que importa no solo es el tamaño del cuerpo. La investigación de un equipo del Charles E. Schmidt College of Medicine en Florida encontró que las personas mayores que tenían obesidad sarcopénica —poca masa muscular, pero alta grasa corporal— presentaban mayores tasas de problemas cognitivos, en especial en la función ejecutiva.[58] Un estudio con 5186 adultos mayores en Úlster, Irlanda del Norte, mostró que las personas de más de 80 años con gran cantidad de grasa corporal también mostraban una menor capacidad de atención, capacidad visoespacial más deficiente y problemas de memoria inmediata al igual que demorada, en comparación con individuos con menos grasa.[59]

Un estudio incluso más grande se llevó a cabo en Canadá y en él se examinó a 9 189 sujetos en un rango de edad de 30 a 65 años.[60] Los investigadores estudiaron la constitución física, en específico la grasa visceral, y evaluaron el funcionamiento del cerebro utilizando imágenes cerebrales y pruebas cognitivas estándar. Los resultados arrojaron que tener gran cantidad de grasa visceral se asocia con lesiones vasculares en el cerebro y menor funcionamiento cognitivo.[61] La explicación es que el exceso de grasa produce inflamación crónica, lo cual altera la función cerebral sana.[62]

La grasa corporal afecta tus pulmones

Piensa en tus pulmones como si fueran bolsas de aire inflables que pesan poco y que están asentadas entre tus costillas. Cuando inhalas, tus pulmones se expanden y se llenan de oxígeno, y cuando exhalas, expulsan el bióxido de carbono. Es típico que respiremos 60 veces por minuto, lo cual significa que, si vives hasta los 80 años, habrás tomado aire unas 673 millones de veces. Ahora piensa en las consecuencias de tener capas de grasa pesada que comprimen esas bolsas inflables.

Lo bien que puedas respirar depende de la cantidad de grasa que tengas.[63] Para inhalar, contraes el diafragma. Esto baja el músculo grueso que separa tu pecho de tu abdomen y expande tu cavidad torácica como un fuelle. Se crea un vacío que atrae el aire por tu nariz y boca hacia los pulmones. Si hay una enorme masa de grasa que se asienta dentro de tus fuelles y presiona tu diafragma, eso dificultará en gran medida que tu diafragma inhale el aire con cada respiración.

De hecho, una persona obesa puede tener 30 % menos capacidad pulmonar que una persona promedio con peso normal, debido al exceso de grasa corporal. Una diferencia así de enorme reduce la cantidad de oxígeno que entra a tu cuerpo y esto puede dificultar incluso las actividades comunes y corrientes.[64] Si llega menos oxígeno al cerebro, al corazón y a otros órganos, será más probable que no funcionen bien. Recuerda que la grasa visceral puede ser invisible y podría ser que ni siquiera te des cuenta de que eso te dificulta respirar.

La grasa atasca tus vías respiratorias altas

La inhalación solo es el principio de la respiración. De todos modos, falta que el aire llegue a tus pulmones y la grasa puede ser un impedimento. El exceso de grasa puede estrechar tus vías respiratorias, que son los conductos que corren a través de tus pulmones. Peor aún, incluso puede inflamarlos. Las necropsias de personas con sobrepeso han revelado que mientras más grande es la masa corporal, más grasa se forma alrededor de las vías respiratorias y mayor es el grado de inflamación en ellas.[65]

La grasa también puede crecer en la parte posterior de la garganta en un área llamada laringe, donde tus vías respiratorias altas empiezan a descender hacia las vías respiratorias bajas de tus pulmones. Cuando te quedas dormido, los músculos de tu garganta se relajan y la grasa de la faringe se pone flácida. Esto puede bloquear en parte las vías respiratorias, lo cual produce que los tejidos vibren cuando inhalas y eso lleva a que emitas fuertes ronquidos. De vez en cuando, el rollo de grasa puede obstruir por completo la vía respiratoria, lo cual en efecto causa estrangulamiento. A medida que descienden de manera abrupta tus niveles de oxígeno, despiertas de pronto y te sobresaltas. Eso sucede una y otra vez a lo largo de toda la noche. A eso se le denomina *apnea del sueño*, que es un grave problema de salud que afecta a más de 100 millones de personas en todo el mundo. La apnea del sueño provoca dolores de cabeza, agotamiento en el día, irritabilidad y dificultades de aprendizaje. ¿Cuál es la razón? Es porque nunca tienes en realidad una buena noche de sueño. La apnea del sueño no solo provoca que te sientas atontado en el día; también aumenta tu riesgo de desarrollar diabetes, presentar un infarto, terminar con insuficiencia cardiaca o sufrir un accidente cerebrovascular.[66]

Tu lengua puede ponerse gorda

Un factor sorprendente que contribuye a la apnea del sueño es una lengua gorda, un tipo de grasa visceral. Sí, tu lengua puede subir de peso. Las necropsias efectuadas en la Oficina del Forense del Condado de San Diego midieron la cantidad de grasa en las lenguas de 121 individuos de diversas edades y constituciones físicas que murieron por causas naturales o accidentales.[67] La lengua de un adulto promedio pesa 99 gramos en los hombres, más o menos el tamaño de una pastilla de jabón, y un poco menos en las mujeres. Toda la lengua está formada de músculo que puede realizar proezas acrobáticas, en especial la punta, pero también contiene más grasa que otros músculos de tu cuerpo. La punta y la parte frontal tienen 11% de grasa. El tercio trasero, la parte que ayuda a deglutir los alimentos, tiene 30% de grasa. La grasa está dispersa por todo el músculo de la lengua como el marmoleo en un trozo de *ribeye*. Compara esto con el músculo de tu cuello o de tu muslo, cada cual solo con 3% de grasa. En este estudio por medio de necropsias, mientras más grande es la masa corporal, mayor es la cantidad de grasa en la lengua.

Cuando la grasa aumenta en la parte posterior de la lengua, puede causar problemas respiratorios durante el sueño. Un estudio que llevó a cabo un grupo de la Universidad de Pensilvania examinó a 121 personas y encontró que aquellos con apnea del sueño tenían 140% más grasa en la lengua que las personas sin esta condición.[68] Los ronquidos sonoros ocurrieron en las personas con apnea porque sus concentraciones de oxígeno se desplomaban en forma periódica hasta niveles críticos, debido en parte a la grasa flácida de sus lenguas.

La fatiga y la niebla mental solo son el principio de los problemas que causa la apnea del sueño. La falta de oxígeno también promueve la hipertensión, la diabetes, las enfermedades hepáticas, las alteraciones peligrosas del ritmo cardiaco, como fibrilación auricular e, incluso, la insuficiencia cardiaca.[69] Un estudio con 1 522 personas, llevado a cabo a lo largo de 18 años y llamado Wisconsin Sleep Cohort Study (Estudio Wisconsin de Cohortes sobre el Sueño), encontró que las personas con apnea del sueño tenían una tasa de mortalidad tres veces mayor.[70] La enfermedad cardiovascular mortal se observó el doble de veces en personas con apnea del sueño, en comparación con quienes no presentaban el padecimiento.

De nuevo, el tamaño de tu cuerpo puede engañarte. Incluso las personas delgadas pueden tener lenguas gordas que causan apnea. En un estudio clínico se encontró que hasta 23% de las personas jóvenes y delgadas entre 18 y 30 años tenía apnea leve.[71] Aparte de la fatiga, los sujetos con apnea sufrían también de anormalidades metabólicas, incluyendo una reducción del 27% en la sensibilidad a la insulina, de modo que sus organismos se veían forzados a producir 37% más insulina que las personas sin apnea.

Un estudio sueco con 400 mujeres entre 20 y 70 años descubrió que 50% de las participantes tenía alguna forma de apnea del sueño. El 84% de las mujeres obesas presentaba el trastorno, lo cual sería de esperarse. Sin embargo, la sorpresa es que sus contrapartes también sufrían de lo mismo.[72] En las mujeres delgadas menores de 45 años se encontró que 20% tenía apnea del sueño. En las mujeres de más de 55 años, 70% experimentaba apnea, aunque no presentaran sobrepeso. El exceso de grasa en el vientre, en las vías respiratorias y en la parte posterior de la lengua es responsable de estos padecimientos peligrosos.[73] Si conoces a alguien esbelto, pero que ronca por las noches, es probable que tenga grasa adicional en la lengua.

La investigación con personas que sufren apnea del sueño y que se sometieron a cirugía bariátrica, o a modificaciones intensivas de estilo de vida para ayudarles a bajar de peso,[74] encontró que aquellas con mayor mejoría en su calidad de sueño también perdieron la mayoría de la grasa en la lengua como parte de su reducción de peso.

Todos los médicos saben que recetar la baja de peso es una de las maneras más eficaces de tratar la apnea del sueño, pero estoy dispuesto a apostarte que nunca pensaste que tu lengua estuviera gorda o que fuera importante adelgazarla.

La grasa empeora el covid-19

Fue durante la pandemia que mi atención se vio atraída a nuevos aspectos de la grasa corporal. Siempre me ha preocupado la obesidad en mis pacientes, de manera primordial porque contribuye a las enfermedades crónicas, pero durante los primeros meses de 2020, cuando la pandemia del coronavirus estaba apenas escalando por todo el mundo, la obesidad se detectó con rapidez como uno de los principales factores de riesgo de morir por covid-19. Por supuesto, sabía que esa condición entorpece las defensas inmunitarias, pero la letalidad de la enfermedad para los individuos con sobrepeso y obesidad parecía muy fuera de proporción: estos padecimientos *duplicaban* el riesgo de hospitalización o muerte, según un análisis con 3.5 millones de pacientes de 32 países durante los primeros meses de la pandemia.[75] Me pregunté por qué la grasa corporal era tan dañina y qué podía hacerse al respecto.

Una razón por la que la obesidad aumentaba el riesgo de muerte por covid-19 tiene que ver con el alto nivel basal de inflamación causada por el exceso de grasa que devasta el organismo. La infección por coronavirus empeoraba todavía más la inflamación. También sabíamos que la inmunidad reducida, que es producto de la obesidad, dificultaba más la eliminación del virus. Luego llegó el descubrimiento de que el coronavirus ataca en forma directa a las células grasas y que su destrucción detona incluso más inflamación.[76] Las hormonas (como la leptina) que producen las células grasas en el cuerpo de los obesos también reducían la cantidad de células B inmunitarias, que generan anticuerpos para combatir el virus.[77] La reducción en la capacidad pulmonar que se presenta en la obesidad también compromete la respiración normal, lo cual aumenta el peligro de cualquier virus que infecte los pulmones.

Sin embargo, el riesgo asociado con la obesidad va más allá del sistema inmunitario. En la primavera de 2020, formé parte de un equipo de investigación que descubrió que el covid-19 causa grave daño a los vasos sanguíneos diminutos que están en todas partes del cuerpo, provocando un grave problema llamado *endoteliopatía*. Nuestro hallazgo cambió el tratamiento de los pacientes con covid-19 grave al requerir el uso de anticoagulantes para prevenir la formación de coágulos mortales debido al daño a los vasos sanguíneos.[78] Como los vasos sanguíneos ya están comprometidos en personas con obesidad, nos dimos cuenta de que lesiones vasculares adicionales atribuidas a la infección por coronavirus causarían un daño aún mayor a los riñones, el corazón, el cerebro e, incluso, los testículos.[79]

Más tarde durante la pandemia, empecé a investigar el "covid largo" —los síntomas prolongados y extraños que surgen y persisten, a veces por meses o años después de recuperarse de la infección inicial—.* Este padecimiento crónico también es peor en individuos con sobrepeso u obesidad. Los sellos distintivos del covid largo o prolongado son daño persistente a los vasos sanguíneos (lesión microvascular), inflamación crónica (con autoinmunidad) y daño a los nervios (neuropatía). Cuando hay un exceso de grasa corporal, esto puede activar más las reacciones autoinmunitarias cuando tu cuerpo produce anticuerpos que atacan a tus órganos sanos, incluyendo los vasos sanguíneos y los nervios.[80] Un estudio con 5 750 trabajadores de la salud en

---

* El covid largo también se conoce como secuelas post-agudas de la infección por SARS-COV-2 o PASC.

Bari, Italia, que padecieron covid-19, reveló que tener una masa corporal más grande aumentó el riesgo de efectos a largo plazo derivados de la infección que duraron más de un mes, lo cual hace que el exceso de grasa corporal también sea un factor de riesgo para el covid largo.[81]

Perder un poco, ganar mucho

Aunque las consecuencias del exceso de grasa pueden ser peligrosas y devastadoras, sí tengo buenas noticias: no necesitas perder mucho peso para aportarle grandes ganancias a tu salud. A diferencia de las enormes cantidades de pérdida de peso que a menudo prometen las dietas de moda, las metas de una disminución sana al respecto son realistas, alcanzables y sostenibles para casi todos, y no necesitas librarte de toda tu grasa corporal. Solo tienes que reestructurarla de modo que esta pueda hacer su trabajo de apoyo a la salud.

Es importante distinguir la baja intencional de peso, que es propositiva, del adelgazamiento no intencional, que con frecuencia es resultado de enfermedades que causan desnutrición o emaciación. Un estudio del Royal Free and University College London Medical School demostró que la pérdida de peso no intencional se asocia con 71 % de *mayor riesgo* de muerte, en tanto que la pérdida intencional tiene 41 % de *reducción* en la mortalidad.[82]

En la mayoría de la gente, un descenso de peso intencional produce beneficios importantes al reducir entre 500 gramos y nueve kilos. Lo que sí varía es el rango de beneficios con base en cuánto peso pierdas, pero estos no se suman como sería de esperarse. Los investigadores médicos han descubierto que perder más peso no siempre es mejor.

Empecemos en el extremo inferior.

Beneficios sorprendentes de bajar entre 500 gramos y 1.8 kilos

Perder incluso un poco de peso es bueno para tu corazón y tu cerebro. Los investigadores de la Universidad Wageningen en los Países Bajos analizaron 25 estudios clínicos, en los cuales participaron un total de 4 874 individuos, en los que se examinaba la relación entre la disminución de peso y la presión arterial. Estas investigaciones se llevaron a cabo a lo largo de 36 años, entre 1966 y 2002.[83] Su análisis arrojó que, por cada kilo de peso bajado, había una reducción de un punto en la presión sistólica (el número mayor) de los sujetos participantes. Por ejemplo, la presión arterial normal es de 120/70, así que 120 es la presión sistólica. La presión arterial elevada (hipertensión), que comienza cuando tu presión es de 130/80 o mayor, aumenta el riesgo de enfermedades cardiovasculares, accidentes cerebrovasculares, insuficiencia renal y, en etapas posteriores de la vida, demencia.

Reducir la presión arterial importa en gran medida. Un análisis con 600 000 participantes en ensayos clínicos sobre la reducción de la presión arterial mostró que por cada disminución de 10 puntos en la presión sistólica, los participantes tuvieron un descenso de 28% en el riesgo de insuficiencia cardiaca. Por ende, bajar solo un kilo reduce el riesgo en 5.6 por ciento.[84]

Beneficios de bajar 2.3 kilos

La escala deslizante de beneficios realmente entra en funcionamiento cuando bajas 2.3 kilos o más. Cada trocito de peso del que te deshaces aligera la carga sobre tu metabolismo y ayuda a revertir el daño que el exceso de grasa causa en las defensas de tu salud. Dos kilos con 300 gramos de pérdida de peso es el punto óptimo para la disminución del riesgo de cáncer.

Un estudio respaldado por la American Cancer Society examinó el cambio en el peso de 180 885 mujeres de Estados Unidos, Australia y Asia durante 10 años.[85] Las participantes tenían más de 50 años al inicio del análisis, todas presentaban sobrepeso, no tomaban reemplazo hormonal y tenían un peso estable (sin cambios) o habían perdido diversas cantidades de peso en los últimos 10 años.* Los investigadores correlacionaron la cantidad de peso perdido con el diagnóstico de cáncer de mama y los resultados mostraron que aquellas que bajaron 2.3 kilos o más —y mantuvieron esa disminución— presentaron un descenso del 18% en el riesgo de desarrollar cáncer de mama. El beneficio aumentaba a medida que se deshacían de más peso. Con una pérdida de 4.5 kilos, había una reducción del 25% en el riesgo de cáncer de mama. Con nueve kilos, el riesgo declinaba todavía más, hasta 32 por

---

* Su índice de masa corporal (IMC) era de 25.1.

ciento. Pero incluso una pérdida alcanzable de 2.3 kilos proporcionaba beneficios significativos.

Beneficios de bajar de 4.5 a 5.5 kilos

Subamos el nivel de la pérdida de peso y examinemos los beneficios de bajar cuatro kilos y medio. Esta también es una cantidad que la mayoría de la gente puede reducir y mantener. Los beneficios incluyen reducción en el riesgo de otra enfermedad mortal: el cáncer de endometrio. Este tipo de cáncer se desarrolla a partir del recubrimiento del útero (endometrio) en las mujeres posmenopáusicas y existen fuertes evidencias de que el exceso de grasa corporal eleva el riesgo de desarrollarlo.[86]

Un estudio que duró 14 años, conducido por los investigadores de la Universidad de Indiana, examinó la disminución intencional de peso y su relación con el cáncer de endometrio.[87] Reclutaron a 36 784 mujeres entre 50 y 79 años, todas ellas con sobrepeso y participantes del *Women's Health Study (Estudio sobre la salud de la mujer).** Este rango de edades es la ventana de mayor riesgo para el cáncer de endometrio. Los investigadores les dieron seguimiento en cuanto aumento, reducción o estabilidad del peso (sin cambios) durante un periodo de tres años, y vigilaron su salud a lo largo de los siguientes 11 años.

El estudio encontró que aquellas mujeres que bajaron 4.5 kilos o más durante los tres años iniciales tuvieron 39% de *reducción del riesgo* de cáncer de endometrio en los siguientes 10 años.[88] En contraste, las mujeres que subieron 4.5 kilos o más durante esos mismos años tuvieron un incremento del riesgo de presentar ese tipo de cáncer. La conclusión es que incluso una pérdida moderada de peso tiene un efecto a largo plazo en la disminución del riesgo de un cáncer mortal en las mujeres.**

---

* Su IMC oscilaba entre 25 y 30, lo cual se clasifica como "sobrepeso". Su peso promedio era de cerca de 91 kilos.

** Aprendí un consejo muy importante de uno de mis maestros en la Facultad de Medicina, el doctor Wayne Christopherson, cirujano ginecológico, y que las mujeres deberían saber. Una noche, mientras hacíamos las rondas con los pacientes en el pabellón de cáncer, me dijo: "Ninguna mujer debería morir jamás de cáncer del endometrio". Recomendaba que todas las mujeres, después de gestar a todos los hijos que quisieran, se hicieran una histerectomía. "Si no tienes útero, nunca tendrás cáncer del endometrio".

Además de la reducción del riesgo de cáncer, la pérdida moderada de peso disminuye la presión arterial, lo cual, como ya has visto, es uno de los pasos más benéficos que puedes realizar para la salud cardiaca. Un estudio de Harvard llamado TOHP (Trials of Hypertension Prevention [Ensayos sobre Prevención de la Hipertensión]) investigó si la pérdida intencional de peso afectaba la mortalidad durante un periodo de 26 años, de 1987 a 2013.[89] Los investigadores reclutaron a 2 182 hombres y mujeres de 30 a 34 años, todos con sobrepeso y con un peso aproximado de 83 a 99 kilos. Aquellos que bajaron 5% o más de su peso corporal inicial (o un promedio de cinco kilos) tuvieron una disminución del 18% en el riesgo de muerte por cualquier causa. En comparación con la gente que aumentó esos mismos cinco kilos, quienes perdieron la misma cantidad de peso mostraron 36% de menor riesgo de muerte. De hecho, en este estudio se encontró que hubo un *incremento* del 14% en el riesgo de mortalidad por cada aumento de 2.2 kilos.

La evidencia de los beneficios para salvar la vida de reducir una cantidad modesta de peso se observó en un metaanálisis realizado por los investigadores de la Wake Forest School of Medicine y de la Universidad Tufts. Allí se analizaron 15 estudios clínicos aleatorizados y bien diseñados sobre la pérdida intencional de peso, a través de esfuerzos efectuados durante cuando menos 18 meses y en los que los sujetos iniciaron siendo obesos, lo cual significa que tenían mucho peso que bajar para alcanzar un rango promedio.[90] En dichos estudios se reclutó a un total de 17 186 participantes, hombres y mujeres de mediana edad, con un rango de duración de 18 meses a 12 años y seis meses. Todas las intervenciones implicaron un cambio conductual en la dieta y cinco estudios también incluyeron un poco de ejercicio. Los resultados mostraron que bajar apenas cinco kilos y medio se asoció con una *reducción del* 15% en la mortalidad por todas las causas.

Incluso más beneficios de perder hasta nueve kilos

Bajar cantidades mayores de peso trae consigo todavía más beneficios. Aunque nueve kilos es una cifra considerable de peso que reducir, demanda un esfuerzo concertado para lograrlo de manera segura y sin recurrir a medidas extremas (y muchas veces insostenibles). En general, se aconseja bajar de medio kilo a un kilo por semana de modo que no pierdas masa muscular. Eso significa que alcanzar una meta de nueve kilos menos debería suceder en un periodo no menor a dos meses y medio.

Bajar nueve kilos reduce el riesgo de muerte por diabetes. Un estudio hecho por científicos de los Centros para el Control y Prevención de Enfermedades de Estados Unidos, la Sociedad Estadounidense de Cáncer, la Universidad Emery y la Universidad de Colorado, analizó datos de 49 337 hombres con sobrepeso, pero no obesidad, entre 40 y 64 años. Los investigadores estudiaron los riesgos de mortalidad asociados con la pérdida intencional de peso a lo largo de 13 años. Las causas más comunes de muerte por diabetes incluyen infarto, accidentes cerebrovasculares, enfermedades renales, cáncer y enfermedad vascular.[91]

Para las personas con diabetes, pero sin ninguna otra enfermedad, los investigadores descubrieron que quienes perdieron de manera intencional hasta 8.6 kilos tuvieron una reducción del 22% en el riesgo de mortalidad por trastornos asociados a la diabetes. En los hombres con diabetes y otros problemas de salud, como enfermedades cardiovasculares, accidentes cerebrovasculares e hipertensión documentadas —pero sin cáncer—, su mortalidad asociada con aquel padecimiento se redujo hasta un mucho mayor 36% (consulta la tabla 1.1).

Tabla 1.1. Beneficios para la salud de la pérdida intencional de pequeñas a grandes cantidades de peso

Cantidad de peso reducido	Resultados
453 gramos-1.8 kilos	Menor presión arterial sistólica. Hasta 6% de reducción en el riesgo de insuficiencia cardiaca.
2.3 kilos	18% menos riesgo de cáncer de mama.
4.5 kilos	25% menos riesgo de cáncer de mama. 39% menos riesgo de cáncer de endometrio.
5 kilos	36% menor riesgo de mortalidad por todas las causas.
5.5 kilos	15% menor riesgo de mortalidad por todas las causas.
8.6 kilos	22% menor riesgo de mortalidad por diabetes.
9 kilos	33% menor riesgo de cáncer de mama.

Por ende, en términos generales, bajar de peso es bueno para ti, pero la historia no termina aún. La reducción de peso significa, en general, la pérdida de grasa y, como ya has visto, la grasa tiene múltiples identidades y papeles diversos en el organismo, tanto útiles como dañinos. Para entender bien la relación entre la comida y la salud, vamos a necesitar enterarnos de cómo funciona en realidad la grasa, de adentro hacia afuera.

Capítulo 2

Reflexión sobre la grasa corporal

Todos los bebés tienen ese mismo aspecto adorable. Como los *Kisses* de Hershey's que salen de la línea de ensamblado, tienen rollos de grasa en los brazos y las piernas, alrededor de las mejillas y bajo la papada. Un bebé regordete te hace sonreír y tus instintos son correctos: la gordura en esa etapa de la vida es, en definitiva, un indicio de buena salud. Si ves a un bebé esbelto, con brazos y piernas delgados, cintura diminuta y un rostro marcado, supondrías que hay algo muy malo y tendrías razón. En los bebés, la grasa es fabulosa.

Sin embargo, el tamaño del cuerpo no es señal reveladora de la salud adulta. Considera a los atletas olímpicos. Se entrenan con intensidad y están en su máximo rendimiento cada cuatro años. La perfección para ellos se demuestra en proporciones diferentes, desde la gimnasta pequeña y el levantador de pesas corpulento hasta el lanzador de peso fornido y el patinador esbelto. La excelencia no se presenta en una sola figura o un solo peso. El boxeo profesional es otro de los principales ejemplos. ¡El deporte tiene 17 clases de peso! Comienza con un peso paja (sí, así se le dice) a los 47.6 kilos, asciende a peso pluma a los 57 kilos, luego peso mediano a los 72.5 kilos y, por último, el peso pesado a los 90.7 kilos o más. Cada boxeador encaja en una de esas categorías y hay un campeón mundial en cada categoría de peso. Luego tenemos a los luchadores de sumo. Estas figuras deportivas legendarias en Japón son monumentales, ya que cada uno pesa entre 136 y 181 kilos cuando están listos para el *dohyō* o arena de competencia. A pesar de su voluminoso tamaño, los luchadores de sumo tienen una excelente condición física y no sufren altas incidencias de padecimientos que, en forma clásica, se asocian con la obesidad, como las enfermedades cardiovasculares, la diabetes, los accidentes cerebrovasculares y el cáncer.[1] Es evidente que un tamaño grande no equivale por necesidad a una mala salud.

Ser delgado tampoco significa por necesidad que se tenga mayor bienestar físico. El peso demasiado bajo conlleva riesgos de salud, como se observó en un estudio realizado con 1 035 727 pacientes que se sometieron a un procedimiento cardiaco común, denominado cateterización. En esta práctica, un tinte se inyecta en las arterias coronarias que suministran sangre al corazón para determinar áreas de estrechamiento o bloqueo que puedan llevar a un infarto. Aunque es rutinario que dicha prueba la realicen los cardiólogos, es un método invasivo y a veces puede originar complicaciones. Los investigadores querían ver si la masa corporal de los pacientes se correlacionaba con mortalidad luego del estudio.[2] Notablemente, encontraron que los pacientes con peso inferior a la norma tenían una probabilidad *tres veces* mayor de morir por complicaciones del procedimiento que las personas con peso normal.

Volverse demasiado delgado al perder grasa no logra de manera necesaria una buena salud. Los médicos especializados en medicina deportiva y los entrenadores en acondicionamiento físico lo saben muy bien. Por ejemplo, algunos fisicoculturistas acuden a dietas extremas cuando se entrenan para las competencias con el fin de reducir lo más posible sus niveles de grasa corporal, de modo que sus músculos correosos se destaquen durante las flexiones, con el propósito de asombrar a la multitud y a los jueces. Es frecuente que los fisicoculturistas bajen su contenido de grasa corporal, desde un nivel seguro de 10 a 15 % hasta un escaso 5 por ciento. Disminuir hasta 5 % de grasa corporal puede reducir la frecuencia cardiaca en 50 %, llevándola a niveles peligrosos.[3] Las concentraciones de testosterona pueden desplomarse hasta 75 por ciento. Por debajo del 5 % de grasa corporal, las personas empiezan a perder no solo masa muscular, sino también masa ósea.[4] En mujeres jóvenes, los niveles ultrabajos de grasa corporal pueden detener el ciclo menstrual y causar infertilidad.

Los investigadores del Li Ka Shing Knowledge Institute y el St. Michael's Hospital en Toronto examinaron 51 estudios clínicos que correlacionaron el peso corporal con la muerte por cualquier causa y encontraron que contar con un peso inferior a la norma es incluso más riesgoso que tener sobrepeso en lo que se refiere a la mortalidad. Los adultos con bajo peso tuvieron un riesgo 38% mayor de mortalidad por todas las causas a lo largo de un periodo de cinco años, en comparación con adultos con obesidad mórbida.[5]

Entonces, la delgadez no es siempre mejor, y la gordura no siempre es mala. Es momento de observar con mayor detalle los datos científicos y volver a reflexionar sobre todo lo que sabes acerca de la grasa.

• • •

Comencemos con su nombre correcto: tejido adiposo. El término *adiposo* proviene del latín *adipem*, que significa "manteca"; es decir, la grasa que sale del cerdo.* Con toda seguridad, esta quizá no sea la definición más atractiva, pero es precisa en términos históricos ya que los humanos hemos domesticado a los cerdos como alimento y para obtener su grasa durante más de 10 000 años.[6]

Contrario a la creencia popular, la grasa no es una masa informe, ni tampoco la enemiga de la salud en la que se le ha convertido. Está lejos de serlo. La grasa es esencial para la vida misma. Como expliqué antes, la grasa, de hecho, es un órgano que te da buen servicio cuando funciona como se debe. La Madre Naturaleza ha diseñado con inteligencia la grasa corporal para dar apoyo a tu salud y la organizó de tal modo que pueda desempeñar su labor con gran eficiencia. Por ende, la grasa es una de tus mayores aliadas para la salud.

Seamos claros: la grasa puede desviarse de su papel original de apoyo a la salud hasta convertirse en un verdadero peligro para tu bienestar. Las sustancias químicas perjudiciales, las elecciones deficientes de alimentos, la falta de ejercicio e incluso la falta de sueño pueden desequilibrar tu biología, producir que la grasa se acumule en cantidades demasiado abundantes y en todos los sitios equivocados. Los malos hábitos pueden propiciar un desequilibrio entre los

---

* La manteca o unto proviene del cerdo, en tanto que la grasa vacuna, como la que verías en un filete, se conoce como sebo.

diferentes tipos de grasa, algunos más dañinos que otros. Porque, verás, la grasa no es una entidad única. Como la grasa se presenta de múltiples formas, puede ser buena o mala para ti, y tú tienes el poder de controlar hacia dónde se incline.

La mayoría de los sistemas biológicos opera dentro de una zona y el hecho de que la grasa sea buena o mala para la persona tiene todo que ver con el equilibrio dentro de esa zona. Como en el cuento de "Ricitos de Oro y los tres osos", lo importante en lo que se refiere a la grasa no es tener demasiada o muy poca, sino solo la cantidad correcta. Y de igual modo que necesitas a tu corazón, a tus pulmones, a tu cerebro y a tus riñones para seguir vivo, también necesitas la grasa para sobrevivir.

Olvídate por un momento del espejo y de la báscula del baño. Ha llegado la hora de desarrollar una actitud nueva y respetuosa hacia la grasa corporal. La grasa es esencial para conservar la salud y una vez que entiendas cómo, pensarás de manera muy diferente acerca de tu cuerpo, de tu metabolismo y de tu enfoque al manejo del peso.

Conoce tu grasa

En tu cuerpo llevas dos tipos de tejido adiposo, uno de los cuales se conoce como subcutáneo. Como su nombre indica, se localiza bajo la piel (*sub* es "debajo" y *cutis* es "piel", en latín). Esta es la clase de grasa que pinzas con los dedos. Tus *llantitas*, la parte flácida bajo tus brazos, la grasa bajo tu barbilla, el bulto en tus muslos, la curva de tus nalgas… todos están hechos de tejido adiposo subcutáneo. Este conforma hasta el 90 % de tu cuerpo.

El otro tipo de grasa que tienes es el tejido adiposo *visceral*, que forma hasta 10 % de la grasa de una persona sana. En general, la grasa visceral no es visible a simple vista, de modo que es probable que no seas consciente de ella. Este tipo de grasa está guardada en las profundidades de las cavidades de tu cuerpo. La grasa visceral libera hormonas que afectan a todos los sistemas de tu organismo; rellena el espacio que existe dentro de tu vientre y entre los órganos como tu hígado, tus intestinos y tu estómago, como un colchón protector.

Incluso tienes un órgano especial formado de grasa visceral; se le denomina *epiplón*. Es como un delantal graso que consta de dos partes que se pliegan sobre tu estómago y tu intestino, y que se ata con ligamentos a la pared interna del abdomen.[7] El delantal varía en tamaño según el individuo. En el extremo inferior, puede ser de 300 gramos, más o menos el peso de una lata de sopa. En el extremo superior, el epiplón puede llegar a pesar hasta kilo y medio, tan pesado como una botella de refresco de dos litros.

Este delantal de grasa también desempeña un trabajo importante: procesa la energía de tu metabolismo, regula tu apetito, controla la inflamación y estimula las defensas de la salud, incluyendo la regeneración. El epiplón es, asimismo, un guardia vigilante que está pendiente de la ocurrencia de problemas graves en tu vientre. Los cirujanos lo llaman "policía del abdomen" porque te protege de infección en caso de que ocurra una perforación intestinal o estalle el apéndice. Cuando esto sucede, tu epiplón entra en acción y se envuelve como un pulpo alrededor de la zona perforada para sellarla e impedir que la infección se disperse, lo cual de otro modo sería mortal.

Cuando te digo que la grasa es un órgano, me refiero a que lleva a cabo funciones vitales para mantenerte con vida. La grasa visceral contiene hormonas que envían instrucciones a otros órganos acerca de qué deben hacer, incluso a tu cerebro. El otro tipo de grasa, la subcutánea, le da forma a tu cuerpo y almacena el combustible para tu metabolismo. Ambos tipos de grasa actúan como relleno que amortigua tus músculos, tus huesos y tus órganos blandos, protegiéndolos de romperse por un traumatismo contundente. Si tu grasa no efectuara de manera eficaz todas estas funciones, tu salud fallaría. Así que la siguiente vez que te sientas impulsado a maldecir tu grasa, solo recuerda que, sin ella, no sobrevivirías.

Ahora miremos más de cerca las tareas específicas que conservan la vida y que realiza la grasa por nosotros.

La grasa es tu tanque de combustible

Tu grasa almacena la energía que proviene de los alimentos que consume. En épocas de abundancia, cuando tienes bastante comida, cualquier energía sobrante —calorías extra— de tus alimentos y botanas llena los adipocitos. De ese modo, tu cuerpo construye sus reservas de energía, como al llenar el tanque de gasolina de un automóvil. Los adipocitos almacenan el combustible de los alimentos al fabricar sustancias denominadas *triglicéridos*, que son la moneda de cambio de la energía basada en la grasa. El proceso que crea los triglicéridos en los adipocitos se llama *lipogénesis* y es esencial para un metabolismo sano.

Entre comidas, cuando tu cuerpo necesita energía, tus adipocitos reconvierten los triglicéridos almacenados en combustible útil que se libera al torrente sanguíneo. Esta es la energía que enciende tus músculos, abastece tu hígado y nutre tu cerebro y otros órganos. El proceso que libera este combustible de los adipocitos se conoce como *lipólisis*. Es semejante a la gasolina de un auto que consume de su tanque cuando lo manejas. El combustible en tu torrente sanguíneo se utiliza para mantener en funcionamiento tus órganos, pero se necesita más cuando estás activo en sentido físico o te ejercitas. La flexión de tus músculos y el bombeo del corazón requieren energía, de modo que el tejido adiposo también libera el combustible para alimentarlos. Su labor como tal es directa. El combustible almacenado se libera para darle al cuerpo la energía necesaria con el fin de poner en marcha las funciones corporales. Igual que el tanque de gasolina de un vehículo, el tanque de combustible de la grasa puede reabastecerse cuando comes.

Sin embargo, hay una diferencia entre recargar en su totalidad el tanque en la gasolinera y sentarte a cenar; la bomba de gasolina en la estación tiene un mecanismo de seguridad que detiene el suministro para prevenir que se llene en exceso el tanque de tu auto y se derrame en el suelo. En lo que se refiere a comer, la gente no está diseñada con tanto cuidado. No hay interrupción automática. El tanque de combustible de tu cuerpo puede llenarse con facilidad de manera excesiva si ingieres demasiadas calorías. En un vehículo, el combustible adicional puede almacenarse en depósitos que se guardan en la cajuela. En tu cuerpo, la sobrecarga de combustible de los alimentos te llena de grasa, que entonces tiene que expandirse hacia el espacio de almacenamiento de tu cuerpo. Esa es la razón por la que, si te importa la grasa de tu cuerpo, el control de peso y mantenerte sano, es imperativo que comas con moderación.

La grasa es un órgano endocrino

Este es un hecho no muy bien conocido, pero tu grasa es una glándula que libera hormonas. Igual que con las hormonas que emiten tus glándulas hipófisis, tiroides, suprarrenales, páncreas, y ovarios o testículos, las hormonas de tu grasa controlan muchas funciones corporales. Podría sorprenderte saber que la grasa es la glándula más grande de tu cuerpo. Las hormonas de la grasa están conformadas por adipocitos, que liberan las hormonas hacia la red de vasos sanguíneos parecidos a una red que penetra y alimenta al tejido graso. Entonces, tu circulación transporta las hormonas de la grasa a otras partes del cuerpo.

Cuando las hormonas llegan a los órganos, transmiten instrucciones sobre lo que estos últimos deben hacer a continuación. La mayoría de las hormonas actúa como el control de volumen para subir o bajar el nivel de actividad de un órgano. Si tu cuerpo necesita que un órgano haga más, se libera una mayor cantidad de hormonas de la grasa y el volumen aumenta. Cuando hay actividad suficiente, tu grasa libera menos hormonas. Existen por lo menos 15 tipos diferentes de hormonas que provienen de la grasa y que influyen en la salud de tu cerebro, tu sistema inmunitario, tus intestinos, tu circulación, tus músculos, tus órganos reproductivos y, en especial, tu metabolismo.* Algunas hormonas de la grasa encienden este último, en tanto que otras lo vuelven más lento. En términos colectivos, tus hormonas de la grasa se llaman *adipocinas*. Veamos aquellas que tienen mayor influencia en tu salud.

La leptina, la adiponectina y la resistina son tres de las hormonas más importantes que segregan las células grasas. No solo influyen en tu metabolismo, sino que también interactúan con tus cinco sistemas de defensa de la salud: angiogénesis, regeneración, microbioma, protección del ADN e inmunidad. Vamos a familiarizarnos con las funciones específicas de cada una.

Se sabe que la leptina es la hormona de la saciedad. Es un supresor del apetito que te informa cuándo disminuir el ritmo y dejar de comer. La influencia de la leptina en el apetito se debe a una conexión química directa entre la grasa corporal y el cerebro. En circunstancias normales, cuando la leptina se libera al torrente sanguíneo, viaja al centro de comando de tu cerebro, que es el hipotálamo. Allí, la hormona actúa

---

* Adiponectina, apelina, quimerina, factor de crecimiento de fibroblastos 21 (FGF21), hepcidina, interleucina 6, leptina, proteína quimioatrayente de monocitos 1, omentina, inhibidor del acrivador del plasminógeno 1, resistina, factor de crecimiento transformante beta, factor de necrosis tumoral alfa, vaspina y visfantina.

sobre los circuitos nerviosos en el centro cerebral de apetito: las neuronas orexigénicas. Estas son las responsables de inducirte el hambre. La leptina reduce la actividad de esas neuronas para que sientas menos apetencia. Con el objetivo de reforzar este efecto, la leptina también activa tu cerebro para producir proteínas especiales que son anorexígenas y que suprimen el apetito. La leptina, al activar el mecanismo que enciende el apetito y luego el que lo reduce, te asegura que no sentirás la necesidad de comer durante varias horas. Cuando no estás comiendo —lo que en términos técnicos se conoce como *ayuno*—, tu cuerpo lo siente entre comidas, así que libera combustible para que la energía mantenga en marcha las operaciones. Tu metabolismo se acelera y traslada el combustible de la grasa del modo de almacenamiento con el fin de enviarlo al torrente sanguíneo como energía para tus órganos. A medida que la grasa quema su combustible, libera menos leptina, de modo que el centro de apetito del cerebro se pone en marcha y empiezas a sentir hambre.

Si sus niveles son sanos, la leptina también activa tus defensas inmunitarias. Cuando tu cuerpo no es capaz de fabricar cantidades suficientes de leptina, estás más susceptible a infecciones. La hormona ayuda a tus células inmunitarias a ponerse en acción para combatir a las bacterias y a los virus. Guía a tu sistema inmunitario a emprender una respuesta adecuada luego de una lesión. Al mismo tiempo, ayuda a este sistema a liberar las células T que combaten la infección. Tus células T segregan sustancias químicas llamadas *citocinas* que destruyen a cualquier invasor que haya penetrado en tu cuerpo.[8] En otro papel igualmente útil, la leptina le ordena al sistema inmunitario que produzca anticuerpos protectores.[9]

La leptina protege al corazón y al sistema cardiovascular. La hormona le indica a tus vasos sanguíneos que se dilaten para mejorar el flujo de sangre a los órganos. Activa el sistema de defensa de la angiogénesis con el fin de desarrollar nuevos vasos sanguíneos y mejorar la circulación.[10] La leptina también protege el recubrimiento celular de los vasos sanguíneos, el endotelio vascular, e incluso ayuda a tu músculo cardiaco a mantenerse en forma, en un sentido literal. A medida que envejeces y el músculo cardiaco se debilita, el corazón empieza a perder su forma, volviéndose blando y más ancho en diámetro. En un estudio con 432 voluntarios, los investigadores del Framingham Heart Study (Estudio Framingham sobre el Corazón), la Universidad de Boston y la

Universidad Tufts descubrieron que las personas con mayores concentraciones de leptina en sangre siguieron conservando dimensiones más normales del corazón conforme envejecieron.[11]

La adiponectina es la principal hormona de la grasa que da forma a tu metabolismo y su trabajo consiste en asegurarse de que las cosas marchen como se debe en la captación de combustible. Es tan importante para un metabolismo sano que se encuentra en tu torrente sanguíneo en concentraciones mil veces mayores que cualquier otra hormona del organismo.[12] Una cantidad suficiente de adiponectina en la sangre es indicativa de salud. Esta hormona funciona al ayudar a tu cuerpo a mantener la cantidad suficiente de glucosa (azúcar en sangre) necesaria para la energía. Siempre hay un poco de este azúcar en tu torrente sanguíneo, proveyendo el combustible para mantener encendidas las luces en tus órganos durante todo el día. Esta cantidad básica de glucosa se conoce como *glucosa sanguínea en ayunas* y es lo que mide el médico durante una revisión rutinaria de la salud. La primera cosa de la mañana es extraer la sangre antes del desayuno (y se te indica que hagas un ayuno durante la noche) para determinar cómo funciona tu metabolismo de manera básica. Si la glucosa en ayuno es mayor que lo que se considera normal, entre 70 y 100 miligramos por decilitro, eso significa que tienes más energía en tu torrente sanguíneo de la que es necesaria y que tu metabolismo no está funcionando con eficiencia.

La labor de la adiponectina es asegurarse de que la glucosa en sangre siempre se mantenga en niveles normales. Controla los efectos de la insulina, la hormona metabólica que fabrica el páncreas. Cada vez que ingieres alimentos, tu páncreas libera más insulina y la función de la hormona en tu sangre es ayudar a las células a absorber la glucosa y almacenar la energía. La adiponectina hace que tus células respondan más a la insulina, de modo que la glucosa en sangre pueda absorberse con más rapidez y eficiencia. A esto se le llama *sensibilidad a la insulina* y es crucial para tener un metabolismo sano.

Cuando tus células pierden su capacidad de respuesta a la insulina, las concentraciones de glucosa en sangre empiezan a elevarse a niveles anormalmente altos porque aquellas no pueden ingerir el combustible. Este es un problema muy importante porque, sin insulina o sin la sensibilidad apropiada a la misma, tus músculos se debilitan, tu cerebro se vuelve lento y tus otros órganos empiezan a fallar con rapidez debido a la falta de energía. Todos esos síntomas anuncian el inicio del síndrome metabólico y pronostican la temida llegada de la diabetes.

La adiponectina también es antiinflamatoria.[13] En las altas concentraciones, que por lo normal se encuentran en el torrente sanguíneo, esta hormona de la grasa protege a todo tu cuerpo de la inflamación y eso forma un escudo sobre el recubrimiento de los vasos sanguíneos para impedir que esa alteración patológica los dañe. Los vasos sanguíneos sanos, sin inflamación, están en menor probabilidad de desarrollar ateroesclerosis y sufrir los bloqueos que se observan en la enfermedad de las arterias coronarias.[14]

Además de sus efectos sobre la sensibilidad a la insulina, la adiponectina también estimula la angiogénesis para garantizar que haya vasos sanguíneos suficientes que suministren insulina a todas tus células.[15] La grasa corporal es la fábrica de adiponectina, de modo que necesitas tener suficiente de aquella para conservar un metabolismo sano. Las personas obesas tienen gran cantidad de grasa corporal, pero las disfunciones causadas por el exceso de la misma producen la caída en los niveles de adiponectina. En la obesidad, es más probable que observemos *bajas concentraciones* de adiponectina y altos niveles de inflamación por todo el cuerpo, lo cual representa un peligro debido a que muchas de las peores enfermedades crónicas ocurren a causa de la inflamación.[16]

La resistina, que es la tercera hormona principal de la grasa, ayuda a ajustar la adiponectina al contrarrestar sus efectos. Lo anterior permite que tu metabolismo se sintonice y se vuelva más lento, como cuando cambias la palanca de velocidades a un nivel inferior en un auto deportivo; esto es vital, ya que acelerar tu metabolismo a altas velocidades y de manera continua puede desgastar tu motor. La resistina también ayuda al organismo a "resistir" (de allí su nombre) los efectos de la insulina, lo cual permite que la glucosa en sangre ingrese a las células a un ritmo más lento y controlado, como regular el flujo de agua caliente en una ducha.

Esta hormona de la grasa ayuda a tu cuerpo a detonar la inflamación, que es una parte completamente normal y vital de tus defensas inmunitarias. Al contrarrestar los superpoderes de la adiponectina, que reduce la inflamación, la resistina contribuye a asegurarse de que tu cuerpo emprenda una respuesta inflamatoria para luchar con una infección o después de una lesión. Este papel en la reparación de los tejidos es muy importante. La hormona en cuestión también promueve la angiogénesis, de modo que crezcan nuevos vasos que reparen los tejidos dañados.[17] Asimismo recluta células madre con el fin de reparar el músculo cardiaco y otros órganos dañados. Como muchas hormonas, la resistina tiene múltiples papeles cuando se le convoca a reforzar las defensas de tu salud.[18]

Estas tres hormonas —leptina, adiponectina y resistina— son las jugadoras más importantes en cuanto a la tremenda influencia de la grasa en las defensas de tu salud, lo cual eleva su relevancia más allá del metabolismo. Son tres hormonas esenciales que deben fabricarse en los adipocitos y liberarse en las cantidades correctas y en el momento correcto. Cuando llevamos demasiada grasa en el cuerpo, la fábrica y los centros de control de la misión para estas hormonas entran en caos. Las señales hormonales se cruzan, o las hormonas se liberan en el momento inadecuado o en las cantidades incorrectas. Las señales cruzadas confunden al cerebro, al corazón y a otros órganos, al igual que a tu circulación y a tu sistema inmunitario. La consecuencia de tener demasiada grasa corporal es un pandemonio metabólico, que es la razón por la cual necesitas ocuparte de la grasa de tu cuerpo sin importar tu talla.

No voy a revisar la docena de otras hormonas producidas por la grasa, pero baste decir que las cantidades sanas de grasa son críticas de manera absoluta para tu capacidad de almacenar y utilizar el combustible, y para mantener el funcionamiento de tu metabolismo como el motor bien afinado para el que se diseñó.

La grasa es un sistema de calefacción

Tu grasa desempeña una tercera función importante: es la calefacción de tu cuerpo. Todos sabemos cómo se siente meterse al agua y tiritar después de lanzarnos a una alberca. El temblor ocurre cuando nuestros músculos se contraen en forma involuntaria para generar calor. Esta respuesta nos calienta. La grasa también puede generar calor, solo que sin la necesidad de estremecerse, y lo logra al utilizar un sistema muy notable que se vincula con lo que comes, al igual que con la temperatura del ambiente.

El modo en que la grasa genera calor se llama *termogénesis adaptativa*. Existe un tipo específico de célula grasa, conocida como *adipocito pardo* o *grasa marrón*, cuyo trabajo es "encender la calefacción".

La generación de calor efectuada por la grasa marrón tiene enormes implicaciones para la salud. En primer lugar, encender la termogénesis adaptativa consume el combustible de la grasa excesiva, lo cual quema la grasa dañina y puede conducir a la pérdida de peso. Se han descubierto muchos factores capaces de estimular este proceso. Las temperaturas frías pueden activar a la grasa marrón con el fin de que empiece la termogénesis. Asimismo, el estrés emocional o físico puede encender la grasa marrón y hacer que entre en acción. La inanición también causa termogénesis, pero a un extremo poco sano. El ayuno deliberado puede alentar la termogénesis de una manera más controlada.

Además de quemar la grasa dañina, cuando se enciende la termogénesis adaptativa activa todos tus sistemas de defensa de la salud: angiogénesis, células madre, microbioma intestinal, protección del ADN y sistema inmunitario. Es importante señalar que todo este conjunto de reacciones puede ponerse en marcha con ciertos alimentos, ¡como los chiles! Tu grasa marrón es el secreto de esta activación, que analizaremos más en el capítulo 3.

El descubrimiento de la grasa marrón

La historia de la grasa marrón es fascinante porque no se descubrió en los seres humanos sino en la marmota alpina, un roedor grande que vive en orificios en la tierra y que se parece a una marmota común. En 1551, un naturalista suizo, de nombre Conrad Gessner, realizaba la disección de una marmota cuando encontró una extraña masa situada entre los omóplatos del animal.[19] Estos roedores habitan en las montañas de Europa Central. Durante los helados inviernos, se acomodan en sus madrigueras para hibernar, y su frecuencia cardiaca y su respiración descienden a niveles apenas perceptibles.[20] Sus cuerpos generan calor y usan la grasa almacenada para obtener energía. Con la llegada de la primavera, salen de ese letargo fisiológico, delgados y listos para llenarse de nuevo con alimentos y ser capaces de aparearse.

Gessner no se dio cuenta de que el tejido que encontró estaba compuesto de grasa marrón. De hecho, lo describió como "ni grasa ni carne". Sin embargo, al poco tiempo, otros científicos empezaron a notar que una masa parda semejante se hallaba en los cuerpos de otros animales que hibernan, como los murciélagos, los hámsteres y los ratones. Esa masa se llegó a denominar *glándula de hibernación*.[21] No fue sino hasta 1961 que un fisiólogo muy observador, llamado Robert E. Smith y que trabajaba en la Universidad de California en Los Ángeles, examinó con mayor cuidado el tejido y reconoció que la glándula de hibernación estaba formada en realidad por grasa.* Smith descubrió que esta grasa marrón inusual era capaz de generar calor, en especial cuando se le expone a temperaturas frías.[22]

La grasa marrón se descubrió en los humanos hasta 1964.[23] Igual que en las marmotas alpinas, su propósito en recién nacidos de nuestra especie es generar calor y mantenerlos a temperatura cálida. Cuando ese tejido adiposo pardo —como también se le conoce— se enciende más tarde en la vida, como verás con mayor profundidad en el siguiente capítulo, puede quemar el exceso de grasa al mismo tiempo que incrementa el metabolismo y propicia pérdida de peso.

Si te resultan sorprendentes todas estas características de la grasa corporal y son un poco abrumadoras, no te preocupes, estás bien acompañado. Los investigadores médicos quedan asombrados cuando van desvelando poco a poco los misterios de la grasa corporal a un ritmo acelerado. Tan solo en 2021 hubo más de 11 000 artículos científicos publicados sobre el tejido adiposo, con más de 2 000 acerca de la leptina, 1 500 sobre la adiponectina y más de 1 000 alusivos a la grasa marrón. Ahora puedes ver a qué me refiero cuando te digo que necesitas reconsiderar tus suposiciones respecto de la grasa.

Solo hay un poco más que quiero compartirte antes de que nos sumerjamos en la manera como los alimentos influyen en la grasa. Todos reconocemos la forma idealizada de la figura humana: el físico esculpido en la estatua del *David* de Miguel Ángel y las curvas de la *Venus de Milo*, aunque, por supuesto, estos no son los únicos tipos hermosos de cuerpo. De hecho, la grasa esculpe la figura de todos, al igual que la respectiva identidad física, y es valioso entender cómo toda la grasa sana y útil en tu organismo se distribuye a lo largo de la vida.

---

* La primera vez que escuché sobre la grasa parda, alguien me contó que esta se había encontrado en los osos que hibernan. Sin embargo, resulta que en realidad no hibernan, sino que atraviesan por un sueño profundo llamado torpor (otro mito destrozado) y no usan la grasa parda para mantenerse calientes.

De bebé a bombón

Tu grasa empezó a formarse dentro del vientre de tu madre antes de que siquiera tuvieras un rostro y mucho antes de tu primer bocado de comida. Cuando los espermatozoides de tu padre se encontraron con el óvulo de tu madre, esto activó el plano de la grasa para tu cuerpo futuro. Durante cerca de dos semanas, fuiste tan solo una bola de células. Luego, las células madre que te formaron empezaron a crear partes de tu cabeza, tu pecho y tu abdomen. Es cierto, parecías más un renacuajo que un humano, con extremidades cortas y una cola gorda, durante el primer par de meses. Tus órganos, incluida la grasa, fueron adquiriendo forma dentro de tu cuerpo en desarrollo cuando apenas tenías unos cuantos centímetros de longitud. Cerca de las 14 semanas (tres meses y medio) posteriores a la concepción, entraron en funcionamiento las instrucciones genéticas para crear las células grasas, aproximadamente a un tercio del recorrido de un embarazo a término a las 40 semanas. En ese momento, eras del tamaño de un limón y estabas listo para tener un rostro. La grasa se formó primero en tus mejillas y bajo la barbilla, y luego llenó los huecos de las cuencas de tus ojos.

La historia es igual para todo feto en desarrollo, sin importar el tipo de cuerpo que tengas en la adultez. Antes de que se forme la grasa, una pequeña cantidad de tejido conjuntivo marca el sitio donde habitarán las células de grasa. A continuación, los vasos sanguíneos crecen hacia el área a través de la angiogénesis, lo cual establece el trabajo preliminar para que el oxígeno y los nutrientes estén disponibles y permitan sustentar el tejido que se formará en poco tiempo. Esta conexión entre la grasa y el sistema de defensa de la angiogénesis empieza temprano en la vida. Considéralo como un constructor que marca el área para la edificación y luego establece dónde se colocarán los cimientos y la plomería.

A continuación, las células madre de los adipocitos comienzan a agruparse alrededor de los nuevos vasos sanguíneos.[24] Estos racimos de células se conocen como *lóbulos de grasa* y se asemejan a un montón de uvas. Alrededor de dos semanas después, a los cuatro meses de gestación, los preadipocitos habrán cambiado de forma, como sucede con las células madre, para formar adipocitos verdaderos. Entonces, estas células grasas recién creadas se llenan con rapidez de grasa líquida hasta que parecen esferas doradas. Para cerca de los seis meses del embarazo, las mejillas regordetas del feto pueden observarse con claridad en un ultrasonido prenatal. La grasa es lo que crea las figuras reconocibles que fascinan y encantan a los padres que ven las primeras imágenes de su bebé.*

A lo largo de los siguientes dos meses no se fabrican nuevas células grasas, pero las existentes van creciendo cada vez más conforme se llenan de una mayor cantidad de grasa líquida. Poco después, pilas de grasa (que en ese momento empieza a llamarse *tejido adiposo*) se forman por el resto del cuerpo. La grasa subcutánea crece bajo la piel, en tanto que la grasa visceral constituye el interior del abdomen, todo en las cantidades adecuadas que se necesitan para la salud.

Estas bases son las mismas para todo individuo, aunque los detalles del proceso pueden evolucionar de formas muy diferentes. Nuestro camino comienza a separarse mucho antes de que nazcamos. Los factores externos, como lo que come la madre, la calidad y cantidad de sus alimentos, si se le receta un antibiótico u otros medicamentos, toxinas ambientales a las que se exponga, sus niveles de estrés, si bebe alcohol, fuma o vive con un fumador, todo esto puede afectar a cuanto tejido adiposo crece durante el embarazo y la infancia. La relación entre la dieta y el desarrollo de la grasa es una de las principales razones por las que las madres embarazadas deberían limitar la ingesta de comidas muy procesadas durante la gestación.

El empaque en el que vienen los alimentos también puede causar problemas. Los ftalatos, conocidos también como plastificantes, se usan comúnmente en las botellas, las envolturas de plástico y otros recipientes de comida y bebida para hacerlos más flexibles y elásticos. Los estudios han mostrado que los ftalatos pueden transferirse del empaque plástico a los alimentos preparados o congelados, como la pizza, los burritos, las hamburguesas, las papas fritas, los *nuggets* de pollo y otros refrigerios.[25] Los plásticos también pueden

---

* El momento específico y la formación del tejido adiposo humano en el feto se establecieron en un trascendental estudio de investigación que llevaron a cabo la Universidad de Michigan y el Hôpital Port-Royal en París en 1982. Los investigadores realizaron cuidadosos estudios con técnicas microscópicas en 805 embriones y fetos humanos a diferentes etapas del desarrollo y registraron sus hallazgos. Encontraron que la grasa facial era uno de los primeros tipos de grasa que se forma y que lo hace en cinco etapas. Es notable que, hasta ese momento, se supiera tan poco acerca de cómo y cuándo se forma la grasa en los humanos.

transferirse a los productos alimenticios por los guantes que utilizan los trabajadores de la industria alimentaria en los restaurantes de comida rápida.[26]

Las mamás necesitan tener cuidado porque los ftalatos se encuentran en el agua embotellada después de que se filtran del recipiente plástico.[27] Los ftalatos pertenecen a una categoría de compuestos llamados *obesógenos*. El nombre proviene de los estudios que muestran un vínculo con los marcadores de obesidad en niños cuyas madres se vieron expuestas a esas sustancias durante el embarazo, lo cual coloca a sus hijos en mayor riesgo de desarrollar obesidad.[28]

Al momento del nacimiento, un aproximado del 10 % del peso total del bebé es grasa sana. La mayoría de eso es tejido adiposo subcutáneo blanco. Pero también hay grasa marrón que llena el espacio interescapular entre los omóplatos, igual que en la marmota alpina. La grasa marrón no es lo que hace que los bebés sean adorablemente regordetes; es la grasa blanca subcutánea, esa grasa que puede apretarse y que se encuentra bajo la piel. En los primeros seis meses de vida en los humanos hay un elevado incremento en este tipo de grasa de bebé.[29]

Veamos cómo crece nuestra grasa.

El tejido graso se vuelve más grande en dos formas. En una de ellas las células grasas se llenan de más combustible líquido. A esto se le denomina *hipertrofia*, lo cual significa que una masa de tejido se agranda al aumentar el tamaño de las células. La segunda forma de crecimiento consiste en que se desarrollan más células a partir de las células madre para la grasa. A esto se le llama *hiperplasia*, en la que la masa se expande tan solo por la adición de más células. En cualquier caso, el tejido adiposo de los bebés tiene más que suficientes vasos sanguíneos para que el oxígeno y los nutrientes lo sustenten, y hay muy poca inflamación. La floreciente cantidad de grasa en los bebés es perfecta en apariencia, y también perfectamente sana.

Para cuando el bebé cumple el primer año, sus células grasas son cinco veces más grandes que cuando nació. Los estudios han examinado lo que le sucede a la grasa de la lactancia a la adolescencia y más adelante. Desde los dos a los cinco años, los niños empiezan a volverse más altos y larguiruchos, y la grasa corporal desciende tanto en varones como en mujeres. Los niños se deshacen de alrededor del 25 % de la grasa corporal, en tanto que las niñas se desprenden de cerca del 20 por ciento.[30] No hay mucha diferencia, lo cual explica por qué niñas y niños pequeños tienen una figura tan parecida. En los siguientes años, durante la adolescencia y la adultez, las diferencias en grasa corporal se vuelven más drásticas.

Diferencias en la distribución de la grasa

Las diferencias en la grasa corporal de hombres y mujeres desde la prepubertad hasta la adultez temprana fueron descritas por los investigadores de la Universidad de Otago en Nueva Zelanda. Este es el periodo en el que la grasa esculpe de manera natural el cuerpo dándole las curvas y los ángulos juveniles que muchos han llegado a considerar como el ideal de la condición física y la salud. Los científicos utilizaron imágenes por absorciometría de rayos X de energía dual, o DEXA, para examinar las áreas del cuerpo donde podría diferir más el desarrollo de la grasa en varones y niñas: el tronco (que incluye el cuello, el pecho y el abdomen), la cintura y el área de la cadera. Las imágenes obtenidas con la DEXA son una manera clásica de medir la composición del cuerpo con gran detalle porque puede calcular con precisión el porcentaje total de grasa corporal, masa de la grasa, tejido adiposo visceral, masa muscular y densidad ósea.

El equipo de Nueva Zelanda examinó a 1 009 niños y jóvenes adultos sanos entre los cinco y 29 años de edad, todos los cuales tenían un peso normal. Observaron cómo y dónde se desarrollaba la grasa corporal en varones y niñas y encontraron que los primeros experimentaban un brote repentino de crecimiento de grasa al principio de la pubertad, que se estabilizaba al llegar a la adultez. Las mujeres tuvieron un aumento constante de grasa a lo largo de su maduración. La localización del incremento de grasa corporal varió también entre mujeres y hombres.

Veamos el tronco principal del cuerpo, la región entre el cuello y la pelvis. Esta sería la silueta entre los hombros y las caderas. Durante la adolescencia, las mujeres perdieron grasa de manera constante en esta área, en comparación con los hombres. En la pubertad tardía, eran 17 % más delgadas alrededor del torso y, para la adultez joven, tenían 34 % menos grasa en esa región, en comparación con los hombres.

A continuación viene la cintura. Allí es donde brota la forma de reloj de arena de las mujeres conforme se estrecha la cintura y se amplían las caderas. De hecho, las niñas casi siempre acumulan menos grasa en esa área que los niños, a medida que su cintura se encoje durante la pubertad. En las primeras etapas de la pubertad, las mujeres tienen 15% menos grasa en esa zona, pero, para cuando terminan la pubertad, poseen 35% menos que los varones de la misma edad. Para cuando las mujeres llegan a los veintitantos años, las diferencias entre ellas y los hombres son aún mayores. Las mujeres presentan 48% menos grasa en la cintura.

En cuanto a las caderas, ellas las desarrollan más grandes que ellos y no solo se debe a la forma del hueso pélvico, sino en parte a su grasa corporal. El cambio de figura inicia antes de la pubertad, cuando los investigadores midieron 6% más grasa en las caderas de las niñas que en los niños. A medida que entran a la pubertad, las primeras tienen 16% más grasa y, para la pubertad tardía, 47% más grasa en las caderas que los segundos. Para la adultez temprana, las jóvenes muestran un promedio de 66% más grasa en la cadera que los varones de la misma edad. Recuerda que este estudio se realizó con el fin de obtener un perfil del tejido adiposo en un grupo considerado de peso normal, cuando la grasa efectúa sus deberes en la zona de la salud.

Durante la adultez, la grasa corporal sigue creciendo de modo diferente entre hombres y mujeres. Los investigadores de la Universidad de Columbia, la Universidad Técnica de Lisboa en Portugal y la Universidad de Alabama emprendieron un estudio fundamental.[31] Se propusieron identificar cómo se distribuye la grasa en un cuerpo sano a lo largo del periodo completo de vida en los humanos. Examinaron a 499 personas, de las cuales 147 eran niños entre los cinco y 17 años, y 352 eran adultos de 18 a 88 años, todos considerados con peso normal. Los participantes provenían de Nueva York y eran diversos: personas blancas, negras, hispanas y asiáticas, que incluyeron orígenes étnicos chinos, indios, coreanos y japoneses.

Los investigadores llevaron a cabo estudios de cuerpo entero con resonancia magnética (IRM) para obtener 200 imágenes de la grasa corporal de cada voluntario. Esto les permitió calcular la grasa corporal total, incluida la cantidad de tejido adiposo subcutáneo y visceral. Luego correlacionaron los volúmenes de grasa con el género y la edad para buscar los patrones y después organizaron estos últimos en incrementos de edad de 10 años. Plantearon la siguiente pregunta: ¿cómo cambia la grasa con el tiempo entre hombres y mujeres sanos?

Los resultados fueron estos: con los cambios hormonales de la pubertad, los patrones de grasa empezaron a modificarse. Los hombres adultos mayores de 18 años tuvieron 50% *más* grasa visceral que las mujeres adultas, pero la cantidad de la misma en los varones comenzó a aumentar a los 12 años y siempre superó el volumen encontrado en las niñas. En las mujeres adultas, la grasa visceral tiene un crecimiento de inicio lento, pero empieza a acumularse a un ritmo más veloz después de los 26 años, y se va incrementando a lo largo de sus vidas. Entre los 40 y 50 años, las mujeres desarrollaron un poco más de dos tazas de grasa visceral y en la siguiente década aumentaron una cantidad de este tipo de tejido adiposo, que corresponde al que ves en el interior del abdomen, equivalente a media botella grande de refresco.

Sin embargo, la grasa subcutánea en las mujeres se acumuló con rapidez entre la pubertad y los 35 años, pero luego su crecimiento se torna más lento. Después de los 50 años, el estudio encontró que las mujeres aumentaban muy poca grasa subcutánea, pero, en lugar de ello, añadían de manera principal una mayor cantidad de grasa visceral. Este es el mismo periodo en el que atraviesan por la menopausia. Es interesante que los investigadores no hayan encontrado una conexión entre la menopausia y la acumulación de grasa en las mujeres que estaban en el rango de peso sano. Lo anterior significa que, contrario a la creencia popular, los cambios hormonales de la menopausia no conducen en forma automática a una mayor cantidad de grasa corporal.

En los varones, la grasa subcutánea se acumuló con rapidez hasta los 17 años. Luego de eso, el crecimiento fue más lento. Para la adultez, los hombres tienen de 20 a 30% *menos* de este tipo de grasa que las mujeres. Luego de los 50 años, la acumulación de grasa subcutánea en ellos se volvió notablemente más lenta. Las mujeres sanas siempre poseen más grasa subcutánea que los hombres sanos, y estos últimos siempre presentan más grasa visceral, el tipo dañino, que las primeras.

Dónde vive la grasa marrón

Los depósitos de tejido adiposo de los que hemos estado hablando hasta el momento se refieren principalmente a la grasa blanca. Pero ¿qué pasa con la grasa marrón; dónde se distribuye en tu cuerpo?

El primer "atlas" del mundo acerca de la grasa marrón se desarrolló en los Institutos Nacionales de Salud de Estados Unidos.[32] Para crear este mapa, los investigadores estudiaron a 28 individuos jóvenes y sanos en condiciones de temperatura controlada. Compararon a los hombres delgados con los obesos con el fin de ver si había cualquier diferencia significativa en la cantidad o ubicación de la grasa marrón entre ambos grupos. Los especialistas usaron imágenes por tomografía computarizada (TC) y tomografía por emisión de positrones (TEP) para identificar las ubicaciones del tejido adiposo pardo. Realizaron las exploraciones en personas en un ambiente que tenía un rango de temperaturas que iba de 15.5 a 31 grados Celsius porque sabían que la grasa marrón está más activa y es más visible a temperaturas más frías, lo cual facilita detectarla debido a las fluctuaciones en su comportamiento.

Los resultados fueron esclarecedores. No todos tuvieron la misma cantidad de grasa marrón. Los volúmenes detectados tuvieron un rango de 500 a 2 000 mililitros (dos litros) de este tipo de tejido en los sujetos. Si compararas el tamaño de un huevo grande de gallina, que contiene cerca de 50 mililitros de líquido, la cantidad de grasa marrón en los humanos va del equivalente de 10 huevos a 40, ¡que es mucho más de lo que se pensó con anterioridad!

El estudio mostró que la grasa marrón solo representa una pequeña fracción de 1.5% de la masa corporal total y únicamente 4% de la masa total de grasa. Los investigadores también descubrieron que la grasa marrón humana no se encuentra en forma de bultos, como lo describió anteriormente Conrad Gessner en las marmotas alpinas, sino más bien en capas muy finas apiladas junto a los huesos, los músculos y los órganos en seis ubicaciones anatómicas: a los lados del cuello, alrededor de la clavícula, a los costados de las axilas, alrededor de la columna vertebral, detrás del esternón y dentro del abdomen.

La mayor proporción, cerca del 66% de la grasa marrón, se localizó alrededor de las regiones del cuello, la clavícula y las axilas. Esos sitios también eran responsables de 70% de la actividad de la grasa marrón total en el cuerpo humano.

Hubo importantes diferencias en la grasa marrón entre personas delgadas y obesas. Las primeras tenían 2.5 veces *más* grasa marrón en promedio que las segundas. Asimismo, se encontró que este tipo de grasa en sujetos delgados era cuatro veces más activa que la de sus contrapartes obesos. Esto sugiere que la grasa marrón no se activa por completo en personas que tienen más grasa corporal en general, de modo que hay una oportunidad de encenderla. Hablaremos más de esta posibilidad en el siguiente capítulo.

Cómo cambia la grasa blanca de amiga a enemiga

Muchos factores causan que las personas acumulen kilos —como grasa blanca— más allá de los niveles sanos. La genética, el ambiente, la dieta y el comportamiento influyen por igual en que la grasa se vuelva demasiada para nuestro bien.

Existen más de 400 genes relacionados con la predisposición al sobrepeso. Uno de ellos es muy común en los humanos modernos: un gen asociado con la masa de grasa y la obesidad, conocido como FTO, que se encuentra en 43% de las personas.[33] Este gen se vincula con una mayor circunferencia de la cintura, tasa más rápida de acumulación de grasa, caderas más grandes y mayor consumo de alimento; es notable señalar (pero quizá no es algo que nos sorprenda) que FTO se vincula también con el cáncer.[34] Tenerlo no garantiza que desarrolles sobrepeso o cáncer, pero sí te predispone a subir de peso por cómo influye en la cantidad de comida que ingieres y en tus elecciones alimenticias. Las imágenes cerebrales de personas con el gen FTO muestran que la corteza frontal, esa parte del cerebro que se ocupa de la toma de decisiones ejecutivas, se activó con mucha más intensidad en esas personas cuando se les mostró una imagen de "comida engordadora", en comparación con otros objetos.[35]

Un estudio con 38 759 personas efectuado en 18 centros de investigación en el Reino Unido descubrió que aquellas con el gen FTO tenían una probabilidad 67% mayor de volverse obesas y no solo en la adultez. Este aumento del riesgo comenzaba a los siete años de edad.[36] Sin embargo, el estilo de vida también puede hacer una gran diferencia y ayudar a contrarrestar los efectos dañinos del FTO. Un importante proyecto internacional de investigación en el que participaron 97 instituciones médicas y 237 434 niños y adultos mostró que la actividad física en general, que iba desde caminar hasta hacer ejercicio en forma, podía disminuir el riesgo de obesidad en 27%, a pesar de tener el gen FTO.[37] Además, un metaanálisis de estudios en los que participaron 9 563 voluntarios demostró que las intervenciones de dieta y estilo de vida fueron eficaces para la reducción de peso en individuos portadores de este gen.[38] Por ende, en lo que se refiere al gen de la obesidad, tu destino no está escrito en piedra; puedes emprender acciones para cambiarlo.

Hay otras mutaciones genéticas menos comunes que aumentan la probabilidad de volverse obeso. Una mutación genética interfiere con la capacidad del organismo para fabricar la leptina, una hormona de la grasa que, como ya viste, reduce tu apetito. Con esta mutación, la sensación de hambre nunca se va y esto lleva a comer en exceso. El defecto genético es muy poco común y solo se encuentra en cerca de 7% de los niños con obesidad mórbida.[39] Otras mutaciones influyen en las regiones del cerebro que controlan el apetito. Estas alteraciones cerebrales van más allá de la alimentación y también interfieren con la cognición, de modo que los individuos afectados sufren un deterioro en la salud tanto mental como física.[40]

Podrías pensar que comer alimentos fritos —que son sabrosos, pero poco sanos— es algo que está del todo bajo tu voluntad, pero la investigación encontró que tu genética es capaz de dirigir tus acciones. Tus genes pueden influir en lo que eliges comer, con base en lo que tienes disponible en tu ambiente. Tomar malas decisiones en forma consistente puede causar que acumules grasa corporal más allá de niveles sanos.[41] Por ejemplo, comer alimentos fritos se asocia con aumento en grasa corporal, incremento de peso y obesidad.[42] Un estudio de Harvard con 37 423 personas encontró que lo sujetos con predisposición al aumento de peso estaban en mayor probabilidad de ingerir más alimentos fritos y con una frecuencia de cuatro o más veces por semana.[43] Una inclinación genética semejante se observó en el consumo de refrescos y bebidas endulzadas de fruta que promueven la grasa.[44] Por supuesto, con disciplina y educación es posible aprender a tomar mejores decisiones al reconocer las consecuencias de esas elecciones.

En cualquier momento en que comes en exceso, estás forzando una cantidad excesiva de energía dentro de tu cuerpo, lo cual significa que tienes una sobrecarga de combustible. Esto sucede de vez en cuando en la vida de todos. Comer por placer, lo cual se conoce como *alimentación hedonista*, puede tener un amplio rango de motivaciones subyacentes, desde ser un conocedor de la gastronomía que disfruta las experiencias culinarias hasta tener un trastorno de ingesta compulsiva, a pesar de que el cuerpo cuente con energía suficiente.

Los lazos entre el cuerpo, el cerebro y el comportamiento se pueden medir con una herramienta denominada Power of Food Scale (Escala del Poder de la Comida).[45] Mientras más alta sea tu puntuación en esta escala, más impulsado estarás a comer, sin importar cuánta energía necesite tu cuerpo. Algunos individuos comen en exceso como respuesta al estrés psicológico, en tanto que otros lo hacen cuando están distraídos, como cuando se encuentran viendo algún dispositivo mientras se alimentan. Hay incluso otros que consumen demasiada comida porque la ingieren de manera rápida y la meten a montones en su estómago antes de que el cerebro pueda enviar la señal de detenerse.[46]

La calidad de los alimentos también influye en el aumento de peso. Los que contienen fibra ayudan a reducir la grasa corporal al mejorar tu metabolismo. Tu microbioma intestinal digiere la fibra y produce ácidos grasos de cadena corta, que no solo reducen la inflamación sino que también ayudan a suprimir el apetito y gobiernan el crecimiento de tejido adiposo.[47] Las bacterias intestinales de las personas que comen menos fibra producen menos ácidos de cadena corta, y aquellos que sí llegan a generarse son menos potentes para reducir el apetito.[48] Una menor cantidad de ácidos grasos de cadena corta también significa que la comida poco sana que ingieres provocará mayor inflamación, lo cual eleva la susceptibilidad a desarrollar una enfermedad crónica.

Señales contradictorias

La ingesta excesiva rutinaria propicia que tus adipocitos crezcan y crezcan hasta que estén repletos de combustible. Cuando tus células grasas existentes se encuentran llenas a toda su capacidad, se necesita el desarrollo de más células grasas para almacenar el resto del combustible excedente. La grasa engendra grasa y la tasa a la que las personas obesas pueden fabricar nuevos adipocitos es 2.6 veces más rápida que en los adultos con un peso normal. La veloz expansión de grasa causa otro problema grave: puede desarrollar su propio suministro de sangre.

Recuerda que tus vasos sanguíneos son el sustento de todos tus tejidos y tu sistema de defensa de la angiogénesis está listo para crear nuevos vasos cuando los necesites. Pero cuando la grasa crece con demasiada rapidez, la angiogénesis no puede seguirle el paso. Las células grasas en expansión quedan privadas de oxígeno y sucede un problema llamado *hipoxia*, que lleva al caos metabólico.

Igual que cuando un nadador que va por el océano entra en pánico al sentir que podría ahogarse, el tejido graso con hipoxia empieza a agitarse en un sentido biológico. El funcionamiento hormonal de la grasa entra en crisis. Los adipocitos comienzan a generar y liberar adipocinas en una forma descoordinada y sin control, a medida que las células grasas se ponen frenéticas intentando originar más vasos sanguíneos al liberar citocinas y factores de crecimiento. En sí misma, la falta de oxígeno activa inflamación, pero las citocinas detonan una inflamación aún mayor, como cuando le echas gasolina al fuego. Esto se puede ver con claridad bajo el microscopio en las biopsias de la grasa abdominal de adolescentes obesos.[49] La combinación de todo lo anterior —mal funcionamiento hormonal, liberación descontrolada de citocinas, hipoxia e inflamación— siembra el caos en tu salud.

Veamos con mayor detalle este desbarajuste metabólico. Se alteran las funciones de los adipocitos sobre las que leíste antes, que se encuentran sintonizadas con tanta precisión. En lugar de regular con cuidado tu apetito en coordinación con el cerebro, almacenar y soltar combustible para energizar tu cuerpo, reducir la inflamación y darle apoyo a tu sistema inmunitario, los adipocitos se salen de control. El exceso de grasa también significa que hay demasiados triglicéridos para que estas células los manejen. Dichas sustancias se filtran de los adipocitos y reingresan al torrente sanguíneo. Esas grasas derramadas se acumulan en tus órganos, en especial en el hígado, donde los triglicéridos acumulados son venenosos. A esto se le conoce como *lipotoxicidad* y puede causar daño hepático y un trastorno denominado *enfermedad de hígado graso no alcohólico*, que es uno de los principales factores de riesgo del cáncer hepático.[50]

Puedes ingerir alimentos que calmen la inflamación provocada por el exceso de grasa y eso ayuda a tranquilizar el pandemonio en tu cuerpo, y con tan solo reducir tu ingesta calórica, puedes disminuir la inflamación en 40 por ciento. Un estudio de la Universidad Estatal de Luisiana inscribió a 10 personas obesas en un programa de restricción calórica y logró una reducción 7% en el peso corporal. Se realizaron biopsias de la grasa de estos voluntarios antes de la investigación y un año después. Al comparar bajo el microscopio el antes y el después de la apariencia de la grasa, los especialistas encontraron que la restricción de calorías no solo redujo el tamaño de las células grasas, sino que también disminuyó de manera sustancial la inflamación.[51]

Después de la restricción calórica, los adipocitos de los participantes también mostraron una mayor respuesta a la insulina, lo cual significa que hubo una reversión del defecto metabólico causado por el exceso de grasa, que ayudó a los adipocitos a regresar a su funcionamiento más normal.

Otra señal contradictoria que provoca un desastre en tu grasa corporal es la leptina, la hormona de la saciedad. Las personas con exceso de grasa desarrollan resistencia a la leptina, una disfunción de la capacidad del cerebro para responder a la hormona de la saciedad.[52] Con la resistencia a la leptina, tus adipocitos siguen produciéndola en un esfuerzo por apagar tu apetito, pero tu cerebro no responde como debería. Recuerda que la leptina funciona de manera normal como una señal que manda información al centro de comando de cerebro diciéndole: "Ya tenemos bastante energía, baja el tenedor". Con la resistencia a esta hormona, el cerebro sigue acelerándose y le indica a tu cuerpo: "Aún tienes hambre, sigue comiendo". Comer con un cerebro que no responde a la leptina es como tratar de hacer una llamada por un celular al que se le acabó la batería. Puedes marcar el número todas las veces que quieras, pero nadie te responderá. La gente con resistencia a la leptina ansía la comida todo el tiempo.

Cuando ingieres más alimentos, tus células grasas liberan más leptina, pero como no existe retroalimentación del cerebro, producen todavía más hormona. Este círculo vicioso causa que las concentraciones de leptina aumenten en el torrente sanguíneo. Como ocurre con todas las hormonas, demasiada leptina puede ser desastrosa para tu salud. El exceso interfiere con tu sistema inmunitario e inutiliza tu capacidad para producir los anticuerpos que combaten las infecciones. Cuando se obtuvieron células inmunitarias B productoras de anticuerpos de individuos jóvenes, sanos y delgados expuestos a altas concentraciones de leptina, apenas pudieron armar una respuesta de los anticuerpos a la vacuna de influenza.[53]

La causa exacta de la resistencia a la leptina no está clara, pero tienes que saber que existe una conexión con un ingrediente común en los alimentos: los aditivos altos en fructosa. La fructosa es una forma de azúcar que se encuentra de modo natural en muchas frutas y verduras, pero hay una versión procesada y concentrada —el jarabe de maíz alto en fructosa— que se utiliza en los caramelos, las barras de chocolate, las gaseosas, los postres elaborados en una fábrica y otros refrigerios asociados con la obesidad. Cuando los investigadores alimentaron a ratas con una dieta alta en grasa, junto con concentraciones elevadas de fructosa, estos animales ya no pudieron responder a la leptina y comieron con voracidad.[54] Pero cuando se eliminó el jarabe de maíz alto en fructosa, la dieta alta en grasas no provocó resistencia a la leptina.

Combate la grasa con la comida

Sin tomar en cuenta tu genética o tu ambiente, tu meta última es ejercer control sobre cualquier exceso de grasa. Esto devolverá a tu cuerpo a su estado natural de equilibrio en lo relacionado con tu metabolismo y allí es donde reside el verdadero beneficio de la pérdida de peso para tu salud. No obstante, la conseja popular pregona que para bajar el peso y la grasa corporal tienes que abandonar el disfrute de la comida. *Sacrificio* es el nombre del juego en lo relativo a combatir la grasa, ¿o no? Pues no.

La ciencia dice que, de hecho, deberías *alimentar tu metabolismo* con los tipos correctos de comida para indicarle a tu cuerpo que queme el exceso de grasa y lo controle a niveles más sanos. No hay necesidad de rigurosas privaciones y tampoco tienes que eliminar la grasa con cirugía, que la saquen con liposucción o que te congelen hasta que mueras. Con el enfoque basado en la comida, puedes mantener en buen funcionamiento las propiedades esenciales, hormonales, generadoras de energía y térmicas de tu grasa, del modo que debería ser para que optimices tu metabolismo y tu salud. Comer para combatir la grasa significa que no tienes que recurrir a dietas estrictas y posibilita que poseas una vida placentera.

Es un concepto bastante asombroso la primera vez que te enteras de él: ¿combatir la grasa con comida? ¡Sí! En el siguiente capítulo te contaré de manera exacta cómo funciona esto y cómo puedes usar los alimentos para encender el interruptor y quemar la grasa indeseable. Alimentarte en la forma correcta te ayudará a reestructurar tu metabolismo, reducir tu cintura y bajar kilos. Sin importar si tu cuerpo es pequeño, mediano o grande, esta es la manera científica de alcanzar el siguiente nivel de salud. Echemos una mirada a la manera en que todo esto ayuda a tu metabolismo.

Las "dietas yoyo" pueden ser benéficas

Muchas personas se dan cuenta de que no pueden mantenerse a dieta, en especial las extremas, así que, aunque la dieta conduzca a una pérdida de peso, pronto recuperan lo que perdieron. La tentación de comer alimentos poco sanos o en cantidades poco sanas puede ser muy difícil de resistir luego de un periodo de privación extrema. Es posible que tú mismo lo hayas experimentado. ¿Cuál es la solución típica? Regresas a la misma dieta o a otra, e intentas bajar de nuevo el peso. Este patrón se conoce como *efecto de rebote* y su nombre más popular es "dietas yoyo", ya que tu peso baja y sube y vuelve a bajar como un yoyo.[55] La creencia popular señala que esto es terrible para tu salud y el sentido común podría hacerte pensar que es cierto.

Pero quizás te sorprenda enterarte de que, siempre y cuando no te atiborres de comida chatarra, los intentos múltiples para bajar de peso pueden tener beneficios, aunque yo no recomiendo las dietas con muchas restricciones. La dieta yoyo solo es perjudicial cuando los alimentos que se comen durante el rebote involucran refrescos, refrigerios ultraprocesados, comida frita y carnes rojas procesadas, todo lo cual puede aumentar la grasa visceral peligrosa. Esto se demostró en un estudio de la Universidad de Nottingham, el Kings College y la Universidad de East Anglia en Inglaterra.[56] Los investigadores examinaron los hábitos dietéticos de 2 218 gemelos y encontraron que aquellos que consumían primordialmente carne roja procesada (carnes frías), huevos y comida rápida frita tenían mucha más grasa visceral que los que comían frutas y alimentos hechos con granos integrales.*

Se ha encontrado que las dietas yoyo disminuyen el riesgo de cáncer. Los investigadores del National Cancer Institute, la Universidad de Carolina del Norte y la Universidad de Regensburg en Alemania estudiaron a 161 738 hombres y mujeres en el AARP Diet and Health Study (Estudio AARP de Dieta y Salud). Evaluaron el número de veces que cada persona trató de perder cuando menos 2.5 kilos a lo largo de un

---

* Es interesante que la grasa visceral elevada en estas personas se asoció con una bacteria intestinal, la *Eubacterium dolichum*, así como con altas concentraciones de las sustancias químicas que se encuentran en las carnes rojas procesadas. Estos químicos fueron el alfa hidroxiisovalerato y la butilcarnitina, encontrados en la sangre como metabolitos luego de comer carnes rojas procesadas y huevos. *La Eubacterium dolichum* es la primera bacteria que se asocia de manera específica con el aumento de grasa visceral.

periodo de 20 años y compararon ese dato con el riesgo de mortalidad por cualquier causa.[57] Encontraron que hacer uno o dos intentos de dieta, y luego darse por vencido, condujo a un modesto 6% de reducción en el riesgo de muerte por cualquier causa. Sin embargo, hubo un decremento de 9% del riesgo con siete a ocho intentos y las personas que hicieron 11 o más intentos de bajar de peso tuvieron un más alto 12% de reducción en el riesgo de muerte: el doble del beneficio de solo tratar una o dos veces. Cuando los investigadores se centraron en las enfermedades específicas, descubrieron que más de 11 intentos de baja intencional de un peso de cuando menos 2.5 kilos redujo en 22% el riesgo de morir por cáncer (consúltese la tabla 2.1).

Tabla 2.1. Reducción del riesgo de mortalidad según el número de intentos de perder cuando menos 2.5 kilos en la mediana edad

Número de intentos	Reducción en muerte por cualquier causa
1-2	6%
3-4	4%
5-6	9%
7-8	9%
9-10	13%
>11	12% (22% para el cáncer)

Estos resultados convincentes nos dicen que la persistencia en bajar un poco de peso, incluso 2.5 kilos, a través de cambios de peso cíclicos es en realidad benéfico y no dañino. Como es obvio, es mucho mejor mantener el peso que se perdió y no tener que hacer siquiera las dietas yoyo. Sin embargo, cualquier persona puede bajar 2.5 kilos, luego volverlos a subir y bajarlos otra vez sin perjuicio. La clave es no llenarte de comida chatarra entre esos ciclos.

Armemos el rompecabezas

En lo que se refiere a la pérdida de peso, deshacerse incluso de pequeñas cantidades es asequible y valioso porque puede bajar el riesgo de toda una legión de enfermedades peligrosas. Reducir solo 2.5 kilos puede hacer que vivas más (y más ligero). A medida que sigues bajando más peso, obtienes incluso mayores ventajas. La pérdida de peso es una escala deslizante de beneficios para la salud.

Y si recuperas el peso que bajaste de manera inicial, no pierdas las esperanzas. Regresa a los conceptos básicos y deshazte de ellos otra vez. Y otra vez. La baja repetida de peso no es el "yoyo de la muerte", como se pensó durante algún tiempo, y tampoco arruina tu metabolismo, siempre y cuando no te llenes de comida poco sana entre ciclos. Como verás en la segunda parte, es muy factible consumir alimentos deliciosos y reducir el peso, de modo que no sientas nunca la necesidad de regresar a las dietas extremas. *Comer para adelgazar* significa comer mejor, disfrutar la comida, bajar de peso un poco a la vez y repetir tus esfuerzos si es necesario.

Todo esto se conecta con tu metabolismo. En el siguiente capítulo te compartiré los secretos científicos sobre cómo funciona en realidad el metabolismo. Prepárate a desafiar muchas de tus ideas preconcebidas y un montón de lo que has aprendido de los libros, en internet, e incluso de tu médico.

Capítulo 3

Sana tu metabolismo

Ahora que aprendiste sobre la ciencia de la grasa corporal, llegó el momento de entender tu metabolismo y la manera en que la comida vence la necesidad de una dieta. Es probable que sepas que un metabolismo fuerte es vital para la buena salud, pero también es probable que mucho de lo que crees, tanto sobre el metabolismo como acerca de la grasa de tu cuerpo, sea falso.

Por décadas, la creencia popular ha pregonado que algunas personas están "condenadas a volverse gordas" porque nacieron con un metabolismo lento debido a su genética, de modo que no se puede hacer nada al respecto. Otra creencia común es que, a medida que llegas a la mediana edad, tu metabolismo se vuelve más lento, dificultándote la pérdida de peso. Ingerir comidas pequeñas y frecuentes, y consumir diversas bebidas y suplementos, son trucos populares para optimizar el metabolismo, pero los nuevos descubrimientos nos dicen que no sabemos la historia completa de este conjunto de reacciones químicas y de cómo funciona en realidad.

Resulta ser que todos los humanos nacemos con… ¡precisamente el mismo metabolismo! Y está programado para operar en solo cuatro patrones a lo largo de toda la vida. No existe un metabolismo lento que produzca que aumente la grasa corporal; más bien, es tu grasa corporal la que vuelve lento tu metabolismo. La acumulación de grasa excesiva obliga a tu metabolismo a reducir la marcha, como si colocaras una carga pesada en el techo de un auto de carreras. La buena noticia es que eso significa que *puedes* controlarlo deshaciéndote de la grasa. La baja de peso no solo puede ayudar a restaurar un metabolismo lento, sino que es posible acelerarlo al activar tu grasa marrón.

El metabolismo no está determinado por el destino y es mucho más que el simple hecho de quemar calorías.

Tu metabolismo es un sistema que controla cada función en el cuerpo; es la base de la vida misma. El término proviene de la palabra griega *metabole*, que significa "cambio". Tu organismo atraviesa por un estado de cambio continuo: moviéndose, creciendo, digiriendo, pensando, respirando, sanando y, simplemente, funcionando. Como un coche que tiene muchas piezas conectadas —del tanque de gas al motor, de allí a las ruedas y todo lo que está en medio— que funcionan al unísono con el objetivo de mantenerlo en funcionamiento para marchar, así también funciona tu metabolismo como la suma de miles de reacciones bioquímicas y celulares que operan en forma colectiva con el fin de mantenerte vivo y bien. Cuando te enfermas, un metabolismo robusto ayuda a tu recuperación y a que regreses a tu yo de siempre. Un metabolismo dañado es garantía de dolencias y lleva a un mayor tiempo de recuperación de cualquier encuentro con la enfermedad.

¿Cómo interactúa tu metabolismo con la grasa corporal? Su conexión es el combustible, la energía bioquímica que proviene de los alimentos que consumes. Tu tejido graso (adiposo) almacena el combustible y el metabolismo extrae esa energía de las reservas del tejido graso para alimentar al resto de tu cuerpo. De nuevo, como sucede con un vehículo, mientras más alta es la calidad del combustible que le pones al motor, su funcionamiento será mejor y marchará por más tiempo. Ponerle combustible de mala calidad a tu cuerpo originará a la larga un desgaste del metabolismo y la ruina de tu salud.

Revelaciones sobre el metabolismo

El concepto del *metabolismo* data de, cuando menos, el siglo XIII y está relacionado de manera estrecha con la nutrición. Un médico egipcio de nombre Ibn al-Nafis escribió la primera descripción documentada en 1260 d. C.: "Tanto el cuerpo como sus partes se encuentran en un estado continuo de disolución y alimentación, de modo que atraviesan en forma inevitable por un cambio permanente".[1] En 1614, un médico veneciano llamado Santorio Sanctorius intentó medir su propio metabolismo. Pesó sus alimentos antes de comerlos y después comparó el resultado con el peso de sus heces para establecer lo que su cuerpo había extraído de lo que consumió.[2] Se sabe que estas mediciones se tomaron utilizando su propio invento: Sanctorius se sentó en un aparato con una silla que estaba suspendida como un columpio y que se conectaba con una báscula (véase la figura 3.1). Mientras comía, trabajaba, defecaba, e incluso dormía, Sanctorius calculaba el cambio en su peso corporal debido a cada actividad.[3] Los resultados se publicaron en su famoso libro histórico *Ars de Medicina Statica*. En la actualidad, la idea de cargar combustible, almacenarlo y quemarlo con la actividad sigue siendo el concepto fundamental del metabolismo.

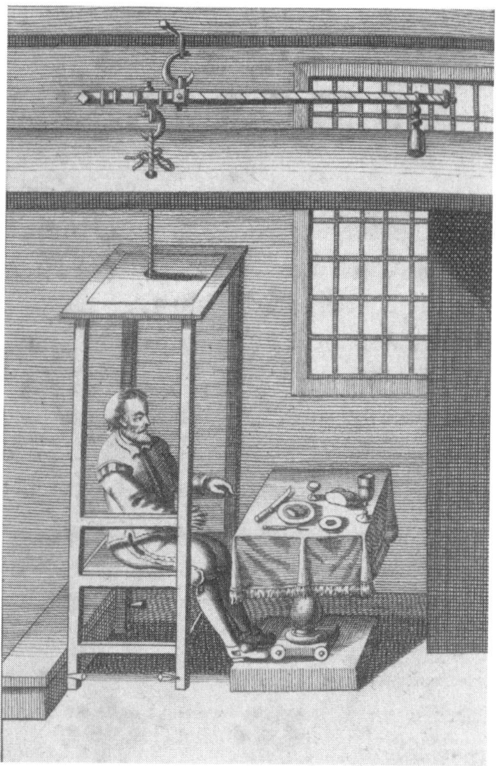

Figura 3.1. Grabado de Santorio Sanctorius sentado en el asiento de su báscula.

A pesar de los siglos de estudios, muchos de los detalles más importantes del metabolismo siguen sin entenderse por completo. Uno de los descubrimientos más llamativos se hizo en 2021. Un grupo de audaces investigadores se propuso obtener respuestas definitivas a dos preguntas que se plantean por lo común: ¿cómo cambia el metabolismo a lo largo del periodo de vida de los humanos? y ¿qué explica las diferencias obvias en el modo en que los cuerpos de los individuos almacenan, procesan y queman la energía (incluyendo la grasa)?

Estos especialistas descubrieron que todos los humanos estamos programados para tener *exactamente el mismo patrón metabólico* en diferentes periodos de nuestras vidas y que ese patrón no es lo que se creyó que fuera alguna vez. En lugar de que las personas tengan un metabolismo distinto debido a la "genética", las diferencias entre los metabolismos de individuos diversos son resultado de alteraciones —causadas por el exceso de grasa corporal— respecto al patrón estándar establecido.

Esta investigación revolucionaria fue conducida por Herman Pontzer, un profesor de antropología evolutiva en la Universidad Duke, quien trabajó con otros 81 científicos que representaban a 47 instituciones de 19 países.* Dicha legión científica examinó a 6 421 sujetos de 20 países, con edades que iban de los ocho días de nacidos hasta los 95 años. Fue el estudio más grande y ambicioso que se haya emprendido sobre el metabolismo humano.

Pontzer y sus colaboradores midieron el metabolismo diario de sus sujetos de investigación, sin importar su edad y ubicación, utilizando justo la misma técnica. Lo anterior fue la clave. Emplearon un método conocido como Agua Doblemente Marcada (DLW), en el que los participantes toman una preparación especial de agua (H_2O) hecha con átomos de hidrógeno (^2H) y oxígeno (^{18}O) que difieren de las versiones que ocurren de manera natural, pero que no son radioactivos y resultan seguros para ingerirse. Los átomos son útiles para la investigación porque funcionan en el organismo como el agua

---

* Los investigadores en este estudio metabólico mundial estaban ubicados en Estados Unidos, China, Japón, Austria, Dinamarca, Inglaterra, Finlandia, Francia, Alemania, Países Bajos, Noruega, Escocia, Suiza, Ghana, Kenia, Marruecos, Sudáfrica, Jamaica y Mauricio.

común, pero pueden medirse con un detector especial de isótopos.[4] Como una versión moderna de la báscula con asiento de Sanctorius, la prueba DLW permite medir los átomos *antes* de que bebas el agua y *después* de un periodo con el fin de evaluar cómo viajaron esos átomos a través de las vías metabólicas del cuerpo.

El agua es esencial para el metabolismo, de modo que los átomos de hidrógeno y oxígeno que ingirieron los sujetos de prueba se procesan en el metabolismo de cada persona y se evacúan a través de la orina. Mediante la recolección de orina en diferentes momentos y al comparar las cantidades de estos átomos que son fáciles de identificar, Pontzer y sus colegas pudieron calcular con precisión el gasto total diario de energía (metabolismo) de un modo totalmente consistente. Este método toma en cuenta toda la energía inicial que ocupa cada individuo solo por estar vivo y, más allá de esto, cualquier energía necesaria para las actividades diarias comunes. Los resultados de los diferentes países se ingresaron a una sola base de datos que manejó la Agencia Internacional de Energía Atómica localizada en Viena, Austria.[5]

La comparación de los datos equivalentes entre más de 6 000 personas no es tarea fácil. Para lograrlo, los investigadores tuvieron que desarrollar una fórmula matemática que consideraba las diferencias en edad, sexo, actividad física y constitución entre todos los sujetos: físico pequeño en comparación con físico grande, entre hombres y mujeres, muy activos contra no tan activos, obesos contra delgados. En términos específicos, la fórmula podía restar las diferencias en grasa corporal entre los participantes, lo cual permitió que los científicos detectaran cómo se ve el metabolismo cuando se quita la grasa de la ecuación. La aplicación de esta fórmula matemática "libre de grasa" en los datos atómicos reveló cómo es el verdadero metabolismo humano cuando se elimina la influencia de la grasa corporal.

Los hallazgos fueron por completo inesperados. Pontzer y sus colaboradores descubrieron que los seres humanos, *todos* nosotros, tenemos las *mismas* cuatro fases del metabolismo que ocurren a lo largo de la vida, del nacimiento a la infancia, luego a la adultez y durante la vejez. Este es el desglose.

Fase 1. La primera fase inicia cuando naces y dura hasta que cumples un año. Durante el embarazo, el metabolismo de un feto es similar al nivel de su madre, que es donde se encuentra al nacer. Sin embargo, en el primer año, el metabolismo de un neonato asciende a medida que alcanza la edad en que empieza a caminar. Su metabolismo se acelera y llega a un máximo que es 50% *más alto* que el metabolismo de un adulto hecho y derecho, cuando se hacen ajustes para su menor tamaño.

Fase 2. La segunda fase se extiende del primer año a los 20. Durante esa época, el metabolismo *disminuye de manera constante* de sus primeros niveles elevados, a lo largo de la adolescencia y, al final, se nivela en la adultez. Aunque no lo creas, no hay un aumento metabólico durante la pubertad o adolescencia cuando los chicos pasan por enormes estirones y sus niveles de actividad se van por los cielos. A pesar de las cenas dobles que comen los adolescentes, su metabolismo empieza a disminuir conforme se vuelven más grandes.

Fase 3. Esta es la "fase adulta" del metabolismo y es sólidamente *estable* de los 20 a los 60 años. No cambia durante los años de la vida laboral. Es sorprendente que tampoco se modifique durante o después del embarazo, ni que disminuya luego de la menopausia, además de que no existen diferencias entre hombres y mujeres.

Fase 4. Después de los 60 años, el metabolismo humano empieza a declinar, pero solo a una tasa muy lenta: 0.7% por año. Recuerda que este estudio obtuvo datos de individuos que tenían 95 años. No obstante, incluso entre los nonagenarios, el metabolismo de la persona seguía a un ritmo tremendo de 74% de donde estaba cuando contaba con 20 años y se encontraba en la fase 3 del nivel adulto.

La figura 3.2 es un diagrama que muestra cómo se ven las cuatro fases programadas de metabolismo humano a lo largo de la vida.[6] La curva sólida en esa figura presenta cómo es tu metabolismo intrínseco si no tienes "exceso de adiposidad". Las líneas verticales punteadas muestran los principales puntos de transición por los que atraviesan los seres humanos a lo largo de su vida: a las edades de un año, 20 y 60. Este es el metabolismo natural e integrado de tu cuerpo y cómo sería si te libras de la grasa corporal adicional.

Metabolismo humano a lo largo de la vida

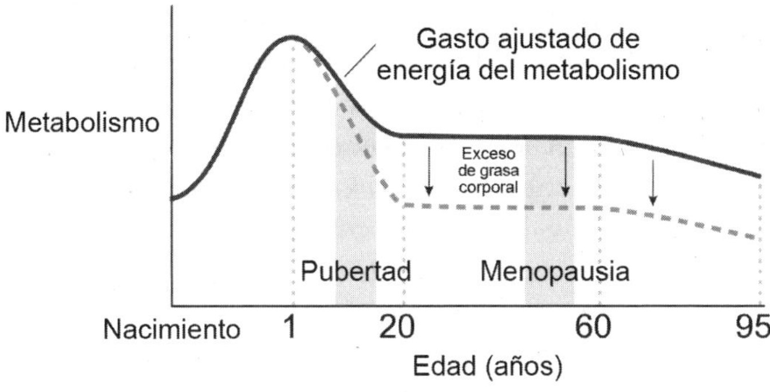

Figura 3.2 Metabolismo humano a lo largo de la vida.

Si tienes exceso de grasa, eso puede alterar por completo este patrón normal. Lo anterior se presenta en la curva más baja (línea con rayas). A medida que se acumula el tejido adiposo, la grasa distorsiona la curva del metabolismo humano al suprimir su nivel sano normal. No es coincidencia que un metabolismo reducido pueda contribuir, y empeorar, las enfermedades crónicas. El aumento de la grasa es un impulsor principal de estas afecciones. Miremos con mayor detalle cómo sucede esto.

La grasa daña el metabolismo

El daño a tu metabolismo y a tu salud provocado por la acumulación de grasa excesiva tiene un nombre: *síndrome metabólico*. Este es un trastorno grave de la salud en el que se reduce la sensibilidad a la hormona insulina. Tu glucosa en sangre ya no se absorbe con facilidad en tus células, de modo que las concentraciones de azúcar en el flujo sanguíneo crecen junto con tu presión arterial. Tu estado físico refleja un metabolismo tambaleante, inestable, que no procesa como debe la energía. Considéralo como si tu metabolismo condujera borracho.

Con el tiempo, este desequilibrio llevará a que desarrolles diabetes tipo 2, que es cuando tus células responden cada vez menos a la insulina y eso genera concentraciones elevadas de glucosa de manera crónica que, a la larga, dañan gravemente tu corazón, tus vasos sanguíneos, tus ojos, tus riñones y tus nervios. Si tienes síndrome metabólico, esa es una enorme señal de advertencia para tu salud que te informa que te pasarán cosas malas. Todo eso se relaciona con el exceso de grasa corporal. ¿Recuerdas que tener demasiada grasa provoca un caos con las funciones hormonales y energéticas de tu tejido adiposo? Esto desequilibra tu metabolismo.[7] Esa expansión de la grasa vuelve más lento el metabolismo y detona el síndrome metabólico.

Alrededor de una cuarta parte de la población mundial —más de dos mil millones de personas— sufre de síndrome metabólico.[8] Las personas con este problema están en alto riesgo de desarrollar cardiopatías, diabetes tipo 2 e, incluso, cáncer de colon e hígado. Un estudio a largo plazo —con 2357 hombres de más de 70 años—, que se llevó a cabo durante un periodo de 16 años, mostró que aquellos que experimentaron un aumento en peso corporal, junto con síndrome metabólico, tuvieron 74% de mayor probabilidad de muerte temprana, en tanto que los individuos con diabetes declarada aumentaron su riesgo de mortalidad en 86 por ciento.[9] Es difícil pensar en una razón más convincente para domar a tu grasa corporal.

¿Cómo sabes que tienes síndrome metabólico? Si presentas tres o más de estos signos:

- Glucosa sanguínea en ayunas mayor a 100 mg/dl.

- Presión arterial mayor a 130/85.

- Concentraciones de triglicéridos en sangre mayores a 150 mg/dl.

- Bajos niveles de colesterol HDL bueno.

- Circunferencia de la cintura mayor a 101.6 centímetros en un hombre y 89 centímetros en una mujer.

Como los dominós que van cayendo uno tras otro, el síndrome metabólico crea oleadas de desajustes que interfieren con casi toda función del metabolismo. Por ejemplo, el derrame de combustible (triglicéridos) de las células grasas sobrecargadas se vierte al torrente sanguíneo y envenena a tu hígado (lipotoxicidad), devastando al principal órgano de tu cuerpo que es responsable de desintoxicar la sangre. El exceso de grasa activa la inflamación crónica que interfiere con el funcionamiento normal de las cinco defensas de la salud del cuerpo, lo cual reduce tus escudos contra la enfermedad. La inflamación crónica le pasa factura al delicado recubrimiento interno de tus vasos sanguíneos y eso daña la superficie que por lo normal es lisa.[10] Cuando el recubrimiento de los vasos se daña, no pueden relajarse y tu presión arterial se dispara.[11] El recubrimiento dañado también se vuelve propenso a acumular placas pegajosas que reducen el diámetro de los vasos sanguíneos y eso obstruye el flujo de sangre a tus órganos, incluido el corazón. La presión arterial elevada sobrecarga a tu corazón y también aumenta la demanda para tus pulmones y tu hígado. Tu metabolismo tiene que redirigir la energía de llevar a cabo las operaciones de un cuerpo normal a compensar el daño causado por la grasa adicional.[12]

Si estás luchando con cualquiera de estos síntomas, tranquilízate de saber que tu metabolismo no está dañado para siempre. Puedes revertir el síndrome metabólico y recuperar un metabolismo sano si te deshaces del exceso de grasa corporal y tienes actividad física.

Por qué es importante cómo te deshaces de la grasa

Eliminar la grasa ayuda a reiniciar tu metabolismo y recuperar tu salud, pero lo importante no solo es *qué* haces, sino *cómo* pierdes la grasa. Los remedios quirúrgicos como la liposucción, la cirugía bariátrica, la cirugía de banda gástrica y la prescripción de fármacos para perder peso sí conducen a una reducción a gran escala, pero todos ellos conllevan riesgos importantes. Ninguno volverá a equilibrar tu metabolismo si no se acompaña también de la ingesta de cantidades apropiadas de alimentos sanos. Veamos por qué.

La liposucción elimina la grasa subcutánea inocua, pero deja toda la grasa visceral peligrosa para la salud justo donde está: envuelta alrededor de tus órganos. La cirugía bariátrica dificulta comer en exceso al reducir el tamaño de tu estómago cuando se coloca un cinturón alrededor de su abertura para volverla más pequeña, pero esto interfiere con la liberación de hormonas importantes que produce el estómago. En cuanto a los fármacos que te impiden digerir la grasa, estos no solo reducen tu capacidad para recibir los beneficios de comer grasas sanas, sino que también causan que tengas heces líquidas y aceitosas que se filtran por el ano. Otros medicamentos utilizados para el tratamiento de la obesidad bloquean el apetito o hacen que te sientas satisfecho de manera prematura, lo cual le roba todo el gozo a la comida. También existen graves efectos secundarios de los medicamentos contra la obesidad, como ideación suicida, pancreatitis y cáncer de tiroides. No vale la pena el riesgo, a menos que luches contra una obesidad mortal.

Además, no necesitas fármacos o cirugía para reducir la grasa dañina. Puedes perderla al activar la propia grasa marrón de tu cuerpo.

¡La grasa marrón al rescate!

Todo el mundo tiene grasa marrón. Es un bien oculto que está quieto, esperando a que le den órdenes de encender la termogénesis y quemar el exceso de grasa para optimizar tu metabolismo. Cuando se activa, la grasa marrón retira las reservas de combustible de la grasa blanca, como consecuencia natural de su labor como calefactor. La termogénesis eleva en forma temporal tu metabolismo al nivel celular a medida que se pone en marcha y los investigadores estiman que, al activar la grasa marrón, puede quemar la energía equivalente a cerca de cuatro kilos de tejido adiposo en el curso de un año. Recuerda que existen importantes beneficios para la salud de bajar incluso entre 2.3 y 4.5 kilos. Encender tu grasa marrón sana el metabolismo y conduce al bienestar físico.

Es notable que, durante años, la grasa marrón no se haya siquiera considerado como factor en el metabolismo humano. Los obstetras y los pediatras han sabido que los recién nacidos tienen algo de grasa marrón entre los omóplatos, pero se pensaba que era una reliquia de la evolución que alguna vez se necesitó para mantener calientes a los recién nacidos en el piso de las cuevas después de que salían del vientre. Con base en viejos estudios de necropsia que buscaron la presencia de grasa marrón, se le encontró durante la infancia, pero la mayoría de los expertos creía que este tipo de grasa desaparecía a los 10 años de edad.[13] En fechas más recientes, como 2008, los médicos pensaban que la grasa marrón había llegado al límite en la evolución y era un vestigio, porque ahora los seres humanos viven en un mundo con termostatos, calefacción central y ropa abrigadora, de modo que ya no se necesitaba un calentador biológico.

Pero en 2009, el endocrinólogo de Boston Ronald Kahn y sus colaboradores en la Escuela de Medicina de Harvard hicieron un descubrimiento sorprendente y vanguardista. Encontraron grasa marrón —montones de ella— en un adulto. Ni siquiera la estaban buscando de manera intencional y las circunstancias fueron del todo inesperadas: la grasa marrón se encontró en una paciente con un tumor.

Una mujer de 67 años acudió a un hospital en Boston con una masa en el pecho. Sus médicos utilizaron una tomografía (TC) para detectar el sitio exacto del tumor, que estaba asentado sobre el diafragma al nivel de la parte inferior de su caja torácica. Sus médicos también capturaron imágenes de tomografía por emisión de positrones (TEP), que se utiliza para encontrar tejidos con elevado metabolismo. Es frecuente que los tumores tengan un metabolismo alto, de modo que las imágenes coloridas de la TEP pueden localizar áreas donde existe un metabolismo inusualmente elevado que, de manera típica, indica la presencia de cáncer.

El tumor de la paciente se iluminó como árbol de Navidad. Sin embargo, para sorpresa de los investigadores, cuando se extrajo aquella masa por medio de cirugía y se examinó bajo el microscopio, para nada era un cáncer. Más bien se trataba de un extraño tumor benigno llamado *hibernoma*, ¡hecho de grasa marrón! La tumoración se iluminó con una luz brillante en la TEP porque la grasa marrón estaba intensificando su metabolismo y generando calor a través de la termogénesis.[14] Eso despertó la curiosidad de Kahn, quien se preguntó cuánta grasa marrón se encuentra en realidad en los adultos humanos.

Con colaboradores de cuatro hospitales de Boston, Kahn fue al archivo de registros médicos y revisó 3 640 TEP y TC que se realizaron en 1 972 pacientes (¡lo cual no es una proeza sencilla!). Esos viejos escaneos se solicitaron por diversas razones médicas e incluso algunos pacientes fueron sometidos a múltiples pruebas de imagen. Kahn y su equipo los escudriñaron buscando la misma señal de la grasa marrón que vieron en la mujer con el hibernoma. En forma sorprendente, la señal estaba allí, pero no entre los omóplatos, que es donde los bebés tienen su tejido adiposo pardo. En los adultos, el indicio de la grasa marrón se presentaba alrededor del cuello y la clavícula, los músculos pectorales y los omóplatos, al igual que en el pecho y el abdomen.

Pero ¿por qué aparecía la grasa marrón en estas TEP y no en otras? Kahn sabía que el tejido adiposo pardo se activa por las temperaturas frías, de modo que los investigadores revisaron el pronóstico del clima para los días en que se llevaron a cabo los estudios. Cuando compararon el pronóstico climático para Boston con los escaneos positivos, encontraron que la señal de la grasa marrón era más intensa en el invierno, cuando la temperatura exterior era más fría. Había menos señal durante la primavera y el otoño, y su nivel más bajo ocurría durante los meses cálidos del verano. Esto se correlaciona con los informes médicos de Finlandia a principios del decenio de 1980, en los que se informó que las personas que trabajaban en el exterior, como leñadores, pintores y granjeros, tenían más grasa marrón que quienes se ganaban la vida en interiores.[15]

La conexión entre la activación de la grasa marrón humana y las temperaturas frías también se demostró en el Centro Médico Universitario de Maastricht en los Países Bajos. Allí, los investigadores examinaron a 24 sujetos de 18 a 32 años, tanto en temperaturas ambiente normales (de 22 °C) como en temperaturas frías (16 °C).* La grasa marrón no fue visible en los sujetos cuando se hicieron las pruebas de imagen a temperatura ambiente, pero en la habitación enfriada el tejido adiposo pardo se encendió en 96 % de los sujetos (figura 3.3).

Una colaboración entre el Hospital Universitario Turku en Finlandia y la Universidad de Gotemburgo en Suecia confirmó que la exposición al frío aumenta 15 veces la señal de la grasa marrón, en comparación con la temperatura ambiente.[16] Es interesante recalcar que los individuos con un físico delgado pueden producir señales más robustas de la grasa marrón que las personas obesas.

Cómo reclutar a tu grasa marrón

Es obvio que enfriarte en un ambiente helado no es una manera práctica (ni agradable) de cosechar los beneficios metabólicos de tu grasa marrón, pero al seguir las vías que activan esa grasa es posible encontrar otros modos más placenteros de encender la termogénesis que no requieren de temperaturas frías.

---

* Esto equivale a 71 grados y 61 grados Fahrenheit, respectivamente.

Temperatura ambiente   **Temperatura fría**

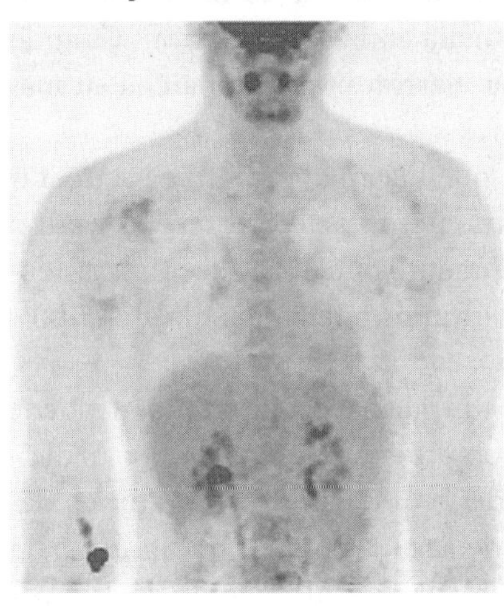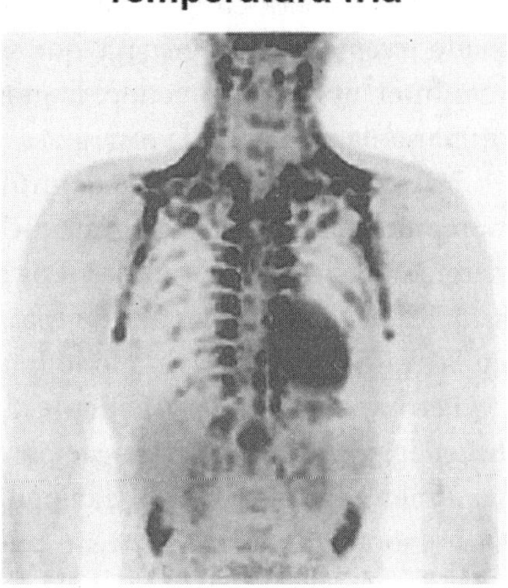

Figura 3.3. Imágenes que no muestran ninguna grasa marrón visible cuando el sujeto se encuentra a temperatura ambiente normal, pero en condiciones frías el tejido adiposo pardo se revela en las áreas oscuras por toda la parte superior del cuerpo.

(Fuente: W. D. van Marken Lichtenbelt, J. W. Vanhommerig *et al.*, "Cold-Activated Brown Adipose Tissue in Healthy Men", *New England Journal of Medicine* 360, núm. 15 [2009]: 1500-1508).

La búsqueda de este tipo de interruptores celulares está dentro de mis capacidades como científico. En la parte de mi trabajo que se enfoca en nuevos tratamientos biotecnológicos para el cáncer, las heridas crónicas, la pérdida de visión en la diabetes y la degeneración macular, mi punto de partida siempre es encontrar los blancos celulares. Estas son moléculas o estructuras químicas específicas en las células que se pueden "encender" o "apagar" para obtener el efecto deseado del tratamiento. Solía considerar el mismo abordaje en mi investigación sobre los alimentos como medicina para encontrar los blancos celulares que pueden activar los alimentos con el fin de proteger la salud, incluyendo cómo activar la grasa marrón y la termogénesis.

Estos son los pasos celulares que activan la grasa marrón. Las temperaturas frías activan al cerebro para que libere una señal química denominada *norepinefrina*, que pone en acción al cuerpo. La norepinefrina es tanto un neurotransmisor como una hormona, lo cual significa que puede encender los nervios y otros tejidos como la grasa marrón. Cuando se libera en el torrente sanguíneo, activa un interruptor llamado *receptor adrenérgico* β3, que se halla en la grasa marrón. Cuando este interruptor se enciende, la grasa marrón pone en marcha su maquinaria para quemar la otra grasa.

Hay otras formas, aparte del frío, que llegan al cerebro para liberar norepinefrina y pueden lograr que tu cuerpo active el receptor adrenérgico β3 sin esta hormona. ¡Los alimentos pueden hacer ambas cosas! Te voy a contar cuáles de estos últimos encienden el interruptor en la grasa marrón y cómo lo logran.

Pero primero quiero hablarte de un fármaco que también puede hacer lo mismo. Mi investigación sobre los alimentos como medicina a menudo inicia con el examen de lo que han descubierto los desarrolladores de fármacos. Esto puede ser un potente trampolín para encontrar comidas que hacen algo similar, o incluso mejor, con mayor seguridad y disfrute.

El fármaco se llama *Mirabegrón*[17] y se diseñó para tratar la vejiga hiperactiva, un padecimiento en el que la persona siente necesidad repentina y frecuente de orinar porque su vejiga tiene un espasmo.* El Mirabegrón controla la vejiga al activar el receptor adrenérgico β3 —el mismo que se encuentra en la grasa marrón—, que también se localiza en la pared de la vejiga. Al activar este receptor, el medicamento propicia que la vejiga se relaje y eso reduce su hiperactividad.

Los investigadores en el Joslin Diabetes Center en Boston vieron la oportunidad de poner a prueba el Mirabegrón para ver si activaba la grasa marrón. Condujeron un estudio clínico con 12 hombres delgados y sanos entre 20 y 25 años y confirmaron que todos sí tenían grasa marrón al exponerlos al frío y luego llevar a cabo la TEP para ver las señales de color. Después, los investigadores midieron la tasa metabólica basal en reposo.

---

* En 2012, las autoridades regulatorias aprobaron el Mirabegrón para usarse como tratamiento de la vejiga hiperactiva tanto en Estados Unidos como en la Unión Europea.

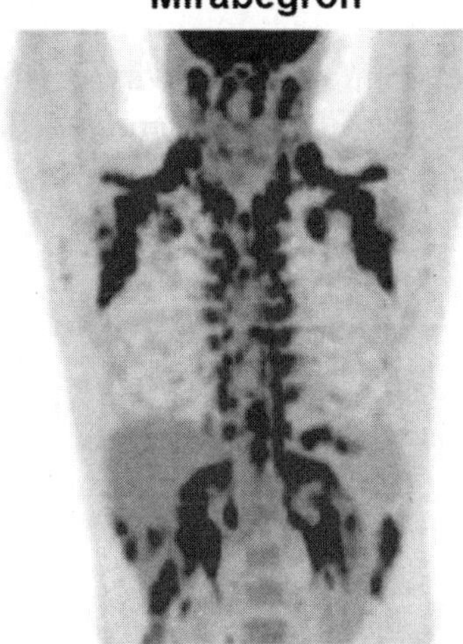

Figura 3.4. El fármaco Mirabegrón activa un receptor celular en la grasa marrón y detona una intensa termogénesis en un estudio clínico.
(Imagen y autorización de uso otorgados por cortesía de Aaron Cypess, MD, PhD, US National Institutes of Health).

A continuación, los participantes ingirieron 200 miligramos de Mirabegrón, una dosis alta que es ocho veces superior a lo que se utiliza normalmente para el tratamiento de la vejiga hiperactiva.* Luego los investigadores los escanearon de nuevo y atestiguaron que el Mirabegrón encendía la termogénesis de la grasa marrón de los voluntarios. El aspecto notable fue que la actividad de quemar grasa se elevó hasta mil veces en cuando menos ocho áreas del cuerpo, incluyendo la grasa marrón difícil de detectar alrededor de los riñones, el bazo y el hígado (figura 3.4).

Cuando se midieron los efectos del fármaco en el metabolismo, los investigadores encontraron que este medicamento lo aumentó un promedio de 13 %, en comparación con quienes tomaron una pastilla de placebo.[18] Su tejido adiposo pardo quemó el combustible almacenado en la grasa blanca. Con el aumento de la tasa del metabolismo, los investigadores calcularon que el Mirabegrón daría por resultado una pérdida de peso de casi cinco kilos en un año y una pérdida de casi 10 kilos a lo largo de tres años.

Empero, este fármaco no está aprobado para activar el metabolismo y, lo que es más, puede tener efectos secundarios, como elevación de

---

* La dosis normal es de 25 miligramos por vía oral, una vez al día.

la presión arterial, inflamación en nariz y garganta, dolor de cabeza, abotagamiento y visión borrosa, incluso a dosis usuales; recuerda que la dosis utilizada en el estudio de la grasa marrón fue mucho mayor.

No puedes tomar con seguridad un medicamento que active la grasa marrón, cuando menos todavía no, pero reconozco que un abordaje mucho más preferible es utilizar alimentos que también son capaces de activar la termogénesis. Empecé a investigar los alimentos que pueden activar el receptor adrenérgico β3 para encender la grasa marrón y encontré que la Madre Naturaleza nos ha dado muchas formas —y muchos alimentos— para persuadir a tu grasa marrón con el fin de sanar tu metabolismo.

Alimentos que activan la grasa marrón

¿Eres una persona a la que le gusta la comida picante? ¡Bueno, he aquí otra razón para deleitarte con una salsa de chile! La efectividad de los chiles para la pérdida de peso se ha estudiado en ensayos clínicos con humanos. El chile tiene bioactivos responsables de su naturaleza picante y de su sabor llamados *capsaicina* y *capsinoides*, que son sustancias químicas que activan las vías dentro del cuerpo que reducen la producción de grasa, queman el exceso de la misma, aumentan tu metabolismo y te reducen el hambre.

Los investigadores de la Universidad de Maryland en Baltimore examinaron los efectos del consumo de chiles en un estudio con 80 personas obesas entre 30 y 60 años. A un grupo se le dio un extracto de aceite picante con pimienta de Cayena para que lo tomara dos veces al día por tres meses.[19] El extracto contenía seis miligramos de capsinoides dentro de cada cápsula.* Un segundo grupo tomó un placebo sin extracto picante. Se pesó a los participantes y luego se midió la contextura de su cuerpo con absorciometría de rayos X de energía dual (DEXA) para identificar la grasa visceral abdominal y la grasa corporal total.

El estudio buscaba saber si la activación de la grasa marrón con el chile quemaría la grasa dañina. Todos los voluntarios se reunieron con un nutriólogo para que los orientara en cómo reducir su ingesta

---

* Los chiles específicos fueron de la variedad dulce CH-19 del *Capsicum annuum L,* conocido como pimienta de Cayena.

calórica en 300-600 calorías por día, con base en sus niveles típicos de actividad física. Esa no es mucha restricción; un *bagel* simple con queso crema representa alrededor de 300 calorías. Los sujetos continuaron con su nivel usual de actividad física y no tuvieron que empezar un programa de ejercicios.

Al final de tres meses, los individuos que tomaron la pimienta de Cayena tuvieron un *descenso* mayor en la cantidad de grasa visceral en su vientre —del tipo malo— en comparación con el grupo que ingirió el placebo (figura 3.5).[20] La pérdida de grasa visceral tiene beneficios inequívocos en la salud: tu cuerpo se vuelve más sensible a la insulina, mejora tu metabolismo y se reduce la cantidad de inflamación en el cuerpo.

El chile activa tu grasa marrón a través del sistema nervioso. Como la mayoría de los procesos fisiológicos en tu organismo, esta grasa responde a señales eléctricas y químicas que se envían de una parte del cuerpo a otra, transmitidas de célula a célula como el testigo en una carrera de relevos. Una vez que la señal se recibe en su destino final, la célula responde emprendiendo alguna acción.

Las señales que activan la grasa marrón se transmiten por los nervios simpáticos, que son hebras diminutas que corren por todo el cuerpo. Tienen una especial abundancia en la grasa marrón y las terminaciones de cada nervio tocan los adipocitos partos.[21] Tu sistema nervioso simpático es más conocido por su papel en las respuestas de lucha o huida —los nervios responden a la hormona norepinefrina de la que leíste antes—, pero también asiste en la digestión intestinal, las contracciones del corazón y la termogénesis.

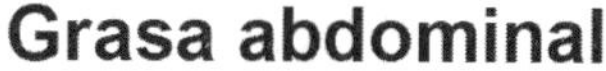
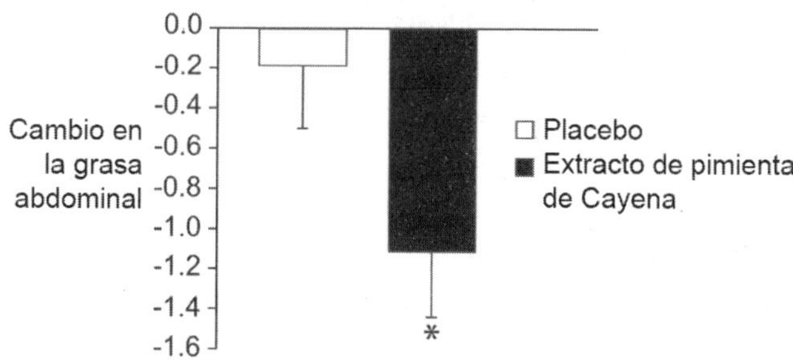

Figura 3.5. Un extracto de pimienta de Cayena que se ingiere por tres meses activa la grasa marrón, que entonces quema la grasa visceral abdominal dañina.

Así es como el picante activa la termogénesis. Tus nervios asociados con la reacción de lucha o huida se encienden de inmediato al momento en que la sustancia picante llega a tu lengua. En la superficie de esta hay sensores de temperatura que se hallan en los extremos de fibras nerviosas sensoriales especiales. Su labor es detectar el calor (piensa en una sopa hirviente) y el dolor (piensa en la quemadura que produce la salsa de chile y el *wasabi*). Uno de estos sensores se conoce como TRPV1 (que se pronuncia "trip-ve-uno" y a veces se llama *receptor de capsaicina*).* Como mencioné antes, la capsaicina es un bioactivo que se encuentra en los chiles. Otros bioactivos que provocan a este receptor están en la pimienta negra (piperina), el jengibre (gingerol) e incluso en el aceite del clavo de olor (eugenol).

Alimentos como la salsa picante activan este receptor en la lengua y transmiten una potente señal a través de los nervios sensoriales que corren desde la lengua hasta el cerebro. El receptor TRPV1 también está en los nervios del estómago, el intestino y el colon, de modo que los alimentos picantes pueden enviar la señal a medida que el alimento viaja por todo el intestino hasta el extremo.[22] Esto significa que si comes con rapidez, tu cuerpo seguirá detectando la señal. Sin duda has escuchado que el picante te quema por todas partes de salida a… y cuando lo excretas; bueno, esta es la razón.

La señal del receptor TRPV1 le indica al cerebro que libere norepinefrina, la misma sustancia que despiertan las temperaturas frías para activar la grasa marrón. Cuando la norepinefrina se transmite a la célula de grasa marrón, activa el receptor adrenérgico β3, que, como ya viste, es un interruptor especial en la superficie celular. Esto origina una reacción química en cadena dentro de la célula, que culmina en la activación de una proteína llamada *desacomplante 1* (UCP1).[23] Dicha proteína, que es muy importante, se halla en un órgano diminuto dentro de tus células, denominado *mitocondria*, que es el generador de potencia de las células. Como un generador mecánico, tu mitocondria produce calor. La UCP1 funciona como la chispa de encendido que prende la mitocondria para generar energía en las células de la grasa marrón. Esto da inicio a la termogénesis y, listo, se encendió la calefacción,

---

* Las siglas TRPV1 representan en español *receptor de potencial transitorio vaniloide*, que se descubrió en 1997. Además de la lengua, este receptor se encuentra en el corazón, el cerebro, los pulmones y el páncreas.

aumenta tu metabolismo, se quema el combustible del exceso de grasa y se encoje tu grasa blanca dañina. ¿Ves? De ese modo es posible descifrar el alimento como medicina justo hasta el nivel celular.

Más allá de la comida picante

Existen otros alimentos que pueden activar el TRPV1 y otros sitios de las vías termogénicas para poner en funcionamiento la grasa marrón. Algunos de ellos tienen bioactivos que encienden el receptor adrenérgico β3 de manera directa en la superficie de las células de grasa marrón, saltándose al receptor TRPV1. Incluso otros activan en forma directa la proteína UCP1, el interruptor de encendido que prende a la mitocondria.

Por ejemplo, los alimentos que contienen el bioactivo resveratrol pueden encender la termogénesis al duplicar la cantidad de UCP1 producida por las células de grasa marrón. Es muy conocido que el resveratrol se encuentra en el vino tinto, pero también está presente en las moras azules, los arándanos, las uvas e, incluso, los cacahuates o maníes. En el laboratorio, los animales alimentados con resveratrol muestran un incremento en el metabolismo.[24]

Los frijoles de soya también aumentan la UCP1. En los análisis se ha demostrado que causan una pérdida del 31% de la grasa corporal.[25] Los ratones de laboratorio alimentados con una dieta alta en soya (con niveles de bioactivo proporcionales a los humanos que ingieren comida con soya) adelgazaron y pesaron 7.6% menos que los alimentados con su comida estándar. Los bioactivos responsables de estos beneficios metabólicos son la genisteína y la daidzeína, que son abundantes en la comida con base en soya, típica de la cocina asiática.

Otro alimento activador de la grasa marrón es el té verde. El compuesto bioactivo que contiene, epigalocatequina-3-galato (EGCG), también estimula la termogénesis. Pero el té no es la única fuente de EGCG. Las manzanas, las cerezas y los limones también lo contienen, lo cual aumenta el metabolismo y causa una pérdida de peso.[26] Igual que los capsinoides encontrados en el chile, el EGCG aumenta la producción de norepinefrina, que estimula los receptores adrenérgicos β3 en la grasa marrón, activa la UCP1 y enciende el generador de energía de la mitocondria en el tejido adiposo pardo. Es posible observar con facilidad cómo los alimentos pueden activar tu metabolismo.

Las yerbas y especias también son una fuente asombrosa de bioactivos termogénicos. En el laboratorio se ha mostrado que el mentol, que es el bioactivo de la menta, aumenta la UCP1 y reduce el incremento de peso al activar la grasa marrón.[27] Las especias como la cúrcuma también activan la grasa marrón al aumentar la UCP1. Esta planta tiene otro truco escondido bajo la manga: convierte la grasa blanca en grasa *beige*, que es una forma menos dañina de grasa que no es del todo blanca, sino más bien marrón. Esta transformación, conocida como *pardeamiento,* ayuda a controlar la cantidad de tejido adiposo blanco dañino que llevamos en el cuerpo.[28] Tanto las células grasas marrones como las *beige* pueden quemar el exceso de grasa a través de la termogénesis.

La activación de la grasa marrón solo es una manera en que los alimentos pueden usarse para mejorar tu metabolismo. A continuación abriremos las compuertas a muchas otras formas en que los diferentes alimentos pueden combatir la grasa del cuerpo y ponerle un control. ¡Prepárate para más sorpresas!

Capítulo 4

Puedes comer para librarte de la grasa

La Madre Naturaleza es muy inteligente e ingeniosa. Casi todas las sustancias biológicas naturales tienen más de una función. En el caso de los alimentos, existen decenas de miles de bioactivos enlazados a las frutas y vegetales coloridos, especias y hierbas, nueces y semillas; de hecho, son tantos que la mayoría no se ha investigado por completo. Para mí, esa es la parte divertida de ser un científico: averiguar qué componente de esas sustancias está haciendo algo en realidad dentro de nuestro organismo cuando las comemos.

La inspiración me llegó por las notables cartas y correos electrónicos que recibí después de que se publicó mi libro anterior, *Comer para sanar*, cuando los lectores de todo el mundo me escribieron para decirme que no solo se encontraban más sanos y se sentían en mejor condición física, sino que muchos me contaron que también estaban adelgazando y bajando de peso. Esta observación detonó una idea asombrosa en mi mente: ¿qué tal si los bioactivos en algunos de los 200 alimentos sobre los que traté en *Comer para sanar* hicieron algo más que activar las defensas del cuerpo; qué tal si, de hecho, también podían combatir la grasa y aumentar el metabolismo?

Mi investigación médica ya me había llevado a explorar las profundidades del campo del metabolismo y sabía que la inflamación, las células madre, el microbioma, la epigenética y la circulación se hallaban todos conectados con la salud metabólica. Cuando ahondé en sus relaciones con los adipocitos y los alimentos, me quedó claro que muchos bioactivos protectores en la comida también tenían habilidades de combate a la grasa e incremento del metabolismo que podían agregar a sus currículos biológicos. Incluso más: los estudios con humanos arrojaban la evidencia clínica de que ingerir alimentos con estos bioactivos resulta eficaz para mejorar la constitución física, al mismo tiempo que reparan y optimizan el metabolismo.

Te voy a revelar 150 alimentos con notables beneficios para tu metabolismo, todos sustentados en la ciencia y en la evidencia con humanos. Solo puedes confiar en mí y saltarte a leer sobre ellos si eso quieres (están en la tercera parte), pero pretendo que entiendas de verdad la manera de usar la comida para mejorar tu metabolismo, de modo que necesito hablarte sobre sus bioactivos y cómo funcionan en el combate a los daños de la grasa excesiva.

Esta es una tarjeta de resultados de las muchas formas en que los bioactivos de los alimentos pueden ayudar a tu metabolismo. Muchos de ellos pueden aportar uno o más de los siguientes beneficios:

- Reducir la inflamación causada por el exceso de grasa.

- Mejorar la sensibilidad de tu cuerpo a la insulina.

- Activar las vías que encienden la termogénesis en la grasa marrón.

- Causar que la grasa blanca se convierta en marrón o *beige* (semejante a la grasa marrón).

- Dirigir las células madre para que produzcan más grasa marrón deseable, en lugar de la dañina grasa blanca.

- Reducir la cantidad de grasa visceral, encogiendo la circunferencia de la cintura.

- Producir más hormona benéfica adiponectina a partir de las células grasas sanas.

- Mejorar el metabolismo de los lípidos al restaurar el microbioma.

- Reducir la capacidad de crecimiento de la grasa.

- Disminuir el apetito.

Echemos una mirada a algunos de los bioactivos encontrados en los alimentos que ya podrían estar en tu cocina y que, en definitiva, se encuentran en tu tienda o supermercado local.

Carvacrol

Encontrado en algunas de mis hierbas favoritas para cocinar, como el orégano, el tomillo y la mejorana, este bioactivo agrega sabor a la comida. No necesitas añadir mucho de una hierba a cualquier guisado para elevar su naturaleza apetitosa. Esta potencia se suma a su capacidad de combatir la grasa. En Chieti, Italia, los investigadores del Consejo Nacional de Investigación mostraron que las células madre destinadas a convertirse en células adiposas blancas podían reducirse hasta en 27% al emplear el carvacrol.[1]

Quercetina

Este es un potente bioactivo presente en las alcaparras, cebollas moradas (en especial en la piel), manzanas rojas, tomates, chalotes, cebolleta, repollo, moras azules, zarzamoras y cerezas. Como una potente sustancia que quema la grasa, la quercetina combate la grasa en muchos frentes. En los estudios de laboratorio, agregar quercetina a las dietas altas en grasa que se daban como alimento a los ratones obesos redujo su peso corporal y disminuyó su cantidad de grasa visceral dañina después de ocho semanas. En comparación con los ratones que ingerían la dieta alta en grasa, que subieron de peso y se volvieron obesos, aquellos que comieron quercetina pesaron 10% menos y tuvieron 23% menos grasa corporal.[2]

La quercetina reduce la inflamación en el tejido adiposo y mejora la sensibilidad a la insulina de tus células, por lo que tu metabolismo se torna más eficiente en el empleo de glucosa como fuente de energía. Este bioactivo también incrementa la norepinefrina, la hormona que activa el receptor adrenérgico β3 en las células de la grasa marrón, lo cual dispara la termogénesis. Para potenciar esto aún más, la quercetina aumenta la cantidad de UCP1, el interruptor de encendido que prende la maquinaria térmica de las mitocondrias que queman grasa. Aunado a lo anterior, propicia asimismo que la grasa blanca se vuelva *beige*, por lo cual la hace menos dañina.

Luteolina

Como bioactivo que combate la grasa, la luteolina está presente en la achicoria roja, los pimientos verdes, las hojas de achicoria, el apio, la calabaza, la lechuga de hojas rojas, la alcachofa y el colinabo. Es estable frente al calor y puede sobrevivir al cocinarse. En los estudios de laboratorio se ha mostrado que la luteolina puede prevenir el aumento de peso y reducir tanto la grasa visceral como la subcutánea.[3]

Igual que la quercetina, la luteolina ejerce su influencia en múltiples frentes para deshacer los daños de la grasa corporal. Envía una señal a la grasa marrón para informarle que produzca más UCP1, lo cual detona la termogénesis. También propicia que el tejido adiposo blanco se transforme en marrón. Este bioactivo reduce la inflamación de la grasa y mejora la sensibilidad a la insulina, todo lo cual mejora la salud metabólica.

Ácido clorogénico

Este es un bioactivo encontrado en zanahorias, alcachofas, fresas, ciruelas, uvas, kiwis, bardana y granos de café, y es una muy potente sustancia que combate la grasa. Los estudios de laboratorio han mostrado que el ácido clorogénico ataca al tejido adiposo en tres sentidos: dirige a las células madre para que se conviertan en la útil grasa marrón, obliga a las células adiposas blancas a transformarse en *beige* y enciende la termogénesis en la grasa marrón para quemar el exceso de grasa y aumentar el metabolismo.[4]

Ácido ursólico

Este bioactivo se encuentra en muchas frutas y hierbas, incluyendo tomillo, romero, orégano, mejorana, lavanda, flor de sauco, menta, arándanos, mirtilos y bayas de majuelo. El ácido ursólico aumenta la cantidad de grasa marrón presente, mejora la eficiencia metabólica, incrementa la capacidad de ejercitarse y reduce el peso corporal, según los estudios realizados en la Universidad de Iowa.[5] Los investigadores de la Universidad de Guadalajara en México mostraron que este bioactivo también aumenta la producción de adiponectina, la hormona de la grasa que mantiene la sensibilidad a la insulina.[6]

El ácido ursólico reduce asimismo la inflamación provocada por la grasa corporal.[7]

Hesperidina / neohesperidina

Los amantes de los cítricos estarán encantados de saber que estos bioactivos estrechamente relacionados que combaten la grasa se encuentran en las naranjas, las mandarinas, las toronjas, los limones amarillos y los limones verdes, al igual que en la menta. La hesperidina y la neohesperidina pueden suprimir el apetito, mejorar el metabolismo del colesterol y bajar el control de volumen de los interruptores genéticos responsables de crear más células grasas.[8] También estimulan la lipólisis, que es el proceso de descomponer las células grasas existentes. Asimismo, incrementan las UCP1 para mejorar la termogénesis de la grasa marrón y promover que las células blancas se vuelvan marrones.[9]

Los estudios de laboratorio muestran que la neohesperina puede prevenir el aumento de peso al mejorar el microbioma intestinal, un efecto valioso después del uso de antibióticos para tratar una infección y las bacterias sanas están inconscientes.[10] De modo que, si estás tomando antibióticos, asegúrate de considerar estos bioactivos, al igual que el siguiente, que nutren tu microbioma.

Beta-glucano

Este bioactivo es una fibra soluble presente en los hongos, la avena, la cebada, el trigo y las algas pardas comestibles. El beta-glucano reduce la inflamación causada por la grasa y mejora la salud intestinal al nutrir a tu microbioma.[11] Es capaz de combatir la grasa corporal, originar una pérdida de peso y ayudar a tu metabolismo a mejorar la sensibilidad a la insulina. Los alimentos que contienen beta-glucano también desaceleran la velocidad a la que tu estómago se vacía. El resultado es que este último tiene más tiempo para indicarle al cerebro la sensación de plenitud, de modo que puedas aminorar tu apetito.[12]

Licopeno

El tono rojo colorido de este bioactivo te alerta de su presencia en los tomates, los melones, las guayabas, la papaya, el caqui o persimón, los pimientos rojos e, incluso, la toronja roja. El licopeno contrarresta el aumento de peso al hacer que la grasa blanca se convierta en parda y luego activar la grasa marrón para que inicie la termogénesis.[13] El bioactivo también reduce la inflamación en la grasa corporal y bloquea el desarrollo de nuevas células grasas.[14] Asimismo, tiene un truco único para combatir la grasa mediante su particular estrategia: encoge la cantidad de grasa líquida almacenada en los adipocitos, de modo que cada célula grasa se torna más pequeña.[15]

Lignanos

Estos son una familia de bioactivos encontrados en semillas como el ajonjolí o el sésamo, semillas de girasol, linaza y frijol de soya. Un lignano en las semillas de ajonjolí, llamado *sesamina*, estimuló la termogénesis de la grasa marrón en los estudios de laboratorio y protegió contra el aumento de peso.[16] Otro lignano, denominado *secoisolariciresino*, se encuentra en las semillas de calabaza y en la linaza. Previene la formación de nuevas células grasas al inhibir la adipogénesis.[17] Los lignanos también ayudan a las células grasas a producir adiponectina, la hormona sana que hace que nuestras células respondan más a la insulina y mejora el desempeño de nuestro metabolismo.[18] Algunos vegetales como el brócoli y el repollo, al igual que frutas como los albaricoques, las mandarinas y las fresas, contienen de igual modo lignanos.

Ácido elágico

La acidez de las fresas es resultado de diferentes ácidos presentes en la fruta, uno de los cuales es el elágico. Este es un bioactivo que también se encuentra en los arándanos, las frambuesas y las granadas, al igual que en las nueces de Castilla, las castañas y las nueces pecanas. El ácido elágico mejora el metabolismo de varias maneras: guía a las células madre de la grasa para que se conviertan en la útil grasa marrón y provoca que la grasa blanca atraviese por un cambio hacia el color pardo. Afecta en forma directa a las células de grasa marrón al aumentar la cantidad de UCP1 para encender la termogénesis.[19] Además de lo anterior, este ácido previene que las células grasas aumenten de tamaño, mejora la sensibilidad de tu cuerpo a la insulina y reduce la inflamación causada por el exceso de grasa.

Antocianina

Este bioactivo es un pigmento natural cuyos colores abarcan del azul al morado, al negro y al rojo. En la naturaleza, las antocianinas atraen a las abejas para que polinicen las flores y a los animales para que ingieran los frutos coloridos y propaguen sus semillas. Las antocianinas se encuentran en las moras azules, las zarzamoras, el maíz azul, las papas moradas, las cerezas de Virginia, las frambuesas negras, los mirtilos, las bayas de sauco y las ciruelas negras.[21] Los estudios de laboratorio han mostrado que alimentar a ratones con comida que contiene antocianinas puede reducir en 20 % su peso corporal y disminuir entre 18 y 20 % el tejido adiposo total.[22] También es una sustancia antiinflamatoria y puede bajar la inflamación causada por el exceso de grasa. En el laboratorio, la antocianina estimula a las células grasas para que liberen adiponectina, que mejora el metabolismo.[23] De igual manera, propicia que las células blancas se vuelvan más *beige* e inicia la termogénesis al estimular el receptor adrenérgico β3 en las células marrones.[24]

Hidroxitirosol

Las aceitunas son la fuente de este potente bioactivo. El hidroxitirosol se produce cuando la fruta se encuentra madura y está presente en su mayoría en el líquido acuoso que se extrae a presión de las aceitunas durante la elaboración del aceite de oliva extra virgen, pero también se halla en el propio aceite. Los estudios de laboratorio muestran que el hidroxitirosol previene el crecimiento de la grasa visceral en el vientre y este efecto se vincula con su poder benéfico sobre el microbioma intestinal, que consiste en aumentar la diversidad de las bacterias presentes, un signo seguro de salud intestinal.[25] El hidroxitirosol previene que las células madre produzcan más grasa blanca y también tiene efectos antiinflamatorios.[26]

Sulforafanos

Esta es otra familia de bioactivos presentes en las verduras crucíferas, como el brócoli, los brotes de brócoli, el repollo, la col china o el bok choy, los germinados de mostaza, la col rizada, las berzas y las colecitas de Bruselas. Provocan que la grasa blanca se vuelva marrón, incitan la termogénesis en la grasa parda y reducen la inflamación provocada por el exceso de grasa corporal.[27]

Los sulforafanos son únicos porque pueden revertir la resistencia a la leptina.[28] Recuerda que la leptina es la hormona que producen las células grasas y que actúa en el cerebro para reducir el apetito. A medida que se acumula el exceso de grasa, el cerebro se vuelve resistente a la leptina, lo cual te lleva a sentirte hambriento todo el tiempo. Los sulforafanos revierten esta resistencia de modo que tu cerebro pueda hacer lo correcto para el metabolismo y apagar la sensación de apetito, lo cual es una estrategia importante que te ayuda a combatir la grasa corporal.

Ácidos grasos omega-3

Los ácidos grasos poliinsaturados omega-3 son bioactivos sanos y bien conocidos que se encuentran en los mariscos, en especial en pescados oleosos como el salmón, las sardinas y las anchoas. Se originan a partir de las algas marinas y el plancton, pero están presentes en muchos peces y mariscos que los comen como parte de su cadena alimenticia. El omega-3 activa la grasa marrón al estimular el receptor TRPV1 en el intestino, igual que ocurre con los chiles y el té verde, y esto envía una señal al cerebro de que llegó el momento de liberar norepinefrina, el detonador de la termogénesis. El omega-3 también aumenta las UCP1 en la grasa marrón y transforma la grasa blanca en grasa marrón útil.

Alimentos que activan los sistemas de defensa del organismo para combatir la grasa

Recuerda que tus células de grasa están atadas a tus cinco sistemas de defensa. Las células dependen de un suministro adecuado de sangre (angiogénesis), se forman a partir de células madre (regeneración) y reciben la influencia de tus bacterias intestinales (microbioma). El ambiente y el comportamiento pueden afectar a su ADN (cambios epigenéticos en el ADN) y las células grasas coexisten con células inmunitarias e inflamatorias dentro del tejido adiposo (defensas inmunitarias). Bueno, resulta ser que los alimentos que activan las defensas de tu salud también usan esas conexiones para ayudar a tu grasa corporal a recuperar su tamaño correcto. De hecho, muchos de los alimentos que contrarrestan el exceso de grasa corporal son los mismos sobre los que escribí en *Comer para sanar*. Esta es una noticia extraordinariamente buena porque significa que, en un sentido literal, puedes comer para adelgazar y sanar al mismo tiempo.

Alimentos que matan de hambre a la grasa

El sistema defensivo de la angiogénesis proporciona el sustento para llevar oxígeno y nutrientes a tu grasa sana. Mantiene en estado sano a tu grasa, de modo que pueda hacer su labor de amortiguamiento, de depósito de combustible, de generación de calor (termogénesis) y como órgano de producción de hormonas. Estos mismos vasos sanguíneos transportan hormonas grasas importantes, como la leptina, la adiponectina y la resistina, hasta el cerebro, los músculos y otros órganos.

Sin embargo, cuando se tiene un exceso de tejido adiposo, las células grasas están incapacitadas y no pueden funcionar con normalidad. Las hormonas no se producen en cantidades normales, la inflamación causa estragos dentro de la grasa y los vasos sanguíneos presentes en ese tejido llevan altas concentraciones de citocinas inflamatorias, generadas por la grasa, hacia el resto del cuerpo. Eso no es bueno.

De la misma manera en que los alimentos antiangiogénicos son capaces de matar de hambre al cáncer al cortarle el suministro de sangre, también pueden controlar la grasa creciente al limitar su circulación. Muchos de los bioactivos alimentarios que combaten la grasa sobre los que te hablé antes tienen este potencial antiangiogénico: quercetina, ácido clorogénico, hidroxitirosol, sulforafano, genisteína, daidzeína, antocianina, beta-glucano; todos ellos pueden ayudar a controlar y privar de combustible a los vasos sanguíneos dañinos que alimentan el exceso de grasa (¡como en un tumor!) y esto puede mejorar el metabolismo.

Otra movida que ayuda a tu metabolismo, el ayuno, también mata de hambre a las células cancerosas y, de igual forma, puede encoger el exceso de grasa al cortar el suministro de sangre. Los bioactivos desempeñan multitud de tareas al mismo tiempo: pueden encender la termogénesis para quemar la grasa mientras que, a la vez, controlan su suministro de sangre. Un ejemplo es la capsaicina, la proteína termogénica encontrada en los chiles, que también es una potente sustancia antiangiogénica.[29] Comer con el propósito de fortalecer las defensas de la angiogénesis potencia asimismo la capacidad de tu cuerpo para controlar la grasa excesiva.

Las defensas regeneradoras combaten la grasa

Tus defensas regeneradoras pueden encargarse de combatir el exceso de grasa. Una célula madre de grasa, el preadipocito, es capaz de transformarse en cualquier tipo de célula. A esto se le denomina *plasticidad* y es una propiedad muy útil de conocer porque puedes comer ciertos alimentos que alejan el destino de los preadipocitos en cuanto a convertirse en grasa dañina. El ácido clorogénico de las manzanas, las peras, las alcachofas, los kiwis y las alcaparras —un ácido elágico encontrado en las toronjas, los arándanos, las castañas y las nueces de Castilla— puede lograrlo. Le indican a las células madre que se conviertan en grasa marrón útil, en lugar de grasa blanca.

Otros alimentos pueden impedir que las células madre se transformen en adipocitos de cualquier tipo, como el hidroxitirosol de las aceitunas y del aceite de oliva extra virgen, así como la capsaicina de los chiles y la salsa picante. El aspecto notable es que todos estos comestibles que combaten la grasa dirigen de manera simultánea a las células madre para que reparen y regeneren órganos sanos. Convertir más grasa mala y detener su producción, al mismo tiempo que reparan y regeneran tus órganos, son los beneficios de consumir alimentos regeneradores.

Logra que tu microbioma se ponga en contra de la grasa

Tu microbioma es responsable de la salud intestinal, pero también puede crear salud metabólica: ambas cosas están influidas por lo que comes.[30] Se sabe, por ejemplo, que mientras más grande sea la diversidad de las especies bacterianas en tu intestino, mejor es tu salud. La gente delgada tiende a contar con mayor diversidad bacteriana que las personas con sobrepeso u obesidad. Ingerir alimentos probióticos que contienen fibra dietética, como el brócoli, la col china, el kiwi, los hongos e incluso las peras, alienta el crecimiento de tipos más diversos de bacterias que se equiparan al "perfil sano".[31]

Consumir probióticos como el yogur, el kimchi, el chucrut e incluso los pepinillos puede poner en forma de inmediato más cepas de bacterias en el intestino. Aunque la diversidad es valiosa, hay una bacteria que de verdad quieres que crezca porque es guardiana de tu salud: la *Akkermansia mucinophila*.[32] Este organismo con forma ovalada conforma solo 3 a 5% de las bacterias intestinales en las personas sanas, pero, a pesar de ello, la *Akkermansia* ayuda a mantener el metabolismo, controlar el peso corporal, potenciar tus defensas inmunitarias e, incluso, dar apoyo a tu bienestar mental. Toma nota: dicha bacteria se encuentra en el intestino de las personas delgadas, pero casi está ausente en el de gente obesa.

Un estudio sobre la *Akkermansia* en el que participaron 10 534 personas de 20 a 99 años de edad, y llevado a cabo por los investigadores del Hospital de Beijing, la Universidad Médica Kunmin y la Academia China de Ciencias,[33] encontró que la presencia de *Akkermansia* en el intestino protegía contra la obesidad, pero que sus niveles disminuyen con el envejecimiento.[34] También descubrieron que tener solo 10% más de este organismo en el intestino reduciría en 26% el riesgo de obesidad. Esto puede ayudar a explicar por qué algunas personas batallan más contra el aumento de peso a medida que envejecen: menos *Akkermansia*, más grasa corporal. Los alimentos que contribuyen al crecimiento de una mayor cantidad de esta bacteria en el intestino incluyen la granada, los arándanos, las uvas Concord, la cúrcuma, el té negro y verde, y los chiles.

Otra bacteria intestinal que es benéfica para tu metabolismo es el *Lactobacillus reuteri*. Este organismo posee propiedades antiinflamatorias y antitumorales, sana las heridas y apoya las defensas inmunitarias de tu cuerpo. En el laboratorio, el *Lactobacillus reuteri* también causa que la grasa blanca se convierta en marrón y aumenta la proteína UCP1 que enciende la grasa parda para iniciar la termogénesis.[35]

Se efectuó un estudio clínico sobre los suplementos con *Lactobacillus reuteri* con 71 personas jóvenes que iban de los seis meses a los 22 años de edad. Todos los participantes presentaban el síndrome Prader-Willi, un trastorno genético muy poco común que causa obesidad mórbida en la niñez, alteraciones cognitivas y problemas de comportamiento.[36] Los investigadores les dieron un probiótico diario de este lactobacilo a lo largo de 12 semanas o una cápsula de placebo. Se tomaron mediciones de la grasa corporal a las seis y 12 semanas después de comenzado el estudio y los resultados mostraron que quienes tomaron el probiótico de *Lactobacillus reuteri* disminuyeron su índice de masa corporal en 7%, en tanto que no hubo cambio significativo en los que ingirieron el placebo.* Algunos alimentos probióticos que lo contienen incluyen quesos (parmesano reggiano, grana padano, toma, gruyere, roncal e idiazábal), pan de masa madre, kimchi coreano, chucrut y algunas formas de yogur.[37]

Las defensas del ADN contrarrestan la grasa

Las defensas de tu ADN protegen tu código genético contra las fuerzas dañinas, en especial los estresantes oxidativos, que son sustancias químicas que actúan como un samurái fuera de control que se dedica a hacer pedazos tu ADN. El exceso de grasa aumenta el daño oxidativo y también alimenta la inflamación crónica. Ambos pueden conducir a un daño perjudicial para el ADN.[38]

Los alimentos con propiedades antioxidantes y antiinflamatorias contrarrestan estos efectos y brindan protección. Algunos de los mejores ejemplos son los kiwis, el tomate, la sandía, el brócoli y los brotes de brócoli, los cítricos, la papaya, el pimiento rojo y los mariscos ricos en ácidos grasos omega-3, todos los cuales pueden ayudar a tu ADN a protegerse de los efectos del exceso de grasa.

Ciertos alimentos también encienden o apagan el ADN de modos que te protegen contra los daños de la grasa. A esto se le llama *cambio epigenético* y se sabe que productos como las verduras de hojas verdes oscuras, los frijoles, las legumbres y la remolacha o betabel lo hacen. Ponen en marcha un proceso denominado *metilación del* ADN, que es un cambio epigenético asociado con adelgazamiento de la grasa abdominal, pérdida de peso y mejoría del metabolismo.[39]

---

* La gente con el raro síndrome Prader-Willi también experimenta demoras del desarrollo y síntomas neuropsiquiátricos. Asimismo, el estudio clínico mostró que los sujetos que tomaron el lactobacilo experimentaron una mejora en comunicaciones e interacciones sociales, en comparación con los que ingirieron placebo. Esto encaja en las interacciones benéficas entre intestino y cerebro que se sabe que están asociadas con el *Lactobacillus reuteri*.

Otra táctica epigenética que es útil para combatir la grasa implica cambiar los genes que producen células indeseables de grasa blanca, de modo que se conviertan en células más deseables de grasa marrón y *beige*.[40] Existen cuando menos 27 genes susceptibles de activarse en la grasa marrón y *beige*, pero no en la grasa blanca.[41] Al encender el interruptor de estos genes, la grasa blanca se vuelve marrón y alimentos como los chiles (capsaicina), las manzanas (quercetina), las cebollas (luteolina), la menta (mentol), el café (ácido clorogénico), el orégano (ácido ursólico), los tomates (licopeno), las fresas (ácido elágico), las moras azules (anticianinas) y la col china (sulforafanos) pueden activar estos útiles genes que combaten la grasa para mejorar tu metabolismo. ¡Puedes hacerte una terapia genética en tu propia cocina!

Las defensas inmunitarias se agrupan contra la grasa

Tu sistema inmunitario ataca las bacterias, los virus y las células cancerosas, pero también le pone un freno al exceso de grasa corporal. Esta defensa reduce asimismo la inflamación causada por todas esas agresiones. Aunque la mayoría de tu sistema inmunitario se basa en el aparato gastrointestinal (viviendo justo al lado del microbioma), parte de tu inmunidad se sitúa en realidad justo dentro de tu tejido adiposo.[42] De hecho, todo un ejército de células inmunitarias habita en un enorme trozo de tejido graso llamado *epiplón*, que se ubica en tu vientre. Esa placa de grasa tiene una función protectora, ya que se mueve y moldea alrededor de las áreas donde tus intestinos podrían sufrir daño para aislar al resto del cuerpo de una infección peligrosa. Una vez que se detecta y acordona el punto infeccioso, la grasa de tu epiplón origina, como un lanzallamas, un estallido de inflamación hacia el área infectada para destruir cualquier organismo perjudicial. Cuando pasa el peligro, tu epiplón apaga la inflamación por medio de células inmunitarias especializadas que se conocen como macrófagos M2 y células T reguladoras (Tregs).*

---

* Es posible que reconozcas a los macrófagos como células inmunitarias que son una parte normal de la respuesta proinflamatoria. Esto es cierto en la mayor parte del cuerpo y la mayor parte del tiempo. Sin embargo, en la grasa juegan un papel diferente. Están en espera como células antiinflamatorias. En un sentido técnico, se les llama *macrófagos M2*.

El exceso de grasa corporal arruina el delicado equilibrio entre la inmunidad y la inflamación, y causa que esta última domine y se extienda peligrosamente por todo tu cuerpo.[43] Incluso peor, tus células inmunitarias defensivas —aquellas que te protegen de las infecciones— fallan cuando quedan atrapadas en una especie de incendio forestal, donde liberan proteínas denominadas *citocinas* que detonan incluso más inflamación. Este círculo vicioso de más y más inflamación es una trampa biológica peligrosa que te predispone a enfermedades inflamatorias que van desde la diabetes hasta la ateroesclerosis y el cáncer.

Alimentarte con bioactivos que contienen antiinflamatorios, como quercetina, luteolina, licopeno, ácido elágico, antocianina, hidroxitirosol, ácido ursólico y sulforafano, puede contribuir a controlar y extinguir estos incendios alimentados por la grasa dentro del tejido adiposo. Algunos productos comestibles pueden tener doble acción y calmar la inflamación, al mismo tiempo que activan las células inmunitarias que te protegen contra infecciones y cáncer. Las moras azules, el té verde y los alimentos con vitamina C, como los cítricos, el repollo morado y el kiwi, solo son algunos ejemplos de estos multifuncionales inmunitarios capaces de interceptar los peligros de tener demasiada grasa y ayudar a restaurar tu metabolismo.[44]

¡Los Vengadores unen fuerzas!

En los famosos cómics y en el universo cinematográfico de Marvel, los superhéroes, como Los Vengadores, se unen como equipo para usar la combinación de sus esfuerzos y diversos superpoderes con el fin de derrotar a enemigos galácticos que amenazan a la Tierra.* Al ingerir los alimentos correctos, puedes armar dentro de tu organismo tu propio equipo de superhéroes formado de bioactivos. ¿Recuerdas la tarjeta de resultados que te di al inicio de este capítulo? Estas sustancias químicas naturales actúan de múltiples formas para mejorar el

---

* El equipo de Los Vengadores de los cómics de Marvel estaba formado en un principio por seis superhéroes: Iron Man, Hulk, Capitán América, Ant-Man y La Avispa. Otros equipos similares incluyen a Los Cuatro Fantásticos, X-Men y Los Defensores. El concepto de los múltiples poderes de los bioactivos en la combinación de productos naturales para obtener un resultado deseado se conoce como *efecto séquito*.

metabolismo, quemar el exceso de grasa dañina y ayudarte a mantener un peso corporal más sano. Algunos alimentos pueden prevenir el crecimiento de más grasa blanca, otros son capaces de transformar dicha grasa blanca en marrón o *beige*, e incluso hay otros que pueden transmitir señales al cerebro para ordenarle que libere hormonas dirigidas a activar las células de grasa marrón, de modo que inicie la termogénesis y queme la grasa. Y también hay otros alimentos que pueden funcionar desde el interior de las células de grasa marrón e impulsarlas a producir más proteínas que encienden la termogénesis.

Estos mismos alimentos pueden elevar las cinco defensas de la salud en tu cuerpo y convocar sus poderes para que ayuden a combatir al villano que es el exceso de grasa. Cada sistema de defensa combate a la grasa a su propio modo: privando de nutrientes a las células grasas a través de la antiangiogénesis o previniendo que se forme más grasa a partir de las células madre, que entonces pueden redirigirse para convertirse en la más útil grasa marrón, o apuntalando a tu microbioma intestinal con el objetivo de contrarrestar el daño que inflige la grasa en tu metabolismo y reducir la inflamación producida por la misma.

Lograr que todos estos elementos unan fuerzas suena complicado, pero en realidad es muy sencillo cuando lo haces usando la comida. Voy a mostrarte cómo. En la segunda parte, iniciaré contándote acerca de los alimentos de los que se tiene evidencia en humanos en cuanto a mejoría del metabolismo y el combate a la grasa corporal. Luego, en la tercera parte, te daré un protocolo muy personalizable que puedes seguir y refinar para ajustarlo a tu vida y adecuarlo a tus preferencias y gustos.

A menudo, los alimentos que mejoran tu metabolismo y los que elevan tus defensas son una y la misma cosa. Mejor aún, todos se usan como ingredientes en deliciosas recetas tradicionales y, en su mayoría, son fáciles de conseguir y cocinar. Alimentarte con ellos es una forma gozosa y sana de vivir mientras optimizas tu metabolismo, te deshaces de la grasa dañina y ganas una mejor salud.

SEGUNDA PARTE
ALIMENTOS PARA EL METABOLISMO

Los poderes secretos de la naturaleza llegan por
lo general sin que los pidas.

Hans Christian Andersen

Capítulo 5

Comer al estilo mediterrasiático

Por mis investigaciones, mucha gente supone que debo seguir una dieta especial y me pregunta: "Doctor Li, ¿qué come *usted*?". Me imagino que, por años de condicionamiento de los gurúes y sus libros, las personas han llegado a creer que tengo hábitos alimenticios estrictos. La verdad es que me encanta disfrutar la comida, en especial cuando se acompaña de ingredientes sanos.

Todo lo que les he dicho en los últimos capítulos quizá tiente a algunos lectores a combatir la grasa convirtiéndose en un *biohacker*, en alguien que usa la biología de "hágalo usted mismo" para mejorar su bienestar, tal vez al tomarse una cápsula o crear un reemplazo de las comidas que manipule el metabolismo y la grasa, de modo que no necesite pensar en los beneficios de la comida real. Sin embargo, te recomiendo encarecidamente que adoptes el enfoque basado en los alimentos. Algunas de las culturas más famosas del mundo por su gastronomía —la mediterránea y la asiática— han usado por siglos en su tradición culinaria las combinaciones deliciosas de ingredientes naturales que contienen los mismos bioactivos que mejoran el metabolismo, queman la grasa dañina y activan las defensas de la salud. Ingerir este tipo de productos es mucho más satisfactorio que tomar una cápsula o un licuado.

Mi prioridad número uno es que lo que consumo debe saber muy rico y, debido a mi infancia, mis viajes y mis experiencias de vida, al igual que por mi investigación acerca de los alimentos y la salud, por naturaleza me inclino a las tradiciones culinarias tanto del Mediterráneo como de Asia. ¡Su comida es deliciosa! Además de que tanto la región del Mediterráneo como la de Asia tienen áreas conocidas como zonas azules, donde la gente envejece mejor, vive más tiempo y es más sana en general.* Su gastronomía tiene abundancia de alimentos integrales —frutas, verduras, hierbas y legumbres, así como granos integrales— y, en las regiones costeras, hay variedad de pescados y mariscos. Un estudio sobre personas de 90 años o más en una de estas zonas azules, la isla de Icaria en Grecia, mostró que 87% tenía niveles normales de colesterol, 82% estaba en un peso normal y 80% no padecía diabetes.[1] ¡Incluso a esas edades tan provectas, 30% no presentaba ninguna enfermedad crónica y tenía un metabolismo excelente!

Yo no sigo ninguna dieta; en lugar de ello, sigo un *enfoque* para mi alimentación. Le llamo el estilo *mediterrasiático* porque conjunta los ingredientes más sanos y con los sabores más exquisitos de esos dos mundos culinarios. Comer a la manera mediterrasiática incorpora los compuestos promotores de la salud de los que hablamos en el capítulo anterior, pero no requiere que memorices los nombres de las sustancias químicas o que sigas complejas reglas sobre la combinación de alimentos. Mi enfoque es una manera intuitiva de poner a trabajar para ti toda esa investigación científica, sin necesidad de analizar todos los beneficios que ocurren a nivel molecular.

La manera mediterrasiática te permite deleitarte con una variedad de comidas deliciosas, al mismo tiempo que elevas las defensas de tu salud, optimizas tu metabolismo y combates la grasa corporal dañina. Es una filosofía que te ayudará a gozar los placeres de comer, no a pelear con ellos, a lo largo de toda tu vida.

El camino hacia la comida mediterrasiática

Siempre he sido un viajero entusiasta y curioso que explora diferentes tradiciones culinarias, culturas y enfoques para el bienestar, muchos de

---

* Las zonas azules en el Mediterráneo se ubican en Icaria, Grecia y Ogliastra, Cerdeña, en Italia. La zona azul en Asia es Okinawa, Japón.

los cuales he incorporado a mi propia vida. Las variedades de alimentos en el mundo son inmensas y algunas de las más deliciosas con las que me he encontrado también se correlacionan con las personas más sanas que he conocido. Desde los monjes en el Monte Athos en Grecia hasta los aldeanos en Lazio, Italia, y los agricultores dedicados al cultivo del té en Jiangsu, China, un estilo sano de alimentarse, que incluya alimentos integrales y densos en nutrientes, además de comidas poco procesadas en términos relativos, son denominadores comunes.

Otro valor tradicional que observé en las culturas mediterránea y asiática es comer con moderación. La práctica de la moderación se basa en las ideas de que la limitación deliberada es una virtud y de que la calidad siempre supera a la cantidad. Estas concepciones se alinean a la perfección con la investigación actual que muestra que los alimentos de alta calidad contienen bioactivos más sanos.

Cada vez que viajo, disfruto en especial el explorar nuevos alimentos que no reconozco. Así aprendí sobre el kiwano, también llamado *pepino cornudo*. Los hongos *hoshimeji* y la langosta zapatilla (anda y búscalos. ¡Son deliciosos!). Mis amigos de todo el mundo, algunos de ellos chefs, me invitan con frecuencia a probar un nuevo platillo o ingrediente, y mis papilas gustativas han sido recompensadas en muchas ocasiones. En mi caso, el descubrimiento de un nuevo sabor favorito es una experiencia emocionante y memorable en la vida.

El estilo mediterrasiático se basa en todo lo que he visto, comido, disfrutado e investigado. Integra las lecciones de la alimentación sana de diferentes partes del mundo, con ingredientes y estilos de creación que permiten disfrutar buena salud y buena comida al mismo tiempo. Mi enfoque mediterrasiático se inspiró en tradiciones alimenticias veneradas y se sustenta en la investigación médica de vanguardia. También está guiado por mi misión de arrancar de raíz los destructivos equívocos acerca de la comida como algo que debería temerse. La alimentación sana está disponible para todos, en cualquier parte, sin importar cómo te ganes la vida ni en qué punto te encuentres en tu viaje a la salud; puede y debería ser deliciosa.

De la Ruta de la Seda a tu cocina

Tanto la gastronomía mediterránea como la asiática son resultado de milenios de exploración y experimentación con los alimentos. Mucho antes de que nadie acuñara el término *fusión* en relación con la cocina, la gente ya combinaba los mejores ingredientes que podían encontrar de regiones lejanas. La razón por la cual tienes canela y naranjas en tu cocina se debe a la Ruta de la Seda, una vía comercial de 2 000 años de antigüedad que alguna vez conectó a China con el Mediterráneo. Si hace siglos hubieras viajado por lo que en realidad era un conjunto de senderos, habrías comido en paraderos a lo largo del camino y probado la comida mediterrasiática. El transporte, la venta y el intercambio de alimentos por la Ruta de la Seda marcó el comienzo de nuestro crisol culinario moderno de Oriente a Occidente, y viceversa.

Muchos de los alimentos que encontrarás en este libro están en tu cocina, pero tienen sus orígenes en aquel antiguo corredor. Los deliciosos duraznos o melocotones y albaricoques veraniegos se originaron en China. Sus árboles se cultivaban a lo largo de la Ruta de la Seda antes de que, al final, llegaran a los fruteros del Mediterráneo y Europa, y más tarde a América. La manzana fue alguna vez una fruta silvestre que crecía en los bosques de Tian Shan, una cordillera en la frontera entre Kazajistán y el noroeste de China. Las manzanas se cosechaban, vendían y comían a lo largo de esa ruta, al igual que las nueces de Castilla, las almendras, las uvas, los melones y los pepinos.[2] Los garbanzos, la cebada y el trigo eran usados como artículos de intercambio por los comerciantes que los transportaban a destinos a este y oeste, junto con los alimentos fermentados y encurtidos.

Según los arqueobotánicos que llevan a cabo expediciones de investigación por lo que queda ahora de la Ruta de la Seda, los comerciantes experimentaron diferentes estilos de cocina utilizando los mismos ingredientes precisos, secos y frescos, a medida que viajaban de un extremo a otro de esa ruta.* Se entremezclaban e intercambiaban recetas. Especias como la cúrcuma, el jengibre, la pimienta, el azafrán y la canela son comunes ahora en la cocina de China, India, Asia Central y los países mediterráneos como Italia, Grecia, España y Francia. Las verduras, las frutas, las hierbas, especias frescas, así como los alimentos fermentados, eran moneda cultural que han conectado estas tradiciones culinarias por más de 2 000 años de intercambio de ingredientes.

---

* Esta investigación la realizan arqueobotánicos que buscan los restos secos de corazones de frutas, semillas, tallos y pulpa de los productos agrícolas y de otros alimentos entre las ruinas de viejos asentamientos a lo largo de la Ruta de la Seda, e identifican sus orígenes.

La comida mediterrasiática es más de lo que se ve a simple vista

Debido a esta polinización cruzada, no existe una línea divisoria clara entre una "dieta asiática" y una "dieta mediterránea" en lo referente a la alimentación sana. Estas etiquetas fueron acuñadas por científicos que necesitaban encontrar un nombre sencillo para comparar las ventajas de salud de un patrón alimentario contra otro. Dichos calificativos se propagaron gracias a los periodistas que informaron sobre la investigación y se les adoptó una vez que los medios de comunicación, los nutriólogos, *influencers* del bienestar e incluso los académicos que citaban los estudios, los difundieron. La verdad es que los términos *dieta mediterránea* y *dieta asiática* son parte de una jerga nutricional que da una identidad casi falsa a los patrones alimenticios que existieron alguna vez de un extremo al otro de la Ruta de la Seda. La manera mediterrasiática se libra de estas divisiones artificiales y adopta el rango completo de tradiciones alimentarias que brotaron a lo largo de esa extensa ruta comercial; su amplitud e inclusión es la antítesis misma de la naturaleza estrecha del enfoque típico de los "libros sobre dietas".

Dale una mirada al mapa de la Ruta de la Seda en la figura 5.1 y verás que no es posible dividir con tanta facilidad en dos categorías simples los estilos tan diversos de comidas de todas las regiones por las que atravesó ese camino.

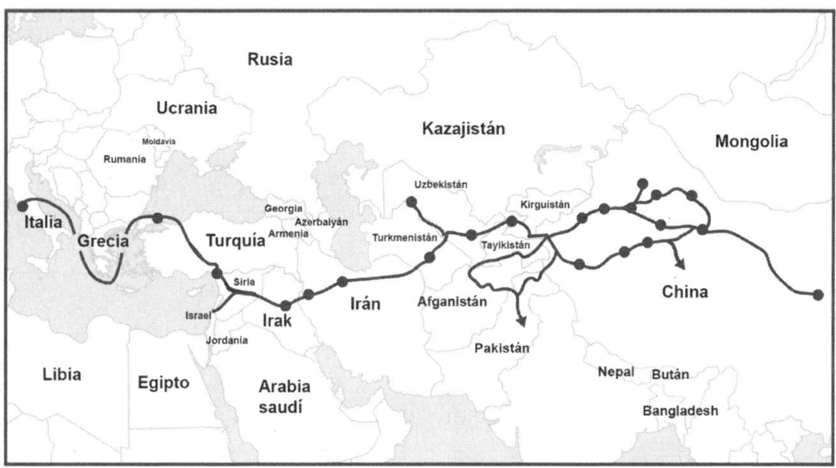

Figura 5.1. Caminos principales de la Ruta de la Seda que conectó Asia con el Mediterráneo. (Mapa de Diana Saville).

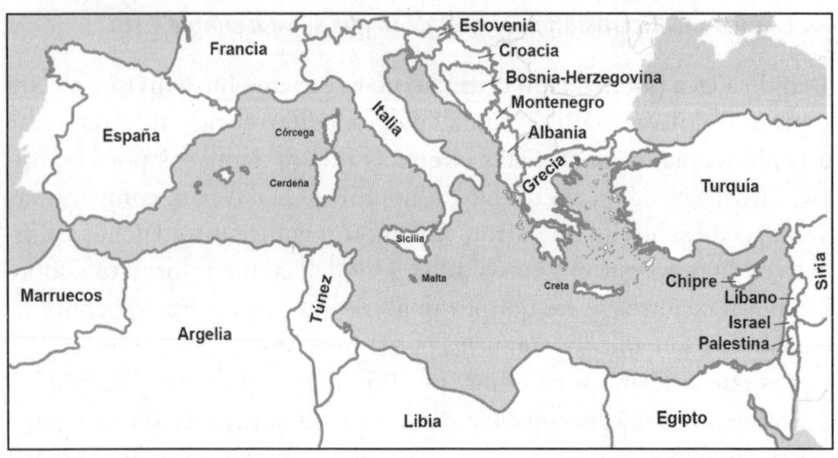

Figura 5.2. Mapa de los países en el Mediterráneo. (Mapa de Diana Saville).

Ahora echemos una mirada más de cerca para ver cuáles países se encuentran realmente en el Mediterráneo en nuestros tiempos. Es probable que con plena rapidez menciones a Italia, Grecia y España como parte de esa geografía, pero podrías no tener idea de todos los otros países que completan ese circuito de territorios que rodean aquel mar. Consulta el mapa de la figura 5.2 y verás que en realidad ¡son 21 países alrededor!*

Del Norte de África al Medio Oriente y los Balcanes, estas regiones y sus países tienen cocinas únicas y métodos tradicionales propios de preparación de los alimentos, muchos de los cuales están combinados a lo largo de la Ruta de la Seda. Podría ser que no consideres que la gastronomía de Israel, Egipto o Eslovenia sean parte de la dieta mediterránea, pero claro que sí lo son.

Entonces, ¿de dónde vino el concepto *dieta mediterránea*? Lo creó en los años cincuenta el profesor Ancel Keys, un investigador de la Universidad de Minnesota. Quería probar que existía un modo más sano de comer que la "dieta estadounidense" de su época. Keys y su esposa Margaret viajaron a Italia y España en 1952 para investigar la que percibían como una dieta superior a lo que los estadounidenses comían, que estaba colmada de carnes rojas, refrescos y alimentos

---

* Los 21 países del Mediterráneo son Albania, Argelia, Bosnia-Herzegovina, Croacia, Chipre, Egipto, Eslovenia, España, Francia, Grecia, Israel, Italia, Líbano, Libia, Malta, Montenegro, Marruecos, Palestina, Siria, Túnez y Turquía.

ultraprocesados, con escasas cantidades de verduras y frutas frescas. Animado por lo que él y su mujer observaron y consumieron en esos dos países, Keys empezó la primera investigación epidemiológica global a largo plazo sobre la dieta y la salud, llamada Estudio de Siete Países.* Dicha investigación solo incluyó tres de los 21 países del Mediterráneo: Italia, Grecia y la antigua Yugoslavia.**

Aun así, fue un avance en la investigación científica de los alimentos y la salud. Mostró que comer menos grasa se asocia con menor colesterol en sangre, lo cual, a su vez, se asocia con un menor riesgo de infartos y accidentes cerebrovasculares. Aunque el Estudio de Siete Países omitió a muchas de las naciones que rodean el mar Mediterráneo (y, extrañamente, incluyó a países que no son mediterráneos, como Finlandia, Japón y Países Bajos), Ancel Keys acuñó el término *dieta mediterránea* en un popular libro que coescribieron él y su esposa a partir de su investigación.[3] La dieta tradicional que describieron como benéfica contenía en su mayoría alimentos basados en plantas y es abundante en frutas y verduras, legumbres, nueces y semillas, aceites sanos y granos integrales. Era la dieta de los aldeanos en las provincias, baja en grasa saturada y carne roja, y con solo cantidades moderadas de pescados y aves.[4]

Cada uno de los 21 países mediterráneos tiene gastronomías regionales muy distintivas que no pueden resumirse con un nombre taquigráfico. Incluso el término *comida italiana* es una burda generalización que solo posee significado para quienes no viven en Italia (los italianos no se refieren a su propia comida como "italiana"). Italia cuenta con 20 regiones y dentro de cada una hay un tesoro de tradiciones culinarias basadas en ingredientes que se cultivan, crían y pescan de manera local.*** Lo mismo ocurre con España y Francia, donde las recetas regionales incluyen sabores y estilos únicos. En ninguna parte

---

* Para conocer más sobre este estudio, consulta www.sevencountriesstudy.com.

** Los siete países que estudió Ancel Keys fueron Finlandia, Grecia, Italia, Japón, los Países Bajos, Estados Unidos y Yugoslavia. La antigua Yugoslavia consta ahora de seis países: Bosnia-Herzegovina, Croacia, Eslovenia, Macedonia, Montenegro y Serbia. De modo que, en el mundo actual, el Estudio de Siete Países incluyó ocho países mediterráneos.

*** Las 20 regiones de Italia son Abruzo, Basilicata, Calabria, Campania, Emilia-Romaña, Friuli Venecia Julia, Lacio, Las Marcas, Liguria, Lombardía, Molise, Piamonte, Apulia, Cerdeña, Sicilia, Trentino-Alto Adigio, Toscana, Umbría, Valle de Aosta y Véneto. Cada área tiene sus propios platillos tradicionales.

es más evidente esta especialización que en Grecia, donde cada una de sus 227 islas habitadas tiene sus propias tradiciones culinarias únicas. Todo esto significa que, para disfrutar por completo la cocina mediterránea, tendrías mucho que explorar.

El término *dieta asiática* es incluso menos preciso. Asia es un continente mucho más grande y diverso que la región del Mediterráneo. Está conformada por 47 países, incluyendo algunos que podría ser que no identifiques por lo común como parte de Asia, como Turquía, Georgia, Jordania y Kazajistán, pero los habitantes de esas naciones sí se consideran "asiáticos".* Cada país tiene su propia identidad gastronómica que es única. Es difícil confundir la comida japonesa con la tailandesa, india o turca.

De manera similar a lo que ocurre con la región del Mediterráneo, dentro de cada país asiático existe una enorme diversidad en la cocina. Cuando realicé mis excursiones por China, noté que conforme cambiaba el paisaje, también cambiaban los productos en el mercado y los platillos elaborados en casas, restaurantes y mercados nocturnos. La diversidad es asombrosa. Aprendí que existen ocho cocinas chinas básicas: cantonesa, Jiangsu, Hunan, Shandong, Anhui, Zhejiang, Fujian y Sichuan. Cada una emplea muchos de los mismos ingredientes, pero se combinan de modos distintos para crear las especialidades locales. Mientras viajaba por la provincia de Sichuan, saboreé platillos que eran intensamente fragantes, con chiles muy picantes, ajos y pimientas de Sichuan. Al visitar la provincia de Jiangsu, degusté comidas de consistencia suave, un poco dulce, colmadas de sabores obtenidos con técnicas de estofado, cocimiento a fuego lento y guisado. La comida de Guangdong (que en algún tiempo se conoció como Cantón) se saltea, rostiza y cuece al vapor, y está llena de sabores naturales acentuados por el ajo y el jengibre.

Las tradiciones culinarias de toda Asia son notables en cuanto a que encarnan principios básicos que son importantes para la salud metabólica y para combatir la grasa corporal. Primero está la variedad

---

* Los países de Asia son: Afganistán, Arabia Saudita, Armenia, Azerbaiyán, Bahréin, Bangladesh, Bután, Brunei, Camboya, China, Chipre, Corea del Norte, Corea del Sur, Estado Palestino, Emiratos Árabes Unidos, Filipinas, Georgia, India, Indonesia, Irán, Irak, Israel, Japón, Jordania, Kazajistán, Kuwait, Kirguistán, Laos, Líbano, Malasia, Maldivas, Mongolia, Myanmar, Nepal, Omán, Paquistán, Qatar, Singapur, Sri Lanka, Siria, Tayikistán, Timor Leste, Turkmenistán, Uzbekistán, Vietnam y Yemen.

de alimentos que forman parte de la cultura. Ingerir comidas diversas, en especial con verduras ricas en fibra, beneficia a tu microbioma, lo cual optimiza tu metabolismo. En segundo lugar, muchos de los métodos de cocción utilizados —saltear, hervir a fuego lento, guisar y cocer al vapor— son más sanos y menos dañinos para el metabolismo que freír y asar al carbón. En tercero están los condimentos, que a menudo incluyen alimentos fermentados que son probióticos por naturaleza, además de la amplia variedad de salsas con especias (como el chile) que activan la grasa marrón. Y, por último, el formato de las comidas implica, por lo general, muchos platos pequeños que se comparten en grupo, lo cual aumenta la diversidad de alimentos que cada comensal puede consumir en cada opción, además de que le permite controlar el tamaño de su porción. La naturaleza comunitaria del acto de comer juntos también fomenta un ritmo más relajado para cada platillo, lo que ayuda a prevenir la ingesta excesiva.

De la misma forma, la cocina mediterránea se sustenta en principios dietéticos que promueven una alimentación saludable. Esto incluye comer en armonía con las estaciones del año al utilizar ingredientes frescos disponibles del mercado. La sencillez de la preparación es clave para extraer todo el sabor y todos los beneficios de los alimentos para la salud. Insistir que la comida se saboree y se consuma con limitaciones es otro aspecto. Una comida balanceada se centra en los productos agrícolas y es ligera en cuanto a carnes; asimismo, incluye legumbres, hierbas y aceite de oliva extra virgen, junto con pescados y mariscos.

Todos estos principios entran en juego en la alimentación al estilo mediterrasiático, pero no necesitas ser historiador especializado en el tema, crítico culinario o chef para comer de ese modo. Lo único que tienes que hacer es basarte en las miles de recetas tradicionales y modernas que se encuentran entre los países del Mediterráneo y Asia, y elegir las que disfrutes, si las preparas tú mismo o sales a cenar. Solo presta atención a los ingredientes estacionales y busca los métodos de preparación ancestrales, de larga tradición, que han usado los aldeanos desde hace milenios para cocinar. Adoptar este enfoque sí requiere cierta concienciación, ya que debes elegir ingredientes de calidad y tomarte el tiempo para preparar una receta y crear una comida deliciosa y sana, pero las recompensas pueden ser enormes, tanto en tus papilas gustativas como en tu metabolismo.

Evidencias a favor de los beneficios mediterrasiáticos

Más allá del hecho de que incluye comida de sabor estupendo, existe evidencia abundante de que alimentarse a la manera mediterrasiática es benéfico para tu metabolismo. Los investigadores de la Universidad Sapienza y del Instituto Paracelso en Roma encontraron que, dado el mismo número de calorías, la gente que ingiere comida china sana pierde más peso en términos significativos.[5] El equipo estudió la composición del cuerpo de 494 adultos blancos de mediana edad que tenían obesidad, pero no presentaban enfermedades cardiovasculares activas, colesterol alto o diabetes. Todos los participantes redujeron su ingesta alimentaria a 1 200 calorías por día para activar la pérdida de peso, pero a la mitad se le dio una dieta básica china tradicional para el almuerzo y la cena, en tanto que a la otra mitad se le asignó una "dieta occidental" moderna.*

La dieta china incluyó frijoles de soya, frijoles negros, ajonjolí o sésamo, chalotas, hongos, jengibre, una variedad de verduras verdes, algas marinas y pescado. La dieta occidental contenía pollo, ternera, cerdo, res, huevos y queso, e incluía más carne y lácteos, con un poco de pescado y vegetales. También se alentó a cada uno de los sujetos a ejercitarse por 15 minutos diarios.

Luego de seis semanas de una ingesta menos calórica, todo el mundo bajó de peso. Aquellos que comieron la dieta china tradicional bajaron 363 gramos, en tanto que quienes recibieron la dieta occidental solo perdieron 227 gramos, o 62 por ciento. Cuando se comparó la "sensación de hambre" antes y después de cada alimento, las punzadas de apetito que experimentaron aquellos con la dieta china disminuyeron en 88%, en tanto que la dieta occidental solo produjo una disminución del 50% del hambre; esto sugiere que la comida china provoca mayor saciedad.

El patrón dietético tradicional en China también aporta beneficios a largo plazo en lo que respecta a la disminución del peso.[6] Los

---

* De manera similar, es poco preciso hablar de todos los patrones menos sanos de comer al estilo "occidental". Hay muchas tradiciones alimentarias en América del Norte y Europa Occidental, así como recetas, que en realidad son bastante sanas. No obstante, los investigadores de la nutrición han elegido el término *dieta occidental* como una manera breve de describir los alimentos que contienen menos ingredientes sanos y preparados con métodos menos sanos.

mismos investigadores convocaron a 284 adultos entre 25 y 70 años, con sobrepeso u obesidad, y repitieron el estudio anterior con la dieta china básica o la dieta occidental durante seis semanas. De nuevo encontraron mayor baja de peso con la dieta china, pero un año más tarde, el doble de las personas que ingirieron la dieta china *mantuvo* la reducción de peso. En contraste, 35 % más de personas con la dieta occidental recuperó parte de su peso inicial. Este efecto incluso tuvo una secuela más larga. A los cinco años, más de 25 % de los sujetos que tomaron la dieta china pudo mantener la reducción de peso, que fue cuatro veces mayor que la de quienes recibieron la dieta occidental.

¿Cuáles son los beneficios y los riesgos de lo que comes en tus primeros años de vida? Los investigadores de la Universidad Médica China examinaron la dieta y los resultados de la Encuesta de Salud y Nutrición en China, que obtuvo datos de 30 000 individuos de 15 provincias en ese país.[7] Analizaron los patrones alimentarios en 489 niños de seis a 14 años y examinaron su riesgo de desarrollar obesidad cinco años después. Compararon los efectos asociados con ingerir una dieta china moderna, que incluye comida rápida, carnes rojas y alimentos ultraprocesados, contra una dieta china tradicional, y su análisis mostró que quienes comían una dieta tradicional en la niñez tenían un riesgo 71 % menor de ser obesos más tarde en la vida. En contraste, los niños que ingerían la dieta moderna tuvieron un *incremento* de hasta tres veces en el riesgo de obesidad.

Se han documentado beneficios paralelos con la gastronomía japonesa. Los alimentos en Japón van mucho más allá del sushi, los rollos maki y el ramen que podrías conocer. La cocina japonesa es maravillosamente diversa y famosa por su exquisitez y precisión, la armonía de sus ingredientes y su naturaleza estacional. Presenta una abundancia de verduras y pescados, con escasez de carnes y lácteos. En la isla de Okinawa, donde la mayoría de los habitantes sigue llevando un estilo de vida tradicional y se alimenta con productos tradicionales, la salud de los ciudadanos es excepcional, al igual que su longevidad.

Como en China, las tradiciones ancestrales de Japón contrastan con los hábitos modernos. La dieta japonesa contemporánea incorpora muchos elementos occidentales; a saber, menos verduras y pescado, y más pan, lácteos, carnes y aceite.[8] Los investigadores de la Universidad Tohoku en Japón mostraron que la dieta japonesa tradicional era superior para mejorar la composición corporal en adultos jóvenes.[9] Llevaron a cabo un estudio de este efecto con el reclutamiento de 32 estudiantes universitarios entre 20 y 30 años. Todos los participantes tenían un peso normal y se les indicó comer una dieta japonesa tradicional o una dieta moderna tres veces al día, durante 38 días.* Un dietista titulado preparó un menú que seguía las pautas de la dieta tradicional o de la dieta moderna en Japón. La preparación de la primera tuvo 14% más variedad que la segunda e incluyó 30% más alimentos derivados de plantas y 43% más condimentos, entre ellos salsas fermentadas.

Los resultados a un mes mostraron que quienes ingirieron la dieta japonesa tradicional bajaron cerca de un kilo, en tanto que aquellos con la dieta moderna *subieron* de hecho 91 gramos. Cuando se analizó la constitución del cuerpo, esas disminuciones y esos aumentos se refirieron en total a la grasa. Los chicos que ingirieron la dieta tradicional bajaron 7% de grasa corporal, mientras que quienes comieron la dieta moderna aumentaron 1% de la misma.

Los beneficios también se tradujeron en el metabolismo de los sujetos. Los análisis de sangre tomados al principio y al final del estudio demostraron que los que ingirieron comida tradicional, redujeron sus concentraciones de colesterol LDL (de baja densidad), que es dañino. El patrón fue justo el contrario entre los que comieron la dieta japonesa moderna, con más LDL dañino y menos HDL benéfico.

Para determinar si los mismos beneficios se observan en personas de mayor edad con sobrepeso, se realizó el mismo estudio con 60 personas entre 20 y 70 años.[10] Luego de cuatro semanas, quienes comieron a la manera tradicional bajaron casi un kilo, en tanto que los participantes con la dieta moderna subieron casi 500 gramos. En cuanto a la grasa corporal, los voluntarios con dieta tradicional perdieron 771 gramos de grasa, que fue cuatro veces mayor que lo que bajaron los que siguieron la dieta moderna. Los mismos beneficios en concentraciones sanguíneas de lípidos que se observaron en las personas más jóvenes sin sobrepeso —menos colesterol LDL dañino y mayor HDL protector— también se presentaron en el grupo de personas mayores con sobrepeso.

Quienes se alimentaron a la manera japonesa tradicional tuvieron una reducción de dos tercios en los marcadores de inflamación en su

---

* De manera específica, modelaron la dieta según los atributos de la comida típica de Japón en 1975, que se adhería a los valores culturales tradicionales.

sangre, que habían estado elevados debido al exceso de grasa corporal. Los mismos indicadores inflamatorios se *duplicaron* en el periodo del estudio en las personas con la dieta japonesa moderna. Las que recibieron la dieta tradicional presentaron una modesta reducción en la circunferencia de la cintura, pero quienes comieron a la manera moderna ampliaron el contorno de su talle en un centímetro. Esta medida es conveniente para saber la adiposidad abdominal, que refleja la cantidad de grasa visceral dañina desarrollada en tu vientre.

Al elegir el otro extremo de la Ruta de la Seda, el mismo tipo de evidencia muestra que alimentarse con las dietas mediterráneas tradicionales es benéfico en lo que respecta la grasa corporal. Muchos de los ingredientes de la cocina tradicional —tomates, cebollas, ajo, chile, pescados y mariscos ricos en grasa omega-3— encienden la grasa marrón y queman la grasa blanca perjudicial. No es de sorprender que los patrones alimenticios que combaten la grasa reduzcan el riesgo de desarrollar una enfermedad crónica, incluso el cáncer.

Un amplio estudio epidemiológico, denominado Investigación Europea Prospectiva acerca del Cáncer (EPIC), se diseñó para encontrar la asociación entre la dieta y cánceres específicos.[11] Los datos obtenidos también incluyeron información sobre constitución física, peso, estatura, circunferencia de la cintura, dieta, actividad física y otros factores de estilo de vida de los participantes, que eran habitantes de 10 países europeos: Dinamarca, Francia, Alemania, Grecia, Italia, Países Bajos, Noruega, España, Suecia y Reino Unido.

Los investigadores examinaron la base de datos del estudio EPIC para analizar los patrones dietéticos y la conformación del cuerpo de 497 308 hombres y mujeres entre 25 y 70 años. Para evaluar los alimentos que ingerían, los especialistas utilizaron un sistema de calificación llamado Puntuación de Dieta Mediterránea Modificada, el cual determinó qué tanto se ajustaban los hábitos alimenticios de los sujetos a una "dieta mediterránea sana". Por cada alimento que consumían estos últimos que correspondiera a un ingrediente mediterráneo sano, se asignaban puntos. Luego se correlacionó esa puntuación con las mediciones del cuerpo. El resultado del análisis mostró que quienes seguían patrones alimenticios con una alta puntuación en la dieta mediterránea tuvieron una circunferencia menor en la cintura, que se correlaciona con menor grasa corporal y mejor salud metabólica.

Estos beneficios se ven respaldados de manera adicional por los resultados de un estudio en el que participaron 3042 hombres y mujeres en Grecia. Conocido como el estudio ATTICA, reveló que las personas cuyo consumo de alimentos se adhería de manera más estrecha a la dieta mediterránea tuvieron 51% menos probabilidad de volverse obesas y 59% menos probabilidad de presentar obesidad abdominal, en comparación con las personas cuyos patrones alimenticios se desviaban más de los alimentos basados en la dieta mediterránea sana.

Los investigadores de la Universidad de Nápoles, en Italia, y de la Universidad Harokopio, en Grecia, estudiaron el efecto de la dieta mediterránea en la pérdida de peso. Analizaron 16 ensayos clínicos bien diseñados en los que los participantes se distribuyeron de forma aleatoria y se utilizó una dieta de comparación.[13] Las investigaciones duraron entre un mes y dos años, y se llevaron a cabo durante un periodo de 16 años en diferentes lugares que incluyeron Estados Unidos, Grecia, Italia, Francia, Israel, Alemania y Países Bajos.

El análisis de los especialistas incluyó a un total de 3436 sujetos y mostró que seguir una dieta mediterránea se asoció con mayor pérdida de peso en 1.7 kilos más que cualquier dieta con la que se le haya equiparado en los 16 países. Estas dietas de comparación incluyeron una dieta baja en grasa, dieta de altos carbohidratos, la dieta de la Asociación Americana de la Diabetes, una "dieta prudente" y la "dieta común". La pérdida de peso fue mayor cuando el número de calorías diarias estaba restringido y cuando los sujetos tuvieron actividad física. Al examinar el contenido de grasa de los alimentos mediterráneos, que en su mayoría son ácidos grasos poliinsaturados omega-3 y aceite de oliva extra virgen, los investigadores hallaron que en ningún caso existían estas grasas sanas en la dieta mediterránea asociada con aumento de peso en cualquiera de los 16 países.

Igual que se encontró en los estudios sobre la comida tradicional china, el Estudio Med-Weight en Grecia, donde participaron 565 adultos, mostró que aquellos que se apegaban más a la dieta mediterránea tradicional tenían el doble de probabilidad de "mantener" su peso durante más de un año.[14] El análisis también descubrió que comer fruta alta en fibras dietéticas puede hacer la diferencia. Por cada porción de fruta entera que consumió la gente por semana, hubo un aumento de 3% en las probabilidades de mantener la reducción de peso.

Cómo empezar con la manera mediterrasiática

¿Cómo empiezas a comer al estilo mediterrasiático para aprovechar todos sus beneficios? ¡Es fácil! El primer paso es obtener el mismo tipo de ingredientes de alta calidad. Es probable que tu supermercado local tenga una selección decente. Incluso mejor, acude a los mercados de agricultores o, si tienes la suficiente suerte para contar con uno cerca, al mercado local de una pequeña población. Comienza con la sección de productos agrícolas y aprende a conocer los alimentos frescos que están disponibles justo ahora, para que te sea posible conectar tu comida con la estación. Identifica los productos naturales que combaten la grasa y que ya te gusta comer, y toma nota de aquellos que veas, pero que te falte conocer. Compra una botella de aceite de oliva extra virgen y tenla sobre el mostrador de la cocina para usarlo como condimento. Si no puedes encontrar los ingredientes cerca de donde vives, no te preocupes, casi todo puede pedirse en línea y que te lo entreguen a las puertas de tu casa.

El estilo mediterrasiático no se refiere a normas rígidas, de modo que quiero enfatizar que esta no es una fórmula para crear una comida personalizada en un sentido médico. Por inspiración, selecciona recetas e ingredientes de cualquiera de los 21 países del Mediterráneo y 47 países asiáticos: un total de 68 culturas gastronómicas de las cuales elegir y que abarcan de Oriente a Occidente. Puedes pasar varias vidas explorando la cocina de estos países y es probable que ya tengas recetas favoritas que se ajustan al género mediterrasiático, pero si necesitas ideas, una simple acción para encontrar combinaciones de un ingrediente estacional dentro de una receta es hacer una búsqueda por internet. Solo escribe: "Receta [tu ingrediente principal]" y "[Cocina mediterránea o asiática que te interese explorar]". Cuando yo hago eso, me enfoco en los videos en los resultados de búsqueda. Al explorar de este modo, tu recompensa será una gran selección de platillos apetitosos entre los cuales elegir y videos de entusiastas cocineros caseros o chefs profesionales que se emocionan por mostrarte con exactitud cómo prepararlos, junto con consejos prácticos para cocinarlos. De ese modo puedes elaborar un plan de comidas y, antes de que pase mucho tiempo, descubrirás que tienes tu propia lista de platillos mediterrasiáticos favoritos. Más adelante, en el capítulo 12, te daré varias recetas de mi propia cocina para que comiences.

Este enfoque es variado de una manera interminable y puede adaptarse a cualquier paladar, pero existen algunas pautas básicas que es útil tener en mente. Les llamo "Principios de la alimentación mediterrasiática" y te ayudarán a usar para tu mejor provecho los alimentos que benefician tu metabolismo y activan las defensas de tu salud, todo mientras te permites disfrutar el placer de comer.

Diez principios para comer al estilo mediterrasiático

1. Come con propósito

Elige tus alimentos con inteligencia. Aborda cada comida como una oportunidad de disfrutar algo que en realidad valoras y que es bueno para tu salud. Solo te queda un número limitado de platillos en el curso de tu vida, así que haz que cada uno sea significativo. Elimina o disminuye los alimentos que dañan tu salud. Come con el propósito de mejorar tu bienestar físico. ¿No puedes encontrar lo que necesitas o en realidad lo que quieres comer? Ve el siguiente principio.

2. Sáltate una comida (o dos)

Si estás ocupado o no puedes encontrar nada sano que de verdad quieras degustar, adelante y sáltate una comida. No te preocupes, seguirás teniendo suficiente energía en el cuerpo de la última vez que comiste. Se ha observado que saltarte una comida activa las defensas de la salud y que, como hacerlo limita las calorías que ingieres y reduce tus concentraciones de insulina, también ayudará a mejorar tu metabolismo y a quemar grasa. De hecho, esto es tan benéfico para tu salud que recomiendo que consideres volver hábito brincarte una comida o dos cada semana. Solo ten cuidado de no comer en exceso cuando te sientes a consumir tus alimentos la próxima vez.

3. Busca la frescura

Los productos naturales frescos son la columna vertebral de la alimentación mediterrasiática. Contienen los compuestos bioactivos que estimulan tu salud y te ayudan a combatir la grasa dañina. Evita la tentación de los alimentos convenientes, pero ultraprocesados, que pueden asociarse con aumento de peso y pérdida de la salud.[15]

4. Personaliza tus elecciones de alimentos

Todo se refiere a ti: tus preferencias, gustos, circunstancias y preocupaciones sobre tu salud. Elige lo que te guste y lo que necesitas con base en lo que tienes disponible. Salte con la tuya. No te conformes con menos. Sigue tus instintos acerca de lo que es bueno —o no bueno— para ti.

5. Respeta la tradición

En cuanto a la alimentación mediterrasiática, respeta las recetas y los métodos de preparación tradicionales. Eso significa adquirir los ingredientes correctos, prepararlos desde cero y asegurarte de desarrollar sabores completos en tus comidas. Aprovecha la sabiduría de siglos. Respecto de la alimentación sana, es raro que las invenciones nuevas sean mejores.

6. Come con moderación

Cuando hay gran cantidad de comida, como en una celebración, un acontecimiento especial o un bufet, practica la limitación y la moderación. Come para disfrutarlo, pero no sobrecargues tu cuerpo. El control de las porciones es la clave. Comer en exceso estresa tu metabolismo y a largo plazo altera, como consecuencia, tus defensas de la salud.[16] Escucha a tu cuerpo. El dicho japonés *Hara hachi bun me*, "Deja de comer cuando estés satisfecho al 80%", es un buen consejo.

7. Bebe la trinidad

Ninguna comida mediterrasiática está completa sin una bebida y tres de ellas tienen beneficios metabólicos y de salud inobjetables: agua, té y café. Son las bebidas número uno, dos y tres de mayor consumo en el mundo. Tómalas antes, durante o después de una comida, o a cualquier hora del día.

8. Coman juntos

Comer al estilo mediterrasiático es un convivio. Tanto en los países mediterráneos como en los asiáticos, la gente tiende a comer con la familia o los amigos. Si tienes opción, no comas a solas. Para tu salud, es mejor hacerlo con otras personas, ya que los vínculos sociales reducen tu estrés y tiendes a alimentarte con mayor lentitud cuando estás acompañado. Compartir los alimentos contribuye a apreciar mejor lo que tienes en el plato. Si vives solo, invita a un amigo. Si puedes acceder a una mesa compartida, siéntate allí.

9. Abre tu mente y explora

Arriésgate con la gastronomía mediterrasiática. Amplía tus horizontes intentando nuevos alimentos que no reconozcas, ya que la variedad te ayuda a volverte más sano. Abre la mente y atrévete a probar algo nuevo. Aprovecha la oportunidad de descubrir tu nuevo platillo sano favorito.

10. Vive para comer

Comer para vivir se refiere a la supervivencia y el estilo mediterrasiático va más allá de este instinto al permitirte ser un sibarita y *vivir para comer*. Date permiso de disfrutar el placer de la comida. Alimenta el centro hedonista en tu cerebro y deléitate al máximo tentando tus papilas gustativas con comida excelente, al mismo tiempo que compartes el goce de los alimentos con otras personas.

Un día en mi vida mediterrasiática

Si sigues estos principios mediterrasiáticos básicos, disfrutarás la comida del mismo modo que yo. En lugar de volver más estrechos tus horizontes alimentarios, este estilo de comida los amplía.

En los siguientes capítulos identificaré los alimentos que son la base de la comida mediterrasiática, con evidencia de sus beneficios; pero primero echa una mirada a un día típico en mi vida que muestra las decisiones que tomo y mi manera de pensar acerca de la comida. Así como, combinando el placer con la salud; este es un enfoque y no una dieta.

Desayuno

Mi desayuno es ligero y rápido. Empiezo la mañana con una taza pequeña de café intenso, en general exprés. Hay muchas formas de preparar una excelente taza —la prensa francesa o una anticuada jarra moka italiana son mis favoritas—, pero el método importa menos que usar granos muy buenos. No le añado lácteos porque la grasa de estos forma una burbuja de jabón, como unidades alrededor de los bioactivos sanos como el ácido clorogénico en el café, y eso impide en cierto grado la absorción en el intestino. Un estudio clínico hecho en Brasil mostró que agregar lácteos corta la absorción del ácido clorogénico en 42 por ciento.[17] Las leches de nueces y la leche de soya se pueden usar, ya que no producen este efecto. Para proteger mi microbioma, nunca uso sabores artificiales o edulcorantes en mi café.

La fruta fresca es obligatoria en mi desayuno mediterrasiático. Así es como obtengo los bioactivos de la fruta, junto con una buena dosis de fibra dietética al inicio de cada día. Elijo frutas estacionales maduras de un frutero que tengo en la cocina, como naranjas, manzanas o peras en el otoño y el invierno; kiwis o fresas en la primavera; e higos o duraznos en el verano. Las moras azules, las frambuesas o las zarzamoras también son mis favoritas. Si no tengo a mano una fruta fresca, la sustituyo con fruta congelada cortada, o a veces fruta seca, ya que son poco costosas y siguen conservando los bioactivos sanos. Prefiero comer fruta al natural, pero se le puede añadir yogur con un poco de miel, lo cual es bueno para el microbioma.[18]

En ocasiones, me haré un solo huevo, orgánico y de gallinas libres si puedo encontrarlos, en general revuelto con un poco de aceite de oliva. Los estudios han mostrado que comer un huevo al día puede elevar los niveles de colesterol HDL bueno y reducir los marcadores inflamatorios junto con la grasa visceral dañina en personas con diabetes tipo 2.[19] Los bioactivos carotenoides de la yema son benéficos para la visión y pueden disminuir el riesgo de degeneración macular asociada con la edad.[20] Intento adquirir huevos de la mejor calidad que puedo encontrar y estoy consciente de que las gallinas que los ponen deberían criarse en forma humanitaria.

También me inspiro en los desayunos ligeros que he comido en Japón y China. Aunque estos pueden requerir un poco más esfuerzo para su creación, me encanta un tazón matutino de fideos soba con un ligero caldo de verduras. La masa soba se hace con trigo sarraceno, un grano integral que tiene bajo índice glucémico y contiene los bioactivos quercetina y rutina,[21] que poseen propiedades antiinflamatorias, antiangiogénicas, antioxidantes y activadoras del metabolismo.[22] Otro desayuno ligero originado en China es un tazón de *congee*, una papilla de arroz cocinada con jengibre y caldo de huesos, que lleva como condimento cebolleta cortada y otros trocitos salados.* Ambos van bien con un huevo frito o revuelto, cocinado con aceite de oliva extra virgen, y fruta fresca. Estas opciones se llevan mejor con una taza de té verde o té oolong que con café. La leche de soya también es buen acompañamiento.

Si mi agenda está muy ocupada, es posible que solo tome una taza de café y que me salte el desayuno, ya que sé que esto es, en esencia, una forma de mantener baja mi insulina, restringir mi ingesta calórica y elevar mi metabolismo.

Almuerzo

Disfruto el almuerzo, pero intento hacer que la comida sea simple y sin complicaciones. Si me quedan sobrantes de la cena, los caliento para ahorrar tiempo. También me da otra oportunidad de disfrutar un rico platillo de la noche anterior y, a veces, ¡sabe mejor al día siguiente! Si me salté el desayuno, me recuerdo practicar la limitación, por lo que no como en exceso en el almuerzo.

Si yo lo preparo, elijo uno o dos ingredientes sanos para combinar mi comida. Me aseguro de que uno de ellos provenga de plantas, ya sea una legumbre o una verdura de hojas verdes. Por lo general no ocupo mucho tiempo preparando el almuerzo, pero me gusta una ensalada y el aceite de oliva con limón, vinagre balsámico o vinagre de manzana como un rico aderezo. Añado alguna proteína y ese es un almuerzo rápido y sano. Una sopa o un guisado es un alimento conveniente que me hace entrar en calor y que puedo preparar por anticipado y solo recalentar. Estos pueden servir para varias comidas y esa es *mi* definición de una comida rápida.

---

* Es frecuente que los desayunos asiáticos se sirvan con verduras encurtidas, pero yo las evito porque los estudios han sugerido que se asocian con un incremento del doble en el riesgo de cáncer esofágico, posiblemente debido a contaminantes fúngicos. Fuente: F. Islami, J.-S. Ren *et al.*, "Pickled vegetables and the Risk of Oesophageal Cancer: A Meta-Analysis", *British Journal of Cancer* 101, núm. 9 [2009]: 1641-1647.

El almuerzo también es el momento perfecto para agregar pescados y mariscos a mi dieta. A veces abro una lata de pescado empacado en aceite de oliva y lo como con algunos condimentos, como pepinillos, alcaparras o kimchi, y una pequeña rebanada de pan de masa madre o de granos integrales, o con arroz integral. Evito las comidas cremosas y las pastas en el almuerzo, ya que son demasiado sustanciosas y pesadas. Sé que también producen una elevación súbita en mis concentraciones de insulina y eso no es bueno para la salud metabólica.

Si elijo un almuerzo estilo asiático, podría ser con varios ingredientes. La caja bento japonesa es perfecta: es un recipiente para llevar pequeñas cantidades de alimentos balanceados que se colocan en espacios separados. Es una estupenda manera de disfrutar una variedad modesta y sana de comida. Para un enfoque improvisado, un recipiente con arroz integral al vapor, junto con una verdura salteada y una pequeña porción de pescado o pollo, es otra opción.

En el almuerzo como pequeñas porciones. Si voy a un restaurante, busco las opciones más sanas y elijo aquella que es justo lo que quiero comer ese día, asegurándome de que tenga ingredientes sanos. Si es una porción grande, no me siento avergonzado de no terminármela. A veces solo pido un entremés como almuerzo y cuando salgo con amigos o colegas, es posible que pidamos platillos diferentes y que los compartamos.

Si tengo prisa y no puedo encontrar algo sabroso y sano, a veces me salto el almuerzo (pero nunca me salto tanto el desayuno como el almuerzo en el mismo día). Esta es una decisión consciente que forma parte de mi práctica básica del ayuno intermitente, ya que sé que es benéfico para mis defensas y mi metabolismo. En el capítulo 11 exploraremos con detalle el ayuno intermitente.

Cena

Es típico que la cena sea el punto central de mi día. Allí es donde me gusta combinar todo en una sola comida: ingredientes frescos, sabor, textura y aroma. Decidiré qué opciones culinarias mediterrasiáticas me gustaría probar y preparo (o pido) esa comida. Es una oportunidad de seleccionar exactamente la combinación de ingredientes para que el resultado total sea más que la suma de sus partes individuales, pero no demasiado complicado. Así es como yo lo hago:

Diseño mi cena empezando con un alimento derivado de plantas que sea la estrella de la comida. Podría ser una verdura verde como bok choy, *radicchio* (achicoria roja) o espárragos. O, bien, podría tratarse de una legumbre, como lentejas o alubias blancas pequeñas, hongos o una verdura de raíz, como las zanahorias o las remolachas (betabeles). En el verano pueden ser tomates frescos. Después invento una receta que lo convierta en una cena sabrosa y que tenga otros ingredientes que activen el metabolismo y las defensas de la salud, como ajo, cebollas, chalotas, aceite de oliva extra virgen, hierbas y otros sazonadores. Podría formar una comida alrededor de una verdura salteada, una ensalada de remolacha, zanahorias asadas, hongos salteados, un guisado con lentejas o frijoles, tomates frescos rebanados o quizás una sabrosa *sugo* (salsa de tomate). Procedo según lo que está disponible en el mercado y lo que me inspira cuando veo la sección de frutas y verduras en el supermercado.

Si ceno en un restaurante, exploro el menú utilizando el mismo enfoque. ¿Cuál es la verdura sabrosa que me gustaría comer esa noche? Es posible que esté en la lista de ingredientes de un entremés, puede ser componente de una entrada o un platillo acompañante. Este es mi punto de partida y, en mi mente, lo considero como la estrella de esa cena.

A continuación pienso en los alimentos que irían bien con el platillo de verduras. Puede ser pescado, mariscos y otros frutos del mar que estén en el menú. Podría ser un ave, como pollo o pato. También puede ser arroz o pasta. Quiero que sea sabroso y que complemente la verdura que elegí.

Si ceno con acompañantes, podría preguntarles si les gustaría pedir múltiples platillos del menú para compartirlos. Eso permite que todos prueben y paladeen diferentes sabores y preparaciones, y que disfruten la variedad mientras nos servimos porciones más pequeñas.

Si es una comida al estilo asiático, existe una sensibilidad cultural para pedir los platillos a la mesa. Deberían ser ingredientes variados que empleen diferentes técnicas de cocción, como al vapor, salteado, horneado y rostizado. Por sabrosos que puedan ser, me alejo de los alimentos fritos y de las carnes rojas. Pedir un platillo por persona es, de manera típica, la cantidad y diversidad de alimentos correctas para que todos compartan. Prueba los platillos y no sientas que tienes que comerte todo lo que hay en la mesa. Si yo cocino y doy una cena en casa, intento hacer lo mismo y preparar un tipo de platillo por persona para servirlo al estilo de una familia.

Practico la limitación y la moderación en la cena. Ya sea que coma en casa, que cene en un restaurante o que me inviten como comensal a cenar en casa de alguien, me recuerdo *no comer en exceso*. Si hay múltiples opciones en la mesa, doy una ojeada rápida a las que contienen los ingredientes más sanos y primero tomo una porción (modesta) de esa comida. Como lentamente para que mi cerebro tenga tiempo de apagar mi apetito a medida que los alimentos entran a mi cuerpo. Presto atención a cómo me siento mientras como, de modo que pueda dejar de hacerlo *antes* de llenarme. Aunque la comida sea asombrosa, no pido una segunda porción, sin importar lo deliciosa que esté.

Intento que la cena sea un deleite para mis sentidos y los investigadores han mostrado que comer por placer no solo es más divertido, sino que también se asocia con una dieta de mayor calidad, elecciones alimenticias más sanas, porciones más pequeñas y, más importante, una mejora en la sensación de bienestar.[23]

Después de cenar

Concluyo la noche con una taza de té. En general recurro al té verde porque es muy tranquilizador. La cafeína no me molesta, pero si llego a beber café, opto por un descafeinado en el que la eliminación de la cafeína sea a través de un "proceso por agua" que conserva los bioactivos. A veces elijo mejor un té pu'er, ya que es probiótico. Con frecuencia uso hojas de té para preparar mi taza, pero las bolsitas son convenientes. Sumergirlas ayuda a que las catequinas del té se absorban mejor dentro de la bebida.

La temperatura ideal para preparar el té es a 82 °C (180 °F), pero deberías permitir que se enfríe un poco, de modo que no te quemes al beberlo. Tomar el té hirviente lesiona las células del esófago y un estudio de la Universidad de Ciencias Médicas de Teherán, en el que participaron más de 50 000 personas, mostró que tomar té hirviente se asocia con un aumento del 90 % en el riesgo de cáncer esofágico.[24] El líquido caliente daña el recubrimiento celular en esa área y lesiones repetitivas como esa pueden causar el desarrollo de células malignas. Se trata de la temperatura, no del té. Los investigadores de la Universidad de Medicina China de Guangzhou examinaron 20 estudios clínicos y concluyeron que el té verde, cuando se consume a temperaturas no hirvientes, tiene un efecto *protector* general del 35% contra el cáncer esofágico.[25]

A veces me tomo una tacita de café exprés después de la cena. Es un hábito que adquirí cuando viví en Italia y, por extraño que parezca, nunca me provocó insomnio esa dosis de cafeína. En Italia se cree que tomar un café exprés después de cenar ayuda a la digestión.

• • •

El estilo mediterrasiático te permite disfrutar un amplio rango de comidas con diferentes orígenes culturales, como una versión moderna de la experiencia que tuvieron los comerciantes de la Ruta de la Seda hace más de 2 000 años.*

Como ocurre con cualquier viaje, este pude parecer sobrecogedor al momento de partir. Con tantos ingredientes, ¿cuáles eliges y cómo seleccionas las mejores versiones? Con tantos estilos distintos de cocina, ¿dónde puedes empezar siquiera con las recetas y los planes de comidas?

No te preocupes. Tengo una estrategia para que empieces. Ven conmigo a la primera parada en tu viaje: el supermercado.

---

* Según el arqueobotánico Robert N. Spengler III, del Instituto Max Planck para la Ciencia de la Historia Humana, existe evidencia de que el intercambio de alimentos entre Oriente y Occidente data de incluso más tiempo, 4 000 años, antes de la Ruta de la Seda; específicamente que la comida de China y Kazajistán se mezcló desde el 2200 a. C., en un asentamiento en las montañas Dzungar. Fuente: Robert Spengler, *Fruit from the Sands: The Silk Road Origins of the Foods We Eat* [Oakland: University of California Press. 2019].

Capítulo 6

El mercado fresco

La alimentación sana inicia con las compras inteligentes —exactamente igual que la placentera—. En particular me gusta elegir productos del campo en un mercado de agricultores o en el mercado de un pueblo. Me agrada llegar temprano, antes de que haya multitudes, y mirar lo que los comerciantes ponen para el día. Escucho el sonido de las reversas de los camiones que se estacionan en los puestos vacíos de madera y veo a los granjeros cuando descargan sus productos frescos de la estación. Con todo cuidado colocan las cajas repletas de frutas y verduras que cultivaron y que organizan con orgullo para que se vean hermosas.

Una vez establecidos los puestos, el gentío de compradores comienza a llegar lentamente. Es un privilegio comprar productos de vendedores que tienen una conexión directa con los bienes que comercian. Si tienes acceso a un mercado local como este, te aliento de manera encarecida a que lo visites. Pero incluso la tienda de abarrotes más básica es una maravilla cuando lo meditas: los artículos de todo el mundo, traídos hasta ti por camiones, trenes, aviones y barcos, están puestos allí para que tú elijas.

Ya sea que compres en un mercado tradicional o en un supermercado, es probable que las frutas y las verduras sean la primera comida que veas. Después de todo, los comerciantes saben qué da una primera impresión espectacular y mientras te deleitas con los colores, las formas y las variedades de frutas y verduras, voy a mostrarte la belleza bioquímica oculta en su interior y a ayudarte a enfocarte en alimentos de los que los estudios clínicos han demostrado beneficios para tu cuerpo y tu metabolismo.

La evidencia científica abrumadora señala que comer frutas, verduras, legumbres, tubérculos y hongos como alimentos integrales proporciona recursos cruciales que ayudan al cuerpo a defenderse contra las enfermedades. La Madre Naturaleza llenó las plantas con los bioactivos que les dan su color y su sabor. Estos bioactivos protegen a las plantas y algunos atraen a los polinizadores para ayudarles a ellas a reproducirse, de modo que su especie tenga futuro. Otros son repelentes naturales de plagas para impedir que los insectos se coman sus hojas y tallos. Existe un error en considerar que estas sustancias disuasivas son "enemigas de la nutrición". Todo lo contrario: muchos de los bioactivos que alejan a los bichos también son los mismos que activan las defensas de tu salud y tu metabolismo.

Cuando llegaron los humanos y empezaron a consumir alimentos derivados de plantas, estos mismos bioactivos vegetales adquirieron otra función: interactuar con tus células de modos que protegen tu salud, incluyendo combatir la grasa corporal y mejorar tu metabolismo.

Al elegir los productos agrícolas para comer con un enfoque mediterrasiático, puedes contrarrestar el exceso de grasa corporal de múltiples formas. Algunos alimentos en la sección de frutas y verduras contienen bioactivos que reducen la grasa visceral peligrosa, en tanto que otros causan que la grasa blanca se vuelva marrón. Hay incluso otros que activan la termogénesis que mejora el metabolismo. Ciertos productos naturales pueden contrarrestar las consecuencias dañinas de la obesidad al reducir la inflamación o incrementar la sensibilidad a la insulina (lo cual aminora las probabilidades de desarrollar diabetes), y disminuir la resistencia a la leptina (que hace menos probable que comas en exceso). Los alimentos en la sección de frutas y verduras también pueden reducir el riesgo de enfermedades asociadas con el exceso de grasa, como el síndrome metabólico, las enfermedades cardiovasculares y el cáncer. Algunos alimentos hacen todo esto de un solo golpe.

Como tu guía a través del mercado de productos del campo, he elegido destacar alimentos específicos. Identificaré los que se han estudiado por su capacidad para propiciar una baja de peso, reducir la circunferencia de la cintura y mejorar el metabolismo, ya que se sabe que los bioactivos que incluyen combaten la grasa, y los datos derivados de investigaciones demuestran con claridad que tienen beneficios para la salud. Algunos, como las hierbas, poseen bioactivos útiles, pero no es práctico comerlos en grandes cantidades. También seleccioné alimentos utilizados en la cocina mediterránea o asiática que encajan con el tema mediterrasiático.

Los alimentos que estoy a punto de describir no son *como* medicinas: *son* medicinas —"fármacos" cultivados en el campo—, así que hablaré de ellos de ese modo. Describiré la evidencia científica y clínica que sustenta sus beneficios, junto con la "dosis de alimento" asociada que se derivó de los estudios de investigación. En *Comer para sanar* introduje por primera vez el concepto de *dosis de alimento*, que es la cantidad y la frecuencia de una comida, indispensables en la obtención del resultado que se desea con base en la investigación clínica. Igual que los medicamentos recetados tienen una dosis, ocurre lo mismo con los alimentos que mejoran tu metabolismo.

Valorarás algunas comidas familiares desde una perspectiva completamente nueva que se sustenta en su capacidad para combatir la grasa corporal, como lo muestran los estudios con seres humanos. Sin embargo, existe una advertencia importante: no te estoy dando esta información con el propósito de que todos los días consumas cada una de las opciones alimenticias que te describo, y no quiero que te obsesiones con cualquier alimento particular como "la solución". Al final del capítulo te proporcionaré un resumen de las dosis de cada alimento que aporta cada estudio, pero no deberías limitarte a esas cantidades; su único propósito es servir de referencia.

Comer para adelgazar es un libro que reconoce que tu cuerpo está diseñado para favorecer la diversidad, y que todos tenemos gustos y preferencias particulares. Elige los alimentos que te agraden, mézclalos y combínalos, e intenta con nuevos ingredientes o usa tus viejos favoritos de maneras novedosas. Los alimentos como medicinas representan un concepto maravilloso por su amplia flexibilidad. Mientras más variedad, es mejor para tu metabolismo. Un estudio con 7 370 hombres y mujeres que llevó a cabo el programa US National Health and Nutrition Examination Survey (Encuesta Nacional de Evaluación de la Salud y la Nutrición en Estados Unidos) encontró que quienes consumían alimentos más diversos tenían un asombroso 50% menos probabilidad de volverse obesos.[1]

Otra buena noticia es que las cantidades de frutas, verduras, hierbas y especias que necesitas comer para obtener beneficios significativos en la salud no son ridículas. Las dosis de alimento se alcanzan con facilidad. Ten en mente que el principio fundamental para combatir la grasa es comer con moderación. No metas todo en el carrito del súper (ni en tu panza) de una sola vez. Enfócate en la calidad, en lugar de la cantidad o la frecuencia. En la sección de frutas y verduras, esfuérzate por seleccionar productos de temporada. Mejor tener fresas maduras en verano y peras jugosas en otoño que pensar que necesitas adquirirlas cada día del año.

En este capítulo vamos a explorar primero la sección de frutas, que a menudo son los productos que se ubican al principio del supermercado, antes de enfocarnos en verduras como los brotes de mostaza, las verduras asiáticas y las legumbres. Luego iremos a las zanahorias, los hongos, las cebollas, los ajos y los chiles. ¿Te suena conocido? Lo que te contaré de estos productos del campo comunes te aportará nuevos conocimientos sobre los alimentos cotidianos que pueden ayudar a tu metabolismo.

Frutas

Tengo que abordar de inicio un error común: que deberíamos evitar las frutas por su contenido natural de azúcar. Por el contrario, comer cantidades modestas de fruta reduce de hecho el aumento de peso y combate la obesidad.[2] Su fibra alimenta al microbioma intestinal, ayudando a esta defensa a mejorar la utilización de la glucosa en sangre y el metabolismo en general; también reduce los triglicéridos y el colesterol total. Como estás a punto de ver, los bioactivos presentes en la fruta tienen acciones individuales sobre los tejidos adiposos, lo cual impide el desarrollo de grasa perjudicial o activa la termogénesis para quemarla. La fruta también promueve la saciedad, de modo que no te sientas hambriento durante el día.

Manzana

A diario una manzana es cosa sana, pero a diario tres manzanas pueden ayudar a reducir la grasa de tu cuerpo. Me encantan las manzanas por su sabor dulce y ácido. Son versátiles, ya que son fantásticas para ensaladas o refrigerios, horneadas en un postre e incluso cocinadas en un platillo principal (intenta agregar un poco de manzana a un plato de curry). Para mí, las manzanas evocan el aire fresco y los intensos colores del otoño.

Quizá te sorprenda enterarte de que las manzanas no se originaron en América del Norte o Europa, sino en los bosques de las montañas Tian Shan en Asia Central, a lo largo de la Ruta de la Seda. Empacada en caravanas y sembrada a lo largo del camino, la manzana fue viajando hasta el Mediterráneo y, de allí, al resto del mundo.

Uno de los bioactivos existentes en las manzanas es el ácido clorogénico, que analizamos en el capítulo 4. Este ácido aumenta el metabolismo y provoca que la grasa blanca se transforme en la útil grasa marrón para la termogénesis y para quemar la grasa mala. Las manzanas contienen asimismo una importante cantidad (cuatro a cinco gramos) de fibra dietética que alimenta al microbioma intestinal. Como una de las defensas de tu salud, un microbioma bien cuidado produce ácidos grasos de cadena corta que pueden reducir la inflamación originada por el exceso de grasa corporal. Los beneficios metabólicos no terminan allí. Estos ácidos grasos que fabrican las bacterias sanas en el intestino también mejoran la respuesta del organismo a la insulina y el metabolismo de los lípidos.[3]

Los investigadores de la Universidad Estatal de Río de Janeiro estudiaron los beneficios metabólicos de las manzanas.[4] Reclutaron a 49 mujeres brasileñas entre 30 y 50 años que tenían sobrepeso, y a la mitad de ellas se le dio la indicación de comer como tentempié tres manzanas al día. A la otra mitad se le proporcionó galletas de avena equivalentes en la cantidad de calorías. Todas las participantes fueron pesadas al inicio y al final del estudio. Al terminar 12 semanas, quienes comieron las manzanas perdieron 1.2 kilos, en comparación con las que hicieron lo propio con galletas y que consumieron la misma cantidad de calorías. La capacidad de la manzana para ayudar a la pérdida de peso se confirmó en tres estudios clínicos grandes en los que participaron 133 468 personas en Estados Unidos.* A partir de un metaanálisis de estos estudios se derivó que comer manzanas redujo el peso corporal en 56 gramos por porción diaria.[5]

Incluso las manzanas secas son eficaces para bajar de peso. Los investigadores de la Universidad Estatal de Florida les prescribieron a 160 mujeres menopáusicas dos manzanas secas para que las comieran a diario durante un año. La pérdida de peso resultante a lo largo de ese tiempo fue de cerca de 1.5 kilos.[6] Las participantes que comieron manzanas tuvieron una reducción en las concentraciones de colesterol total en la sangre y las disminuciones se observaron desde los tres meses posteriores a que empezaran a comer la fruta seca.

Estas cifras de baja de peso podrían parecer graduales, pero no olvides que los cambios metabólicos pequeños tienen grandes impactos en la salud. Recuerda que perder apenas un kilo puede bajar en 3% el riesgo de insuficiencia cardiaca y en 5% la probabilidad de accidentes cerebrovasculares. Cada mejoría cuenta y los beneficios se van sumando.

Comer una manzana junto con su piel es benéfico, porque la cáscara contiene ácido ursólico, un bioactivo que disminuye la inflamación asociada con la grasa. Este ácido aumenta la producción de adiponectina en tu cuerpo, la hormona que ayuda al metabolismo al producir células más sensibles a la insulina, lo cual lo vuelve más eficiente. El ácido ursólico también activa las defensas de la salud: protege tu circulación, estimula la regeneración, mejora la salud intestinal y puede matar de hambre a los tumores al cortarles el suministro de sangre (antiangiogénesis), al mismo tiempo que aniquila a las células madre cancerosas.[7] La cáscara de las frutas puede ser bastante poderosa.

En relación con esto último, el tema hace surgir de manera inevitable la pregunta de si deberías elegir productos orgánicos. La respuesta es sí. Es muy difícil lavar los residuos de plaguicida de la superficie de cualquier fruta. En un estudio de los científicos de la Universidad de Massachusetts, en Amherst, estos expusieron manzanas frescas a los plaguicidas de uso comercial durante solo 24 horas.[8] Encontraron que el lavado estándar posterior a la cosecha de la fruta —que utiliza blanqueador por dos minutos— no era eficaz

---

* Los tres estudios fueron el Health Professionals Follow-Up Study, Nurses' Health Study y Nurses' Health Study II (Estudio de Seguimiento de los Profesionales de la Salud, Estudio de Salud de las Enfermeras y Estudio de Salud de las Enfermeras II).

para eliminar esas sustancias. De hecho, se requirieron 15 minutos de remojo de las manzanas en una solución de bicarbonato de sodio para eliminar los plaguicidas solo de la superficie de esas frutas, pero esto fue insuficiente. Cuando los investigadores examinaron la cáscara en sí, descubrieron que 20% del plaguicida se había filtrado a tal profundidad en ella que no podía eliminarse por completo con el lavado.

El beneficio de elegir productos agrícolas cultivados con métodos orgánicos no solo es por tener "menos" residuos químicos. Las frutas orgánicas también contienen *más* polifenoles benéficos —que son los mismos bioactivos que estimulan tus defensas y tu metabolismo— que las cultivadas de manera convencional.[9] Un estudio mostró que la diferencia era de 10% más.

Las manzanas activan la angiogénesis y las defensas inmunitarias,[10] y ambas son útiles para la prevención del cáncer. Esta evidencia se observó en el Estudio de Salud de las Enfermeras y en el Estudio de Seguimiento de los Profesionales de la Salud, dos grandes investigaciones llevadas a cabo en el mundo real acerca de la dieta y la salud. En estos análisis, los investigadores examinaron el consumo de frutas y verduras de 125 061 personas y determinaron su riesgo de presentar diversos cánceres. Los resultados mostraron que quienes incrementaron la ingesta de manzanas en una porción por día tuvieron una reducción del 37% en el riesgo de desarrollar cáncer de pulmón.[11]

¿Cuáles son las más potentes? En el mundo hay más de 75 000 variedades de esta fruta, pero existen tres de las que se ha demostrado que poseen las mayores concentraciones de polifenoles: manzana verde (Granny Smith), manzana roja (Red Delicious) y reineta.[12] Estas son las que elijo cuando voy a comprar manzanas (o a cosecharlas).*

Pera

Las montañas Tian Shan también fueron el hogar ancestral de las peras. A mí me gustan las peras maduras, rebanadas en una ensalada, incorporadas en una entrada y para disfrutarlas como ingrediente de un postre sano. Son una magnífica fuente de fibra dietética (una fruta

---

* La reineta es una variedad medieval de Europa y se encuentra por lo común en los mercados europeos.

mediana tiene seis gramos) para la salud intestinal y como apoyo para la inmunidad. Como su pariente genético es la manzana, las peras son una fuente importante de ácido clorogénico.

Las peras pueden reducir tu cintura. Los investigadores de la Universidad Estatal de Florida estudiaron los efectos de comer peras en 40 hombres y mujeres entre 45 y 65 años. Todos presentaban síndrome metabólico, que es un trastorno prediabético caracterizado por cuatro factores: hipertensión, hiperglucemias, hipercolesterolemia y elevadas cantidades de grasa corporal.[13] En un estudio, a la mitad de los participantes se le indicó que comieran dos peras (Bartlett o Anjou) todos los días.* A la otra mitad se le dio un placebo líquido equiparado en contenido de calorías. Todos mantuvieron su dieta y su actividad física normales.

Luego de 12 semanas, quienes comieron peras tuvieron una reducción de cinco centímetros en la circunferencia de la cintura, y un descenso de ocho puntos en su presión arterial sistólica (el número más alto en tu lectura de presión arterial), además de que perdieron 640 gramos de peso. En contraste, el grupo placebo *aumentó* un poco más de 220 gramos. Un análisis clínico mostró que comerlas redujo en 5% las concentraciones de leptina en sangre. Recuerda que la leptina se produce en los adipocitos (células grasas), así que mientras más grasa tiene el cuerpo, más leptina se origina. Una reducción en la masa celular de la grasa conduce a menos leptina, lo cual ayuda a controlar tu apetito.

De los 3 000 tipos de peras existentes, las que es más probable que encuentres en tu mercado son Anjou, Bartlett, Bosc, Comice y Seckel. Su temporada es otoño e invierno, de modo que busca la mejor fruta en esos meses. Consejo para profesionales: para averiguar la madurez de una pera, sostenla de su base con una mano y, con la otra, pellizca la carne en la base del tallo. Si esta última cede apenas, la pera está lista para comerse.

Toronja

El nombre en inglés para esta popular fruta, *grapefruit* (o fruta uva), proviene de los racimos que forma en su árbol y que se asemejan a

---

* La pera Bartlett fue nombrada así por el nativo de Massachusetts Enoch Bartlett (en su propio honor), sin que se diera cuenta de que en Europa ya se le conocía como pera Williams. Un famoso brandy de frutas llamado Poire Williams se fabrica con las peras Williams.

un racimo de uvas enormes. Es una fruta relativamente nueva, creada solo desde el siglo XVII en las Indias Occidentales del Caribe como un híbrido del pomelo, un cítrico del sureste asiático y la naranja dulce de Jamaica. Las toronjas son famosas por su jugo agridulce, que tiene una acidez intermedia entre una naranja y un limón.

La carne de la toronja contiene muchos bioactivos, incluyendo flavonoides como la hesperidina y naringenina, que combaten la grasa, al igual que vitamina C, que es una sustancia antioxidante potente que protege al ADN y que es antiinflamatoria.[14] La toronja rosa también contiene el bioactivo licopeno, que le da su color rojizo, y aporta poderosos beneficios antiadiposos. También es buena fuente de fibra dietética, que ayuda al microbioma.[15] En conjunto, los bioactivos de esta fruta tienen propiedades antiadiposas y activadoras de las defensas de la salud.[16]

Comer toronja (¡sin bañarla de azúcar encima!) puede promover la pérdida de peso. Los investigadores de la Clínica Scripps en California examinaron sus efectos al reclutar a 77 individuos con obesidad, a los que dividieron en cuatro grupos. Los grupos recibieron una de las siguientes instrucciones: comer media toronja fresca tres veces al día, beber 237 mililitros (ocho onzas) de jugo de toronja, tomar un suplemento dietético hecho con toronjas secas por frío, cultivadas en Florida, que incluía la cáscara, o una pastilla de placebo sin ningún contenido de toronja.[17]

A todos los participantes se les pidió que caminaran 30 minutos, de tres a cuatro veces por semana, para estimular la baja de peso durante el estudio. Luego de tres meses, las mediciones del cuerpo mostraron que los que comieron media toronja bajaron 1.6 kilos. Quienes consumieron los otros productos elaborados con ese cítrico (jugo y suplemento) también redujeron un poco su peso, pero los que ingirieron la fruta entera bajaron más. La conclusión es que la toronja entera proporciona más beneficios que el jugo o un suplemento.

Moras azules

Las moras azules, esas pequeñas, regordetas y deliciosamente dulces frutas tienen varios alias. En partes de América del Norte se les conoce como arándanos silvestres o arándanos de ciervo. En Europa se les llama *mirtilos*. Estas bayas se dan en temporada durante el verano, aunque, como con muchas frutas, los cultivos y el transporte de otros países las ponen a tu alcance todo el año en el supermercado. A menudo me como un puñado de moras azules al natural para el desayuno. Son encantadoras para agregarlas al yogur, las ensaladas, los *muffins* o una tarta.

La coloración azul de este fruto proviene de bioactivos denominados *antocianina* y *proantocianina*. Estos compuestos mejoran tu metabolismo al ayudar a tu cuerpo a responder a la insulina. También son antiinflamatorios. Asimismo, estas bayas tienen el bioactivo quercetina, que transforma la grasa blanca en la útil grasa marrón. Las moras azules también estimulan tus defensas inmunitarias.[18]

¿Comer estas bayas puede ayudarte a combatir la grasa? Esa pregunta la respondieron los investigadores de la Universidad Bursa Uludağ en Turquía.[19] Invitaron a 44 adultos con sobrepeso u obesidad a un programa de control de peso con duración de 12 semanas. Durante las primeras seis semanas, lograron que todos redujeran su ingesta diaria de calorías para bajar de 250 a 500 gramos aproximadamente por semana. Después de las seis semanas de restricción calórica y ejercicio, la mitad del grupo recibió un cuarto de taza de moras azules orgánicas congeladas para agregar a su dieta diaria. Comieron esa fruta por las siguientes seis semanas. A la otra mitad del grupo se le dio un placebo con el mismo contenido de calorías.

A la décimosegunda semana, todos fueron pesados. Quienes comieron las moras azules bajaron una cantidad sustancial de 3.6 kilos en promedio. Esto significó 21 % más que en los participantes que tomaron el placebo. Los investigadores descubrieron que comer moras azules también condujo a 5 % de mayor reducción en la grasa corporal, al igual que a una mejoría en la sensibilidad a la insulina y en el metabolismo en general, en comparación con el grupo placebo.

Asimismo, las moras azules influyen en dónde se distribuye la grasa en tu cuerpo. Cuando los investigadores de la Universidad de East Anglia y del King's College en Londres examinaron las dietas de 2 734 gemelas entre 18 y 83 años, se observó un vínculo claro entre cuánto polifenol había en su régimen alimenticio y la distribución de la grasa corporal. El estudio encontró que las personas que consumían más alimentos que contenían antocianina y proantocianina tenían menos grasa central, la peligrosa grasa visceral guardada en el vientre.[20]

Consejo de compra: busca las moras azules regordetas y de color oscuro, con una superficie plateada. Evita las moras verdes, que no están maduras, o las blandas, que ya se echaron a perder. El limón añade un sabor complementario delicioso a este fruto. Intenta agregarle ralladura de la cáscara de limón a un tazón de moras para darte un gusto simple que te hará agua la boca.

Otros frutos del bosque con antocianinas

Los colores azules oscuros, casi negros, son la señal inconfundible de las antocianinas en un fruto del bosque. Las zarzamoras, las frambuesas negras, las grosellas negras y las bayas de açaí tienen este bioactivo, igual que algunas moras de color rojo, como las fresas y las frambuesas rojas, los arándanos rojos y las cerezas. Las cerezas de Virginia, o aronias negras, están atiborradas de antocianinas. Pueden encontrarse frescas en el mercado, pero son muy ácidas, por lo que a menudo no se comen al natural. Las aronias también pueden conseguirse congeladas o en polvo. Pruébalas en un licuado u horneadas en muffins o pan.

Fresas

Las fresas son una de mis frutas favoritas. Cuando era niño, su color rojo brillante, su forma y aroma agradables, y su sabor jugoso y dulce más que ácido me recordaban a los caramelos. Sin embargo, no todas son iguales en cuanto al sabor y los beneficios para la salud. Las fresas silvestres, también llamadas *fraises des bois* ("fresas de los bosques"), pueden encontrarse en los mercados veraniegos de Europa. Pequeñas y con aspecto irregular, son muy aromáticas y dulces; en los mercados al aire libre es posible olerlas desde mucho antes de que las veas expuestas. En el otro lado del espectro, muchas fresas que se cultivan de manera comercial fueron creadas por su apariencia —grandes, uniformes y de color brillante—, pero con frecuencia decepciona su falta de sabor. Entre esos extremos están las fresas de aspecto y sabor delicioso, incluyendo las que se cultivan por hidroponía. Una simple prueba para encontrar fresas estupendas es tan solo olerlas. *Deben* ser fragantes.

Muchos de los bioactivos en las fresas se encuentran en las diminutas semillas (llamadas *aquenios*) que salpican su piel.[21] Cada semilla contiene ácido elágico y vitamina C, que activan tus defensas y combaten la grasa corporal.[22] El ácido elágico activa el cambio de la grasa blanca a marrón y provoca que esta última genere más proteína desacomplante 1 (UCP1), la cual enciende la termogénesis y aumenta el metabolismo.[23] Similar a la vitamina C, el ácido elágico es antiinflamatorio y contrarresta la inflamación provocada por el exceso de grasa.[24] En el laboratorio, el polvo de fresas congeladas volvió más lento el crecimiento de las células adiposas y redujo los marcadores inflamatorios asociados con la grasa.[25]

En lo que respecta a potencia, las fresas orgánicas poseen una cantidad sustancialmente mayor de ácido elágico que los frutos cultivados de modo convencional. Esto se mostró en un estudio trascendental de la Universidad Texas A&M en el que los investigadores compararon las concentraciones de ácido elágico de las fresas orgánicas con aquellas encontradas en las convencionales. Este ácido se produce en la planta de la fresa como una respuesta natural para sanar heridas cuando el fruto se desprende o cuando la planta sufre lesiones por las mordeduras de insectos. Es un insecticida natural que ayuda a la planta de la fresa a repeler las plagas.[26]

Los citados especialistas reprodujeron la lesión de mordedura en las hojas al crear orificios en ellas. Encontraron que eso produjo cuatro veces más ácido elágico que el que se genera cuando no hay daño a las hojas (no hay insectos).[27] Como las plantas convencionales se riegan con plaguicidas para repeler las plagas, sus frutos tienen menos ácido elágico. He sido escéptico del verdadero valor superior para la salud que tienen los alimentos orgánicos, pero este descubrimiento cambió por completo mi opinión. La afirmación se fundamentaba de manera típica en que los alimentos orgánicos contienen menos plaguicidas químicos, pero el estudio sobre la fresa me llevó a darme cuenta de que, como regla general, las frutas orgánicas contienen tanto niveles más altos de bioactivos como ningún plaguicida —más de lo bueno y menos de lo malo—, lo cual las convierte en ganadoras absolutas en el tema de la salud.

Comer fresas se asocia con pérdida de peso. Un estudio que condujeron la Escuela de Salud Pública de Harvard y la Escuela Friedman de Nutrición de la Universidad Tufts en Boston examinó la ingesta de alimentos derivados de plantas, incluyendo las fresas, en un grupo de 133 468 hombres y mujeres sanos.[28] Los investigadores descubrieron que comer el equivalente a una taza de fresas por día se relacionó con una disminución de peso de 680 gramos a lo largo de cuatro años.

Las fresas también protegen de las potenciales amenazas que surgen por el exceso de grasa: síndrome metabólico, inflamación y resistencia a la insulina. Comer fresas contribuye a mejorar la sensibilidad del cuerpo a la insulina y, por ende, mejora el metabolismo.[29] Los investigadores de la Universidad de Nevada y de la Universidad Estatal de Oklahoma convocaron a 33 hombres y mujeres obesos, a quienes les prescribieron una dieta controlada, junto con una mezcla de fresas en polvo (equivalente a dos y media tazas de fresas diarias) todos los días, o bien un polvo de placebo con sabor a fresa. El primer polvo se mezclaba con agua y se consumía aparte de la comida, de modo que los otros alimentos no pudieran diluir el efecto de la fruta en cuestión. Se tomaron muestras de sangre al principio y al final del estudio de cuatro semanas.

Quienes ingirieron en realidad el polvo de fresas tuvieron un descenso benéfico del 40 % en sus concentraciones de insulina en sangre, pero no hubo cambios en la glucosa sanguínea, lo cual significa que las fresas no la elevaron. La reducción en insulina se debió a que las fresas disminuyeron la resistencia a esa hormona —cuando su cuerpo respondió de manera más normal a la misma, se requirió menos de ella y su nivel descendió—. Quienes tomaron el placebo no presentaron cambio en las concentraciones de insulina.

Los especialistas se toparon con un hallazgo particularmente interesante en los exámenes de sangre: los que consumieron fresas tuvieron menor cantidad de una proteína denominada *inhibidor del activador de plasminógeno 1* (PAI-1). Esta proteína se produce en las células grasas y ayuda a su crecimiento. La PAI-1 también causa inflamación dentro del tejido adiposo.[30] Los voluntarios que comieron fresas tuvieron una reducción súbita de 23 % en las concentraciones de esta proteína, lo cual refleja el poder de esta fruta de librarte de la grasa. Otro beneficio de la fresa se observó en la mejoría en las concentraciones sanguíneas de lípidos. Aquellos que ingirieron fresas redujeron su colesterol total en alrededor del 5 %, lo cual es probable que se haya debido a la fibra de la fruta que alimentó a sus bacterias intestinales sanas.[31]

Los análisis de laboratorio también muestran que el ácido elágico en las fresas puede activar las defensas de tu angiogénesis para privar de alimento al cáncer y prevenir la cirrosis hepática.[32] En el intestino, las bacterias sanas metabolizan el ácido elágico para generar una sustancia llamada *urolitina A*, que protege a aquel conducto de la inflamación.[33] Este ácido también reduce los marcadores de inflamación en la sangre, activados por la osteoartritis en los adultos obesos.[34]

Me encanta comer fresas maduras solas, pero también son deliciosas en rebanadas como parte de una ensalada. Añadir un poco de vinagre balsámico de buena calidad a estos frutos intensificará su sabor. Otra gran combinación es fresas con albahaca, para crear un sabor complejo. Por supuesto, las fresas pueden usarse para hacer un licuado, solas o combinadas con otras frutas como plátanos, kiwis o mango, o incluso en un licuado verde con espinacas o col rizada.

Sandía

Si existe una fruta que se asocia con el verano, esa es la sandía. Con raíces ancestrales que datan de 5 000 años en el Norte de África, la sandía se utilizó en algún tiempo como una cantimplora natural para la hidratación, ya que su pulpa jugosa se conforma de 92% de agua, rodeada de una cáscara gruesa y protectora. La carne de la sandía era amarilla y amarga en su origen, no roja y dulce como en la actualidad. Los agricultores la cultivaron hasta la perfección al combinarle genes que determinaban el color y la dulzura cuando el melón emigró a África desde el otro lado del Mediterráneo y hacia India y China.

La pulpa roja de la sandía (que se conoce como pepónide) contiene licopeno, el mismo bioactivo responsable del color de los tomates. El licopeno es una potente fuerza motriz contra la grasa. Provoca que la grasa blanca se vuelva marrón y activa la termogénesis para aumentar el metabolismo. El licopeno también es antiangiogénico y puede matar de hambre a la grasa, al igual que a los tumores. Asimismo, protege al ADN del daño por la radiación ultravioleta.

Además, la sandía está cargada de vitamina C y vitamina A, las cuales son antiinflamatorias al igual que benéficas para tu circulación.[35] Tanto la pulpa como la corteza contienen aminoácidos L-citrulina y L-arginina, que ayudan al organismo a producir óxido nítrico (ON). Este es una señal química que dilata los vasos sanguíneos y reduce la presión arterial. Aparte, el ON activa las defensas de regeneración para convocar a las células madre con la finalidad de reparar y sanar tus órganos.[36] Como beneficio metabólico periférico, el ON enciende la termogénesis en las células marrones.[37]

Comer sandía puede auxiliar en la pérdida de peso. Los investigadores de la Universidad Estatal de San Diego reclutaron a 33 hombres y mujeres con sobrepeso y obesidad, a quienes les indicaron comer dos tazas de sandía fresca, cortada en cubos, para que la añadieran a su dieta regular todos los días durante cuatro semanas.[38] Después, luego de dos semanas, a los mismos participantes se les asignó un postre procesado equivalente en calorías (una galleta baja en grasa con 92 kilocalorías) durante otras cuatro semanas para comparar los efectos.

Cumplido el periodo de prueba, quienes comieron sandía bajaron 500 gramos y su proporción entre cintura y cadera (la comparación entre la circunferencia de tu vientre y la medición de la cadera) se redujo. Comer sandía propició que los voluntarios se sintieran satisfechos por dos horas, lo cual también ayudó a disminuir la ingesta diaria de calorías. En contraste, quienes consumieron la galleta subieron casi 600 gramos y se amplió el contorno de su talle. Cuando se analizó su sangre, los que ingirieron sandía también presentaron una reducción en las concentraciones de triglicéridos y del dañino colesterol LDL, en tanto que aumentaron los niveles de colesterol HDL, que es protector.

Servir rebanadas de sandía es una estupenda manera de concluir una comida en el verano, pero no temas añadirla a una ensalada, un licuado o un gazpacho. Si te sientes con el deseo de arriesgarte, incluso puedes encurtir la corteza, prepararla como chutney y cocinarla dentro de un curry.

Aguacate

El nombre proviene del náhuatl *ahuacatl*, que significa "testículo". Los aguacates son frutos con hueso que crecen en árboles y cuelgan en pares. Su piel es gruesa y de textura pedregosa, y pueden variar en color del verde al marrón púrpura. Me encanta el ligero color verde de su pulpa, al igual que su textura suave y cremosa, y su sabor sutil. El aguacate no es un alimento clásico mediterrasiático —ya que se originó en México y América Central—, pero ese fruto es un delicioso guerrero contra la grasa que ahora está disponible en el mercado mundial, incluyendo Italia, China y Japón.

Los aguacates contienen una diversidad de bioactivos que combaten la grasa, incluidos el ácido clorogénico y la proantocianidina, igual que las manzanas y las moras azules, además de carotenoides como la luteína y la zeaxantina, todas las cuales contrarrestan el crecimiento de tejido adiposo al estimular la termogénesis y quemar la grasa dañina.[39]

Comer aguacate puede adelgazar tu vientre. Los investigadores de la Universidad de Illinois en Urbana reclutaron a 105 adultos entre 25 y 45 años, todos con sobrepeso u obesidad.[40] A la mitad de los participantes se le indicó que comieran un aguacate todos los días durante 12 semanas. A la otra mitad se le prescribió un alimento equivalente en calorías. Su constitución física se midió utilizando un escaneo DEXA para establecer la cantidad de grasa en diferentes partes del cuerpo. Los resultados mostraron que las mujeres (pero no los hombres) que comieron aguacate redujeron en 5% la grasa visceral de su abdomen.

Los aguacates contienen ácidos grasos monoinsaturados, que son sanos y pueden reducir las concentraciones del colesterol LDL malo, con lo que se reduce el riesgo de problemas cardiacos.[41] También son abundantes en fibra dietética (un aguacate entero contiene 10 gramos de la misma, que es la ingesta diaria recomendada para las mujeres y 25% de la sugerida para los hombres). Esto significa que los aguacates son alimentos prebióticos que nutren al microbioma para fomentar la salud intestinal. Los referidos frutos inducen la saciedad, ya que su fibra te hace sentir más satisfecho y con menos hambre después de comerlos.

En el laboratorio se ha mostrado que un bioactivo único en los aguacates, llamado *aguacatina B*, combate la obesidad inducida por la dieta.[42] Los investigadores descubrieron que la AguB mejoraba la sensibilidad a la insulina en ratones alimentados con una dieta alta en grasas, y que también reducía la velocidad de su aumento de peso. Los estudios iniciales con humanos acerca de la AguB como fármaco potencial mostraron que es segura y bien tolerada, con evidencia de pérdida de peso.

Tomate

El tomate es un ingrediente central en la alimentación mediterrasiática y uno de mis favoritos. El verano es temporada de tomates y en el mercado se encuentran muchas variedades. Aunque se les considera verduras culinarias en un sentido botánico, son frutos. Existen leyendas urbanas de que son tóxicos, pero quiero despejar ese mito justo aquí.

Con un origen en América del Sur, los tomates se han utilizado en la cocina por lo menos desde hace 2 000 años. En náhuatl se les llamaba *tomatl*, que significa "fruta hinchada". El conquistador español Hernán Cortés conoció el tomate en sus viajes y lo introdujo a España a principios del siglo XVI. Los primeros tomates que llegaron al Mediterráneo eran amarillos, no rojos, y su color, junto con su forma redondeada, condujeron al nombre *pomme d'oro* (pomodoro), que en términos literales significa "manzana dorada".

Entonces, ¿de dónde viene el mito de los tomates tóxicos?

En el siglo XVI, al principio los tomates estaban disponibles solo para las familias europeas pudientes. El mito comenzó cuando los frutos eran exhibidos por esa clase social en bandejas de peltre hechas con estaño y plomo. El ácido de los tomates extraía el plomo de los recipientes, que luego se absorbía dentro de la pulpa de la fruta. Quienes los consumían sufrían intoxicación por plomo y, como no estaban conscientes en ese momento de que dicho elemento químico era la causa, identificaron de manera equívoca al tomate como el culpable. Como resultado, las clases altas desecharon estas frutas y, en lugar de usarlas, las cedieron a los campesinos, que no poseían bandejas de peltre. Los campesinos no sufrieron ninguna toxicidad, por lo que el uso del tomate en la gastronomía tradicional a menudo se originó en las recetas rurales.

El mito de la toxicidad se amplió por su clasificación botánica, al asignársele a la familia de los solanáceos, a la que también pertenece la belladona, que incluye más de 2 000 especies de plantas. Algunas de esas especies sí son tóxicas, como las mortíferas *Atropa Belladona* y la raíz de mandrágora, pero ambas también se han empleado en medicina. Una de sus supuestas toxinas se llama *atropina*, sustancia que utilizan los cardiólogos en el tratamiento de la frecuencia cardiaca lenta. También se ocupa en la oftalmología para dilatar la pupila y los médicos militares la usan para tratar la intoxicación por gas nervioso. Otro uso es en el fármaco escopolamina, que se emplea para tratar el vómito y el mareo inducidos por el movimiento.*

---

* Tanto la atropina como la escopolamina están en las Listas Modelo de Medicamentos Esenciales de la Organización Mundial de la Salud.

Los tomates no contienen toxinas. Abundantes datos clínicos y siglos de experiencia humana han *probado* que son seguros. También ocurre lo mismo con otros alimentos solanáceos, como la berenjena, las papas, los pimientos dulces y los chiles. Así que, hasta nunca, leyenda urbana.

Aunque los tomates provienen de América y luego viajaron al Mediterráneo, también llegaron al sureste de Asia con el colonialismo español a través de Filipinas y, a la larga, a China. Es posible que no asocies los tomates con la cocina asiática, pero en China se combinan con huevos revueltos, se fríen con carne y se añaden a la sopa, en especial en la comida casera.

Los tomates contienen bioactivos numerosos que incluyen al licopeno, al ácido clorogénico y a la quercetina. Entre ellos, el licopeno ha sido el más estudiado. Activa la termogénesis en la grasa marrón y elimina la creación de nuevas células grasas. Es antiinflamatorio y puede matar de hambre al cáncer, así como reducir su suministro de sangre.[43] Consumir los tomates cocinados facilita que tu cuerpo absorba el licopeno en tu torrente sanguíneo.*

Se ha mostrado que comer tomates reduce la grasa corporal en personas con peso sano. Esto lo estudiaron investigadores de la Universidad de Porto, en Portugal, que le indicaron a 35 mujeres jóvenes, estudiantes universitarias entre 18 y 25 años, que ingirieran un tomate crudo antes del almuerzo durante 30 días.[44] Se midió su constitución física y se extrajeron muestras de sangre al inicio, la mitad y el final del estudio.

Las mediciones mostraron que comer un tomate antes del almuerzo redujo el peso corporal en un kilo después de un mes, con cambios observados desde las dos semanas. Al medir la masa de grasa, las mujeres que comieron tomate tuvieron una reducción de 1.5 por ciento. Toda la reducción de peso provino de la grasa corporal, sin pérdida de músculo o masa ósea. Consumir tomates también redujo en 7.7% el colesterol en sangre y hubo un descenso de 7% en triglicéridos. La glucosa sanguínea en ayunas, un indicador del metabolismo, mejoró

---

* La forma química del licopeno, llamado translicopeno, se encuentra en los tomates cosechados de la planta. Esta forma es más difícil de absorber en el cuerpo, de modo que cocinarlos transforma el translicopeno en una forma conocida como cislicopeno, que se absorbe con facilidad. El puré de tomate está cocinado y comerlo genera concentraciones más altas de este bioactivo en la sangre.

luego de ingerir tomates. En conjunto, estos efectos benéficos son notables porque ocurrieron en mujeres sin sobrepeso u obesidad, y fueron resultado de comer solo un tomate antes del almuerzo, sin ningún otro cambio en la dieta o la actividad.

Estoy interesado en las dosis de alimentos y en cómo se traducen los resultados positivos de una presentación del producto a otra. Se analizó la cantidad de licopeno en los tomates que comieron estas mujeres. Cada tomate previo al almuerzo contenía 10.7 miligramos de licopeno por cada 100 gramos de la fruta. Si se traslada esto a otros productos elaborados con tomate, la misma cantidad de licopeno puede hallarse en la pasta de tomate (una cucharada colmada), puré o sopa de tomate (tres cuartos de taza) o tomate en polvo (una y media cucharadas); estas son cantidades muy razonables que cualquiera puede consumir.

¿Por qué los tomates son tan eficaces? Una razón puede ser que el licopeno se disuelve en grasa. Se empapa como una esponja en la grasa corporal. Los investigadores de la Universidad Tufts en Boston se preguntaron en que parte del cuerpo se acumula más el licopeno, así que reclutaron a 25 adultos con edades entre el final de sus veinte años e inicios de los treinta, todos con un peso dentro del rango normal, y registraron los alimentos que comían, incluyendo tomates y otras fuentes dietéticas de licopeno, como sandía, papaya, toronja rosa, pimientos rojos y persimones (o caquis). Encontraron que el grupo consumía el licopeno equivalente a 150 mililitros de jugo de tomate por semana.

Posteriormente, los investigadores tomaron biopsias de la grasa del abdomen, los muslos y los glúteos de cada participante.[45] Las muestras revelaron que la grasa abdominal contenía la mayor cantidad de licopeno, cerca de 41% más que en la región glútea, y 74% más que la grasa de los muslos.* De modo que, cuando comes un tomate, el licopeno se concentra alrededor de tu vientre y este es un sitio muy conveniente para que inicie su actividad de combate a la grasa.

El licopeno aporta muchos beneficios a las defensas de la salud. Su acumulación en la grasa corporal puede reforzarlas por sus propiedades que matan de hambre al cáncer (antiangiogénicas). Cuando se

---

* La forma de licopeno que midieron los investigadores de Tufts fue cislicopeno, que es la forma química que se absorbe con más facilidad en el cuerpo.

consume dentro de la dieta, se asocia con un riesgo de 20 a 50% menor de cáncer de próstata.[46] Un estudio, que incluyó a 2 102 hombres con cáncer prostático en el sur de Estados Unidos, mostró que aquellos que comieron los alimentos con alta concentración de licopeno almacenaron la mayoría del mismo en la grasa, como una especie de depósito para este bioactivo que combate el cáncer.[47] Aquellos con más licopeno en la grasa tuvieron un riesgo 44% menor de presentar una forma agresiva de ese tipo de cáncer.[48]

Más allá del licopeno, los tomates tienen otros bioactivos promotores de la salud. La beta-criptoxantina es otro carotenoide de este fruto (también se encuentra en altas concentraciones en las naranjas mandarinas satsuma), el cual previene que el volumen de la grasa se torne más grande. Este bioactivo mejora el metabolismo en los estudios de laboratorio realizados con ratones obesos.[49] La rutina es otro bioactivo de los tomates. Las investigaciones realizadas en la Universidad de Medicina China en Beijing mostraron que la rutina aumenta la ucp1 que activa la termogénesis en la grasa marrón. También mejora la producción de antiinflamatorios del microbioma intestinal en forma de ácidos grasos de cadena corta que ayudan a optimizar el metabolismo.[50] Además de los tomates, la rutina se encuentra en el trigo sarraceno, los duraznos o melocotones, los espárragos y la ralladura de cítricos.

Estos tres bioactivos del tomate —licopeno, beta-criptoxantina y rutina— activan las defensas regenerativas que dan apoyo a la salud y a la curación.[51] Un consejo práctico: los investigadores han descubierto que añadir cebolla y aceite de oliva —como al cocinar salsa marinara al estilo italiano, al igual que en el sofrito, que es la deliciosa base de muchas comidas— protege a los bioactivos del tomate de que se degraden por el calor durante la cocción.[52]

Al comprar tomates, busca los que se muestren firmes y de brillante color, con la piel intacta. Si no los comes de inmediato, o necesitas que maduren más, colócalos varios días sobre el área que tiene los tallos. Nunca los refrigeres. El frío cambia la actividad de su ADN que es responsable del sabor y esa es la razón por la que los conservados de ese modo nunca son tan deliciosos como cuando se maduran sobre el mostrador de la cocina.[53] Siempre almacénalos a temperatura ambiente.

Verduras

Brócoli

La planta de brócoli pertenece al género *Brassica* de verduras, que también incluye a las colecitas de Bruselas y a verduras de hoja verde, como la col rizada, la mostaza y el bok choy. El brócoli proviene de un tipo de repollo silvestre del Mediterráneo. Como cosecha, se cultivó inicialmente en Calabria, en la punta más sureña de Italia. Su nombre proviene del latín *brachium*, que significa "brazo", en referencia a las múltiples ramas que se bifurcan de su parte superior para crear los floretes en forma de árbol.

El gusto por el brócoli se originó hace 2 000 años con las civilizaciones etrusca y romana, en lo que hoy es Italia. La verdura migró a Francia en el siglo XVI, luego pasó a Inglaterra (donde se le llamaba *espárrago italiano*) en el siglo XVIII. A principios del siglo XX empezó a aparecer en el plato de la cena en Estados Unidos.

El sabor característico del brócoli puede describirse como "sulfuroso" por sus potentes bioactivos, conocidos como sulforafanos, que combaten la grasa y activan las defensas de la salud. Junto con mis colegas de la Angiogenesis Foundation, he llevado a cabo estudios sobre el brócoli por sus propiedades de eliminación del cáncer. Mostramos que, aunque los floretes tienen abundante actividad anticancerígena en lo que respecta a la angiogénesis, los tallos contienen aún mayor cantidad de los ingredientes bioactivos en comparación con los floretes. Los sulforafanos también activan otras defensas de la salud. Protegen a las células madre, estimulan cambios epigenéticos benéficos en el ADN que preservan la salud, optimizan la función intestinal y el metabolismo, y amplifican las respuestas inmunitarias protectoras.[54]

Añádele a estas bondades el efecto de los sulforafanos sobre la adiposidad. Recuerda que pueden combatir la grasa corporal al aumentar la cantidad de grasa marrón y encender la termogénesis para mejorar el metabolismo. Al ayudar al cerebro a volverse más sensible a la leptina, estas sustancias también sirven para reducir el hambre. ¡Mamá no tenía ni la menor idea de lo correcta que era su idea cuando de niños nos decía que nos comiéramos el brócoli!

Los investigadores de Harvard y de Tufts identificaron la contribución del brócoli a la pérdida de peso. Utilizaron los datos del Estudio de Salud de las Enfermeras y del Estudio de Salud de los Profesionales de la Salud para analizar la ingesta de frutas y verduras de 117 918 hombres y mujeres. Cuando los correlacionaron con la pérdida de peso, este análisis arrojó que comer el equivalente a solo media taza de brócoli al día se asociaba con la pérdida de cerca de 450 gramos en cuatro años.

Los brotes de brócoli jóvenes, de tres a cuatro días, tienen 100 veces más poder del sulforafano que la planta adulta. Esta alta potencia se ha observado en ensayos clínicos que analizaron la capacidad de los brotes de estimular las células inmunitarias que protegen al cuerpo contra los virus.

En relación con el combate a la grasa, los brotes de brócoli protegen al organismo contra la inflamación causada por el exceso de tejido adiposo. Esto lo estudiaron los científicos de la Universidad Católica de Murcia y del centro de investigación CBAS-CSI en España.[55] Reclutaron a 40 adultos con sobrepeso, con edades entre 35 y 55 años, y les indicaron comer un tercio de taza de brotes frescos de brócoli todos los días a lo largo de 10 semanas. Durante el estudio, se tomaron muestras de sangre para medir los marcadores inflamatorios asociados con el exceso de grasa corporal, de manera específica interleucina-6 (IL-6) y proteína C reactiva (CRP). Se recolectó su orina para ver la cantidad de sulforafanos presentes por ingerir los brotes.

Al término de las 10 semanas, quienes consumieron los brotes de brócoli redujeron su masa de grasa corporal en 6 por ciento. Lo más notable fue que este descenso perduró por *otros* 20 días luego de dejar de comer los brotes. Después, su grasa corporal volvió a incrementarse con lentitud hasta sus niveles basales anteriores a la investigación.

En la orina recolectada de los participantes durante las 10 semanas de ingerir los brotes de brócoli, los especialistas hallaron altas concentraciones de sulforafano. En su sangre, se redujeron los marcadores inflamatorios, con un descenso de 38% en IL-6. Igual que con su grasa corporal, hubo un beneficio metabólico a largo plazo después de dejar de comer los brotes. De hecho, las concentraciones de IL-6 siguieron disminuyendo hasta el día 90. El otro indicador inflamatorio, CRP, se redujo en 40% y luego regresó lentamente a la medición original en el nonagésimo día.

Los sulforafanos pueden prevenir el aumento de peso. Esto se investigó en el laboratorio con ratones alimentados con una dieta alta en grasa.[56] Cuando se les inyectaron sulforafanos, su apetito disminuyó. Esto llevó a 30% menos de incremento de peso, en comparación con los ratones que no recibieron sulforafano. Dicha sustancia aumentó su sensibilidad cerebral a la leptina, lo cual redujo su apetito y, como resultado, los roedores comieron menos. Cuando se les administró una dosis mayor de sulforafano, subieron incluso menos peso, un fenómeno conocido como respuesta a la dosis. Cuando los especialistas analizaron con mayor detalle los efectos, descubrieron que la sustancia misma *aumentaba* el metabolismo, incluso cuando los ratones consumían menos alimento.

Al comprar brócoli, busca tallos verdes y firmes. En general, los brotes de brócoli vienen empacados en un recipiente, busca que tengan pequeñas hojas verde claro y raíces de color blanco-amarillento. Deberían oler como el brócoli adulto, sin aromas extraños que pudieran indicar que están echados a perder.

Soya

Descritos de manera inicial en China hace más de 4 000 años, los frijoles de soya son una de las fuentes de proteína más importantes en la provisión global de alimentos. La soya se come como frijol, hecha tofu (cuajada de soya), fermentada y machacada como pasta; incluso puede transformarse en vino. Los frijoles de soya se forman en vainas verdes y con vellos que cuelgan como murciélagos de un tallo, que es como a menudo se les localiza en la sección de verduras de los mercados asiáticos. También es posible encontrarse sin cáscara (sin sus vainas) y congelados.

Cuando se comen enteros, los frijoles de soya tienen un sabor suave, levemente dulce y semejante a las nueces. El tofu se encuentra fresco, empacado, congelado o seco. Las pastas de soya, como el miso y doenjang, así como las salsas de soya, son populares para agregar sabor o como condimento. Sin importar su presentación, la soya siempre ha desempeñado un papel central en las gastronomías budista y vegetariana de otros tipos. ¡Un dato gracioso es que los frijoles de soya también se utilizan para fabricar crayones y los colores que producen son más brillantes que los crayones tradicionales de cera!

Otros miembros del género *Brassica*

Puedes encontrar muchas verduras de esta clase en el mercado y todas contienen sulforafanos. Aquellas con los mayores niveles son la col o repollo, col rizada china y colecitas de Bruselas. El brocolini, una versión del brócoli con floretes más pequeños, es una cruza entre el brócoli y la col rizada china (*gai lan*) que posee sulforafanos (la mayoría de la gente no sabe que el nombre brocolini no proviene de la botánica, sino que es una marca registrada de la Mann Packing Company).[57] Los grelos (brócoli rabe) son otra deliciosa *Brassica* con bioactivos.[58] Tiene tallos delgados y hojas con capullos. Con un sabor un poco amargo que se reduce blanqueándolos y cocinándolos, los grelos son una verdura clásica que se emplea en la cocina mediterránea. El brócoli romanesco (o coliflor romanesca) es de sabor suave, con un capullo verde amarillento que tiene un patrón geométrico casi hipnótico. Como señalé antes, las colecitas de Bruselas y las berzas (coles silvestres) también pertenecen a esta familia de verduras, al igual que la arúgula (rúcula). Algunos integrantes del género son el bok choy (una fuente rica en fibra dietética), gai choy, choy sum, napa, hojas de mostaza, berros y wasabi: todos con sulforafanos.

Los bioactivos de la soya que combaten la grasa son la genisteína y la daidzeína. Estas activan la termogénesis de la grasa marrón y aumentan el metabolismo. También reducen el apetito y pueden suprimir la sedimentación de la grasa.[59] La genisteína y la daidzeína activan asimismo los cinco sistemas de defensa de la salud. De hecho, comer soya se asocia con una disminución del riesgo de desarrollar muchos padecimientos que incluyen cáncer de mama (en 30 %), enfermedad cardiovascular (en 20 %)[60] y diabetes (en 23 %).[61] Todas estas afecciones se asocian con el exceso de grasa corporal. Los estudios de laboratorio han mostrado que comer soya durante toda la vida reduce el riesgo de obesidad en ratones.[62]

¿La soya puede producir una baja de peso? Esta pregunta la analizaron investigadores de la Universidad Shiraz de Ciencias Médicas en Irán.[63] Reclutaron a 107 mujeres entre 20 y 40 años con "obesidad de peso normal", lo cual significa que tenían un exceso de grasa visceral compactada alrededor de los órganos, a pesar de presentar un índice de masa corporal (IMC) normal. La mitad de las mujeres recibió una botana de soya que equivalía a un cuarto de taza de edamame hervido (50 gramos) para que la comieran todos los días a lo largo de seis meses. La otra mitad recibió una botana de comparación hecha con una fruta y equiparada en calorías (3.5 porciones). A ambos grupos se les indicó ingerir sus refrigerios tres horas antes del almuerzo, pero sin hacer otros cambios en sus rutinas. Las mujeres siguieron su dieta común y mantuvieron su nivel normal de actividad física. Se tomaron medidas corporales y se evaluó su apetito a lo largo del estudio.

Al final de los seis meses, los especialistas encontraron que aquellas que comieron soya bajaron casi tres kilos y cuatro veces más grasa corporal, en comparación con el grupo al que se le asignó el refrigerio de fruta. Asimismo, las que consumieron soya redujeron la circunferencia de su cintura en 4.3 centímetros, que fue cinco veces superior a las que se alimentaron con la fruta. Todo esto vino como resultado de perder la grasa. No hubo cambios en la masa muscular magra en ninguno de los dos grupos. Las que comieron la soya tuvieron menos apetito e informaron sentirse más saciadas, o con una sensación de plenitud, después de la botana, lo cual las llevó a comer menos en la comida. Un metaanálisis de otros estudios clínicos sobre la soya mostró beneficios similares en cuanto a reducción de la cintura en personas con obesidad, de mayor edad y mujeres.[64]

Zanahorias

La zanahoria es un tubérculo que se originó en el sureste asiático. Las primeras zanahorias no eran anaranjadas como las conocemos hoy, sino moradas por fuera y con interior amarillo. El tono externo se debía a las antocianinas que combaten la grasa y que son el mismo bioactivo de las moras azules. Todavía puedes encontrar zanahorias moradas que atraen la atención en algunos mercados tradicionales y en los supermercados actuales.[65] Las zanahorias anaranjadas se obtuvieron como resultado de su cultivo en los terrenos agrícolas de Holanda en el siglo XVII. Según cuenta la leyenda, se cultivaron como tributo a

Guillermo de Orange, un holandés que dirigió una guerra de independencia para librar a los Países Bajos del dominio español.*

Las zanahorias son una buena fuente de fibra dietética para tu salud intestinal. Media taza de zanahoria rallada contiene dos gramos de fibra. También poseen ácido clorogénico, el bioactivo que combate la grasa y activa las defensas.[66] Contienen carotenoides, en específico beta-caroteno y beta-criptoxantina.[67] Este último aumenta la UCP1 en las células grasas, por lo cual incrementa la termogénesis para quemar la grasa.[68] En el laboratorio, la beta-criptoxantina también redujo en 20% el peso corporal y la grasa visceral cuando se administró en ratones obesos.[69] Por el contrario, no ingerir suficientes alimentos con carotenoides, como las zanahorias, es un factor de riesgo de obesidad. Al respecto, un análisis de la ingesta alimentaria y la obesidad, realizado en la Universidad Jilin en China, mostró que las personas con bajas concentraciones sanguíneas de carotenoides tuvieron un aumento de 73% de mayor riesgo de presentar obesidad.[70]

Comer más zanahorias también puede disminuir el riesgo de desarrollar síndrome metabólico. Los investigadores del Centro Médico Universitario Utrecht en los Países Bajos estudiaron esta hipótesis con 374 hombres de mediana edad y personas adultas entre 40 y 80 años, a los que les pidieron que informaran sobre su ingesta de zanahorias y de otros alimentos que contuvieran carotenoides (pimientos, brócoli, mangos, melones), por medio de un cuestionario estandarizado de frecuencia de alimentos.[71] Los especialistas también les preguntaron a los participantes si tenían indicios de síndrome metabólico: hipertensión, azúcar elevada en sangre, colesterol alto y cintura grande. Luego los condujeron a un centro médico donde, se midieron en forma directa estas mismas características específicas del síndrome metabólico: circunferencia de la cintura, distribución de la grasa corporal, concentraciones de insulina, colesterol en sangre y presión arterial. Se diagnosticó síndrome metabólico en 22% de los hombres. Cuando se comparó la dieta de todos los voluntarios con el hecho de que tuvieran o no ese síndrome, el análisis mostró que ingerir más alimentos con carotenoides —equivalentes a tres zanahorias anaranjadas medianas al día— redujo en 58% el riesgo de síndrome metabólico. A esa dosis, la circunferencia promedio

---

* Esta fue la Guerra de Independencia de Holanda, también conocida como la Guerra de Flandes, o Guerra de los Ochenta Años, ya que duró de 1568 a 1648.

de la cintura de los sujetos fue cuatro centímetros menor, y la cantidad general de grasa visceral y subcutánea, la mitad, en comparación con los datos de las personas que comían pocas o ninguna zanahoria.

¿Por qué a algunas personas les gustan más las zanahorias que a otras? Podría haber una explicación genética. Los investigadores de las universidades de Niigata, Toyama y Tsukuba en Japón estudiaron el comportamiento asociado con comer zanahorias y la genética. Reclutaron a 12 225 adultos y les preguntaron acerca de su ingesta de zanahorias, calabaza de Castilla y verduras verdes (brócoli, espinaca, pimiento verde, ejotes y col).[72] Se obtuvieron datos sobre la estatura y el peso de todos. Un resultado que no provoca sorpresa es que los investigadores encontraron que aquellos que comían más alimentos derivados de plantas estaban en mayor probabilidad de tener una masa corporal menor. Enseguida tomaron muestras de saliva de las que podían extraer el ADN de los individuos y evaluar los 285 387 genes en las muestras. Después, se realizó un estudio analítico de asociación de todo el genoma.[73] Esta es una técnica de investigación en la que se analizan, por medio de computadoras de alta velocidad, las correlaciones entre genes específicos y patrones de salud o comportamientos; en este caso, la ingesta de zanahorias.

Los resultados revelaron una sorpresa: se encontró un vínculo entre un gen humano (rs4445711) y el consumo elevado de zanahorias (tres o más por día) y menor probabilidad de obesidad, tanto en hombres como en mujeres menores a 60 años. Los mecanismos de este gen y la preferencia por la zanahoria se desconocen, pero resulta interesante que el rs4445711 también se asocie con mejor funcionamiento físico en personas mayores a 85 años.[74] Eso sí que es ganarse la lotería genética: más zanahorias, menos grasa y mayor agilidad cuando llegas a tus años dorados. Sin embargo, ¡no tienes que poseer este gen para que te encanten las zanahorias!

Existen muchas formas de comerlas: crudas o cocinadas, solas o como parte de una receta con otros ingredientes, pero la clave es asegurarte de comprar un buen producto. Las zanahorias deberían ser firmes y parejas por su parte exterior. Selecciona aquellas con un rabo verde brillante y aún con hojas. Esto indicará la frescura, porque el rabo se echa a perder con rapidez luego de la cosecha. La parte inferior se conoce como raíz primaria. Debería estar intacta y con un color uniforme. Mi grupo de investigación en la Angiogenesis Foundation llevó a cabo estudios sobre las propiedades de eliminación del cáncer de las zanahorias y encontramos que la raíz primaria anaranjada es potente, pero que los rabos (hojas) tienen el doble de esa potencia. Usa toda la planta y encuentra una receta que utilice las hojas, como en una ensalada o para preparar pesto.

¿Qué pasa con las zanahorias *baby* que venden en bolsas? No son raíces jóvenes, sino zanahorias adultas grandes y desfiguradas que se consideran inadecuadas para exhibición, de modo que se pelan hasta formar trozos miniatura. Obsérvalas con atención: esa es la razón por la que no tienen piel ni tallo. Es fácil reconocer las verdaderas zanahorias *baby* cosechadas antes de madurar, ya que puedes ver su tallo al extremo.

Hongos

Me encanta el sabor carnoso y terroso de los hongos. Son uno de mis alimentos favoritos. Puedes rostizarlos, sellarlos, saltearlos e, incluso, asarlos. Es posible servirlos solos o incorporados a un platillo más complejo. En todas las grandes culturas gastronómicas encontrarás deliciosas recetas con hongos.

Hay más de 2000 tipos de hongos comestibles que crecen en los bosques, pero debes saber que la cosecha de especies silvestres tiene que estar en manos de profesionales. Los hongos venenosos pueden parecerse a los que son aptos para consumirse con seguridad.[75] Puedes confiar en los hongos que se venden en las tiendas o que se muestran en los mercados tradicionales.

Los hongos contienen una fibra soluble llamada *beta-D-glucano*. Este bioactivo combate la grasa y activa las defensas de la salud.[76] El beta-D-glucano estimula la angiogénesis con el fin de desarrollar nuevos vasos sanguíneos que se necesitan para sanar heridas; al mismo tiempo, puede impedir que se desarrollen vasos peligrosos que alimentan a los cánceres… o que expanden la grasa.[77] Asimismo, la fibra da apoyo a tus defensas inmunitarias al alimentar el microbioma intestinal. Igual que con la angiogénesis, el beta-D-glucano cumple doble tarea para las defensas inmunitarias. Puede aumentar la inmunidad protectora al mismo tiempo que reduce la inflamación.[78]

Comer hongos puede ayudarte a bajar de peso y los investigadores de la Universidad Johns Hopkins llevaron a cabo un estudio para mostrar este efecto. Reclutaron a 73 adultos con obesidad y a la mitad del grupo le indicaron que comiera cerca de 15 champiñones comunes para reemplazar cualquier carne roja que, de otro modo, hubieran ingerido, dos veces por semana durante un año.[79] Los hongos podían consumirse crudos o preparados de cualquier modo que eligieran, y podían combinarlos con otros ingredientes. A la otra mitad se le indicó comer carne molida sin grasa tres veces por semana (equivalente a una hamburguesa de un cuarto de libra [114 gramos] en cada comida).

Al final de un año, los investigadores llevaron a cabo mediciones clínicas en todos los participantes y las compararon con las obtenidas al inicio. Los que comieron champiñones bajaron un poco más de tres kilos y redujeron la circunferencia de la cintura en 6.6 centímetros. En contraste, quienes consumieron carne solo bajaron 998 gramos y, de hecho, su cintura creció 8.3 centímetros. Los primeros tuvieron una reducción de 7.9 puntos en su presión arterial sistólica (número más grande). Los marcadores inflamatorios en su sangre también disminuyeron.

Los hongos también pueden reducir tu apetito, de modo que sientes que quieres comer menos. Los investigadores de la Universidad de Bonn en Alemania estudiaron la relación entre los hongos y el apetito.[80] Convocaron a 22 adultos de mediana edad con obesidad. Todos presentaban intolerancia a la glucosa, es decir, tenían concentraciones de azúcar en sangre mayores a las normales. Esto era el resultado de un metabolismo inestable debido a tener demasiada grasa corporal.

Los especialistas les dieron a todos los voluntarios una comida de dos tiempos que incluía un licuado y una sopa de papa, a los que se les añadieron hongos en polvo. Este último contenía 8.1 gramos de beta-D-glucano que, en término de hongos, es la misma cantidad de esa sustancia que se puede encontrar en setas frescas y picadas (1.5 tazas), champiñones comunes (seis tazas), hongos porcini (tres tazas), chanterelle (cinco tazas), shiitake (una taza), cremini o *baby bella* (una taza), portobellos picados (3.5 tazas) y hongos enoki frescos (3.5 tazas).*

Después de la comida, no tenían permitido ingerir ningunos hongos adicionales durante el siguiente mes. Enseguida, se volvió a convocar

---

* Los hongos en polvo contenían 8.1 gramos de beta-D-glucano y las cantidades equivalentes de otros hongos comestibles comunes se calcularon a partir de esa cantidad.

a todos para que hicieran una segunda comida de prueba, esta vez sin hongos. De nuevo, los investigadores les extrajeron muestras de sangre con el fin de evaluar las hormonas asociadas con el hambre y medir su saciedad en comparación con el periodo en el que consumieron los hongos.

Los hongos en los alimentos provocaron que todos sintieran menos hambre por 90 minutos luego de comer, lo cual ayuda a prevenir la ingesta excesiva. Una hormona, el péptido similar al glucagón-1 (GLP-1), fue 15% más alta después de la comida mezclada con el polvo de hongos. Dicha hormona se produce en el intestino y actúa sobre los centros de saciedad en el cerebro para disminuir tu apetito. Algo notable es que existen "fármacos" contra la obesidad que están diseñados para imitar los efectos del GLP-1. Dos de ellos, semaglutida y liraglutida, son inyecciones que, al igual que los hongos, ayudan a reducir el hambre y la ingesta de calorías, lo cual propicia la pérdida de peso. Sin embargo, comer hongos es una opción mucho más sabrosa.

Cebolla

Las cebollas pertenecen al género *Allium*, un grupo que también incluye chalotas, cebolletas, ajo, cebollines y poros (puerros) silvestres, junto con las decorativas flores de las cebollas ornamentales que se ven en los jardines. Este género es una piedra angular de la cocina al estilo mediterrasiático y está atiborrado de bioactivos que ayudan a combatir la grasa y a mejorar tu metabolismo.

Las cebollas son el *Allium* por excelencia. Son los bulbos de la planta de la cebolla, envueltos en una cáscara delgadísima que puede ser blanca, amarilla o morada. Debajo de la cáscara, la piel y la carne más externas de la cebolla están llenas de bioactivos. Cuando picas una cebolla, algunos de esos bioactivos se filtran de las células dañadas y se mezclan para producir una sustancia azufrosa que vuela por los aires y hace que te ardan y lloren los ojos.[81] Consejo práctico: enfría la cebolla durante 30 minutos antes de cortarla para ralentizar las reacciones químicas y disminuir el lagrimeo.*

---

* La sustancia química en las cebollas que te hace llorar es el sulfóxido sinpropanetial de óxido de azufre y se sabe que es un factor lacrimógeno, es decir, que te provoca lágrimas.

La alicina es un potente bioactivo azufroso presente en las cebollas. Activa la grasa marrón para iniciar la termogénesis y aumentar el metabolismo. Los estudios muestran que la alicina previene el aumento de peso y mejora el metabolismo al reducir la resistencia a la insulina.[82] Esta sustancia también activa las defensas angiogénicas y puede desarrollar nuevos vasos sanguíneos para sanar heridas, al mismo tiempo que detiene el crecimiento de vasos dañinos que alimentan al cáncer.[83] Asimismo, activa el ON, que ayuda a bajar la presión arterial y estimula la regeneración.[84]

Las cebollas son una buena fuente de quercetina, el bioactivo que estimula tus defensas. La quercetina activa las células madre para la regeneración, promueve la salud intestinal, es un eficaz protector del ADN y apoya la inmunidad sana.[85] Esta sustancia enciende de igual modo la termogénesis en la grasa marrón y previene que la grasa se expanda.[86]

Los estudios clínicos han mostrado que comer cebollas puede reducir la grasa corporal. Investigadores de la Universidad de Información de Hokkaido y de la Organización Nacional de Investigación de la Agricultura y Alimentación, ambas en Japón, reclutaron a 70 adultos sanos con sobrepeso y les solicitaron consumir cebollas en polvo que se añadía a sus alimentos.[87] Se crearon dos tipos de polvo de cebolla, uno con quercetina y otro al que los especialistas le retiraron esa sustancia. Cada día, durante 12 semanas, los participantes incorporaron el polvo de cebolla a sus alimentos normales. Podían comer cualquier cosa y usar cualquier método de cocción que desearan. La cantidad de cebolla consumida a diario era equivalente a un bulbo de la variedad de cebolla Quergold o un tercio de la variedad Sarasara Gold. Ambas tienen altas concentraciones de quercetina, cerca de tres veces más de la cantidad que se encuentra en las cebollas moradas típicas.

Al principio y al final del estudio se recolectaron muestras de sangre de todos los voluntarios. Se midió su presión arterial y se evaluó la grasa abdominal por medio de tomografía. Los resultados luego de 12 semanas fueron contundentes. En los sujetos con riesgo más elevado de enfermedad cardiovascular debido a que su colesterol bueno (HDL) era bajo (menos de 74 mg/dL), comer cebolla llevó a una reducción de 8.2 veces en la cantidad de grasa visceral en el vientre.

Las pruebas de sangre analizadas en el estudio encontraron que las cebollas ayudaban a restaurar la salud hepática. Un marcador hepático llamado *alanina transaminasa* (ALT) puede estar elevado en las personas con obesidad.[88] Esta es una enzima que se encuentra en las células del hígado y que ayuda a convertir la proteína en energía. Cuando el hígado se daña, la ALT se filtra de las células. En los participantes que consumieron cebolla, la ALT disminuyó en 98% durante el curso de la investigación, lo cual refleja curación del hígado.

Un estudio realizado por especialistas de la Universidad Nacional Changwon en Corea puso a prueba solo la capa externa de la cebolla, que son las primeras cinco capas debajo de la cáscara delgada. Estas capas tienen las mayores concentraciones de quercetina.[89] Los investigadores reclutaron a 72 sujetos con obesidad y síndrome metabólico.[90] La mitad del grupo recibió un extracto hecho con cebolla que contenía 50 miligramos de quercetina (equivalente a la cantidad de cuatro cebollas rojas o amarillas enteras) y se le indicó tomarlo dos veces al día. A la otra mitad se le administró una cápsula de placebo. Se efectuaron mediciones al inicio y al final del estudio de 12 semanas y se empleó DEXA para documentar la grasa corporal de todos. Los resultados mostraron que aquellos que ingirieron el extracto de cebolla bajaron 816 gramos, en tanto que la circunferencia de la cintura se redujo cerca de dos centímetros. El contorno de su cadera también se encogió 1.2 centímetros y perdieron 0.7% de grasa de los brazos.

Al comprar cebollas, elige aquellas pesadas, firmes y secas, sin puntos blandos. Evita cualquier bulbo con brotes, que pueden hacer que sepa amarga. Cuando llegues a casa, almacénalas en un lugar fresco y seco. A temperatura ambiente, una cebolla durará hasta un mes. Cuando están picadas o rebanadas, deberían conservarse en el refrigerador en una bolsa con cierre hermético. Así durarán de siete a 10 días. Para obtener el beneficio de tanta quercetina ten en cuenta que las capas más externas están llenas del bioactivo. Usa tanto de ellas como sea posible al cocinar. Las primeras capas de la cebolla también son útiles para hacer caldo y para sazonar sopas. Pueden cocinarse con arroz para darle un agradable sabor.

Otros integrantes benéficos del género *Allium*

Las chalotas, conocidas a veces como echalote o escalonia, son más pequeñas que las cebollas convencionales y tienen una forma ovoide alargada, con cáscara delgada y seca. La porción comestible crece en grupos, como los dientes de ajo. Semejante a la cebolla, la chalota despide un aroma fuerte y acre al picarla, pero su sabor es más suave y leve cuando se cocina. Tienen seis veces más quercetina y cuatro veces más potencia antioxidante, protectora del ADN, que la cebolla, lo cual es una opción ventajosa al combatir la grasa corporal.[91] Las chalotas pueden saltearse para integrar capas de sabor a un platillo, o rostizarse, usarse crudas en una salsa *mignonette*, o incluso en conserva. Las cebolletas son otro tipo de cebolla importante en la cocina. También se les conoce como cebollas verdes, con tallos verdes y delgados, con un pequeño bulbo blanco en un extremo. Son el caballito de batalla de la gastronomíaasiática y se les encuentra en salteados, asados y marinadas, además de emplearse como decoración para agregar un sabor un poco picante y semejante a la cebolla. Como todos los miembros de esa familia, las cebolletas contienen quercetina, que puede combatir la grasa corporal. Los estudios de laboratorio muestran que los extractos de esta cebolla poseen asimismo propiedades antiinflamatorias y limitan el suministro de sangre al cáncer (antiangiogénicas).[92] Uno de mis hallazgos favoritos de todos los tiempos en el mercado es el poro silvestre. En caso de que no lo conozcas, es una planta que prolifera en estado natural. Tiene un pequeño bulbo blanco y un tallo delgado del mismo color, con hojas verdes estrechas y planas. Debido a su contenido de alicina, su sabor es picante, similar al ajo. Contiene una buena cantidad de quercetina, cerca de tres veces más que la cebolleta y la mitad de lo que poseen las cebollas moradas. La temporada de poro silvestre es muy corta, pues solo dura cerca de un mes, así que cómpralo cuando los veas en el mercado. Consejo: elige con cuidado entre ellos, busca los que estén intactos y no blandos (se les cosecha en estado silvestre), y lávalos bien para quitarles la tierra. Yo los preparo de un modo muy sencillo: caliento una pequeña cantidad de aceite de oliva extra virgen en una sartén o una plancha de acero fundido, espero a que el aceite esté caliente, añado los poros y los cocino, literalmente, durante un minuto para comerlos de inmediato.

Ajo

El ajo se conoce desde hace más de 4 000 años y es otro alimento que proviene de Asia Central. Un hecho que registra su propagación a través de las caravanas es que se menciona en los manuscritos antiguos de Grecia, Egipto e India como ingrediente para cocinar, al igual que como tratamiento para las enfermedades. Las propiedades medicinales del ajo son legendarias. Se empleaba para tratar el cólico, los dolores menstruales, la enfermedad hepática, las infecciones parasitarias, la gripe o influenza, las mordeduras de serpiente y las afecciones de la piel.[93] Las creencias ancestrales de Europa Oriental consideran al ajo como apotropaico, es decir, un alimento que te protege de espíritus malignos, demonios y vampiros.

Es uno de los ingredientes más comunes en las gastronomías mediterránea y asiática y un elemento crucial en muchas recetas. Los platillos populares que disfrutas sabrían absolutamente insípidos si les quitaras el ajo. El bulbo de sabor picante se pela, se rebana, se corta en rodajas o se pica, y se saltea para dar sabor al aceite antes de agregar otros ingredientes. También se añade en forma directa a sopas y guisados, y puede hornearse como dientes enteros, junto o dentro de los alimentos.

Al igual que la cebolla, el ajo contiene alicina, que le aporta sus atributos para combatir a la grasa y preservar la salud. Los investigadores en Irán estudiaron el efecto del ajo en 90 hombres y mujeres de mediana edad que eran obesos y presentaban síndrome metabólico.[94] A la mitad del grupo le dieron un polvo de ajo equivalente a media cucharadita de ajo fresco machacado (de uno y medio a dos ajos) para que lo consumiera a diario. La otra mitad recibió un placebo sin este ingrediente.

Después de tres meses, quienes ingirieron el ajo tuvieron una reducción significativa de 1.3 centímetros en la circunferencia de la cintura, en comparación con quienes tomaron el placebo, que no mostraron cambios en dicha zona corporal. Recuerda que una reducción de la cintura refleja una disminución en la cantidad de grasa visceral dañina dentro del vientre.

Es posible conseguir ajo todo el año, en forma de bulbos con un grupo de dientes unidos bajo una cáscara delgada. Durante el verano, puedes encontrar tallos del ajo en el mercado. Esta es la parte superior verde de la planta que forma rizos artísticos parecidos a la lazada de un vaquero. Aunque no contienen tanta alicina como los ajos, los tallos son deliciosos; cómelos como una forma de uso sostenible de toda la planta.

Chiles

Muchas personas disfrutan la comida preparada con chiles. El picante le da su intensidad. Aprenderemos sobre los chiles secos en el siguiente capítulo; en cuanto a los frescos, son una delicia de encontrar —y cocinar—. En un sentido técnico, el chile es una baya que tiene cientos de variedades diferentes que se originaron hace más de 6 000 años en América.[95] Fueron llevados inicialmente por los exploradores españoles y portugueses hasta el sureste de Asia, China y Europa. Debido a que eran preciadas por su sabor picante, las plantas de chile se domesticaron y ahora se les encuentra en casi todas las culturas alimentarias.

El intensísimo picante de los chiles se debe a sus bioactivos capsaicina y capsinoides. Al contrario de la creencia popular, la sensación ardorosa no viene de las semillas, sino que los bioactivos picantes están concentrados en su mayoría dentro de la membrana blanca adherida a la carne, que se conoce como "vena", la cual sostiene a las semillas. Recordarás que en el capítulo 4 dijimos que la capsaicina y los capsinoides cumplen múltiples funciones en el metabolismo: activan la grasa marrón y la termogénesis, queman la grasa blanca, mejoran los niveles de glucosa en sangre y reducen el apetito.[96]

El picante de los chiles enciende tu metabolismo. La capsaicina y los capsinoides hacen sentir "ardor" porque se fijan al TRPV1, el receptor del dolor que se localiza en las terminaciones nerviosas de todo tu aparato digestivo, pero que son especialmente numerosas en la boca y la lengua. Comer chiles activa esas terminaciones nerviosas, lo cual en sentido técnico causa una sensación "dolorosa" (la mueca de dolor que haces cuando pruebas algo de verdad picante es motivada por ello) y provoca que sudes. El dolor es una señal de peligro integrada en el organismo que le informa al cuerpo y al cerebro que se pongan en alerta roja.

La señal de la capsaicina y de los capsinoides se envía de la lengua al cerebro, que responde liberando proteínas llamadas *endorfinas*.[97] Estas son opioides naturales que te dan una sensación de euforia para contrarrestar el dolor. El amor por la comida picante que muchos tienen se debe, en parte, a esta respuesta cerebral placentera. Quienes no toleran el chile reaccionan al dolor en lugar del placer. En lo personal, me encanta la comida picante, siempre y cuando no sea una tortura.*

¿Consumir alimentos muy picantes afecta la constitución del cuerpo? Un estudio epidemiológico que duró nueve años examinó esta interrogante con 12 970 personas que vivían en nueve provincias de toda China. Los investigadores documentaron la cantidad de chile que comía cada persona durante el año y la clasificaron en cuatro categorías: nada (cero gramos por día), poco (1 a 20 gramos), mediana (20.1 a 50 gramos) o grande (más de 50 gramos). Luego le dieron seguimiento al peso de los participantes a lo largo de los nueve años, ya que pretendían determinar si existía cualquier correlación entre la cantidad de chile ingerido y el riesgo de sobrepeso u obesidad.

En comparación con los que no comían nada de chile, los que ingerían un "poco" todos los días tuvieron una probabilidad 19 % menor de tener sobrepeso y obesidad a lo largo de nueve años. Quienes consumían porciones "medianas" mostraron una probabilidad 23 % menor y los que comían "grandes" cantidades tuvieron una probabilidad 27 % menor de presentar un problema de peso. El patrón sugiere una respuesta a la dosis, lo cual significa que mientras más grandes sean las cantidades de alimentos picantes que comas, más beneficios recibes.

Los investigadores de la Universidad de Maryland, en Baltimore, estudiaron la dosis específica de capsinoides para disminuir el peso.[98] Reclutaron a 80 adultos entre 30 y 50 años, con sobrepeso u obesidad. A la mitad de ellos se le proporcionó un extracto que contenía capsinoides provenientes de un tipo de chile llamado CH-19 Dulce para que lo tomaran todos los días por 12 semanas. La otra mitad recibió un placebo en forma de cápsula. Los sujetos ingerían tres cápsulas (tres miligramos de capsinoides) en la mañana y tres por la noche, para un total de seis miligramos de capsinoides diarios. Esto equivale a un cuarto de cucharadita de hojuelas de chile seco o dos chiles Anaheim

---

* La escala que se emplea para medir el picor de los chiles, conocida como escala Scoville, va de cero (los pimientos rojos dulces) a más de 16 000 millones. El chile más picante, según el *Libro de Récords Guinness*, es el *Carolina Reaper* (Segador de Carolina), que tiene 2.2 millones de unidades Scoville y es tan picante que envió a una persona al hospital con un trastorno llamado *cefalea en trueno* por haberlo comido.

(chile California), Hatch (chilaca) o serranos por día. Se midieron el peso y la constitución física de los sujetos utilizando DEXA.

Luego de 12 semanas, los participantes que comieron los capsinoides tuvieron una reducción de grasa abdominal seis veces mayor que el grupo placebo. Esta disminución en grasa visceral se correlacionó con un descenso dos veces mayor en peso. Su masa corporal magra continuó estable, de modo que la pérdida de peso provino de la grasa y no del músculo. También, en el grupo que ingirió los capsinoides hubo un incremento del metabolismo en reposo, en tanto que el grupo placebo experimentó lo contrario y tuvo una disminución en tasa metabólica en reposo.

Al comprar chiles frescos en la sección de verduras, busca aquellos con piel tersa y que se sientan pesados en la mano. Evita la piel arrugada o suave, las manchas marrones, porque son señales de que están echados a perder. Puedes guardar tus chiles en el refrigerador. Consejo de seguridad: cuando manipules chiles, usa un par de guantes de hule para prevenir que la capsaicina y el aceite capsinoide te quemen la piel. Nunca te toques los ojos después de manejarlos hasta que te hayas lavado bien las manos.

• • •

Ahora ya conociste las mejores frutas y verduras que aceleran el metabolismo y combaten la grasa, y que puedes encontrar en la sección de productos del campo. El cuadro 6.1 resume los alimentos y sus dosis derivadas de los estudios clínicos. A continuación iremos a una parte del supermercado que podría sorprenderte cuando te lleve a ella: las islas intermedias. Sí, los puntos donde encuentras las frituras, las galletas, los refrescos y las botanas con sabores artificiales. Pero la ciencia nos dice que también hay importantes alimentos que combaten la grasa en esa sección y que deberías llevar a casa. Vayamos a encontrarlos.

Cuadro 6.1 Alimentos y dosis diarias
Esta relación resume los datos que ya leíste y solo sirve como referencia. No se recomienda que consumas todos estos alimentos a diario.

Alimento	Dosis diaria
Fresas	1 a 2 ½ tazas
Manzanas frescas	3 enteras

Alimento	Dosis diaria
Manzanas secas	¾ de taza
Moras azules (frescas o congeladas)	¼ de taza
Peras	2 enteras
Sandía	2 tazas picada (4 rebanadas medianas)
Toronja	1 ½ en total (come ½ tres veces al día)
Ajo	½ cucharadita de ajo machacado o 2 dientes enteros
Aguacate	1 entero
Brócoli	½ de taza
Brotes de brócoli	⅓ de taza
Cebollas	2 cebollas moradas enteras
Chiles	2 Anaheim, Hatch o serranos frescos
Hongos	15 champiñones, 2 veces por semana 1 ½ tazas de setas frescas rebanadas 6 tazas de champiñones 3 tazas de porcini 5 tazas de chanterelle 1 taza de shiitake 1 taza de cremini (baby bella) 3 ½ tazas de portobello (en cubos) 3 ½ tazas de enoki frescos
Soya	¼ taza de edamame, equivalente a ½ taza de tofu o miso, o 4 vasos grandes de leche de soya
Tomate	1 tomate mediano fresco o su equivalente: pasta de tomate (una cucharada colmada), puré o sopa de tomate (3/4 de taza) o polvo de tomate (1 ½ cucharadas)
Zanahorias	3 medianas

Capítulo 7

Cacería de tesoros

Los pasillos intermedios del supermercado han sido calumniados. Esto es comprensible, en vista de sus incontables anaqueles de artículos no perecederos, empacados en cajas, bolsas, botellas y latas. Muchos de los productos que se encuentran allí tienen azúcares añadidos, grasas nocivas, estabilizadores, conservadores y colorantes artificiales, diluyentes y otros químicos que no solo debilitan el metabolismo y causan que aumentes de peso, sino que también degradan las defensas de tu salud.

Y, sin embargo, el consejo que por lo común escucha el comprador sano en cuanto a evitar los pasillos intermedios es demasiado simplista, exagerado y erróneo. El secreto es conocer cómo distinguir lo que es "buenísimo para tu salud" de lo que "no es tan bueno", y elegir en consecuencia.

Los alimentos enteros en conserva son una parte importante de las tradiciones culinarias tanto mediterráneas como asiáticas. Por decenas de miles de años, la gente ha preservado alimentos enteros para ampliar su vida comestible. Los secaban, salaban, fermentaban y guardaban en recipientes, y la conservación les permitía a las personas seguir comiendo en los meses de invierno, entre las cosechas, y que los viajeros transportaran comida nutritiva durante sus largos trayectos.

Hace 2000 años, los puestos de los mercaderes que se formaban a los costados de las veredas en la Ruta de la Seda, que conectaban a China con el sur de Europa a través de Asia Central, vendían cajas y vasijas de cerámica llenas con esos alimentos. Aunque el proceso de deshidratación data del Medio Oriente en el 12000 a. C., la conservación y el sellado de alimentos en vasijas comenzó hasta principios del siglo XIX, en tanto que el proceso de enlatado no llegó sino hasta 100 años después. En la actualidad, algunas de las exquisiteces más apreciadas entre las culturas de España, Francia e Italia se empacan en frascos y latas. Visita cualquier pueblo de esos países y encontrarás esos artículos dispuestos con gran ingenio en las tiendas especializadas en vender especias secas, aceites, legumbres en conserva y condimentos, así como pescados y mariscos enlatados.

Llegó la hora de emprender nuestra cacería del tesoro en los pasillos intermedios de tu tienda de abarrotes (que también encontrarás en tu siguiente visita al mercado de algún pueblo). Destacaré aquellos alimentos que es mejor que incluyas en tu lista de compras.

Legumbres

Busca las latas y los saquitos en las islas intermedias: las legumbres son deliciosas y son propuestas que mejoran el metabolismo, tanto en la cocina mediterránea como en la asiática, por lo que bien vale la pena añadirlas a tu dieta.[1] Las legumbres se han cultivado desde tiempos antiguos (los arqueólogos descubrieron que formaban parte de la dieta de los gladiadores romanos),* y sus frutos o semillas son excelentes fuentes de proteína, fibra y grasas sanas omega-3. Los frijoles blancos o alubias blancas, las lentejas, las habas, los chícharos o guisantes, los garbanzos, los frijoles de soya y los cacahuates o maní son ejemplos de legumbres. Cuando se venden secas, se les denomina de ese modo.[2]

La ciencia moderna ha descubierto que las legumbres contienen bioactivos útiles, como polifenoles, fitoestrógenos y péptidos vegetales

---

* Los gladiadores no eran ni vegetarianos ni veganos, a pesar de las leyendas populares. La totalidad de la evidencia muestra que la antigua dieta romana era omnívora y los gladiadores eran esclavos a los que se alimentaba con la comida más económica, que incluía frijoles.

que pueden activar tus defensas y tu metabolismo.[3] Veamos más de cerca los beneficios para la salud y la potencia para combatir la grasa de algunas legumbres específicas.

Frijoles blancos

El frijol blanco común o alubia tiene muchos nombres. Uno de ellos es el llamado en inglés *navy bean* (frijol de la marina; alubias blancas pequeñas) porque, desde el siglo xix, la Marina de Estados Unidos lo ha servido a sus marines en los buques de guerra.[4] Esta es la alubia que se emplea para preparar los frijoles horneados de Boston y el ingrediente estrella en la sopa de frijoles del Senado, que se ha servido en la cafetería de esta cámara legislativa estadounidense desde principios del siglo xx.[5]

Es posible encontrarlos secos o enlatados entre los artículos de los pasillos intermedios. Los frijoles enlatados empacados en un poco de agua con sal pueden guardarse por dos o tres años y seguir conservando su valor nutricional. La vida útil de los frijoles secos, cuando se les almacena bien en un ambiente fresco es, por decirlo de algún modo, infinita. Los arqueólogos han hallado frijoles secos que datan de 10 000 años en Galilea, al norte de Israel.[6] Quizá no sean tan sabrosos como lo fueron en su momento, pero estaban intactos.

Los frijoles son la estrella del espectáculo en lo que respecta a macro y micronutrientes. Son una estupenda fuente de proteína vegetal y fibra soluble que nutre al microbioma sano. El resultado es un alimento nutritivo que reduce los factores de riesgo cardiovasculares al bajar el colesterol en sangre y mejorar los perfiles de lípidos. También contienen hierro, zinc, magnesio y ácido fólico, que son micronutrientes valiosos, en especial para quienes llevan una dieta vegetariana.

Los frijoles pueden reducir la circunferencia de tu cintura.[7] Los investigadores de la Universidad de Toronto estudiaron este efecto al reclutar a 14 adultos con sobrepeso y obesidad, hombres y mujeres, con edades entre 35 y 55 años, a los que les dieron cinco tazas de alubias blancas pequeñas enlatadas y listas para comer cada semana, añadidas a su dieta regular, por el lapso de un mes.[8] Cada participante llevó un diario personal que examinó un dietista y tenían que presentar las latas vacías para confirmar que en realidad consumieron los frijoles. Se tomaron mediciones del cuerpo en la primera y cuarta semanas, y los resultados fueron asombrosos. Luego de un mes, las mujeres que comieron los frijoles tuvieron una reducción de 2.5 centímetros en el tamaño de la cintura. Los hombres también se vieron beneficiados, con reducciones en esa misma zona corporal de 1.9 centímetros, en promedio.

Múltiples investigaciones han mostrado que la circunferencia de tu cintura es un buen indicador de la cantidad de grasa visceral en tu cuerpo.[9] En un análisis de 29 estudios en los que participaron 58 000 personas, los especialistas de la Universidad Wageningen, en los Países Bajos, encontraron que la medida de la cintura es un factor predictivo de la mortalidad, aun en personas a las que se considera de bajo peso.[10]

Lentejas, garbanzos y más

Las lentejas son una legumbre clásica y versátil que proviene de la cocina mediterránea. Búscalas en los diferentes anaqueles en los pasillos intermedios, ya que pueden tener presentaciones secas o enlatadas. Cualquier cocinero puede usar las lentejas para preparar una ensalada o una sopa sustanciosa, además de que se pueden cocinar con arroz. Las lentejas están llenas de fibra dietética que alimenta al microbioma. Media taza de lentejas secas contiene 18 gramos de fibra, que es más de la mitad de la ingesta diaria recomendada para hombres y mujeres. La fibra alimenta a las bacterias intestinales sanas, que entonces producen ácidos grasos de cadena corta que ayudan a optimizar el metabolismo, controlar el peso y reducir la inflamación.[11] Un estudio de laboratorio mostró que cuando se alimentó con lentejas a un grupo de ratas, su peso corporal disminuyó en 14%, en comparación con otras a las que se les dio comida estándar.[12] Las primeras tuvieron un microbioma superior con más bacterias benéficas y menos bacterias dañinas, lo cual es un patrón que todos deberíamos desarrollar.

También recomiendo los garbanzos (en el Medio Oriente se utilizan para hacer falafel, hummus y *socca* de Provenza), los guisantes amarillos secos (para el *dal* indio), frijoles gigantes (utilizados en los gigantes *plaki*, la versión griega de frijoles horneados) y los frijoles mungo (en las sopas chinas). Todos aportan los mismos beneficios de proteínas, polifenoles y fibra que los frijoles blancos y las lentejas.

Comer legumbres reduce el riesgo del síndrome metabólico provocado por el exceso de grasa corporal. Esto se demostró en un estudio de la Universidad de Toronto, que reclutó a 40 hombres y mujeres de mediana edad con obesidad.[13] Los investigadores compararon dos intervenciones —restricción de calorías en comparación con frijoles— para la baja de peso. A la mitad de los participantes se le indicó añadir a su dieta regular cinco tazas por semana de una mezcla de legumbres (lentejas, garbanzos, chícharos amarillos y alubias blancas pequeñas) durante el transcurso de ocho semanas. La otra mitad recibió asesoría de un dietista para reducir su ingesta calórica en 500 calorías diarias, pero no comieron ninguna legumbre y continuaron con su dieta habitual. Se tomaron mediciones del cuerpo y se realizaron análisis de sangre al principio y al final del estudio.

Al término del periodo de prueba ambos grupos redujeron la cintura. El que tuvo restricción calórica disminuyó 2.5 centímetros de circunferencia de la cintura, en tanto que quienes ingirieron las legumbres bajaron 1.67 centímetros. Sin embargo, recuerda que los voluntarios que consumieron este tipo de alimento *no redujeron las calorías* como el grupo contrario, sino que *agregaron* las legumbres a su dieta común y, aun así, bajaron grasa visceral, lo cual demuestra el poder de estos productos que se venden en los pasillos intermedios del súper.

Las personas que comieron legumbres redujeron su presión arterial elevada y sus concentraciones de glucosa en ayunas, que son atributos del síndrome metabólico. La glucosa sanguínea en ayunas fue seis veces mejor en dicho grupo que en el que tuvo restricción calórica. Los participantes del primer grupo aumentaron en 5% su fibra dietética, la cual nutre al microbioma, cada día que comieron los frijoles. En contraste, el grupo con restricción de calorías *disminuyó* de hecho en 12% su ingesta de fibra. Este es un ejemplo muy importante de que *añadir* un alimento que combate la grasa puede ofrecer más beneficios de salud que seguir una dieta de eliminación.

La capacidad de las legumbres para propiciar pérdida de peso se ha constatado una y otra vez. En 2016, un equipo de investigadores canadienses llevó a cabo un metaanálisis de 21 estudios clínicos en los que participaron 940 individuos con obesidad y que no comían legumbres. Los científicos encontraron que añadir solo una porción diaria de legumbres durante seis semanas condujo a una reducción promedio de peso de 340 gramos, incluso cuando no se restringieron las calorías en la dieta.[14]

El estudio denominado Prevención con Dieta Mediterránea (Predimed), hecho en España, mostró que las legumbres también protegen del cáncer. Esta investigación le dio seguimiento a un grupo de 7216 personas mayores de 60 años con sobrepeso. Las que comían más legumbres tuvieron un riesgo 49% menor de muerte por cáncer. Los especialistas atribuyeron esa cualidad a la fibra dietética y a otros bioactivos, como los lignanos encontrados en los frijoles.[15]

Consumir frijoles en beneficio de la salud es fácil y existen incontables recetas que puedes explorar y que los utilizan en sopas, ensaladas, chile con carne, guisados y curry. Son una gran adición a casi cualquier platillo que se te ocurra. Los frijoles también son una estupenda sustitución del arroz y de la pasta.

Granos

Cebada

En general, la cebada puede encontrarse como semillas secas que se colocan junto a los frijoles secos y el arroz. Se les vende sin cáscara y, cuando se cocinan, tienen una textura gomosa y un sabor a nuez. Puedes cocinarla en sopa o en guisado. Es posible utilizarla en una ensalada de granos enteros o servirse como acompañamiento para verduras, pollo o pescado. Asimismo, puede sustituir el arroz arbóreo para elaborar un *risotto* sano, que en Italia se llama *orzotto*.

La cebada es un grano ancestral que crecía en forma silvestre hace 10 000 años en la zona del creciente fértil, la parte del Medio Oriente que forma frontera con el mar Mediterráneo y, también, con el Tíbet. Su resistencia la convierte en uno de los granos integrales más importantes en la agricultura, junto con el maíz, el arroz y el trigo. La cebada es una estupenda fuente de vitaminas, minerales y de los bioactivos luteína y zeaxantina, que protegen a las células madre. Asimismo, contiene beta-D-glucano, la fibra soluble que combate la grasa y que también se encuentra en los hongos.[16]

En Shizuoka, Japón,[17] se estudió este grano para analizar sus efectos contra la obesidad. Los investigadores reclutaron a 44 hombres de 30 a 40 años de edad, considerados obesos según los estándares japoneses. La mitad del grupo recibió una comida diaria de arroz con cebada perla durante 12 semanas. La comida contenía siete gramos de beta-D-glucano al día, que es más o menos la cantidad que se obtiene de una taza de cebada cocida. La otra mitad recibió un platillo preparado con arroz, pero sin cebada. Se tomaron mediciones físicas y muestras de sangre antes y después del estudio, y se llevó a cabo una tomografía abdominal cada cuatro semanas con el fin de evaluar los cambios en la grasa corporal.

Después de las 12 semanas, los análisis sanguíneos mostraron que quienes consumieron cebada tuvieron una reducción de 5% en su colesterol total, en tanto que la disminución del colesterol LDL perjudicial fue de 4%, en comparación con sus mediciones originales. Los que solo ingirieron el arroz no presentaron cambios en sus parámetros de colesterol en sangre. Los participantes que comieron la cebada redujeron la cintura en 1.3 centímetros, en tanto que esa misma zona anatómica aumentó en quienes hicieron lo propio con arroz. Las tomografías de la grasa del vientre revelaron los efectos más significativos. La grasa visceral de quienes comieron cebada disminuyó en 11%, que fue cinco veces mayor que la que perdieron las personas que solo deglutieron arroz.

Almacena tu cebada en un recipiente al vacío y mantenla en lugar fresco y seco. La cebada conservada de ese modo durará un año aproximadamente. Antes de cocinarla, es buena idea lavarla con agua fría para eliminar cualquier tierra y basura. Tostarla en una sartén le dará más sabor, igual que prepararla en un caldo de verduras o en un caldo de huesos, en lugar de en agua. ¡Toma en cuenta que los granos de cebada duplican su tamaño al cocerlos! En un supermercado bien surtido, es probable que encuentres cebada tostada, que se utiliza para elaborar el tradicional té ligero y con sabor a nuez en China (donde se le llama *damaicha*), Corea (*boricha*) y Japón (*mugicha*).

Maíz morado

Acurrucado entre semillas y legumbres secas en la isla intermedia, podrías detectar una bolsa de granos de color inusual: ese es el maíz morado. Es un tipo de maíz proveniente de los Andes en Perú, Bolivia, Colombia y Ecuador que tiene un intenso tono morado oscuro o negro azulado. El pigmento proviene de la antocianina, un bioactivo que combate la grasa corporal y mejora el metabolismo.[18] En el laboratorio, los ratones alimentados con un extracto hecho con maíz morado no subieron tan rápido de peso, aunque se les daba una dieta alta en grasa. De hecho, al añadir el maíz morado, redujeron en 28% el aumento de peso y su glucosa sanguínea fue 27% más baja. Sus concentraciones de triglicéridos en sangre también resultaron 22% menores con la dieta de maíz morado. El efecto antiobesidad de la antocianina también se ha observado en los estudios efectuados con el camote morado.[19]

Los granos de este tipo de maíz son más grandes, más gomosos y menos dulces que los del maíz amarillo y, para volverlos comestibles, los granos secos deben remojarse o hervirse primero. Este es el maíz que se usa en las tortillas azules. Una deliciosa bebida tradicional peruana, la chicha morada, está hecha con maíz morado sazonado con especias como canela y clavos, que tienen sus propios efectos antiobesidad.[20] Un postre conocido como mazamorra morada es un pudín elaborado con maíz morado y fruta. Si tu supermercado vende alimentos latinoamericanos tradicionales en los pasillos centrales, podrías encontrar esos granos como un artículo de especialidad o puedes pedirlos en línea.

Trigo sarraceno

Encontrarás el trigo sarraceno cerca del arroz y los granos secos, aunque a veces se ubica en los anaqueles del súper cerca de la avena seca y los cereales para el desayuno. A pesar de su nombre, no tiene relación con el trigo. Ni siquiera es un grano. Se conoce como pseudocereal y está libre de gluten. Esta es una planta cuyas semillas —llamadas *grañones*— contienen un bioactivo denominado *rutina*, que tiene efectos antiadiposos. La rutina activa la grasa marrón y aumenta la termogénesis.[21] Asimismo, estimula el microbioma intestinal para producir ácidos grasos de cadena corta que son antiinflamatorios y, por ende, benéficos, y que optimizan el metabolismo.[22] Se ha observado que añadir trigo sarraceno al alimento previene la inflamación inducida por la obesidad y reduce el colesterol en sangre en ratas de laboratorio.[23]

Los grañones de trigo sarraceno tienen un leve sabor a nuez que aumenta tostándolos. Pueden remojarse en agua o en caldo, y servirse de manera semejante al arroz pilaf o agregarse a una ensalada o sopa. En Japón, el trigo sarraceno tostado se usa para elaborar un té llamado *soba-cha*, y también los delgados tallarines soba. Los grañones tostados se emplean en Europa Oriental para preparar un platillo esponjoso, sin gluten y semejante al arroz, al que se le llama *kasha*.

Fruta seca

Manzana seca

Las manzanas secas se encuentran en la sección de botanas sanas en los pasillos intermedios. Se venden preempacadas, así que lee con cuidado la lista de ingredientes para asegurarte de que no contengan azúcar añadida, conservadores artificiales (como los sulfitos) o colorantes. Las ventajas de las manzanas secas, así como de la mayoría de las frutas secas, es que puedes consumir la fruta entera, con cáscara y todo. La cáscara contiene ácido ursólico y la pulpa, ácido clorogénico. Ambos son bioactivos que combaten la grasa. Comer la cáscara te proporciona el beneficio de más fibra alimentaria que solo la carne de la fruta.

Un estudio hecho por la Universidad Estatal de Florida, en el que participaron 160 mujeres menopáusicas (de uno a 10 años después de entrar en la etapa del cese permanente de la menstruación), mostró que comer tres cuartos de taza al día de manzana seca condujo a una pérdida de 1.5 kilogramos de peso a lo largo del periodo de análisis que abarcó un año.[24] Las pruebas para medir las concentraciones de colesterol total en sangre también mejoraron. De igual manera, los investigadores midieron la proteína C reactiva (CRP), un marcador inflamatorio. Para el final de la investigación, sus niveles de CRP en sangre disminuyeron 32 por ciento. La totalidad de estos beneficios es deseable, pero debes tener cuidado en no sobrepasarte con las frutas secas, ya que contienen todos los azúcares naturales de la fruta entera condensados dentro de un tamaño pequeño. Cómelas con moderación.

Ciruelas pasas

Incluso un supermercado con una sección muy limitada de frutas secas tiene ciruelas con toda seguridad. Una ciruela pasa es solo una ciruela a la que se le quita la semilla y luego se seca hasta formar una pequeña fruta dulce, suave y de color morado. Se elaboran con una variedad conocida como ciruela con semillas fáciles de retirar y son diferentes a las ciruelas en las que la semilla se encuentra bien adherida. Estas últimas son mejores para comerlas frescas y maduras. La fibra y los azúcares fermentados de las ciruelas pasas poseen efecto laxante, por lo que son famosas como remedio casero para el estreñimiento. ¡Sí funcionan! La eficacia de las ciruelas pasas se ha confirmado en un estudio clínico que mostró una mejoría en la masa y la frecuencia de las heces.[25]

La ciruela pasa contiene ácido clorogénico, anticianinas y abundante fibra dietética.[26] Una taza de estas ciruelas tiene 12 gramos de fibra para tu microbioma intestinal. Un análisis que llevaron a cabo los investigadores de Harvard y de la Universidad Tufts examinó la ingesta de frutas y verduras en 117 918 hombres y mujeres sanos y encontraron una asociación entre las personas que comían seis ciruelas pasas por día y que perdieron 590 gramos de peso a lo largo de cuatro años.[27] Un estudio de laboratorio mostró que un extracto concentrado de ciruelas pasas puede detener el desarrollo de nuevas células grasas y causó que las células blancas se convirtieran en las útiles células marrones.[28]

Puedes comer ciruelas pasas como refrigerio, cocinarlas u hornearlas en platillos dulces o salados. Combinan bien con especias como el jengibre, la canela, la nuez moscada, el clavo y la pimienta gorda. Una ciruela pasa ultraseca disponible en los mercados asiáticos es la *li hing mui* (o *huamei*), que significa "ciruela viajera". Esta ciruela salada y agridulce se originó en China como botana. Su sabor, que te hace fruncir los labios, puede mantenerte despierto mientras efectúas un largo viaje por carretera. Cuando era estudiante, a veces chupaba una de ellas para quedarme despierto hasta altas horas y poder estudiar.

Hongos

Hongos secos

Si te gustan los hongos frescos, también te encantarán las versiones secas. Los hongos secos pueden encontrarse en los pasillos intermedios del supermercado, a menudo cerca de los anaqueles de especias. En un mercado asiático grande, hallarás anaqueles repletos de estos fantásticos hongos. En el capítulo 6 ya viste que los estudios clínicos han mostrado que comer hongos puede reducir tanto el tamaño de tu cintura como tu peso corporal, los marcadores inflamatorios y la presión arterial.[29]

Algunos de los hongos secos más comunes disponibles son de las clases porcini, morel, chanterelle y shiitake. Los mercados asiáticos tienen una variedad de hongos shiitake secos que es reconocible al instante porque poseen un patrón cruzado en forma de tres en línea en su superficie. El proceso de secado concentra los sabores únicos de cada tipo de hongo y amplifica su sabor *umami*. Las setas de ostra tienen notas suaves y terrosas, en tanto que los shiitake son de un sabor más profundo e intenso. La cabeza de los shiitake secos se utiliza en las cocinas china y japonesa, a menudo para elaborar platillos estofados. Los porcini secos son potentes e intensos, y su sabor robusto los convierte en los reyes de los hongos secos. Todos estos tipos pueden usarse para elaborar salsas, guisados y sopas, al igual que para salteados, *risotto*, pasta y otros platillos con tallarines.

Para reconstituir los hongos secos, tan solo ponlos en un tazón y vierte agua hirviendo en ellos; déjalos remojar por lo menos de 20 a 30 minutos. Los hongos con cabezas gruesas quizá requieran hasta una hora. Una vez suavizados, pueden picarse y cocinarse. El agua en el que se remojaron se volverá un caldo oscuro y sabroso que es posible utilizar para intensificar el sabor del platillo que estés cocinando.

Botellas y frascos

Aceite de oliva extra virgen

Es frecuente que toda una sección de la isla intermedia se destine al aceite de oliva. A veces lo encontrarás cerca de otros aceites de cocina, o junto a los vinagres o los condimentos. Este producto tiene una larga historia. Las aceitunas se originaron en las regiones de Asia Occidental hace 5 000 años y se consolidaron en Medio Oriente y el Mediterráneo como uno de los alimentos básicos. El aceite extraído prensando las aceitunas se utilizaba en ceremonias religiosas, como combustible líquido para encender lámparas, para fabricar jabón y para cocinar. Algo que podría sorprenderte es que el aceite de oliva también combate la grasa.

El aceite de oliva extra virgen (AOEV) es la presentación más deseable. Se prensa a partir de diferentes variedades de aceitunas. El término *extra virgen* se refiere al aceite sin refinar y, como resultado, al que contiene pequeñas partículas de las aceitunas maduras. Estos trocitos son la fuente de intensos polifenoles como el hidroxitirosol, que es un bioactivo que estimula tus defensas y que también combate la grasa al prevenir que los preadipocitos, las células madre que componen el tejido adiposo, produzcan más grasa. El hidroxitirosol reduce asimismo la inflamación causada por la grasa excesiva.

El efecto del AOEV sobre la pérdida de peso fue algo que estudiaron los investigadores de la Universidade Federal de Viçosa en Brasil.[30] Reclutaron a 41 mujeres entre 19 y 41 años que presentaban sobrepeso u obesidad, y que *no* usaban de manera habitual el aceite de oliva para cocinar. Los especialistas le proporcionaron a la mitad de ellas AOEV, y a la otra mitad, un aceite de soya, para que lo añadieran a su desayuno todos los días durante nueve semanas.* La cantidad de aceite que consumieron fue apenas de menos de dos cucharadas al día. Luego se les sometió a todas a una dieta restrictiva de 1 800 calorías diarias.

Las 41 mujeres bajaron de peso debido a la restricción calórica, pero quienes consumieron AOEV lo redujeron 2 271 gramos, 62 % más que las que tomaron aceite de soya. En específico, las pacientes del primer grupo bajaron 2.4 kilos de grasa corporal total, 82 % más que sus contrapartes del segundo. Las primeras también presentaron una disminución de cinco puntos en la presión diastólica (el segundo número en tu lectura de presión arterial). Se ha estimado que esta reducción en la presión disminuye el riesgo de accidentes cerebrovasculares en 34 % y de enfermedad coronaria en 21 por ciento.[31]

Existen más de 1 000 variedades de aceitunas que se cultivan en todo el mundo, pero solo una fracción se emplea en la producción de aceite. Las aceitunas mismas varían en color del verde al negro, pasando por el marrón cobrizo. Cuando se extrae el aceite en prensas, el resultado es intensamente verde, lo cual proviene de la clorofila presente en la fruta. La clorofila ayuda a alimentar el metabolismo de las aceitunas en sí.

Cuando compro AOEV, busco identificar en la etiqueta de la botella para qué variedad se utilizó. Muchos aceites se fabrican a partir de múltiples variedades, lo cual puede dar un sabor muy agradable, pero prefiero un aceite de una sola variedad, que se extrae por presión de un solo tipo de aceituna. Se conocen tres variedades que tienen las concentraciones más altas de polifenoles: las aceitunas Picual (de España),

---

* El AOEV era Andorinha, de Algés, Portugal.

las Koroneiki (de Grecia) y las Moraiolo (de Italia). Mientras más altos sean los niveles de polifenoles, más intenso, picante y afrutado es el sabor.

Otra razón por la que prefiero el AOEV de una sola variedad es que es menos probable que sea falso o que esté diluido con aceites más baratos.* Quieres el producto real. Verifica la fecha de la cosecha de aceitunas usadas para el aceite. Debería estar impresa en la etiqueta. El AOEV es perecedero y debería conservarse en un lugar fresco y oscuro. Una botella durará cerca de dos años desde el momento de la cosecha y debería consumirse en el curso de dos meses después de abrirlo. Recomiendo comprar el mejor aceite que puedas permitirte y usarlo todos los días para cocinar, al igual que como condimento.

Un último dato para romper los mitos: existe la creencia muy extendida de que el AOEV no debería usarse a temperatura muy alta para cocinar porque se supone que tiene un bajo punto de humeo —el grado de calor al que comienza a quemarse— y cambia sus propiedades químicas. En realidad, el punto de humeo del AOEV es casi el mismo que el del aceite de canola (ambos alrededor de 200 °C), aunque no recomiendo ese método para una cocción sana. Así que no te preocupes, puedes usar el AOEV de manera segura para saltear e, incluso, para freír en un wok. De hecho, los polifenoles de este aceite lo protegen de formar subproductos peligrosos derivados del petróleo. Además, cuando cocinas con él, parte de sus polifenoles que combaten la grasa se transfieren del aceite a la comida en sí.[32] Cocinar con AOEV puede hacer que la comida sana sea todavía más sana.

Vinagre de sidra de manzana

Muchas personas no saben cuántos tipos de vinagres existen en los pasillos intermedios. Junto con el vinagre de sidra de manzana, vinagre blanco, vinagre de vino tinto, vinagre de vino blanco, vinagre de jerez, vinagre balsámico y vinagre de vino de arroz, podrías encontrar también vinagre negro y vinagre de malta. El vinagre blanco destilado puede utilizarse para la limpieza (y a veces se almacena al lado de los productos inherentes a ese propósito) porque el ácido acético (que es el nombre

---

* Hay toda una industria de aceite de oliva falso o adulterado de baja calidad que se vende como aceite de oliva extra virgen de "alta calidad" en el mercado.

químico del vinagre) es bueno para descomponer la grasa y el cochambre. El vinagre tiene un efecto similar en tu intestino. Debido a su acidez, posee una propiedad antibiótica.[33]

La historia del vinagre data de hace 5000 años, hasta el tiempo de los babilónicos, cuando era un producto de la fermentación que se usaba tanto para fines culinarios como medicinales. Su creación también está registrada en China hace 3000 años. El nombre "vinagre" se derivó del francés *vin aigre*, que significa "vino agrio". Cuando el vino tinto o de arroz se amarga, las bacterias que crecen en el líquido forman el vinagre. Este es principalmente agua con 4 a 8% de ácido acético, un ácido natural que se produce por la fermentación de las bacterias que se utiliza para encurtir. Es común que los vinagres de fruta se hagan con manzanas, frambuesas, membrillos, persimones, kiwis y pasas de uva. Aunque la pulpa de estos frutos tiene bioactivos que combaten la grasa, solo indicios de ellos permanecen en sus vinagres.

El vinagre negro Zhenjiang, de la provincia de Jiangsu, en China, se elabora con arroz, trigo o sorgo, y se añeja hasta que adquiere un color negro como la tinta. El resultado es un sabor ahumado y a malta. La preciada versión italiana es el vinagre balsámico de Módena. Este es un vinagre concentrado hecho con el mosto dulce de las uvas Trebbiano, añejado hasta por 25 años. En Inglaterra, el vinagre de malta (el suave vinagre que se utiliza en los *pubs* británicos como condimento tradicional para los *fish and chips*) se produce por medio de la germinación y el secado de la cebada, que luego fermenta la maltosa hasta convertirse en vinagre.

En términos médicos, el ácido acético mejora la sensibilidad a la insulina y reduce la glucosa en sangre.[34] En el laboratorio, este líquido incoloro de olor picante, producto de la oxidación del alcohol etílico, previno la acumulación de gotículas de grasa en el tejido adiposo al desactivar varios genes relacionados con la lipogénesis (creación de grasa) y ha disminuido el peso corporal en ratas diabéticas obesas.[35] El ácido acético del vinagre es lo que promueve la salud metabólica.

En un estudio clínico acerca del vinagre y la pérdida de peso, los investigadores del Mizkan Group en Aichi, Japón, reclutaron a 155 personas de 25 a 60 años de edad, considerados obesos según los estándares japoneses, pero que en otros sentido estaban sanos.[36] Los japoneses tienen criterios más estrictos para la obesidad, que se define como un índice de masa corporal (IMC) de 25 o superior, en tanto que en Estados Unidos se determina con un IMC de 30 o más. Los voluntarios recibieron bebidas a las que se les agregó ya sea una cucharada para unos ("dosis baja") o dos para otros ("dosis alta") de vinagre de manzana, mezclado en agua, todos los días a lo largo de 12 semanas. Un tercer grupo de prueba recibió un placebo que no contenía vinagre. Los sujetos tomaron la mitad de sus bebidas diarias después del desayuno y la otra mitad después de la cena. Todos siguieron su dieta común.

Quienes consumieron el vinagre bajaron de peso luego de cuatro semanas y continuaron con esa tendencia hasta el término del periodo de ensayo. Las personas que ingirieron la dosis alta perdieron más peso (1.9 kilos) de masa grasa que quienes tomaron la dosis baja (1.2 kilos). A todos los que se les indicó tomar el vinagre perdieron más peso que los que hicieron lo propio con el placebo. En la dosis alta, los participantes redujeron 1.9 centímetros de circunferencia de la cintura, en tanto que sus contrapartes con la dosis baja disminuyeron 1.27 centímetros esa misma área anatómica. En el grupo placebo, tanto el peso como la circunferencia de la cintura *aumentaron* a lo largo del estudio.

Tanto la grasa visceral como la subcutánea decrecieron en los que ingirieron vinagre, en comparación con el grupo placebo. En quienes les correspondió la dosis alta también se presentó una reducción de triglicéridos (17%), colesterol total (6%) y presión sistólica más baja en apenas un poco menos de cinco puntos. Estos cambios ocurrieron con un consumo modesto de vinagre, lo cual es sorprendente, pero muy práctico.

Otro estudio sobre baja de peso en el que se usó el vinagre de manzana tuvo lugar en la Universidad Shahid Beheshti de Ciencias Médicas en Irán. Los investigadores reclutaron a 99 hombres y mujeres, entre 27 y 40 años de edad, que presentaban sobrepeso, pero no obesidad. Los participantes recibieron dos cucharadas de vinagre de manzana todos los días, junto con una dieta con restricción calórica, durante 12 semanas. El vinagre se dividió en una cucharada en el almuerzo con una ensalada y una cucharada con la cena. Un grupo de control ingirió la misma dieta baja en calorías, pero sin ningún vinagre. Todos los voluntarios perdieron peso debido a la restricción calórica, pero quienes tomaron el vinagre bajaron cuatro kilos, 42% más que los que no lo consumieron. Los primeros también redujeron casi seis centímetros la circunferencia de su cadera, 74% más que el grupo de control. Al medir el contorno de cintura y cadera como reflejo de la cantidad de grasa visceral de cada individuo, los investigadores llegaron a la conclusión de que el vinagre de sidra de manzana redujo en 44% la grasa visceral en los varones y 33% en las mujeres. En contraste, el grupo de control que no consumió vinagre presentó curiosamente los mismos porcentajes, pero en sentido inverso; es decir, aumentó la grasa visceral en 44% en los hombres y 33% en las mujeres, a pesar de la restricción de calorías.

Tener a mano una provisión de vinagre es muy conveniente, ya que se conserva solo y dura de manera indefinida. No necesita refrigeración. Dicho esto, es mejor guardarlo en un lugar oscuro y evitar la exposición a la luz y el calor. Siempre asegúrate de cerrar bien la botella luego de cada uso, ya que, si le entra demasiado aire, el vinagre puede formar una "madre", un disco gelatinoso de apariencia extraterrenal hecho de bacterias del ácido acético (*Mycoderma aceti*) que lo fermenta. Para quitar la "madre", vierte el vinagre por un colador o una manta de cielo, y vuélvelo a embotellar en un recipiente de cristal. Consejo: si eres como yo y no te gusta el sabor de un trago de vinagre puro, puedes añadirlo a una bebida, como jugo de tomate o piña, o incluso kombucha; el sabor ácido se mezclará con el fondo.

Pasta de frijoles fermentados

Paséate por los pasillos intermedios de cualquier tienda de abarrotes asiática y verás muchos tipos de pastas de frijoles fermentados, o puedes pedirlas por internet. Estas pastas saladas agregan un potente sabor umami y se emplean como base concentrada o como sazonador para aumentar de manera espectacular el sabor de cualquier platillo de verdura, fruto del mar o ave. La versión china se llama *doubanjiang* y se hace con habas fermentadas y chile. Ya que proviene de la provincia de Shichuan, es muy picante. En Corea se conoce como *doejang* y se elabora con frijoles de soya fermentados, pero no es picante. Cuando se añaden chile rojo y harina de arroz glutinoso se le denomina *gochujang*, que sabe como una combinación ligeramente dulce de miso con salsa siracha picante.

Los frijoles de soya fermentados tienen concentraciones más altas de los bioactivos genisteína y daidzeína que la soya fresca. Estos bioactivos combaten las células adiposas y activan las defensas de la salud. El chile en la pasta contiene capsaicina y capsinoides, lo cual hace que la pasta picante adquiera una potencia superior para combatir la grasa. Debido a que son productos fermentados, las pastas *doubanjiang*, *doejang* y *gochujang* también son alimentos probióticos, es decir, contienen bacterias benéficas que contribuyen a la salud intestinal y ayudan a reducir la inflamación de los intestinos.[37] Los estudios han mostrado que la *gochujan* aumenta la *Akkermansia mucinofila*, la bacteria que se asocia con los cuerpos delgados, el metabolismo sano y la inmunidad contra el cáncer.[38]

¿La pasta *gochujang* puede combatir la grasa corporal dañina? Los investigadores de la Universidad Nacional Jeonbuk de Corea estudiaron a 53 hombres y mujeres sanos, de 19 a 65 años, que estaban en el extremo superior del peso normal, pero que no presentaban sobrepeso.[39] La mitad de los participantes recibió el equivalente a 2.5 cucharadas de *gochujang*, que es la cantidad típica que consume por día una persona que viva en Corea. La pasta estaba empacada en una cápsula como suplemento y tomaron una a diario por 12 semanas. La otra mitad del grupo recibió una cápsula de placebo que contenía polvo de verduras, equiparado en calorías. A ambos grupos se les instruyó mantener su dieta y su estilo de vida normales. Se tomaron medidas del cuerpo y análisis de sangre, y se realizaron tomografías al principio y final del ensayo para medir la grasa corporal.

Después de 12 semanas, quienes recibieron *gochujang* bajaron un promedio de 6% de grasa visceral. En contraste, los que tomaron el placebo no perdieron casi nada de grasa. Los indicadores de lípidos en sangre también mejoraron con la pasta *gochujang*, con una reducción de 18% en las concentraciones de triglicéridos en sangre. Por el contrario, el grupo placebo tuvo un aumento de 13% en triglicéridos.

Muchas versiones comerciales de pastas de frijoles fermentados están disponibles para complacer a cualquier paladar, cada cual con una combinación un poco diferente de especias y niveles de picante. La manera de encontrar la mejor versión para ti es simplemente probar unas cuantas hasta que ubiques la que más se adapta a tu gusto. Solo necesitas una pequeña cantidad de *gochujang* para cualquier platillo, así que cuando hayas abierto el frasco, ciérralo bien y guárdalo en el refrigerador, y durará por meses.

Kimchi

El kimchi es un alimento encurtido de 2 000 años de antigüedad que se consume en Corea y que se elabora con diferentes ingredientes que tienen el poder de combatir la grasa: col napa, rábano daikon, cebolla, zanahorias, ¡y ajo y más ajo! El kimchi en la actualidad contiene chiles, aunque estos no se introdujeron en Asia hasta el siglo XVII, gracias a los exploradores portugueses que lo llevaron de América Central y del Sur. Los mercados asiáticos tienen muchas marcas de kimchi comercial y se ha vuelto un artículo común en los supermercados regulares.*

Los beneficios para la salud de esta conserva se deben a sus múltiples propiedades. La fibra de la col napa, del rábano rallado y de las anchoas fermentadas hace que el kimchi sea un alimento pre y probiótico. El chile muy picante contiene capsaicina y capsinoides que queman la grasa y que activan los receptores TRPV0 para indicarle al cerebro que encienda la termogénesis. El ajo contiene alicina que combate la grasa. Se han hecho estudios con el kimchi como intervención contra la obesidad. Los ratones de laboratorio alimentados con esta conserva tienen menos peso corporal, menos inflamación en la grasa y menos colesterol en sangre.[40]

La propiedad probiótica del kimchi es importante, ya que contiene lactobacilos y muchas otras especies probióticas, en particular en las versiones fermentadas. Cuando se analizó el número de bacterias en las preparaciones de kimchi, los investigadores encontraron 400 000 bacterias más en la versión fermentada (4 300 millones por mililitro), en comparación con el kimchi fresco (1.4 millones por mililitro).

Se ha descubierto que otra bacteria hallada en este producto, el *Lactobacillus sakei*, tiene propiedades contra la obesidad. Los investigadores de la Facultad de Medicina de la Universidad Nacional de Seúl, en Corea, llevaron a cabo un estudio clínico con 114 adultos de 20 a 65 años que tenían sobrepeso.[41] Los participantes recibieron 5 000 millones de unidades diarias de *L. sakei* puro, separado del kimchi, dos veces al día, o bien una cápsula de placebo. Un coordinador de investigación instó a todos los participantes a que comieran una dieta sana y que se ejercitaran durante 30 minutos, cuando menos tres veces por semana,

---

* Por supuesto, tú puedes hacer tu propio kimchi al gusto utilizando los ingredientes básicos.

durante el estudio de 12 semanas. Al final, quienes consumieron el *L. sakei* del kimchi bajaron un poco más de 226 gramos de peso, en contraste con los voluntarios que tomaron el placebo, quienes *aumentaron* 590 gramos de grasa. De igual modo, la circunferencia de la cintura en el grupo *L. sakei* se redujo un poco.

El kimchi también se come recién hecho. Los investigadores de la Facultad de Medicina de la Universidad Ajou, en Corea, querían ver si existía alguna diferencia entre el kimchi recién hecho y el fermentado en relación con la pérdida de peso.[42] Reclutaron a 22 adultos con una edad promedio de 28 años, que presentaban sobrepeso u obesidad. Obtuvieron kimchi fresco (de un día) o fermentado (de 10 días), elaborado en la misma fábrica. La mitad de los participantes consumió kimchi fermentado durante cuatro semanas y luego tomaron un descanso de dos semanas sin probarlo. Después comieron el producto fresco durante cuatro semanas. La otra mitad hizo lo contrario: primero kimchi fresco, luego nada de él y, enseguida, el fermentado. La dosis fue de dos tazas de producto fermentado o fresco por día. Todas las comidas durante el estudio las proporcionaron dietistas clínicos.

Al final del análisis, el kimchi fermentado proporcionó beneficios generales mayores. Redujo el doble del porcentaje de grasa corporal que el fresco. El fermentado también mejoró más las medidas metabólicas que el otro tipo. Los marcadores de glucosa y de insulina en ayunas indican la salud metabólica, y ambos disminuyeron (6 y 26 %, en ese orden) con el producto fermentado. Además, los investigadores detectaron una reducción benéfica de cuatro puntos en la presión arterial luego de ingerir la versión fermentada. En contraparte, los participantes que comieron el producto recién hecho no tuvieron un cambio significativo en presión arterial. El colesterol total se redujo en 5 % con el kimchi fermentado, al igual que las concentraciones sanguíneas de leptina (en 23 %) y los indicadores inflamatorios. Todos los cambios por comer la versión fermentada reflejaron una mejoría en el metabolismo. No obstante, ¡el producto fresco tuvo un mejor desempeño en cuanto a la pérdida de peso! Produjo una reducción de 1.5 kilos, que fue 25 % mayor que los 1.2 kilos que disminuyeron aquellos que ingirieron el producto fermentado.

¿Estás listo para comprar un poco de kimchi? Conserva en un lugar fresco y seco el que compres en las tiendas en la presentación de frasco. Luego de abrirlo, asegúrate de cerrarlo de manera hermética y meterlo al refrigerador. A temperatura ambiente, el kimchi abierto podría durar solo una semana. En refrigeración es posible preservarlo hasta seis meses. Solo ten en cuenta que la fermentación bacteriana seguirá ocurriendo incluso en condiciones de temperatura muy fría. Este es un consejo de alguien que lo aprendió a la mala (yo): cuando vuelvas a abrirlo, hazlo en el fregadero de la cocina, pues la acumulación del gas de la fermentación provocará que el líquido burbujee y se salga del frasco.

Alcaparras

Encontrarás estos pequeños tesoros redondos y verdes en botellas cerca de las conservas de pepinillos, en pequeños frascos con salmuera y vinagre, o curados en seco y empacados con sal de mar gruesa. Las alcaparras son los capullos seleccionados a mano de un arbusto silvestre que crece de manera natural en las regiones secas, rocosas y soleadas de todo el Mediterráneo. Como ingrediente, le agrega vida a cualquier platillo. Utilizadas por miles de años en aplicaciones culinarias y de salud, las alcaparras se mencionan en el libro de cocina romano *Apicus* (publicado cerca del siglo iv d. C.) e incluso se describen en los escritos de los antiguos griegos y romanos por su capacidad para mejorar la salud digestiva.

En la actualidad, las alcaparras se cosechan en la isla siciliana de Pantelleria, en el suelo volcánico de la isla griega de Santorini y en otros sitios de Turquía, Marruecos y la Península Ibérica. El sabor de la alcaparra es intenso, ácido, pimentado y con tonos limón. Las recetas del sur de Italia y de Grecia las usan en pastas, ensaladas y salsas para mejorar el sabor de platillos ya de por sí deliciosos.

Contienen niveles muy altos del bioactivo quercetina, a una concentración 60 veces mayor que la de las cebollas.* Recuerda que en el capítulo 4 mencioné que la quercetina reduce el peso corporal, crea células de grasa marrón, que ayudan a quemar la grasa blanca dañina por medio de la termogénesis, y reduce la inflamación dentro del tejido adiposo en sí. Las alcaparras también contienen otros bioactivos que

---

* S. Bhagwat y D. B. Haytowitz, "usda Database for the Flavonoid Content of Selected Foods", us Department of Agriculture, *Agricultural Research Service*, Release 3.2 (2015): 1-173.

movilizan las defensas de la salud, como la rutina y los sulforafanos, que poseen propiedades contra la obesidad.*

Las alcaparras curadas en seco tienen un sabor más intenso y una textura más crujiente que las empacadas en líquido. Si usas estas últimas, necesitarás enjuagarlas de modo que sepan más a alcaparras, y menos a sal o vinagre. Puedes usarlas en una ensalada o como decoración en pescados o aves cocinados; o córtalas en trozos grandes e intégralas en un *tapenade*, un platillo o una salsa cocinados.

Productos enlatados

Pasta de tomate o tomates enlatados

Ve más allá de las filas de salsas comerciales para pasta, empacadas en frascos, y encuentra los productos de tomate enlatados (pelados enteros, en puré o machacados) y la pasta de tomate. En mi despensa siempre tengo una reserva de ambos productos. Por tradición, los aldeanos italianos y griegos elaboraban la pasta de tomate para tenerla disponible durante los meses de invierno y la cocinaban secando el agua de los tomates frescos al hervirlos. Si te gustan los tomates, te encantará 10 veces más la pasta porque amplifica el sabor *umami*.

Recordarás del capítulo 6 que el bioactivo licopeno se encuentra en los tomates y es responsable de sus propiedades que combaten a la grasa. En los estudios clínicos se ha mostrado que consumir tomates reduce el peso corporal, disminuye el colesterol y los triglicéridos, y baja la inflamación. El licopeno en estos frutos está muy concentrado. Debido a que se cocinan para hacer la pasta, la preparación cambia el translicopeno natural (que se absorbe de manera deficiente en el intestino) en cislicopeno, que se absorbe fácilmente en el intestino y se envía al torrente sanguíneo.[43] Los tomates enlatados, sean enteros o en puré, también son buena fuente de licopeno. La Universidad Estatal

---

* Y. Hashizume y M. Tandia, "The Reduction Impact of Monoglucosyl Rutin on Abdominal Visceral Fat: A Randomized, Placebo-Controlled, Double-Blind, Parallel-Group", *Journal of Food Science* 85, núm. 10 (2020): 3577-3589; M. Yagi, Y. Nakatsuji *et al.*, "Phenethyl Isothiocyanate Activates Leptin Signaling and Decreases Food Intake", *PloS One* 13, núm. 11 (2018): 1-19; Y. Liu, X. Fu *et al.*, "The Protective Effects of Sulforaphane on High-Fat Diet-Induced Obesity in Mice Through Browning of White Fat", *Frontiers in Pharmacology*, 12 (2021): 1-13.

de California llevó a cabo un estudio comparativo de este bioactivo en los productos del tomate y mostró que la pasta tiene tres veces más licopeno que el puré y el doble que el jugo de tomate comercial.[44] Por ende, como lo que quieres es el licopeno, ¡consume la pasta de tomate!

Me gusta usar la pasta que viene en tubo porque es más conveniente para cocinar y, una vez destapado, dura más que una lata abierta de pasta de tomate. Simplemente sacas la cantidad que necesitas como si fuera pasta de dientes, vuelves a cerrarlo y lo almacenas en el refrigerador. Si el tubo se cierra herméticamente, la pasta durará varios meses.

Cuando compres la pasta o el puré de tomate, la clave es asegurarte que el tubo o las latas no vengan dañados. El aire puede echar a perder el producto y cualquier fuga generar crecimiento bacteriano. Aunque es posible hallar puré de tomate en los pasillos intermedios, prefiero hacerlo con tomates enlatados cuando no tengo frescos, lo cual me permite controlar los sazonadores y saber qué ingredientes se emplean en su elaboración. Te recomiendo que hagas lo mismo. Aunque todos los productos del tomate contienen licopeno, yo busco aquellos hechos con la variedad San Marzano, ya que poseen concentraciones muy altas de este bioactivo que combate la grasa.

Especias

Canela

La sección de especias en los pasillos intermedios es un coto de caza para los sabores intensos y los bioactivos potentes. Una especia conocida es la canela, que proviene de la corteza de un árbol que se originó en lo que en la actualidad se conoce como Sri Lanka, antes Ceilán. La canela, que se usa en China desde hace más de 4000 años, fue llevada a Europa desde Asia Oriental por los exploradores que viajaron por la Ruta de la Seda. A partir de allí, recorrió el camino hasta las cocinas y las culturas tradicionales de sanación en India, Roma, el norte de África y el Medio Oriente.

En el mercado, la canela se vende como un polvo, y en palitos atados y retorcidos de la corteza del árbol, que se conocen como rajas. Esta especia popular posee un sabor complejo, picante, dulce y cítrico que se utiliza para asar, remojar, hornear y marinar, así como para esparcir en alimentos y calentar en bebidas.

La canela tiene más de 20 bioactivos que pueden influir en tu metabolismo.[45] El extracto provoca que las células blancas se conviertan en células marrones e incrementa la cantidad de proteína desacoplante 1 (upc1) en la célula que activa la termogénesis que quema la grasa.[46] Un bioactivo de la canela se llama *cinamaldehído* y estimula el receptor TRPVI que propicia la liberación de catecolaminas en el cerebro, la misma hormona de estrés que se origina por comer chile. Como viste con anterioridad, esto inicia una reacción en cadena en la grasa marrón que lleva a la termogénesis. Otro bioactivo, el eugenol, aumenta las bacterias intestinales sanas en tu microbioma y eso te protege contra la obesidad.[47] En ratones de laboratorio, se ha visto que los extractos de canela reducen los lípidos en sangre y dificultan que aumenten de peso.[48]

Un estudio de la canela con humanos se realizó en el Centro de Excelencia Fortis-C-DOC para la Diabetes, Enfermedades Metabólicas y Endocrinología, en India.[49] Los investigadores invitaron a 129 hombres y mujeres con edades promedio de 45 años, obesos y con síndrome metabólico (exhibían al menos tres de los siguientes: hipertensión, hiperglucemia, triglicéridos altos, bajos niveles del colesterol bueno HDL y obesidad abdominal). La mitad del grupo recibió el equivalente a media cucharadita (tres gramos) de canela para que la consumieran todos los días. La especia venía en cápsulas como un suplemento, así que la dosificación podía ser precisa y fácil de deglutir. La otra mitad recibió una cápsula de placebo que contenía polvo de trigo tostado con saborizante a canela, pero sin canela real.

Durante las cuatro semanas previas a comenzar la ingestión de las cápsulas, a todos los participantes se les pidió seguir una dieta sana que se adecuaba a los parámetros de las pautas dietéticas para los indios asiáticos.[50] También se les instruyó que realizaran una caminata rápida y enérgica durante 45 minutos todos los días como actividad física. Continuaron con el régimen de dieta sana y ejercicio mientras consumieron la canela o el placebo durante 16 semanas. Se efectuaron mediciones corporales y análisis de sangre al inicio y al final del estudio.

Los sujetos que consumieron la canela bajaron 3.5 kilos, que fue 10 veces más que la cantidad que bajó el grupo placebo (que perdió 362 gramos). Los primeros también redujeron la circunferencia de la cintura en 5.6 centímetros, siete veces más que su contraparte con placebo. Sus concentraciones elevadas de glucosa en sangre y de hemoglobina A1c mejoraron al reducirse 10 por ciento. La canela disminuyó asimismo la presión sistólica (número mayor) en 13 puntos, el doble de la observada en el grupo placebo.

En general, la canela redujo en 35% los problemas del síndrome metabólico, lo cual ocurrió siete veces más que en el grupo placebo, sin efectos secundarios informados por tomar la especia en análisis.

En el mercado puedes encontrar dos tipos principales de canela: la de Ceilán, que es la verdadera, y la canela *Cassia*, que sabe igual, pero no proviene del árbol original. Ambos tipos activan la grasa marrón.[51] La segunda contiene una pequeña cantidad de cumarina, un potente anticoagulante que solo está presente en cantidades insignificantes en la variedad de Ceilán, de modo que este puede ser un problema para quienes toman anticoagulantes por razones médicas.[52] Es prudente ver la etiqueta para determinar el tipo exacto de canela que estás comprando y si tienes cualquier preocupación sobre sus efectos anticoagulantes, consulta con tu médico. Si tienes dudas, elige la canela de Ceilán: es la verdadera.

Cúrcuma

Mientras estés en la sección de especias, también encontrarás la cúrcuma. Esa especia de color amarillo anaranjado se deriva de una planta florida que es nativa de India y el sureste de Asia. Los tallos de la planta de los que se extrae la especia son los rizomas, lo cual significa que crecen parcialmente bajo tierra, como en el caso del wasabi.

La cúrcuma tiene muchos usos. Este fino polvo amarillo anaranjado es fragante y pimentado, y se emplea en mezclas de curry. También a veces se le encuentra en la lista de ingredientes de colorantes naturales para los alimentos. El polvo de brillante color se usa para teñir papel, madera, textiles y ropa, incluidas las vibrantes túnicas doradas de los monjes budistas. Lo que necesitas saber para tus propósitos es que la cúrcuma es una hierba curativa venerada en la medicina ayurveda y en la medicina tradicional china desde hace más de 5 000 años.[53]

Un potente compuesto bioactivo llamado *curcumina* es la estrella principal de esta especia. Este polifenol estimula la termogénesis al aumentar la secreción de norepinefrina para activar la grasa marrón. La curcumina previene que las células madre de grasa desarrollen nuevo tejido adiposo[54] y causa que la dañina grasa blanca se transforme en la útil grasa marrón. Este bioactivo también es una sustancia antiinflamatoria bien documentada y su efecto se amplifica por su beneficio para el microbioma intestinal.[55] Los estudios de laboratorio han mostrado que la curcumina protege a las ratas de subir de peso.[56]

Para determinar si estos efectos metabólicos se traducen a los humanos, un equipo de la Universidad de Génova, en Italia, reclutó a 44 hombres y mujeres de 18 a 70 años, con sobrepeso y con diagnóstico de síndrome metabólico.[57] Los voluntarios ya formaban parte de un programa de 30 días para bajar de peso, pero se consideró que "no respondieron" al tratamiento, ya que tuvieron dificultades en la consecución del objetivo. A pesar de seguir una dieta con restricción de calorías (500 calorías menos al día de lo que era común), modificar su estilo de vida con 70 minutos de ejercicio tres veces por semana, y contar con orientación, bajaron menos del 2% de su peso inicial. Los investigadores se preguntaron si añadir la curcumina a su programa activaría la pérdida de peso en este grupo.

La mitad de los que no respondieron a la dieta recibió curcumina dos veces al día, en una cantidad equivalente a una y un tercio de cucharadita de cúrcuma fresca. Para ayudar a que el cuerpo absorbiera la curcumina, los participantes también recibieron piperina, un bioactivo de la pimienta negra, en una porción equivalente a un tercio de cucharadita de pimienta, con cada dosis de curcumina.[58] La pimienta negra y la cúrcuma son una combinación natural en las mezclas de especias. Los estudios del St. John Medical College en India mostraron que añadir piperina puede aumentar en 2 000% las concentraciones sanguíneas de curcumina. La combinación de ambas se tomó dos veces al día. A la otra mitad del grupo que no respondió a la dieta se le administró un placebo. Siguieron con el mismo programa de reducción de peso por otros 20 días, y se efectuaron mediciones del cuerpo y análisis de sangre al principio y final del estudio.

Luego de 30 días, la combinación de curcumina/piperina causó que aquellos que no respondieron con anterioridad bajaran cuatro kilos, más del doble del peso que bajaron quienes consumieron el placebo. Los que ingirieron las especias también disminuyeron tres veces más grasa corporal que el grupo placebo. De hecho, los investigadores estimaron que cuando se añade la combinación curcumina/piperina a la limitación de calorías, ejercicio y orientación nutricional, ¡puede conducir a una pérdida de peso de casi un kilo cada 10 días!

El grupo de curcumina/piperina también encogió su cintura en cuatro centímetros, mientras que el grupo placebo no tuvo cambios significativos. Estos resultados coinciden con otros estudios clínicos que muestran que la curcumina puede reducir el peso corporal y disminuir la circunferencia de la cintura.[59]

Sugiero comprar la cúrcuma en tu tienda asiática o india de la localidad, donde es probable que la encuentres más fresca debido al volumen de ventas más rápido de los productos en anaquel. Una buena prueba de la frescura de la especia es olerla. En el caso de la cúrcuma, el aroma debería ser de almizcle y pimienta. Guarda el polvo en un lugar oscuro, fresco y seco, donde te durará por unos cuantos años, aunque el aroma se irá desvaneciendo con el tiempo. También puedes encontrar rizomas frescos de cúrcuma en la sección de verduras del mercado. Busca las piezas firmes con la piel intacta. Semejante al jengibre, quítale la piel antes de usarla, y ralla y rebana el interior amarillo anaranjado. Guarda el producto fresco en el refrigerador, en un recipiente hermético, durante unas cuantas semanas.

Chiles secos

Me encanta probar diferentes tipos de chiles secos que son ingrediente clásico de las culturas culinarias mediterráneas y asiáticas. En el exhibidor de especias encontrarás hojuelas de chile rojo, a veces llamado *chile rojo triturado*. Este es el que las pizzerías locales tienen en frascos sobre la mesa para que lo espolvorees sobre tu rebanada. Las hojuelas de chile triturado se elaboran con múltiples cultivos, como Anaheim, serranos y jalapeños. Todos contienen capsaicina y capsinoides que encienden la termogénesis y provocan una baja de peso.

En los supermercados también encontrarás chiles enteros secos, empacados en bolsas. En los mercados al aire libre o las tiendas especializadas, los comerciantes pueden mostrarlos trenzados y colgando del techo en exhibiciones espectaculares. Los chiles anchos, chipotles y de Calabria son ahumados y picantes, en tanto que los pasilla tienen un sabor semejante al chocolate, y los chiles de árbol de color rojo brillante son muy picantes. El chile miracielo chino (*chao tian jiao*) es una variedad especial característica de los platillos picantes de la provincia de Sichuan en China. Todos son buenas fuentes de capsaicina y capsinoides.

¿Cuánto chile se necesita para bajar de peso? Los investigadores de la Universidad de Mary Hardin-Baylor, en Texas, añadieron el capsinoide extraído de los chiles rojos secos, o un placebo, a la dieta de 75 adultos sanos, de 18 a 55 años, de edad que presentaban sobrepeso.[60] La dosis de chile fue de cuatro miligramos por día a lo largo de 12 semanas, que es comparable a un tercio de cucharadita de polvo de chile rojo o un poco menos de una cucharadita de polvo de pimienta de Cayena. Los voluntarios siguieron su dieta normal, pero aquellos que recibieron el extracto de chile informaron sentir menos hambre, por lo que consumieron menos calorías. Quienes comieron chile perdieron 226 gramos, en tanto que los que tomaron el placebo *subieron* un kilo.

Cacao

Chocolate oscuro/cacao

Es posible que te sorprenda que esté incluyendo el chocolate en este capítulo. Después de todo, el chocolate es, en sentido técnico, un dulce, y como tal, en general, contiene grasas poco sanas, azúcar añadida y, a menudo, saborizantes y colorantes artificiales, al igual que conservadores. Destaco el chocolate *oscuro* porque también es benéfico para la salud cardiovascular y puedes aprovechar esto al comerlo (con moderación) para activar las defensas de la salud. Un conjunto de evidencias epidemiológicas y de laboratorio también demuestra que puede combatir la obesidad.

El cacao es un alimento derivado de una planta y contiene potentes bioactivos, como proantocianidina, teobromina y licopeno. También es abundante en fibra dietética que alimenta al microbioma, incluso en forma de polvo.[61] Los estudios de laboratorio han mostrado que comer chocolate oscuro puro, sin edulcorantes, aporta un beneficio prebiótico y puede auxiliar al crecimiento de bacterias favorables para el microbioma del intestino, una acción que mejora el metabolismo.[62] Asimismo, los análisis de laboratorio muestran que los flavonoles del cacao reducen la acumulación de tejido adiposo y coadyuvan a aumentar la producción de UCP1, que activa la termogénesis en la grasa marrón.[63] El cacao también reduce la inflamación dentro del tejido adiposo excesivo.[64] Otro bioactivo del cacao, denominado *teobromina*, contribuye a prevenir el desarrollo de masa grasa y aumento de peso en ratones.[65]

Como recordarás, la presión arterial elevada es una señal de síndrome metabólico. Por lo normal, tus arterias son elásticas para ayudar a mantener el flujo de sangre, pero el envejecimiento y la obesidad pueden rigidizarlas, lo cual interfiere con la circulación. El chocolate oscuro estimula la producción de óxido nítrico en el organismo, y eso ayuda a dilatar y reparar los vasos sanguíneos rígidos, lo cual mejora el flujo sanguíneo.[66]

Una investigación de gran dimensión, llamado Estudio Transversal sobre el Estilo de Vida Sano en Europa por Medio de la Nutrición en la Adolescencia, examinó a 1 458 jóvenes de 12 a 18 años de edad, provenientes de nueve países europeos.[67] Los especialistas compararon la ingesta alimentaria de chocolate en estos chicos con su estatura, su peso, su constitución física (medida con la prueba de pliegue cutáneo y con la impedancia bioeléctrica de la grasa) y su nivel de actividad física (calculada a través de acelerometría en sus dispositivos móviles). El análisis mostró que los adolescentes que comían más chocolate (42.6 gramos diarios) —cerca de una barra estándar— tenían cantidades significativamente inferiores de grasa corporal total y grasa abdominal central, así como una cintura de menor diámetro, incluso luego de hacer un ajuste para factores como la ingestión de té y café, así como de otros alimentos que tienen potencial para combatir la grasa.

Hallazgos similares provienen de un estudio con 13 626 adultos con edades entre 40 y 49 años en Estados Unidos que forman parte de la Encuesta Nacional del Examen de la Salud y la Nutrición. Los investigadores de la Universidad Anglia Ruskin en Inglaterra compararon los informes sobre los hábitos diarios de ingestión de chocolate con la complexión física y la adiposidad. Encontraron que, sin importar el número total de calorías ingeridas cada día, las personas que comían cualquier tipo de chocolate tenían una menor circunferencia de la cintura, lo cual indica menos grasa visceral en el vientre. En este enorme estudio epidemiológico, la ingesta de chocolate también se asoció con una masa corporal menor.

No obstante, hay que estar consciente de que otros estudios clínicos han demostrado que comer chocolate lleva a un aumento de peso.[68] Eso se debe a que es difícil controlar el tipo de chocolates que consume la gente: algunos son puros, del tipo oscuro que es bueno, pero es muy frecuente que sean los llenos de azúcar añadida, emulsionantes, conservadores y diluyentes que en definitiva son malos para tu metabolismo.

Si eliges comerlo, siempre busca el chocolate oscuro de más alta calidad que puedas encontrar, y entre más oscuro, mejor (recomiendo chocolate con 80% de cacao o más), con el porcentaje más alto de cacao y sin azúcar refinada. Recuerda que los beneficios biológicos del cacao contra el tejido adiposo pueden ser superados por los efectos de los otros ingredientes que alimentan la grasa. No te lo zampes de un bocado. Cómelo lentamente y saboréalo. Date tiempo para olerlo. Se ha demostrado que inhalar el aroma del chocolate (85% de cacao) activa partes del cerebro que estimulan la saciedad, o la sensación de plenitud,[69] de modo que después sentirás el deseo de comer menos.

Nueces

La primera cosecha de este fruto tuvo lugar en los bosques de nuez común de nogal o nuez de Castilla en las montañas de Asia Central hace más de 7 000 años. Muchos tipos de nueces se comerciaban a lo largo de la Ruta de la Seda, de donde se dispersaron a tierras distantes por medio de caravanas. En la actualidad, en general es posible encontrar toda una sección en los pasillos intermedios de las tiendas que están dedicados a diferentes tipos de nueces —de Castilla, almendras, pecanas, macadamias, piñones, pistaches y más— que puedes comprar a granel.

Las nueces tienen una multitud de compuestos que combaten la grasa y estimulan la salud, y los estudios epidemiológicos han mostrado que comerlas se asocia con un menor riesgo de cáncer, enfermedad cardiovascular, diabetes y obesidad.[70] Es probable que una de las principales razones para este beneficio se deba al efecto de la fibra de las nueces en el microbioma, que reduce la inflamación, fortalece la inmunidad y optimiza el metabolismo.[71]

Las nueces son estupendas fuentes de proteína y son densas en energía, al igual que altas en grasas benéficas. La grasa de la nuez de Castilla es un ácido poliinsaturado protector que se llama ácido alfa-*linoléico*, el cual se convierte en grasas omega-3 dentro de tu organismo.

Este tipo de nuez puede auxiliar a la pérdida de peso. Los investigadores de la Universidad de Wollogong en Australia[72] desarrollaron un ensayo clínico de 12 meses al que denominaron Estudio HealthTrack de Intervención en el Estilo de Vida, en el que uno de los elementos dietéticos fueron las nueces de Castilla.[73] El análisis incluyó la participación de 175 voluntarios, la mayoría mujeres que apenas pasaban de los 40 años y que presentaban obesidad, a quienes dividieron en tres grupos. El grupo 1 tuvo asignada una enfermera que solo les dio consejos dietéticos generales basados en la *Guía australiana de la alimentación sana*, la cual considera más frutas, verduras, granos enteros, pescados y mariscos, y carnes magras, con menos lácteos.[74] Tanto el grupo 2 como el grupo 3 recibieron recomendaciones muy individualizadas de un dietista, sustentadas en objetivos energéticos diarios para cada participante. El especialista también proporcionó consejos sobre actividad física apoyado en las *Pautas nacionales* que para el efecto rigen en Australia. Los integrantes de estos dos grupos contaron, asimismo, con un entrenador de salud capacitado que hablaba con ellos cada tres meses. La única diferencia fue que en el grupo 3 se *añadió* a su dieta un cuarto de taza de nueces (30 gramos), equivalente a siete nueces de Castilla enteras todos los días. Del mismo modo, este grupo recibió sugerencias sobre los diferentes modos de integrar ese fruto a sus alimentos, de manera que resultaran variados e interesantes. Se midió el peso al inicio, luego de tres meses y al final del año.

Los resultados del estudio mostraron que todos bajaron de peso con la orientación dietética; pero de manera significativa, a los tres meses, el grupo 3, que comió nueces de Castilla, redujo 2.5 kilos, que implicó 23% más pérdida de peso que solo con la recomendación personalizada (grupo 2) y 54% más que solo por recibir la indicación general sobre la alimentación sana (grupo 1). Los sujetos que comieron nueces tendieron a consumir más frutas y verduras que sus contrapartes de los otros dos grupos. Asimismo, consumieron menos "alimentos (chatarra) discrecionales" que eran altos en sal, grasa saturada o azúcares añadidos.

Pedirle a la gente que coma siete nueces de Castilla al día, sin fallar, por un año completo, es una hazaña. Los participantes del programa HealthTrack siguieron extremadamente bien la instrucción durante los primeros tres meses, lo cual condujo a la disminución de peso que acabo de describir. Pero, para el decimosegundo mes, solo 32% del grupo 3 continuó atendiendo la prescripción, de modo que las ventajas para la pérdida de peso ya no se observaron al final del año.

Los resultados del HealthTrack están respaldados por otras investigaciones sobre las nueces y la pérdida de peso. El Estudio de la

Salud de las Enfermeras incluyó a 51 188 mujeres cuyos hábitos de consumo de nueces se compararon con su peso corporal.[75] El análisis concluyó que aquellas que comían un cuarto de taza (30 gramos) de nueces dos o más veces por semana tuvieron 75% menos peso, en comparación con las mujeres que rara vez las consumían. Esto se observó independientemente de si las participantes tenían un peso normal, sobrepeso u obesidad. Las que ingerían nueces tendieron a pesar menos y mostraron una probabilidad 23% menor de volverse obesas a lo largo de un periodo de ocho años.

El efecto protector de las nueces también se observó en un estudio español en el que participaron 8 865 hombres y mujeres. Estos individuos formaron parte del proyecto Seguimiento de la Universidad de Navarra, realizado por dicha institución académica.[76] Este ensayo, que inició en 1999 y ha continuado desde entonces, examina si el consumo de nueces dentro de la dieta mediterránea se asocia con *aumento* de peso. Los investigadores enviaron un cuestionario sobre la dieta a sus voluntarios con el fin de rastrear su consumo de nueces de Castilla, almendras, avellanas y cacahuates (maníes). También registraron la actividad física de cada persona, así como su peso corporal.

Los resultados mostraron que las personas que comían nueces, cuando menos dos veces por semana (un cuarto de taza cada vez), durante un periodo de 28 meses, tuvieron una reducción de 31% en el riesgo de subir de peso (más de cinco kilos), en comparación con quienes las consumían rara vez o nunca. El riesgo de obesidad asociada con ingerir nueces se redujo al 50 por ciento.

Cuando compres nueces, asegúrate de saber lo que estás obteniendo. Siempre lee la etiqueta de ingredientes. En un sentido ideal, las nueces no deberían tener aditivos artificiales que pudieran dañar tu metabolismo o tus defensas de la salud. Ya sea que las comas como tentempié, las uses para cocinar o hagas una mezcla con diferentes nueces como botana, es mejor almacenarlas en un recipiente hermético, y en un lugar oscuro y fresco. Durarán seis meses más o menos y, después de eso, se arranciarán debido a que contienen altas cantidades de grasas insaturadas. Guardarlas en un frasco sellado en el refrigerador ampliará su vida útil por un par de meses más y congelarlas las mantendrá comestibles durante cerca de un año. Si compras nueces comerciales empacadas, asegúrate de tomar nota de la fecha de expiración en la etiqueta.

Una nota final sobre las nueces: también puedes encontrarlas en los pasillos centrales entre otros alimentos ordinarios que se usan como botana. Evita aquellas con azúcar añadida o las que han sido rociadas con saborizantes y colorantes artificiales.

Pescados y mariscos enlatados

En el siguiente capítulo abordaremos con mayor profundidad la sección de pescados y mariscos frescos, pero en los pasillos intermedios tendrás montones y montones de productos del mar enlatados o empacados que están listos para comerse. Son gemas preciosas ocultas a plena vista. Ve más allá de las latas genéricas de atún, que son dobles de la comida para gatos (eso es lo que pensaba cuando era niño) y notarás latas rectangulares de sardinas, caballa, anchoas, mejillones, calamares y pulpo.

Si vives en Europa, de inmediato reconocerás estas delicias gastronómicas. Es frecuente que en las etiquetas veas la palabra *conservas*, que son pescados y mariscos cuidadosamente seleccionados y enlatados de manera ingeniosa que provienen de España, Portugal y el sur de Francia. Si estás en alguno de esos países, encontrarás incluso latas de productos más exóticos, como erizo de mar, berberechos, navajas, calamares pequeños y anchoas. Estos se venden en los mercados de las aldeas, tiendas de abarrotes y establecimientos comerciales especializados. Ahora puedes pedirlos por internet. Aunque —aún— no seas un aficionado a estos alimentos enlatados, te recomiendo que los veas con atención; en general, el empaque es hermoso y los contenidos son salud en lata para tu metabolismo.

Para lograr que tengan una vida útil más estable, estos productos se cocinan al vapor y luego se empacan en líquido sazonado, o a veces solo en agua con sal o aceite de oliva extra virgen. Luego se añaden diferentes ingredientes, como pimientos del piquillo, ajo, limón, hojas de laurel, alcaparras u otras hierbas y especias que crean sabores inventivos y complejos en el producto final. En términos absolutos, es la manera más fácil y una de las más sabrosas de comer los alimentos del mar que de otro modo podrías estar un poco dudoso de adquirir frescos y cocinarlos, como las anchoas y las sardinas.

Los principales bioactivos en los pescados y mariscos son los ácidos grasos poliinsaturados omega-3. Hablaré sobre estos en el siguiente capítulo, pero baste decir que los omega-3 combaten la grasa y también activan los cinco sistemas de defensa de la salud corporal. Pueden ayudar a mejorar tus probabilidades contra las enfermedades que más teme la gente. Por ejemplo, un estudio con 7 142 individuos que vivían en diferentes regiones de Italia mostró que quienes consumían más pescados enlatados tuvieron hasta 34% de menor riesgo de desarrollar cáncer colorrectal.[77] Un grupo del Instituto de Investigación Médica del Hospital del Mar, en Barcelona, examinó la presencia de omega-3 en sangre de las personas y encontró que en la de aquellas que comían pescados azules con regularidad había mayores concentraciones del mismo; esto se correlacionó con una mayor esperanza de vida de casi cinco años —un beneficio equivalente a dejar de fumar—, en comparación con quienes presentaban bajos niveles de dicho ácido graso favorable.[78]

A partir de los estudios clínicos que describiré con mayor detalle en el capítulo 8, consumir pescados y mariscos combate la grasa corporal y mejora tu metabolismo. Lo fantástico es que no requieres comer mucho para recibir los beneficios. Con el fin de ayudarte a determinar lo necesario al respecto, calculé la cantidad de omega-3 sano en el pescado fresco que tiene eficacia demostrada para combatir la grasa y lo traduje a una cantidad de pescados y mariscos enlatados y empacados que deberías comer para obtener la misma proporción de estos ácidos grasos.[79] El número mágico es 284 miligramos de omega-3 por porción, ingerido tres veces por semana durante ocho semanas. Los estudios clínicos muestran que comer esa cantidad puede conducir a casi dos kilos de pérdida de peso y a una reducción de 3.3 centímetros en la circunferencia de la cintura.

Yo consumo estos alimentos enlatados de maneras simples. Para un almuerzo sencillo, lo como directo de la lata, junto con una rebanada de pan fresco de granos integrales y verduras como calabaza, endivia, apio, zanahorias o brócoli. Si estoy de humor para ello, podría combinarlos con una ensalada mixta. No tires el jugo de la lata, ya que puedes usarlo como base para una deliciosa salsa o un aderezo.

Para una cena simple, puedo cocinar un poco de pasta de trigo integral o con tinta de calamar y la mezclo con un pescado o un marisco enlatado (las sardinas son unos de mis favoritos), le agrego unas cuantas alcaparras y jugo de limón, y la salpico arriba con pan rallado tostado.

Los mercados asiáticos tienen sus propias versiones de pescados y mariscos empacados. Para darte un gusto especial, intenta con el abulón u oreja de mar, un molusco estupendo. El abulón, tanto enlatado como fresco, es una delicia para los conocedores. En la cultura asiática, esta exquisitez muy preciada se obsequia a menudo como regalo durante las ocasiones festivas. El abulón es delicioso cuando se cocina lentamente en estofado con hongos shiitake y salsa de ostras.

• • •

Esto concluye nuestro paseo por los hallazgos sanos que están en los pasillos intermedios y establece el escenario para el siguiente paso en nuestra búsqueda de alimentos en el supermercado: la sección de pescados y mariscos frescos. Quizás esa área ya te encante, pero sea así o no, te predigo que quedarás sorprendido de enterarte de lo que la ciencia ha descubierto acerca de los beneficios de comer muchos tipos de productos del mar. Incluso si piensas que no te gustan el pescado o los mariscos, te insto a tener la mente abierta a la diversidad de sabores deliciosos que existe. Muchos de ellos no son "pescadosos", como se dice de manera estereotípica, y todos son benéficos para tu metabolismo. ¡Vamos a agregar más salud a tu carrito de compras!

Cuadro 7.1. Dosis de alimentos

Alimento	Dosis diaria
Alcaparras	3 ½ cucharaditas
Aceite de oliva extra virgen (AOEV)	2 cucharadas
Canela	½ cucharadita
Cebada	1 taza (cocida)
Chícharos (cocidos)	¾ de taza
Chiles (secos)	⅓ a 1 cucharadita
Chocolate (oscuro)	Barra estándar (41 gramos) o menos
Ciruelas pasas	6 secas
Cúrcuma	2 ⅔ de cucharada (más ⅔ de cucharadita de pimienta negra recién molida)

Frijoles blancos cocidos (alubias pequeñas)	¾ de taza
Garbanzos	0.8 de taza
Gochujan	2 ½ cucharadas
Hongos:	
Setas (secas)	1 ½ tazas
Porcini (secos)	3 tazas
Shiitake (secos)	1 taza
Kimchi	2 tazas
Lentejas (cocidas)	¾ de taza
Manzanas (secas)	¾ de taza
Nueces:	
Almendras	¼ de taza (23)
De la India	¼ de taza (18)
Macadamias	¼ de taza (12)
Pecanas	¼ de taza (19)
Pistaches	¼ de taza (49)
De Castilla	¼ de taza (14 mitades)
Pasta de tomate	1 cucharada colmada
Pescado enlatado o empacado (tres veces por semana):	
Anchoas	Aprox. ½ lata
Sardinas	0.2 de lata (1 tenedor lleno)
Salmón	¼ de lata
Atún	1 lata
Vinagre	2 cucharadas

La pesca del día

Sí, ya lo sé: muchas personas tienen fuertes emociones acerca de los pescados y mariscos, pero, sin importar cuál sea tu perspectiva actual, te invito a conocer el mercado de estos productos. Más allá de la salud, una buena razón por la que dichos alimentos son tan esenciales tanto en la gastronomía mediterránea como en la asiática es que pueden ser deliciosos de verdad, así que podrías sorprenderte y deleitarte.

¿Qué hace que los productos del mar sean tan benéficos? En primer lugar, los ácidos grasos poliinsaturados omega-3 de cadena corta que están en la carne, la piel y los huevecillos de pescados y mariscos. Específicamente, son el ácido eicosapentaenoico (EPA) y el ácido docosahexaenoico (DHA). Ambos bioactivos se crean a partir del fitoplancton (microalgas) que comen los peces pequeños, como las anchoas y las sardinas, y los mariscos bajos en la jerarquía de la cadena alimenticia del océano.[1] Los peces y mariscos más pequeños se vuelven alimento de los más grandes que, a su vez, se convierten en presas de peces aún mayores en tamaño, y así en forma sucesiva. Los omega-3 siguen acumulándose en la carne de peces cada vez más grandes que están en un lugar más alto de la cadena alimenticia.

Los investigadores han medido la cantidad de ácidos omega-3 en una amplia variedad de pescados y mariscos, y en este capítulo voy a contarte cuánto (la dosis) de cada una de estas selecciones tienes que comer. La información sobre la dosificación se calculó a partir de identificar la cantidad de ácidos omega-3 contenidos en cada especie y luego determinar cuánto de una porción generaría la misma dosis de omega-3 que es eficaz para combatir la grasa y mejorar el metabolismo, según se ha visto en los estudios clínicos en los que se utilizó bacalao. Yo mismo realicé todos los cálculos (lo cual no fue proeza fácil) en tu nombre. ¡Lo único que tienes que hacer es escoger el producto que te guste, buscar la dosis del alimento y ponerte a cocinar!

Pescados, mariscos y grasa corporal

En lo que se refiere a ayudarte a luchar contra la grasa corporal, los ácidos grasos omega-3 son como una navaja multiusos: tienen múltiples funciones biológicas. Los omega-3 causan que la dañina grasa blanca se vaya convirtiendo en la útil grasa marrón. Estos ácidos grasos activan las células marrones para encender la termogénesis, la cual acelera tu metabolismo al quemar la grasa blanca.[2]

Los investigadores también han descubierto una inteligente forma en que los omega-3 reducen la inflamación asociada con el exceso de tejido adiposo.[3] Se absorben en las células de grasa y se metabolizan, lo cual crea proteínas que se liberan como bomberos celulares hacia la masa circundante de grasa para extinguir la inflamación que esta produce.[4]*

Comer pescado que contenga omega-3 también puede ayudar a que *pierdas* grasa. Los investigadores de la Universidad de Islandia estudiaron a 324 personas de Islandia, Irlanda y España, con edades entre 20 y 40 años, que presentaban sobrepeso u obesidad.[5] Se les dividió

---

* En términos ideales, lo deseable es contrarrestar la acumulación de grasa antes de que se convierta en un problema grave. Los científicos de la Universidad de Southampton, en Inglaterra, junto con sus colegas de Australia y la República Checa, estudiaron los mecanismos de protección de las proteínas (llamados *mediadores pro-resolutivos especializados* [spm, por sus siglas en inglés] en 50 personas obesas. Encontraron que la grasa existente en la obesidad no es capaz de generar muchos spm y eso significa que las personas que la padecen tienen más dificultades para combatir la inflamación provocada por la grasa. Como con muchas cosas relacionadas con tu salud, la prevención y la intervención temprana son más eficaces que esperar hasta que se haya presentado la enfermedad, por lo que comer pescados y mariscos puede ser útil.

en cuatro grupos a los que se les asignó comer bacalao, salmón, una cápsula (1300 miligramos de omega-3) o nada de pescado o aceite de pescado, tres veces por semana, durante un total de ocho semanas. Los investigadores les prescribieron a todos los participantes una dieta con restricción del 30% de calorías y con una composición específica de macronutrientes. La restricción calórica ayudó a garantizar que nadie estuviera comiendo en exceso e igualó las condiciones para este tipo de investigación sobre la pérdida de peso.

Después del estudio de ocho semanas, quienes comieron bacalao y los que tomaron la cápsula de aceite de pescado bajaron 23% más peso —un total de 4.5 kilos— en comparación con quienes no comieron pescado. Los que consumieron salmón perdieron incluso más peso, 32% más o un total de siete kilos. ¡Si te encanta el salmón y quieres combatir la grasa, no esperes!

Sin embargo, los resultados del salmón no sorprenden. Lo que sí resultó esclarecedor en este análisis fue que el bacalao también es eficaz para bajar de peso. La creencia popular generalizada es que necesitas comer pescados azules y grasos para obtener los beneficios del omega-3, pero el bacalao no se considera un pescado azul, ya que tiene muchos menos omega-3 que el salmón. El bacalao tenía solo 284 miligramos de ácidos grasos poliinsaturados omega-3 en la porción (150 gramos) que recibió cada participante del ensayo. En comparación con un pescado azul como el salmón (1565 miligramos), el bacalao se considera un pescado magro, con 5.5 veces menos concentraciones de omega-3.

Para explorar más el poder de esta última especie, los investigadores de la misma universidad efectuaron otro estudio con 126 individuos de Reikiavik, Islandia, con edades de 20 a 40 años, y que estaban con sobrepeso u obesidad.[6] Se utilizó la misma restricción diaria del 30% de calorías en todos ellos para iniciar el tratamiento de pérdida de peso. La pregunta era: ¿añadir bacalao acelera el proceso? Nadie comió ningún otro pescado o marisco aparte del que les dieron los investigadores.

Los sujetos de estudio se dividieron en tres partes. Uno de los grupos no recibió ningún pescado o marisco. El segundo comió bacalao tres veces por semana. El tamaño de la porción fue de 150 gramos, un poco más pequeño que dos mazos de barajas. Para analizar los efectos de una dosificación más frecuente del alimento, al tercer grupo se le indicó que comiera bacalao cinco veces por semana. Todos recibieron instrucciones específicas de cómo preparar sus comidas (métodos sanos, sin fritura). Se tomaron medidas del cuerpo en todos los participantes al principio y al final del estudio, que duró ocho semanas.

Al término de la prueba, todos perdieron peso como era de esperarse. Sin embargo, quienes comieron bacalao cinco veces por semana bajaron 1.7 kilos más que en el grupo que no consumió pescado. También disminuyeron 3.3 centímetros adicionales de cintura y, algo que es notable, aquellos que presentaban hipertensión —un signo cardinal de síndrome metabólico— tuvieron una disminución benéfica en la presión arterial.

Estos datos cambian por completo la creencia popular de que solo unos cuantos tipos de pescados contienen suficiente aceite para beneficiar tu metabolismo. Claro, los pescados azules, como las anchoas, las sardinas y el salmón, contienen ácidos omega-3, pero están lejos de ser los únicos productos del mar que son protectores.

Este descubrimiento significa que los productos del mar con muchas menos cantidades de omega-3 también son eficaces y eso abre la puerta a otros pescados y mariscos poco grasos que lo contienen al "nivel del bacalao". Resulta que muchos de estos últimos —con niveles más bajos de omega-3— se usan en las cocinas mediterránea y asiática. Los mariscos, como las almejas y los mejillones, también contienen ácidos grasos omega-3, al igual que la langosta, los camarones, el cangrejo, el calamar e, incluso, el pulpo. Si eres vegano, no temas. Todos los omega-3 en los productos del mar provienen en última instancia de las algas, de modo que también es posible obtener de ellas esos ácidos si las consumes; son un alimento tradicional muy preciado en las culturas gastronómicas, desde Asia hasta Europa.

Necesito señalar unos cuantos hechos respecto de estos estudios islandeses. Primero, implicaron una reducción diaria de calorías, lo cual puede causar pérdida de peso en sí misma. Los participantes no consumieron más comida; comieron menos. Sin embargo, añadir el pescado como intervención única puede *aumentar* la cantidad de kilos que se bajen. El segundo elemento es que los voluntarios cocinaron el pescado en forma sana. No comieron pescado frito (¡lo siento, amantes de los *fish and chips*!), ni tampoco lo cocinaron en aceites poco sanos.[7] Siempre recuerda que es importante el modo de guisar los alimentos. El método puede convertir uno que sea sano en uno poco conveniente o, mejor, puede hacerlo incluso más saludable. Hornear, asar, rostizar, saltear, cocinar al vapor y cocer son formas sanas de preparar los productos del mar. Tercero, los sujetos mantuvieron sus niveles normales de actividad y no se quedaron sentados viendo tele. Sí necesitas mantenerte activo para quemar calorías.

Ahora que la compuerta se abrió por completo, sumerjámonos hasta el fondo para encontrar otros productos del mar que combaten la grasa. Quiero interesarte en la enorme variedad de opciones deliciosas, así que comenzaré con algunos de los alimentos más exóticos que disfrutan los entusiastas de la comida del mar y reservar los pescados más conocidos para el final.

Hueva de pescado

Si estás explorando sabores únicos, debes probar la hueva (huevecillos) de ciertos pescados. La hueva se empaca de manera natural en grasas sanas, por lo que se requiere una cantidad notablemente pequeña para recibir una dosis importante de ácidos grasos omega-3.[8]

Tarama

Los huevecillos de bacalao o de otros pescados blancos, secos y salados, se usan para un delicioso entremés griego tradicional que se llama *taramasalata*. Puedes encontrar esos huevecillos en el mostrador de pescados y mariscos, pero es posible que algunos comercios tengan disponible taramasalata preparada. La hueva se hace puré con otros tres ingredientes que combaten la grasa: aceite de oliva extra virgen, jugo de limón y cebolla, además de pan, que luego se sazona con más limón (puede contener un toque de vinagre, lo cual eleva las apuestas antiadiposas). Este es un platillo sano para el corazón, lleno de un sabor umami, que te hace agua la boca, y una esencia marina. La taramasalata puede usarse para untar o sumergir verduras o pita. Ten cuidado con los colores rosas brillantes en el producto elaborado. Los huevecillos de bacalao tienen por naturaleza un color *beige* y el tono rosa proviene generalmente de colorantes artificiales añadidos.

La hueva de bacalao contiene un poco más de omega-3 que la carne, por lo que solo necesitas comer 1.5 cucharadas de tarama para igualar la cantidad de ácidos grasos en la porción de bacalao que se ha demostrado que es eficaz en los estudios sobre baja de peso en humanos. Eso solo representa dos mordidas de pasta taramasalata en pan pita, si lo comes como aperitivo igual que en Grecia.

Hueva de salmón

En Japón, estos huevecillos son una exquisitez que representa un deleite visual de la misma forma que para el sentido del gusto, ya que parecen perlas translúcidas de color naranja rojizo. Cada huevecillo estalla en la boca con un sabor delicado, salado y levemente dulce. La hueva de salmón se usa para el sushi, encima del arroz o los tallarines, y para elaborar un delicioso *mousse*.

Un hecho poco conocido es que el color rojo de la hueva de salmón proviene de un carotenoide marino llamado *astaxantina*. Este bioactivo, en sí mismo, puede reducir la inflamación dentro del tejido adiposo y protege el funcionamiento sano normal de los preadipocitos y de las células grasas sanas.[9] En el laboratorio, se ha comprobado que la astaxantina también posee efectos prebióticos y resulta positiva para la salud intestinal.[10] Asimismo, es capaz de estimular la angiogénesis con el fin de mejorar la circulación sana, y protege las células madre contra el estrés oxidativo.[11]

Para obtener la misma cantidad de omega-3 de la hueva de salmón que en los estudios sobre el bacalao, solo necesitas una cucharada, que es la misma porción que se utilizaría para colocar encima del sushi *ikura* (hueva de salmón) que puede comerse de una sola mordida.

Erizo de mar

Te enterarás de todo lo relacionado con la hueva de erizo de mar si estás en Cerdeña o en Sicilia, donde se le llama *ricci*; o en Grecia, donde se conoce como *achinós*; o en Japón, donde se le llama *uni*. Las cinco líneas anaranjadas de los huevecillos que recubren la concha inferior de los erizos de mar fertilizados son una exquisitez muy valiosa. Se derriten en la boca y tienen un sabor fresco, cremoso, un poco tropical y dulce que es casi afrodisiaco. En el Mediterráneo, la hueva del erizo de mar se come directo de la concha de un espécimen vivo, usando una cuchara; se extrae y se mezcla en crudo dentro de la pasta o el *risotto* horneados al gratín, se usa como un rico aderezo o tan solo se unta en pan tostado. En Japón, la hueva se utiliza dentro del sushi, y se come cruda como alimento callejero en China.

La hueva del erizo de mar no solo contiene abundantes omega-3, también se ha descubierto que posee actividad antibiótica contra las bacterias comunes.[12] Los investigadores han encontrado una potente actividad antioxidante, que se piensa que se debe al bioactivo astaxantina que, igual que en la hueva de salmón, le da un encantador color anaranjado.[13]

Si cuentas con suerte, a veces puedes hallar erizos vivos del tamaño de una pelota de tenis en el mercado de pescados y mariscos. Para recibir la misma cantidad de omega-3 que en los estudios sobre el bacalao al comer la hueva de erizo de mar, necesitas obtener los huevecillos de dos especímenes de tamaño mediano. Cada erizo de mar posee cinco filas de huevos dentro de su concha, por lo que contarías con 10 de estas líneas en total. Es más común que veas que este tipo de hueva se vende en cajas de madera preempacadas en hileras de tajadas anaranjadas. En ese caso, la dosis es 10 tajadas de la caja.

Caviar

El autor Ian Fleming describió originalmente la preferencia de James Bond por el caviar en su novela, de 1953, *Casino Royale*, pero los antiguos griegos escribieron sobre estos delicados huevecillos del esturión hace miles de años. El nombre proviene del persa *khâvyâr*, que significa "portador de huevos". Cosechado en su origen del esturión silvestre, un pez antiguo y ahora en peligro de extinción que nada en los mares Caspio y Negro, el caviar se convirtió en alimento de nobles y aristócratas durante el Imperio bizantino hace más de 500 años.

Existen 28 especies sobrevivientes de esturión, pero por tradición solo tres —Beluga, Ossetra y Sevruga— se usan para producir caviar. La hueva varía en color desde el verde oscuro al negro intenso, pasando por el gris, y tiene un sabor a mantequilla, a nueces, y es apenas salado.

En la actualidad, la acuacultura del esturión se emplea para proporcionar una fuente sustentable de su hueva. Se han desarrollado maneras no mortales de cosechar los huevecillos, incluido efectuar una cesárea en el pez con el fin de obtener los huevos y luego dejarlo sanar para que produzca más. La hueva se cosecha, enjuaga, sala y empaca.

El costo del caviar es astronómico, así que con toda seguridad no lo recomiendo como una forma rutinaria de obtener tus omega-3 sanos, pero sí *es* famoso por ser delicioso y, en efecto, contiene ácidos que combaten la grasa. La investigación ha mostrado que un extracto de caviar estimula las células de grasa para que liberen adiponectina, la hormona necesaria para un metabolismo sano.

Para equiparar la dosis de omega-3 del bacalao, necesitas comer dos cucharadas de caviar, una cantidad con un costo cercano a 100 dólares estadounidenses, lo cual lo convierte en una forma extravagante de obtener omega-3, pero puede representar un gustito lujoso.

Botarga

Esta exquisitez del Mediterráneo, una de mis favoritas, se prepara con la bolsa comestible de los huevecillos del mújol gris o del atún, la cual extraen los pescadores de su pesca del día. La bolsita entera, con los huevecillos intactos, se sala y se cura, lo cual da como resultado un bloque delgado y alargado, de color naranja, hecho con la hueva seca. Puedes encontrarla en las tiendas especializadas o en el mercado de pescados y mariscos, o pedirla en línea. La botarga de Sicilia y Cerdeña se considera a menudo como la de mejor calidad, pero también se encuentra en Francia, España, Grecia, Egipto y Túnez: todos ellos países del Mediterráneo.

El sabor de la botarga es intenso y salado, y los conocedores lo rallan como queso parmesano sobre pastas o verduras, o en casi cualquier platillo, para darle una esencia salada y ácida. También puede rebanarse y comerse sola como tentempié. Incluso es posible encontrar polvo de botarga en línea como un rico sazonador salado.

La botarga sí contiene omega-3, pero en una concentración casi 40 veces menor que en la hueva de salmón y 20 veces menor que en la tarama (hueva de bacalao). No recibirás una dosis completa de omega-3 de la botarga, pero rallarla en una ensalada o pasta como si fuera queso te hará disfrutar con la certeza de que contribuye un poco a tu cuota de omega-3.

Conchas y tenazas

Langosta atlántica y europea

La langosta es, sin duda, uno de los reyes de los productos del mar. Su carne tierna, que tiene un sabor dulce y un poco salobre, es costosa, por lo que a menudo es un platillo reservado para ocasiones especiales. Existen dos tipos de langostas que deberías conocer: la langosta americana (*Homarus americanus*) proviene del océano Atlántico. La otra vive en las aguas desde Noruega hasta el Mediterráneo y se llama *Homarus gammeris*, o langosta europea.

Con un exoesqueleto duro, largas tenazas frontales y ocho patas para caminar, la langosta atlántica y europea es como un tanque blindado y vive en el fondo rocoso del mar. Pueden vivir mucho tiempo y crecer hasta los 18 o más kilos (cada 453 gramos equivalen a cerca de siete años de edad). Aquellas que encuentras en el mercado de productos del mar, en hielo o a veces vivas en un tanque, en general pesan entre 453 gramos y 1.3 kilos. Las secciones de las tenazas y la cola contienen la carne atesorada. Sin embargo, langostas grandes de más de un kilo poseen una cantidad sustancial de carne en las patas que merece el esfuerzo de excavarse con un palillo especial.

En China se cocina trozándola en segmentos y friendo la carne en su concha sobre calor intenso en un wok, con jengibre, cebolleta y salsa de soya. Las recetas japonesas demandan marinar y asar las langostas cortadas en mitades. Los tradicionalistas americanos y europeos las hierven o las cuecen al vapor para disfrutar la carne en su forma elemental, sumergida en vinagre (sano y que combate la grasa) o mantequilla (sabrosa, pero no tan sana). Las preparaciones más elegantes sancochan la langosta, retiran la carne de la concha y la combinan con una salsa sustanciosa. Las conchas y las partes de este crustáceo pueden hervirse con hierbas de olor para hacer un caldo de sabor intenso para el bisque de langosta. Las conchas también contienen el bioactivo astaxantina, la misma hormona antiinflamatoria, antioxidante y favorecedora del metabolismo que encontramos en la hueva del salmón y del erizo de mar.

La astaxantina explica el color de una langosta cocinada. Cuando está viva, tiene una cubierta oscura. Este tono es resultado de una sustancia llamada *crustacianina*, un grupo de moléculas de pigmento que adquieren un tono verde azulado y café cuando se juntan. A altas temperaturas de cocción (agua hirviendo, vapor o aceite caliente), la molécula de crustacianina se destruye y libera los pigmentos. La astaxantina, que es roja, es uno de esos pigmentos, que es la razón por la cual las conchas de langosta adquieren un brillante rojo anaranjado cuando se cocinan. El caldo y el bisque de langosta se hacen cocinando las conchas. Tienen un color rojizo debido a la astaxantina.

Además de la carne y concha, las langostas poseen otros dos elementos que se consideran una exquisitez, pero solo te recomiendo uno. El hepatopáncreas, que es el material de color verde intenso que se encuentra en el cuerpo principal (tórax) del crustáceo, es una parte de su sistema digestivo. Es equivalente al hígado y al páncreas de las aves y los mamíferos, pero combinados en un solo órgano. Cuando se cocina, adquiere un color verde tenue. Tiene un sabor intenso, cremoso y dulce, semejante al paté de pollo o pato (ya que todos son hechos de hígado). Aunque a los conocedores les encanta el sabor, sí viene con una grave advertencia de salud; debido a las toxinas del océano, el hepatopáncreas puede contener altas concentraciones de carcinógenos llamados *bifeniles policlorados* (PCB), al igual que otras sustancias tóxicas.[14] Incluso si te encanta el sabor (como a mí), no te recomiendo comerlo.

El otro elemento alimenticio especial de las langostas hembra son los huevecillos, o hueva, que se conoce como "coral". Los huevos de langosta son negros intensos cuando están crudos, pero adquieren un vibrante rojo cuando se cocinan. Al igual que la concha de la langosta, la hueva tiene astaxantina. Esto en sí mismo hace que valga la pena comerse el coral.[15] Los chefs usan la hueva para preparar salsas sustanciosas con sabor a langosta. Si adquieres una langosta hembra para cocinarla, podrías encontrar la deliciosa sorpresa de un poco de coral al abrir la concha.

Las langostas, tanto atlánticas como europeas, tienen omega-3 en su carne. Los investigadores del Wellesley College mostraron que, de hecho, estas grasas representan un papel en la salud de la langosta al regenerar sus nervios.[16] Para conseguir la misma cantidad de omega-3 que tiene el bacalao, necesitarías comer la carne de una langosta grande o de tres más pequeñas (453 gramos, llamadas *langosta de pollo*).

Langosta del Caribe

Parece una langosta espinosa sin tenazas, pero la langosta del Caribe no es en realidad una verdadera langosta. Tiene su propio género, con más de 70 especies diferentes. Habitante de las aguas cálidas del Caribe y del Mediterráneo, al igual que en las costas de Australia y Sudáfrica, esta langosta (que también se conoce como langosta espinosa) es una delicia culinaria. Las pescan los buzos o se capturan por medio de trampas, y las envían a los mercados. Aunque viven en los agujeros rocosos de aguas superficiales, grandes concentraciones de langostas del Caribe migran durante los meses de invierno, conectando las antenas de una con la cola de otra, y marchan como soldados en fila india en grupos de 50, más o menos, hacia las aguas cálidas. A diferencia de las verdaderas langostas, que son de un color negro verdoso cuando están vivas, esta especie es de color café rojizo en su forma natural. Entre los otros rasgos que las distinguen de las verdaderas, las langostas del Caribe tienen en la concha unas espinas protectoras características que se dirigen al frente y dos antenas de longitud exagerada.*

La mejor parte que comer es la cola. Cerca de un tercio de su peso corporal está en la pulpa de esa área. Su carne es firme y dulce, y puede cocinarse asada, salteada, al vapor o hervida. Es frecuente que se vendan las colas congeladas, pero busca aquellas empacadas al vacío para sellar su frescura. Si puedes encontrarlas vivas, recibirás también la carne comestible de las patas. Como las langostas reales, las del Caribe tienen hepatopáncreas, que posee mucho sabor, pero que es mejor evitarlo por los metales pesados que puede contener.[17] Consejo: maneja las langostas del Caribe vivas sosteniéndolas de sus robustas antenas, ya que las espinas en su caparazón pueden perforarte la piel.

La carne de la cola de esta especie es una rica fuente de omega-3. Solo necesitas comer un poco más de la mitad de esa parte para conseguir la misma dosis eficaz de estos ácidos grasos que tiene el bacalao, por lo que es perfecta para compartir.

---

* Cuando se ven amenazadas por los depredadores, las langostas del Caribe frotan la base de sus antenas contra un órgano semejante a una lija, lo cual produce un sonido estridente que tiene el propósito de repeler al enemigo y que puede escucharse a una distancia de más de tres kilómetros bajo las aguas.

Langostinos

Uno de los principales crustáceos comestibles de Europa, el langostino, también se conoce como gamba de la Bahía de Dublín y es un tipo de pequeña langosta que solo crece unos 25 centímetros de longitud. Su otro nombre, langosta noruega, es más preciso, porque no es ni un camarón ni una gamba. El langostino tiene ojos negros grandes muy distintivos con forma de alubia, de allí su género en latín, *Nephrops* (que significa "riñón"). Cuando están vivos, sus cuerpos presentan un anaranjado y rosa brillantes. Aunque poseen tenazas, estas no contienen mucha carne. La que se halla en la cola es la importante. Por tradición, esto es lo que se usa para cocinar los langostinos rebozados (*scampi*) cuando ves el producto genuino en un menú de restaurante. Los camarones no son *scampi*; el langostino es *scampi*.

Si eres afortunado de tener cerca un gran mercado de pescados y mariscos frescos, podrías encontrar langostinos vivos, pero son difíciles de mantener con vida después de su captura. Hervirlos, rostizarlos o asarlos a las brasas son las maneras más fáciles de cocinarlos. Los pescadores comerciales obtienen la carne de la cola y la ultracongelan. El sabor de los langostinos es suave y dulce, lo cual los hace muy versátiles para cocinar y deliciosos de comer.

Para obtener la misma cantidad de omega-3 del langostino de la que tiene el bacalao, necesitarías comer seis, que son apenas suficientes para llenar un plato normal. Cuando los consumas enteros, no olvides extraer el contenido de la cabeza, que aporta grasas sanas con 23% de omega-3.[18]

Cangrejo de Alaska

Este enorme crustáceo de ocho patas que habita en las frías aguas del mar de Bering, entre Alaska y Rusia, es el mayor cangrejo comestible del mundo. Los cangrejos de Alaska (también llamados *cangrejos reales*) son una especie colorida que varía del rojo al dorado, azul y marrón y, en general, pesa hasta 4.5 kilos. El más grande reportado pesaba casi 11 kilos. Su cuerpo es como un vehículo blindado circular con púas. Sus patas abarcan hasta 1.8 metros y los buzos informan tener frente a sí un escalofriante ser, a la vez que asombroso, cuando lo observan caminar en el fondo marino durante su migración de aguas superficiales en la primavera a las aguas profundas donde se alimenta.

La carne del cangrejo de Alaska es una exquisitez que se desprende en hojuelas dulces, con solo un asomo de sal. Aunque algunos restaurantes chinos lo ofrecen fresco, que puedes seleccionar vivo de una pared de tanques en una exhibición espectacular, en general este crustáceo se vende como patas precocidas y congeladas, que son deliciosas. Vivo o congelado, el cangrejo de Alaska se puede cocer al vapor, sofreír en poco aceite con jengibre y cebolleta, o cocinarlo con sal picante y pimienta.

Para obtener la misma cantidad de omega-3 que la dosis eficaz de bacalao, necesitarías ingerir solo la mitad de un segmento de pata de cangrejo de Alaska. Consejo: para obtener su mejor aporte, pídele al pescadero la porción más valiosa, llamada *merus*; es la parte más carnosa de la pata, cuyo equivalente sería el filete de cangrejo.

Cangrejo azul

Conocido con frecuencia como cangrejo de Maryland, cangrejo de Chesapeake o jaiba, tiene unas tenazas azuladas con cuerpo verdoso y panza blanca. La versión con caparazón duro de esta especie se captura por fanega y se vende viva en los mercados de mariscos. Parte de la pesca comercial de cangrejos azules se cuece al vapor y la carne se obtiene a mano con gran cuidado en una procesadora, para luego empacarla para venderla.

Durante los primeros meses del verano, estos crustáceos se obtienen como "cangrejos con caparazón suave", ya que han mudado apenas el duro. Una vez retirados del agua, su concha recién formada no se ha solidificado, de modo que puedes comerlos enteros, con todo y cubierta. Los cangrejos de caparazón suave se mantienen vivos en hielo en el mercado de pescados y mariscos. Cuando los compres, pídele al pescadero que los limpie, que les retire el apéndice de la boca, las agallas y la cubierta de la cola. Los cangrejos suaves son uno de mis mariscos favoritos. A diferencia de los que tienen una concha dura, puedes comerte todo el cuerpo regordete y jugoso, y sacarle toda la carne.

Para obtener la misma cantidad de omega-3 que en el bacalao, necesitarías comerte tres cangrejos azules.

Cangrejo moro

El cangrejo moro de Florida tiene un caparazón café duro y un cuerpo redondeado que se asemeja a una piedra, pero es famoso por solo una cosa: su tenaza. Cada otoño, más de dos millones de cangrejos moros se atrapan en las aguas superficiales del golfo de México y la costa atlántica de Florida. Los pescadores de cangrejos miden el tamaño de la tenaza, que debe tener un mínimo de 7.2 centímetros de la punta a la primera articulación, y si cumple con esa especificación, se le arranca retorciéndola y el cangrejo en sí se lanza al agua, donde regenerará su pinza en uno o dos años. Las pinzas se cocinan y se venden según el tamaño. Las de cangrejo moro contienen una carne firme y dulce, y los adeptos consideran como una recompensa abrir la tenaza dura con un martillo o un cascanueces.

La tenaza de cangrejo moro tiene mucho omega-3. Para obtener la misma dosis eficaz del bacalao, solo necesitarías comer una tenaza de tamaño mediano. ¡Una y ya, y es deliciosa!

Cangrejo chino

También conocido como cangrejo de Shanghái, esta especie es una de las principales delicias de China. Estos crustáceos nacen en agua dulce y luego migran a las aguas saladas cuando maduran, para finalmente regresar al agua dulce cuando termina la temporada de cría. Un ejemplar es casi del tamaño de tu puño y posee una concha café verdosa. La característica que los define son sus tenazas, que están cubiertas por un pelaje marrón, lo cual parece que portaran manoplas peludas. Esta "vellosidad" se conforma en realidad por finas cerdas (llamadas *setas*), cuya función aún no ha sido descifrada por los biólogos.

La "temporada de cangrejo chino" se celebra entre octubre y noviembre en la región cercana a Shanghái, donde familias y amigos se reúnen para consumirlo. Montones de cangrejos verdes vivos, con tenazas y patas bien atadas con cordeles, están apilados en cajas en todos los mercados de pescado. Incluso se venden en máquinas expendedoras y en las estaciones del metro. Casi todos los restaurantes locales ofrecen un menú especial de cangrejos peludos. Cuando visité a mis familiares en la ciudad de Changshu, durante la temporada de cangrejo chino, me sorprendió la energía festiva que despertaba este crustáceo.

El entusiasmo estaba justificado, debo admitir, porque es delicioso y su carne es fragante y dulce.

Por tradición, el cangrejo chino se hierve y luego se rompen las conchas con un mazo. La carne se obtiene con cuidado en trozos y se sumerge en una sabrosa salsa de vinagre y jengibre. El hepatopángreas del cangrejo es rico en omega-3. Quizá debido a que pasa mucho tiempo en agua dulce, el hepatopáncreas de este cangrejo es más seguro de comer que el de las langostas. Un análisis de los científicos de la Universidad de Jiangsu concluyó que comerlo no representaba un peligro para la salud.[19] Si te gustaría probar el hepatopáncreas, busca el de color amarillo, que contiene más grasa sana.[20] Los cangrejos chinos hembra son muy preciados por su hueva, que es sustanciosa, cremosa y llena de omega-3.

Los especímenes más valiosos se obtienen del lago Yangchen en la provincia de Jiangsu, en China. Pero también pueden criarse de manera sustentable en estanques para la celebración anual. El cangrejo chino es nativo del mar Amarillo entre China y Corea, pero de algún modo llegó a América del Norte —incluido el río Hudson y la bahía de San Francisco— y a Europa, a las aguas de Dinamarca, Alemania, Finlandia, Suecia y Rusia. Fuera de Asia, estos cangrejos se consideran una especie invasora porque son depredadores de los crustáceos locales y se apropian de sus territorios. Para disfrutarlos como yo lo he hecho —porque son realmente una exquisitez que es venerada en un sentido cultural— tienes que viajar a Asia.

El cangrejo chino tiene abundante omega-3 en su carne y sus huevecillos.[21] Para obtener la misma cantidad que la dosis eficaz de bacalao, necesitarías comer dos y un tercio de cangrejos, una dosis que se consigue con facilidad durante el festival del cangrejo chino.

Camarones

Uno de los mariscos más populares del mundo son los camarones, que tienen dos patas, una cola carnosa y largas antenas. Los términos *gambas* y *camarones* se usan a menudo como sinónimos, pero no son iguales. Algunas personas creen que las gambas se refieren a camarones grandes, pero no existe tal distinción.

Miles de especies de camarón pueblan nuestro planeta, tanto en aguas saladas como dulces. Los camarones cultivados representan una importante industria en el mundo de los productos del mar. Los camaroneros comerciales pescan con grandes redes y llevan vivos a algunos a los mercados especializados. Una gran porción de la captura se congela o se cocina, se le quita la concha y luego se procesa para envío. Es probable que los camarones que ves sobre hielo en la sección de pescados y mariscos del supermercado hayan sido congelados previamente y luego descongelados. También puedes ir a al área de congeladores y comprarlos gélidos en bolsa.

Los camarones también son característicos de muchas recetas mediterráneas y asiáticas, y se les puede preparar de diversas formas: al vapor, hervidos, asados, salteados, sellados en el wok y en fritura profunda (que no se recomienda para la salud). Se pueden comer solos o con una salsa, con verduras o pasta, o en un platillo de arroz como el *risotto*. También rellenar con un trozo de tofu, que es un platillo cantonés clásico que encontrarás en el menú de algunos restaurantes chinos.

Es más frecuente que se venda solo con la cola. Puedes encontrar camarones con cabeza en los mercados frescos y, en Asia, es frecuente que se cocinen con esa parte. Los conocedores saben que, cuando se cocinan enteros, puedes chupar el contenido de la sección de la cabeza y obtener un trago de líquido con un sabor intenso que multiplica por 10 el sabor de la cola.

Varios bioactivos útiles se han encontrado en los camarones. Contienen astaxantina, que combate la grasa, tanto en la cabeza como en la cáscara. Los péptidos bioactivos con actividad antioxidante están presentes en las pastas fermentadas de camarón.[22] También son una fuente decente de omega-3. Para conseguir la misma cantidad eficaz que tiene el bacalao, necesitarías consumir cuatro camarones de tamaño mediano, lo cual es perfecto para una comida.

Galeras

Hermosos y extraños, estos ricos crustáceos parecen una cruza entre mantis religiosa, camarón y una oruga colorida.* Se encuentran en las

---

* Los biólogos marinos te dirán que las galeras son expertas en arte marcial bajo el agua. Usan sus tenazas delanteras para aturdir a sus presas dándoles puñetazos semejantes a los de un boxeador cuyos puños vuelan a 80 kilómetros por hora. Golpean con la fuerza de una bala y cada impacto es tan potente que se forma una burbuja de cavitación

aguas de todo el mundo y es común que se les venda vivos en los mercados de pescado del Mediterráneo (en especial en Venecia y Barcelona), así como en Hong Kong y en otras ciudades porteñas de China, Vietnam y Japón. Es raro verlos en Estados Unidos, aunque habitan en la bahía Chesapeake de Maryland y en las costas de Carolina del Sur. Son especímenes hermosos para los acuarios y pueden crecer hasta 25 centímetros o más.

Todas las galeras disponibles en el mercado provienen de barcos de arrastre o de pescadores artesanales que se especializan en atrapar este crustáceo para los mercados frescos de productos del mar.[23] Las galeras vivas pueden hervirse, asarse, rostizarse en sartén, sofreírse o saltearse con una variedad de salsas. Se comen en sushi y a veces aparecen en el menú de los restaurantes elegantes. En Taiwán, Tailandia o Vietnam puedes encontrarlas en puestos callejeros de alimentos. La sección de la cola tiene toda la carne, que es dulce y tierna. Su preparación implica cortar la concha de la cola antes de cocinarla, con el fin de extraer la carne con más facilidad.

Como otros crustáceos, las galeras contienen omega-3.[24] Para obtener la cantidad equivalente a la dosis del bacalao, necesitarías comer tres galeras, que es una porción agradable para la cena.

Solo la concha

Ostiones

Los ostiones u ostras han sido mariscos muy apreciados desde tiempos antiguos. Los arqueólogos han hallado sus conchas en muladares, pilas antiguas de basura de cocina que datan de miles de años. Las ostras son un marisco plano que habita en las aguas salobres y en la actualidad se crían en muchas partes del mundo. Ciertas especies se cultivan como alimento, en tanto que otras se explotan para obtener perlas. El Reino Unido, las costas de Europa, el Pacífico noroccidental, Australia y Japón están entre las regiones más conocidas para criar ostiones que se destinan a los mercados de pescados y mariscos.

---

frente a la tenaza, lo cual produce un choque como el de un torpedo que acierta en un buque de guerra. Cuando una galera persigue a un cangrejo para cenarlo, sus golpes literalmente le quitan las tenazas al asestarle un nocaut.

Tu idea de comerlos quizá sea crudos en media concha, bañados con salsa *mignonette*. Sin embargo, existen muchos métodos de cocción, incluido asarlos al carbón, a la parrilla, al vapor o saltear la carne sin la concha. Los ostiones ahumados y fritos son una manera popular y sabrosa de prepararlos, pero no se recomiendan para la salud. También pueden usarse como ingredientes en guisados y sopas.

Es un esfuerzo considerable comprar los ostiones frescos y quitarles la concha en casa, pero bien vale la pena. Obtendrás una carne suave y cremosa, bañada en un jugo salado. Consejo para profesionales: usa un cuchillo especial y ponte un guante de modo que te proteja la mano, tanto de la hoja del cuchillo como de la concha. Tira cualquier ostión con una concha rota o aplastada. Si los guisas, cuida de no cocerlos en exceso porque la carne puede ponerse dura y gomosa. Si abrirlos es demasiado trabajo, no te preocupes; los ostiones sin concha se venden con frecuencia en recipientes en la sección de mariscos. También pueden encontrarse en los pasillos centrales, cocinados, ahumados y enlatados.

Estos moluscos contienen diversos bioactivos, incluidos polisacáridos, péptidos y ácidos omega-3. Obtienen sus grasas sanas del plancton del que se alimentan. Los extractos bioactivos de los ostiones estimulan el sistema inmunitario y tienen potentes efectos antioxidantes y antitumorales.[25] En cuanto a los omega-3, solo necesitas comer tres ostiones medianos para obtener la misma cantidad que la dosis de los estudios sobre pérdida de peso que usaron bacalao. ¡Qué aperitivo tan delicioso!

Mejillones

Otro marisco muy preciado que tiene 8 000 años de historia culinaria es el mejillón. Los mejillones portan una concha ovalada que es más gruesa en un extremo y son de un color negro intenso con tintes azulados, anaranjados y verdes, dependiendo de su especie. Los encontrarás en los mercados costeros de Europa, desde Escocia hasta España e Italia, y en las zonas costeras de América del Norte. Han sido cultivados desde, cuando menos, el siglo XIII. Se cultivan en postes de madera a los que se adhieren amontonados.*

---

* Los mejillones se anclan a las superficies con filamentos únicos que salen de sus conchas. Estos se llaman *bisos*, que los chefs conocen como "barbas".

Los mejillones en el mercado de pescados y mariscos se venden vivos sobre hielo, a veces empacados en bolsas de arpillera o red. Se cocinan muy rápido y pueden cocerse al vapor, rostizados en sartén o salteados. Cuando prepares mejillones, examina con cuidado sus conchas. Deshecha cualquier concha rota o aplastada y, cuando los lleves a casa, busca cualquier mejillón abierto y golpea un poco la concha. Debería cerrarse, lo cual indica que sigue vivo. Si no se cierra, está muerto y debe tirarse.

Para preparar los mejillones, tan solo remójalos por 15 minutos en un tazón con agua fría. Esto les permite expulsar cualquier arena o escombros que pudieran estar atrapados dentro de su concha. Durante la cocción, las conchas de mejillón se abrirán para soltar sus deliciosos jugos. Existe el mito de que los moluscos de esta especie que no se abren durante la cocción deberían desecharse. ¡Falso! Los que no lo hacen simplemente es porque no han relajado por completo el músculo de la concha que los mantiene herméticos. Solo toma un cuchillo afilado e introduce la punta entre las dos conchas y tuércela para abrirlas. La carne estará perfectamente cocida y es segura para consumirse.

Los mejillones se alimentan del plancton rico en omega-3 que flota en el mar, por lo que están llenos de grasas sanas; tanto así que los alimentos para mascotas elaborados con estos moluscos les proporcionan ácidos grasos sanos omega-3 para reducir la inflamación de las articulaciones, sobre todo en perros. Los investigadores también han descubierto que la carne de dichos mariscos tiene propiedades antioxidantes.[26]

Si quieres disfrutar un tazón con 10 a 20 mejillones, obtendrás la misma cantidad de omega-3 que en el bacalao, lo cual es suficiente para una comida satisfactoria.

Navajas

Estas almejas deben su nombre a su forma única que se asemeja a una navaja de afeitar antigua. Ejemplares de esta especie de 15 a 23 centímetros se obtienen de manera individual mediante el proceso de rastrillar la arena en las zonas de los litorales, entre la marea alta y baja de los océanos Atlántico y Pacífico, y las costas de Europa y Asia. Las navajas son expertas en cavar y se ocultan en la arena donde, para escapar de los depredadores, pueden hundirse en forma vertical, a un promedio de 1.3 centímetros por segundo, al lanzar un chorro de agua del extremo inferior de su concha para, en esencia, crear arena movediza debajo. Entonces, la almeja extiende su pie entre la arena floja y contrae el cuerpo para descender a más profundidad.[27]

Nunca olvidarás el delicioso sabor carnoso y dulce de las navajas. Puedes encontrarlas vivas en el mercado de pescados y mariscos frescos. El mejor modo de cocinarlas también es el más sencillo. Colócalas en una parrilla o una sartén con un poco de aceite de oliva extra virgen o cuécelas al vapor durante cerca de cinco minutos hasta que las conchas se abran y suelten sus jugos, que pueden usarse como una salsa natural.

Estas almejas tienen omega-3 en abundancia. Para conseguir la misma cantidad que la dosis eficaz de bacalao, solo necesitas comer tres y ¡son tan ricas!

Vieiras

Las vieiras, o callos de hacha, tienen conchas coloridas con un patrón radial y son del tamaño de un platito de café o un poco más grandes. Se encuentran entre los mariscos de mayor tamaño en el mercado. Su carne comestible se llama *nuez* y es firme y dulce. Las vieiras se pueden asar, rostizar, cocer al vapor o sellar en sartén. A diferencia de los mejillones, estos moluscos no se anclan a las rocas, sino que se mueven por todas partes al abrir y cerrar la concha con rapidez, utilizando una forma de propulsión a chorro para impulsarse por el agua.

Los pescadores comerciales de vieiras dragan el fondo marino para cosecharlas, pero esto daña el fondo del mar y su ecosistema, por lo que un enfoque más sustentable consiste en que los buzos las capturen a mano. Esa es la razón por la que en los mercados de mariscos o en los menús de los restaurantes puedes encontrar "vieiras de buceo", lo cual indica que se obtuvieron con el método manual.

En el mercado de pescados y mariscos podrías encontrar vieiras vivas en su concha, sobre hielo. Es posible que las conchas se abran apenas, pero, como en el caso de los mejillones, darles un golpecito hará que se cierren como protección. Cuando encuentres la carne separada de la concha, eso indica en general que se deshielaron de la pesca que se congeló en el mar. El proceso para extraer la nuez y congelarla de inmediato se denomina *empaquetado en seco*. Es la mejor forma de conseguir vieiras congeladas.

Estos moluscos también pueden estar "empaquetados en húmedo". Lo anterior significa que, antes de congelarla, la nuez se sumerge en una solución química llamada *trifosfato de sodio*, que ayuda a conservar el color blanco brillante de la carne y extender su vida útil. El tratamiento ayuda asimismo a que la carne absorba 30% más de agua, lo cual hace que pesen más. Las vieiras empaquetadas en húmedo pueden tener un sabor un poco jabonoso y el agua que retienen sale cuando se cocinan, lo cual en efecto cuece al vapor la carne en lugar de permitirle que forme una costra caramelizada. Por esa razón, te recomiendo las vieiras empacadas en seco como la mejor opción para cocinar.

En la costa de Japón, la vieira gigante Ezo (también conocida como vieira Yesso) es un producto que usan los chefs expertos para elaborar platillos de sashimi, ceviche o vieira asada. Se valoran por su hueva anaranjada, en la que los investigadores de la Universidad de Hokkaido descubrieron un nuevo carotenoide llamado *pectenovarin*.[28] En vista de que los carotenoides como la astaxantina tienen potentes efectos contra la obesidad y otros impactos biológicos, puedes sumar el *pectenovarin* a la lista de la "farmacia" de la Madre Naturaleza.

Las nueces de las vieiras son grandes, de cuatro a cinco centímetros, y no deben confundirse con las nueces pequeñas —del tamaño de una canica— que provienen de las aguas frías y superficiales del Atlántico. Todas las vieiras se alimentan con plancton, por lo que se llenan de omega-3 sano que se acumula en su carne.[29] Para conseguir la misma cantidad de ácidos omega-3 que la dosis eficaz de bacalao en los estudios clínicos necesitarías comer solo cuatro vieiras.

Tubos y tentáculos

Pepino de mar

Los pepinos de mar reciben ese nombre porque tienen la forma de su homónimo, excepto que tienen un cuerpo suave y correoso. Pueblan el fondo de todos los océanos a grandes profundidades, son parientes de la estrella de mar y del erizo de mar.* Existen más de 1 000 especies de pepino de mar y desempeñan un papel importante en la conservación

---

* El pepino de mar es un equinodermo, que en griego significa "piel de erizo", en referencia a la textura de su capa externa.

óptima del fondo marino. Al digerir los desechos biológicos que asientan en este y expulsarlos como nutrientes, los pepinos de mar son los recicladores del océano.

Por tradición, los buzos de los barcos los capturan individualmente en las aguas menos profundas, pero han brotado por todas partes granjas de pepino de mar en China, Indonesia, Australia y las islas Maldivas del océano Índico. En Asia, encontrarás pepinos de mar vivos en cubetas de plástico con agua de mar en los mercados de pescados y mariscos vivos. Es fascinante verlos cuando visitas el mercado y también los he visto en el fondo arenoso mientras nadaba en el mar Mediterráneo.

Desde hace miles de años, los pepinos de mar se comen como parte de la medicina tradicional china y han sorprendido a los investigadores científicos modernos, que descubrieron algunas propiedades dignas de atención en este producto del mar.[30] Un extracto de los cuerpos de 10 tipos diferentes de pepinos de mar puede reducir el peso corporal y mejorar el perfil de lípidos en ratones de laboratorio alimentados con una dieta alta en grasas.[31] Sin embargo, otro bioactivo llamado *saponina triterpenoide* puede reducir el tamaño de las perjudiciales células de grasa visceral.[32]

Para cocinar los pepinos de mar, hiérvelos hasta por una hora con el fin de suavizar la carne. Luego córtala en trozos y guísala a fuego lento hasta que se sienta tierna al introducir el tenedor, con una consistencia gelatinosa. Asegúrate de incluir otros ingredientes, como hongos shiitake, ajo y salsa de ostras, porque la carne del pepino de mar es desabrida, pero absorbe con facilidad los sabores deliciosos que se usen para guisarla.

Los pepinos de mar contienen ácidos grasos omega-3. Para obtener la misma cantidad que la dosis eficaz de bacalao, necesitarías comer una cantidad de aquellos del tamaño de dos mazos de baraja, que sería una porción generosa en la cena.

Calamares

Si te gustan los *calamari*, entonces has comido calamar. Como un artículo popular en los menús mediterráneos y asiáticos, el calamar se cocina de muchas formas diferentes: asado, sofreído o en fritura profunda. Tienen cuerpos semejantes a tubos, con grandes ojos, ocho brazos, dos tentáculos y un cartílago interno duro con forma de cuchillo, que se llama *diente* y que se asemeja a una pluma medieval (el diente también se conoce como "pluma"). Asimismo, tienen un saquito que contiene tinta negra que el animal lanza en el agua para crear una nube oscura y así escapar de los depredadores. El nombre *calamari* proviene, de hecho, del latín *calamarium*, que significa "tintero" o "pluma de junco".

Aunque los calamares gigantes sí existen (e inspiraron al Kraken legendario, un monstruo marino de la mitología nórdica que hundía los barcos), el ejemplar que es más probable que encuentres en el mercado de pescados y mariscos es de la especie calamar de aleta larga, o calamar pálido, que mide apenas de 18 a 25 centímetros de longitud. Para cocinarlo, todo el cuerpo puede cortarse en anillos o tiras. Los brazos y tentáculos son partes sabrosas que a veces se cocinan por separado. Una de mis recetas favoritas es sofreírlos con ajo, pimienta, cebollas y salsa de frijol negro. También me encantan los *calamari* rellenos de piñones, pasas, perejil, los tentáculos troceados y pan rallado. Atrévete a ir más allá de pedir los calamares fritos (que son deliciosos, pero, por desgracia, nada sanos) y encontrarás que hay muchas formas de disfrutarlos al estilo mediterrasiático.

La tinta de calamar rara vez se usa para cocinar (el saco es pequeño y se requerirían muchos calamares para obtener tanta tinta), pero sí estimula los sistemas de defensa de la salud del organismo, al tener propiedades antiangiogénicas, antiinflamatorias y regenerativas.[33] La sustancia llamada *tinta de calamar* en los menús de los restaurantes es, en general, tinta de sepia, no de calamar (lee la siguiente descripción).

Los cuerpos y tentáculos del calamar contienen omega-3 sano. Para una dosis de este molusco equivalente a la del bacalao, necesitarías comer 10 tubos del mismo de tamaño promedio (porque son delgados) o solo los tentáculos de tres calamares (que son carnosos y densos, llenos de omega-3).*

---

* Los tentáculos son más densos y son carne sólida, en comparación con los tubos, que son huecos, por lo que no obtienes más omega-3 de estos. En un sentido técnico, no todos son tentáculos; se les llama *apéndices*. Cada calamar tiene ocho brazos y dos tentáculos verdaderos, lo cual le da 10 apéndices totales.

Sepias

Este primo del calamar se conoce como "camaleón del mar" por su capacidad para cambiar de color. De hecho, la sepia es más hábil para confundirse con su entorno que un camaleón verdadero.* En un segundo puede transformar los colores de su piel en 14 patrones complejos y diferentes para expresar sus emociones (temor, enojo) o para camuflarse de los depredadores. Las sepias tienen tentáculos y un cuerpo similar al del calamar, pero son más rechonchos y anchos.

Son populares en la gastronomía mediterránea y las verás exhibidas de manera prominente en el famoso mercado de pescados de Rialto, en Venecia, Italia, y en el Mercado de la Boquería, en Barcelona, España, donde sus sacos de tinta son tan valiosos como su carne. Al cocinarse, la tinta negra produce un sabor umami salado e intenso que tiñe todo lo que cocines de un negro azabache espectacular.

Las *seppie al nero* son un delicioso platillo veneciano con sepias cocinadas en su propia tinta. De hecho, la "tinta de calamar" que se usa para la pasta, *risotto nero* o la paella negra, es, en realidad ¡"tinta de sepia"! En el laboratorio, se ha visto que este líquido posee intensas propiedades antioxidantes y anticancerosas contra las células de cáncer de mama.[34] Hay un hecho interesante: los fósiles de sepias prehistóricas gigantes de hace 160 millones de años revelaron que la tinta del pasado es exactamente igual a la actual, lo que hace que este sea uno de los ingredientes sanos más antiguos del mundo.[35]

La sepia seca se vende rallada como un popular tentempié en los mercados asiáticos. Una preparación diferente es un famoso platillo cantonés de sepia marinada y asada de color naranja. El ejemplar se cuelga de ganchos en los puestos de comida y se corta en casa. Una receta sofreída de sepia usa jengibre, tallos de ajo, pasta de frijoles rojos con chile y vinagre, lo cual la convierte en un quinteto de ingredientes para combatir la grasa.

Las sepias comen cangrejos y camarones, por lo que obtienen omega-3 de sus presas y este se acumula en sus cuerpos y tentáculos.[36] Para conseguir la misma cantidad de omega-3 que la dosis eficaz de bacalao que se usó en estudios clínicos, necesitarías comer 133 gramos de sepia, una porción que en forma aproximada es del tamaño de 1.5 mazos de baraja.

---

* Los camaleones verdaderos solo son capaces de cambiar sus colores de manera limitada y en realidad no pueden imitar los patrones exactos del ambiente que los rodea. Las sepias sí.

Pulpo

El pulpo es el platillo tradicional por excelencia en Grecia, uno de mis países mediterráneos favoritos en cuanto a su alimentación simple y sana. La ensalada de pulpo o un tentáculo asado con aceite de oliva extra virgen, un toque de vinagre de vino tinto, orégano y limón, es lo que asocio con los cafés a la orilla del mar en las islas griegas. Incluso yo mismo pesqué dos veces un pulpo en el mar. La primera vez, en Creta, después de que se suavizó a la manera tradicional, el chef de la taberna local lo cocinó hirviéndolo a fuego lento y luego asándolo. Delicioso. La segunda vez, en Cerdeña, manejé con cuidado el pulpo para observar su notable comportamiento antes de dejarlo nadar de regreso a su hoyo pedregoso en la arena.

Los pulpos son muy perecederos, de modo que, a menos que vivas junto al mar, es más probable que lo que encuentres a la venta en el mercado haya sido congelado y luego descongelado para exhibición. Aunque todo su cuerpo es comestible, la mayoría de las recetas solo pide lo tentáculos. La carne del pulpo es firme, y tiene un sabor suave y levemente carnoso. Aparte de asarlo, puedes guisarlo. Sus tentáculos se ponen tiernos y la carne absorbe los sabores que se usen en el guiso.

Si tienes una naturaleza de verdad aventurera en cuanto a la comida, te reto a probar un platillo coreano llamado *san-nakji*. Es sashimi de pulpo, pero con un giro: los tentáculos se cortan en trozos mientras el pulpo sigue vivo, por lo que se sacuden con vigor a medida que los sumergen en aceite de sésamo. Las fibras nerviosas de los tentáculos seguirán transmitiendo señales durante largo tiempo, lo cual crea todo un espectáculo en la mesa. Cuando comes los trocitos de pulpo, se supone que debes masticarlos con rapidez para romperlos o te arriesgas a que sus ventosas se peguen a tu garganta y te asfixies.* En una ocasión fui huésped de honor en un almuerzo en Busan, Corea, donde se sirvió este platillo. ¿Fue un poco impactante? Sí ¿Fue delicioso? Tengo que decir que tenía un maravilloso sabor saladito, como el sashimi más fresco que puedas imaginar.

Los investigadores coreanos descubrieron en el laboratorio que las sustancias químicas naturales de la carne del pulpo tienen potentes

---

* Aunque esto se ha informado en los noticieros, es poco común ahogarse con un tentáculo que se retuerce y es probable que esta sea más una leyenda urbana cuya intención es destacar la teatralidad y el miedo asociado con comer *san-nakji*.

efectos antioxidantes.[37] Son una buena fuente de omega-3.[38] Para una dosis similar a la de bacalao, deberías comer una porción de 85 gramos de pulpo, que equivale a un trozo grande de un tentáculo cocinado, lo cual serviría como entrada. Combinada con tomate, cebolla morada, jalapeño rebanado, aceite de oliva extra virgen y vinagre, una ensalada de pulpo fresco es un sexteto de ingredientes que combaten la grasa.

Aletas

Platija

Verás solo sus filetes precortados en el mercado de pescados, pero la platija es el pez plano más grande de los océanos Atlántico y Pacífico. Puede crecer hasta 2.43 metros de longitud y pesar más de 226 kilos. La platija se pesca por deporte y también comercialmente. La carne es tierna, blanca y en hojuelas. Tiene un sabor suave y delicioso cuando se hornea, se rostiza y se asa. También se utiliza para preparar sopas o cremas de pescado.

No necesitarías comer mucha platija para obtener la misma cantidad de omega-3 del bacalao; solo un trozo del tamaño de medio mazo de barajas. Aparte de su omega-3, es una buena fuente de vitamina D.

Robalo

Verás el término *robalo* en mercados y menús, pero este es el nombre genérico de varios tipos de peces. El robalo europeo, o mediterráneo, también llamado *branzino*, es uno de los más populares tanto en Europa como en América del Norte. Los que encontrarás en el supermercado provienen por lo general de granjas piscícolas en Grecia, Turquía y Egipto. El robalo del mar Negro es otra especie por completo, emparentada con el mero que se pesca en el océano Atlántico. Su carne es firme y suave, lo cual lo hace popular en la gastronomía china. La lobina rayada es una especie por completo diferente encontrada en la costa atlántica de América del Norte. Tiene franjas oscuras a los costados que se asemejan a las franjas de carrera, de allí su sobrenombre de lobina rayada. Este pescado se cría en granjas, al igual que se pesca con sedal en su estado silvestre y los pescadores lo llevan al mercado.

El robalo chileno tampoco es un robalo real en absoluto (el nombre lo inventó en 1977 Lee Lantz, un inteligente vendedor y comerciante de productos al mayoreo con la intención de volverlo atractivo para los consumidores de Estados Unidos). Su verdadero nombre es merluza negra o austral, que se pesca en las aguas profundas de la placa continental patagónica. La encontrarás en los mercados especializados en gruesas rebanadas de piel blanca que tienen sabor a mantequilla y están atiborradas de omega-3.[39]

Todas estas especies de "robalo" son deliciosas por su carne blanca y firme, y su sabor dulce. Pueden asarse, rostizarse, sellarse al sartén, hornearse, hervirse, cocinarse al vapor o comerse como sashimi. El robalo es muy versátil en la cocina y cualquiera de ellos combina bien con limón, naranja, estragón, tomillo, hinojo, eneldo, pimentón, jengibre y ajo.

Los investigadores descubrieron bioactivos tanto en su piel como en la carne.* Para obtener la misma cantidad de omega-3 del robalo que viene en los estudios sobre el bacalao, necesitarías comer un trozo del tamaño de 1.3 mazos de barajas.[40]

Merluza

La merluza es un pez de aguas profundas cuya carne tiene un sabor más suave y dulce que su familiar, el bacalao. Como un pescado popular en los menús mediterráneos, se conoce como *merlu* en francés (su nombre en latín es *merluccius*). En Inglaterra, los filetes de merluza se cocinan rebozados y fritos para elaborar el clásico platillo de *pub* llamado *fish and chips*. En Asia, la merluza se muele para hacer un paté de pescado, que luego se forma en palitos semejantes a la imitación de cangrejo que se conoce como *surimi* (del japonés "carne molida").** La merluza puede freírse en poco aceite, escalfarse o rostizarse, o cocinarla como

---

* En el laboratorio se ha mostrado que los péptidos encontrados en la piel del robalo aceleran la curación de heridas, reducen la inflamación y cambian de manera benéfica la expresión de los genes para reparar las células dañadas. Los estudios realizados en la Universidad Médica China en Taiwán demostraron que los péptidos del robalo estimulan la angiogénesis para ayudar a acelerar el cierre de las heridas en ratones.

** El surimi solo es pescado procesado que se moldea, como la carne que se usa para una albóndiga. Recomiendo verificar los ingredientes con el fin de asegurarte de que no se hayan añadido colorantes o potenciadores artificiales de sabor.

parte de un guiso, utilizando una receta ya sea al estilo mediterráneo o asiático.

Los especialistas del Instituto de Investigaciones Marinas en España examinaron la piel y los huesos de la merluza europea y encontraron péptidos que tienen intensas propiedades antioxidantes.[41] La carne de este pez también es abundante en omega-3, que adquiere de su dieta constituida por peces más pequeños.

Para conseguir la misma cantidad de omega-3 de la dosis efectiva de bacalao establecida en los estudios clínicos, necesitarías comer una porción de merluza del tamaño de un mazo de barajas.

Besugo

El besugo o pargo es un pez muy popular en la cocina, en especial el besugo dorado, que se reconoce por la brillante franja áurea entre sus ojos, que se asemeja al puente de la nariz de unos anteojos. En Italia se conoce como *orata*; en Francia es *daurade* y en España se le llama *dorada*. La carne del besugo es firme y tiene un sabor intenso, pero sin rastros de sabor a pescado, lo cual lo vuelve adecuado para quienes comen pescado por vez primera.

La mayoría de los besugos o pargos dorados que encontrarás en el mercado proviene de granjas piscícolas de Grecia y Turquía, aunque a veces se pescan en estado silvestre. El besugo del mar Negro es otra especie con un sabor delicado y dulce, y se suele encontrar en los menús de los restaurantes.

Cuando compres un besugo entero, debería ser firme, con ojos claros y agallas rosas. Pídele al pescadero que le quite las escamas y las vísceras. El pescado entero puede hornearse con limón y ajo, o bien asarse a las brasas. Una forma cantonesa de cocinar todo el besugo es cocerlo al vapor con vino de arroz, salsa de soya, aceite de ajonjolí, jengibre y cebolletas.

También puedes comerlo en filetes. Sin embargo, si cocinas estos últimos, necesitas retirar primero las espinas (que, de hecho, son ligamentos pequeños y calcificados). Usa un par de pinzas para sacar estos ligamentos. Para cocinar el filete, haz unos cortes superficiales por el lado de la piel y luego fríelo al sartén con un poco de aceite de oliva extra virgen para obtener una costra deliciosa y crujiente, o puedes escalfarlo para obtener un sabor más delicado. Puedes hacer una salsa con tomates, ajos, aceitunas, hierbas y alcaparras como acompañamiento.

El besugo adquiere sus omega-3 por su dieta de peces y crustáceos pequeños. Los que se crían en granjas a veces son alimentados con algas marinas para aumentar su contenido de dicho ácido y, en ocasiones, su alimento incluso se mejora con extractos de aceite de oliva con el fin de incrementar sus concentraciones generales de bioactivo.[42]

Para obtener la misma cantidad de omega-3 del besugo que la dosis eficaz de bacalao, necesitarías comer una porción solo de la mitad del tamaño de un mazo de barajas. Es una comida ligera.

Lenguado

Característico del menú de muchos restaurantes elegantes y tradicionales, el lenguado es primo de la platija y su nombre en inglés, *Dover sole*, proviene del pueblo de Dover, Inglaterra, que en el siglo XIX fue el más grande proveedor de pescado para los londinenses. Su carne blanca es suave y dulce. Es frecuente que el lenguado se cocine entero, con todo y espinas, y que se filetee antes de servirlo, a menudo con una salsa delicada. Intenta pedirlo en un restaurante para averiguar cómo lo prepararía un chef, pero no temas cocinarlo tú mismo en casa; su sabor suave y su manejo sencillo lo vuelven un platillo delicioso que complace a los invitados, incluso a la gente que por lo normal no gusta del pescado.

Con la misma cantidad aproximada de omega-3 del besugo, comerías una porción de la mitad del tamaño de un mazo de barajas para obtener la dosis eficaz que se usó en los estudios sobre el bacalao.

Rodaballo

Con forma de rombo, el rodaballo es un pescado apreciado con carne blanca y en hojuelas que es perfecto para hornear, escalfar o saltear. Es un tipo de platija que produce filetes grandes, al igual que "trozos" de carne grasa donde las aletas se juntan con el cuerpo. La carne del rodaballo silvestre tiene una textura firme y es de un sabor incluso más agradable que los criados en granjas, que también son deliciosos. Pregunta con el pescadero cuál es el origen del ejemplar. Es posible que los filetes congelados estén etiquetados como "rodaballo europeo", pero a veces es otro tipo de platija y no el rodaballo real. Este pescado es la mejor opción, así que pregúntale al pescadero si lo tiene disponible.

Para obtener la misma dosis de omega-3 que en el bacalao, querrás una porción de 1.3 mazos de barajas.

Caballa

La caballa o macarela es un pez de mar abierto que migra en grandes cardúmenes. Sus franjas negras verticales en la parte superior iridiscente le dan la apariencia de pintura de guerra en los deportes. Las franjas cumplen una función en su nado, ya que proporcionan señales visuales a sus compañeros a medida que se desplazan juntos en cardúmenes que avanzan con rapidez. La posición y el movimiento de sus franjas les indican a las caballas cuándo hacer adaptaciones en su velocidad y dirección de nado con base en lo que sucede con su vecino.

La carne de la caballa es de color oscuro y de rico sabor. Es similar al atún, pero más grasosa y dulce. A pesar de lo que podrías creer, este pescado puede tener un sabor menos fuerte que el salmón y es apreciado por los chefs porque puede combinar bien con otros ingredientes u otras salsas. La caballa fresca debe llegar pronto al mercado porque su alto contenido de aceite (omega-3) la descompone con rapidez. Prueba un poco de este pescado enlatado para un sabor rápido, conveniente y delicioso; descubrirás por qué es considerado una exquisitez en la región del Mediterráneo (búscalo en los pasillos centrales del supermercado).

Existen más de 30 especies diferentes de caballa, pero las que se ven más comúnmente en los mercados especializados son la del Atlántico, la española y la real. Debes estar alerta del alto contenido de mercurio de esta última, por lo que te recomiendo que mejor la evites.[43]

Los científicos descubrieron que este pescado posee una bioactividad reveladora. La carne de la caballa del Pacífico contiene péptidos bioactivos que son potentes antioxidantes.[44] Los investigadores de la Universidad Laval en Canadá también descubrieron péptidos antibacterianos en dicha especie.[45] Otros especialistas que trabajan en laboratorio han estudiado su piel y encontraron una proteína que reduce la presión arterial y adelgaza la sangre.

Si puedes comprar caballa fresca, intenta freír sus filetes en sartén, y asar o escalfar el pescado entero. La caballa del Pacífico es popular en China, Japón, Tailandia y Corea, donde se prepara de múltiples formas. Puedes encontrarla en los puestos callejeros de comida o como un platillo más complejo guisado con jengibre y soya.

Este pescado es un verdadero puntal metabólico. Se encuentra repleto de grasas sanas que, para obtener la misma cantidad de omega-3 que en los estudios sobre el bacalao, ¡solo necesitas comer un trozo lleno de sabor que te quepa en el tenedor!

Sardina

La sardina es un pescado de larga tradición en el Mediterráneo. Se pesca de noche con fines comerciales al atraer los cardúmenes hacia una red amplia que las rodea, y se vende fresca en el mercado, al igual que empacada en latas con aceite de oliva y hierbas.

Las sardinas tienen una carne tierna y oleosa con un sabor fuerte y levemente salado. Cuando se cocina de manera apropiada —son excelentes asadas al carbón, rostizadas o escalfadas, y aderezadas con aceite de oliva extra virgen, ajo, limón y hierbas—, una sardina te hará apreciar por qué se considera una delicia en Portugal y en España, y por qué la aprecian tanto los conocedores de la gastronomía.

Estos peces contienen péptidos bioactivos que pueden mejorar el metabolismo.* En el laboratorio se ha observado que dichas moléculas reducen el colesterol en sangre, disminuyen la leptina de la grasa e inhiben el aumento de peso cuando se dan como alimento a ratas.[46] En una jerarquía baja en la cadena alimenticia del océano, las sardinas se nutren con plancton que produce omega-3. Como resultado, son abundantes en estas grasas sanas.

Para conseguir la misma cantidad de omega-3 que la dosis eficaz de bacalao de los estudios, solo necesitarías comer un cuarto de sardina, ya que es otro pescado que proporciona sus beneficios en un trocito que cabe en tu tenedor.

Anchoas

Estos peces pequeños y de color verde azulado, que se capturan en las costas de los países mediterráneos, se venden en los mercados

---

* Las sardinas también son una buena fuente de vitamina D.

especializados de toda Europa.* Son el ingrediente estrella de muchas recetas italianas y españolas. Además de estar disponibles frescas, también se venden en frascos y latas, curadas en salmuera o empacadas en aceite de oliva.

Las anchoas frescas pueden freírse enteras al sartén, o es posible quitarles las escamas, filetearlas y luego marinarlas con aceite de oliva y limón. Las de lata se pueden cocinar en un platillo de pasta, hacer una pasta con ellas, añadirlas a una ensalada o usarlas como ingrediente de pizza. Un platillo tradicional de Provenza, llamado *pissaladiere*, es una corteza de masa que lleva arriba cebollas caramelizadas, aceitunas, ajo y filetes de anchoa. Las recetas chinas las usan en salteados con cebolla, jengibre y ajo.** Las anchoas pequeñas y secas se añaden al bok choy salteado con ajo y salsa de soya para darle un giro umami a las verduras. Un platillo acompañante en Corea, que se conoce como *banchan*, se elabora salteando las anchoas bebés con salsa de chile y semillas de ajonjolí. Esta especie también se usa para preparar la salsa vietnamita de pescado. En cualquier forma que las comas, proporcionan una fuerte dosis de omega-3 sana que combate la grasa.

Otro delicioso producto de anchoas es la *colatura di alici*, hecha en la aldea pesquera de Cetara, en la costa de Amalfi, en Italia. El líquido ambarino es el equivalente mediterráneo de la salsa vietnamita; es la grasa de las anchoas saladas que se añejan en salmuera hasta por tres años. La *colatura di alici* puede usarse para elaborar un potente aderezo de ensalada, una salsa para verduras verdes estofadas, o como un maravilloso líquido para bañar el pollo rostizado. Un simple espagueti hecho con solo tres ingredientes —*colatura di alici*, ajo y pasta— es uno de los platillos italianos más sabrosos que

---

* En las antiguas Grecia y Roma, las anchoas se utilizaron alguna vez para elaborar una salsa abundante en umami que se llamaba *garum*. Esta se creaba fermentando las tripas de las anchoas, lo cual producía una sabrosa pasta que te hace agua la boca y que se usaba para condimentar pescados, verduras y otros productos. En algún tiempo, las procesadoras de garum poblaban las tierras que ahora constituyen Portugal, España, Francia e Italia.

** Los investigadores de la Universidad Oceánica de Zhejiang en China descubrieron que las anchoas producen una proteína bioactiva en su carne. Este péptido tiene propiedades antibacterianas que son capaces de eliminar a la bacteria *E. coli*. Otros investigadores descubrieron proteínas de las anchoas que reducen el colesterol y también la inflamación cuando se dan como alimento a los ratones de laboratorio. Estos pescados también son una buena fuente dietética de vitamina D.

habrás probado, además de una manera deliciosa de conseguir los omega-3 que deseas.

Las anchoas se encuentran en la base de la cadena alimenticia y se nutren directamente del plancton que produce omega-3. Por ende, su carne es naturalmente oleosa. Necesitarías comer solo tres anchoas, que apenas son un bocado, para obtener la dosis equivalente del bacalao.

Algas marinas

Si quieres obtener un poco de omega-3 marino que no provenga de la carne, las algas son una excelente opción. Estas aportan un rico sabor umami y son un complemento maravilloso para los platillos de pescados y mariscos. Ciertas algas son capaces de sintetizar sus propios omega-3, pero también contienen otros bioactivos que pueden acelerar tu metabolismo y las defensas de tu salud.

Las algas forman gran parte de la gastronomía tradicional asiática y de algunas áreas de Europa. Los agricultores de algas cosechan diferentes especies con redes flotantes como una fuente importante de alimentos. Añadir algas a tu dieta es una forma nutritiva y deliciosa de aumentar tu dosis de grasas marinas sanas. Los diversos tipos de algas comestibles también son buenas fuentes de yodo, vitaminas, minerales y de un bioactivo que combate la grasa llamado *fucoxantina*.

Wakame

Habrás comido wakame si alguna vez has pedido una ensalada de algas en un restaurante japonés. En la ensalada, el wakame se mezcla con semillas de ajonjolí. Tiene un sabor levemente dulce y una textura sedosa. También se usa como verdura marina en la sopa de miso.

La investigación del Centro de Estudios Ambientales y Marinos de la Universidad de Aveiro en Portugal mostró que el wakame tiene una de las concentraciones más elevadas de omega-3 entre todas las algas comestibles.[47] También contiene fucoxantina, una caroteniode que le da su color marrón característico.

Los científicos de la Universidad de Hokkaido en Japón descubrieron que la fucoxantina causa que las células de grasa aumenten la producción de la proteína desacoplante 1 (ucp1), la activadora de la termogénesis que aumenta el metabolismo.[48] Cuando se alimentó a los animales de laboratorio con la fucoxantina de wakame, la termogénesis redujo el tejido adiposo blanco.*

Puedes comprarla fresca o preparada en la sección de pescados y mariscos, o en el mercado asiático, y encontrarás paquetes de wakame seco en la sección de productos del mundo de muchos supermercados y tiendas. Para obtener la misma cantidad de omega-3 que la dosis eficaz de bacalao, solo necesitas comer una décima parte de una taza de wakame. Eso representa dos mordidas de una ensalada de algas en un restaurante de sushi.

Kelp (kombu)

Una de las algas más grandes del océano es el kelp, que se forma en bosques bajo el agua, en el lecho marino, con hojas largas y retorcidas que se extienden hasta la superficie. También conocido con kombu, el kelp se ha comido por siglos en Aisa. Se trata de un alimento lleno de umami que añade sabor a las sopas y también se come como tentempié seco.**

Los investigadores de Guandong, China, descubrieron que esta alga tiene efectos contra la obesidad.[49] En el laboratorio, alimentaron con kelp a los ratones obesos que ingerían una dieta alta en grasas y encontraron que suprimía el desarrollo de células adiposas, además de mejorar su metabolismo. Reducía el apetito de los roedores, al igual que su ingesta alimenticia, al causar que su intestino y su cerebro liberaran más péptido similar al glucagón-1 (GLP-1), que es una hormona metabólica que disminuye el hambre e incita al cuerpo

---

* La fucoxantina cumple también con otros imperativos de salud. Eleva las defensas de angiogénesis con propiedades que matan de hambre al cáncer. Causa que las células tumorales atraviesen por una autodestrucción en un proceso que se conoce como apoptosis, o muerte celular programada. Es notable que los estudios de laboratorio muestran que esta sustancia también previene el crecimiento de las células madre del cáncer de colon. Algunos de los efectos bioactivos contra el cáncer parecen ser resultado de su capacidad para modificar el microbioma intestinal al aumentar la presencia de bacterias benéficas. Los científicos coreanos de la Universidad de Dongguk descubrieron asimismo que la fucoxantina tiene potente actividad antiinflamatoria.

** En sentido comercial, el kelp también es fuente de alginato, un material que se usa en la industria alimentaria como espesante, recubrimiento y aditivo para los alimentos ultraprocesados. En el siglo XIX, los europeos lo quemaban para hacer vidrio y jabones.

a segregar más insulina, lo cual propicia que el metabolismo sea más eficiente.

El kelp es una buena fuente de omega-3 derivada de un producto marino, es posible encontrarlo fresco en los mercados asiáticos y en los de productos del mar. La forma seca puede pedirse por internet. Para obtener la dosis equivalente a la del bacalao, solo necesitarías comer un tercio de taza de esta alga.

Dulse

El dulse es un alga ramificada con hojas rojas y moradas, y un solo tallo (estipe) que lo ancla a las rocas en el suelo marino. Sus raíces culinarias se encuentran en Irlanda, Escocia e Inglaterra. Por tradición, se cosechaba en la marea baja, se limpiaba de cualquier caracol que se le hubiera pegado y luego se secaba sobre las piedras.

Tiene un sabor umami salado y ahumado que resulta único y que se asocia con el tocino. Uno de sus compuestos naturales es el ácido glutámico, que es un fuerte potenciador natural del sabor. Aunque esta es la misma sustancia encontrada en el glutamato monosódico (GMS), en su forma natural no causa cefaleas ni otros efectos que experimentan algunas personas al consumir GMS. El dulse se come fresco o seco, y puede encontrarse en los mercados de productos del mar que venden algas frescas. Es posible cocerlo al vapor o freír en sartén, añadirlo a cremas y guisados, u hornearlo dentro de un tradicional pan de soda o en bizcochos. También se encuentra disponible en hojuelas o en polvo.

El alga dulse contiene fucoxantina, péptidos antioxidantes y omega-3.[50] Para obtener la misma cantidad de ácidos omega-3 que la dosis eficaz de bacalao, necesitarías comer un quinto de taza de dulse, lo cual se logra con facilidad.

Alga nori (porphyra)

Si te gusta el sushi y has comido rollos *maki*, entonces ya te encanta la envoltura verde oscura, que es un alga seca y comestible llamada *nori*. El alga se ralla y se vuelve a formar con un proceso japonés similiar al que se ocupa para hacer papel. También la encuentras empacada como un tentempié en sí mismo, además de venderse como ingrediente de comida japonesa en la sección de productos del mundo del supermercado. En Inglaterra, Irlanda y Gales, el alga nori se llama *laver*. Se hierve y se hace puré para elaborar pan de *laver*, un producto de alga que se utiliza como ingrediente tradicional en sopas y salsas, o que se mezcla con la avena. Los investigadores de la Universidad de Maine mostraron que el alga nori contiene omega-3, aunque en cantidades menores que las otras algas que describí, así que solo disfrútala (no te preocupes por la dosis), sabiendo que obtendrás un poco con cada mordida.[51]

Cuadro 8.1. Dosis de pescados y mariscos

Alimento	Dosis diaria
Hueva de pescado	
Caviar	2 cucharadas
Erizo de mar	La hueva de dos erizos de mar
Tarama	1 ½ cucharadas
Salmón	1 cucharada
Conchas y tenazas	
Camarón del golfo	4 medianos
Cangrejo de Alaska	½ segmento de pata
Cangrejo azul (jaiba)	3
Cangrejo chino	2 ⅓
Cangrejo moro	1 tenaza mediana
Galeras	3
Langosta (americana o europea)	1 grande o 3 pequeñas
Langosta del Caribe	½ cola mediana
Langostinos	6
Solo la concha	
Mejillones	12
Navajas	3
Ostras (ostiones)	3 medianos
Vieiras	4
Tubos y tentáculos	
Calamar	10 tubos medianos o 3 tentáculos

Pepino de mar	2 porciones, cada una del tamaño de un mazo de baraja
Pulpo	1 tentáculo grande
Sepia	1 ½ porciones del tamaño de un mazo de baraja
Aletas	
Anchoas	3
Caballa	1 porción que quepa en el tenedor
Lenguado	½ porción del tamaño de un mazo de baraja
Merluza	1 porción
Platija	Porción del tamaño de ½ mazo de baraja
Robalo	Porción del tamaño de medio mazo de baraja
Rodaballo	Porción del tamaño de 1 ⅓ mazos de baraja
Sardina	1 porción que quepa en el tenedor
Algas marinas	
Dulse	⅕ de taza
Kelp	⅓ de taza
Wakame	$\frac{1}{10}$ de taza

• • •

Espero haber tenido éxito en ampliar tu interés en la exploración de la sección de pescados y mariscos del mercado. Si ya eres adepto, sumérgete con entusiasmo y sigue explorando nuevos tipos de productos del mar. Sin embargo, si eres nuevo en esa área, te recomiendo que elijas un artículo que te resulte interesante para comenzar y luego busca una receta que puedas preparar con facilidad en casa. Si te sientes dudoso acerca de cocinar estos productos del mar, entonces pídelos primero en un restaurante para ver cómo los preparan los profesionales. Como con toda la comida, disfrutarás los pescados y mariscos incluso más si sabes lo que estás comprando, cómo cocinarlo y comerlo. Investiga, consulta con el pescadero, entérate de dónde proviene el producto y prepáralo de maneras sanas y, como en todo, saborea lo que comes y detente cuando te sientas satisfecho.

Ahora sigamos por el mercado para encontrar algo sano y satisfactorio que beber con tu deliciosa comida.

Capítulo 9

Oro líquido

En tu viaje por el supermercado encontraste alimentos deliciosos y que promueven la salud, pero no olvidemos la importancia de lo que bebes. La investigación científica muestra que lo que bebemos, y la cantidad en que lo hacemos, tiene una fuerte influencia en nuestro bienestar físico. Existen bebidas específicas que pueden ayudarnos a combatir la grasa corporal y, aunque eres lo que comes, también es preciso decir que "eres lo que bebes". Vayamos a encontrar las bebidas que son oro líquido para tu metabolismo.

El cuerpo promedio de un adulto humano está compuesto de 60% de agua. Si pesas 68 kilos, 41 de ellos —42 litros— son líquido. ¡Ese es el equivalente de 20 botellas de dos litros de tu bebida favorita! Expulsas 3.8 litros diarios a través de la orina, las heces y el sudor; más si estás afuera en el calor y permaneces activo en términos físicos. Lo que es más, pierdes al menos 946 mililitros de manera invisible a través del aire humidificado que expulsas de los pulmones y que se evapora de tu piel.[1] Este tipo de pérdida de líquido se denomina *insensible*, porque en general no la sientes ni la ves, y es difícil de estimar.

Ese es un montón de líquido que tienes que reponer, casi tres litros cada día, que es la razón por la que necesitamos ingerir agua. Algo de esta última está presente de manera natural en los alimentos, como el jugo de una manzana, el líquido en una salsa de tomate o el agua que contienen por naturaleza los pescados o el pollo; pero esto no es suficiente ni de cerca para igualar la cantidad que expulsa el organismo. Este déficit debe recuperarse a través de los líquidos que tomas cada día.* No todas las bebidas son iguales y algunas hacen un mejor trabajo que otras para mantenerte hidratado y sano, en tanto que otras son dañinas.

La manera más sencilla de hidratarte es ingiriendo agua. La palabra *hidratar* significa literalmente "combinar con agua". Sin embargo, solo tomar agua no es así de interesante y las opciones de bebidas que encuentras en el supermercado son legión. A menos que tengas algo específico en mente, las opciones de lo que puedes beber son abrumadoras.

El primer paso para ir al grano es alejarte de las bebidas que no son buenas para tu salud. Estos son los refrescos y otros "productos líquidos azucarados", una categoría que incluye las bebidas deportivas, energéticas y muchos tés y cafés embotellados. Un estudio de Harvard, en el que participaron 14 971 hombres, mostró que incluso el consumo moderado de bebidas carbonatadas y de otras endulzadas con azúcar puede propiciar un aumento significativo de peso y un incremento en el riesgo de obesidad.[2] Esto se debe a que los refrescos contienen una increíble cantidad de azúcar añadida. Una porción de 354 mililitros

---

* La razón por la que la sed es tan apremiante se halla en nuestra biología. Este comportamiento está integrado a nuestro cerebro, y conectado con la boca y el esófago. Las neuronas de la sed en el cerebro perciben cuando los niveles de líquido están bajos. Estas neuronas especializadas se ubican en el órgano subfornical, una pequeña masa de tejidos cerca de la base del cerebro, aproximadamente a un dedo de profundidad detrás de la nariz. A medida que tu cuerpo pierde líquidos durante el día, tu sangre se concentra más y eso activa las neuronas de la sed, como la advertencia del medidor de gasolina de tu coche que te indica que te falta combustible. Las neuronas en el órgano subfornical te provocan sed y, por instinto, comenzarás a buscar algo que beber. Cuando empiezas a apagar esa sed, el líquido activa sensores especiales en la boca y el esófago a medida que la bebida baja por la garganta. Esos sensores le informan al cerebro que baje la sensación de sed *en el curso de un minuto* después de beber. Tu cerebro calcula con rapidez cuánto más líquido necesitas para hidratarte de manera adecuada y reinicia la alarma de combustible antes de que lo que hayas bebido llegue a tu torrente sanguíneo, lo cual toma cerca de 10 minutos. Una bebida fría apaga más rápido la sed que una caliente, porque el órgano subfornical es más sensible a las temperaturas más frías. Esa es la razón por la que un vaso de agua fría después del ejercicio es mucho más atractivo que uno de agua caliente. Después de unos cuantos tragos ávidos, bajas el vaso porque tu cerebro te informa de manera automática que te detengas cuando alcanza un estado de homeostasis.

tiene 39 gramos de endulzante, ¡el equivalente a nueve cucharaditas! Añádele a eso los saborizantes y colorantes artificiales, conservadores y otros aditivos encontrados en la mayoría de estos productos y tendrás un líquido que no solo se encuentra repleto de calorías vacías, sino que está cargado de sustancias químicas que tienen el potencial de degradar con el tiempo tu metabolismo y tus defensas.

Los jugos podrían parecer una opción más sana, pero muchos que se elaboran de manera comercial tienen azúcares añadidos para volverlos más atractivos a tu sentido del gusto. Solo lee la etiqueta de los ingredientes. Estos jugos mejorados engañan a tu cerebro para que los ansíe, pero carecen de los componentes valiosos de la fruta entera, como la pulpa, la fibra y los bioactivos que combaten la grasa. Incluso si le extraes el jugo a la fruta fresca, puedes recibir una sobrecarga calórica si ingieres demasiado de una sola sentada. Por ejemplo, se necesitan cuando menos tres o cuatro naranjas medianas para obtener una taza de jugo de naranja recién exprimido. Un vaso grande contiene dos tazas, o el equivalente a ocho naranjas, y como una sola naranja tiene un aproximado de nueve gramos de azúcar, ese vaso grande de jugo contiene 72 gramos de azúcar —¡el equivalente a 17 cucharaditas, o casi el doble de la cantidad de azúcar en una lata de refresco!—. Por ende, aunque incluyas todo lo bueno —la pulpa— en tu jugo recién exprimido, eso es un *montón* de azúcar.

Piensa en lo fácil que es engullir un vaso de jugo de naranja. Todas esas calorías en el vaso grande que has estado tomando —alrededor de 240, aunque no le *añadas* nada de azúcar— puede ser una carga para tu metabolismo. Por otro lado, si te sientas a disfrutar una naranja madura, comerás solo una fruta entera, incluyendo parte de la piel blanca y fibrosa que es buena para tu salud intestinal; no obstante, es poco probable que te comas ocho naranjas de una sola vez.[3] Cada que ansíes un jugo, come la fruta entera si es posible.

Las bebidas carbonatadas dietéticas contienen sustitutos de azúcar que reducen el número de calorías, pero que representan otro conjunto de riesgos potenciales para la salud. Los análisis de laboratorio acerca de los edulcorantes no nutritivos como el aspartamo, la sucralosa e, incluso, el stevia, demuestran que pueden causar disbiosis, que desequilibra tu microbioma intestinal, lo cual tiene implicaciones perjudiciales para el metabolismo, la inmunidad, la inflamación y otros determinantes esenciales de la salud.[4] Un estudio del Centro de

Ciencias de la Salud de la Universidad de Texas, que utilizó como participantes a 6814 adultos entre 45 y 84 años, encontró que beber más de un refresco de dieta por día se asociaba con un aumento de 36% en el riesgo de desarrollar síndrome metabólico, así como un riesgo 67% mayor de diabetes tipo 2, en comparación con los individuos que no tomaban refrescos dietéticos.[5]*

El vino, la cerveza y los licores destilados también se venden en algunos supermercados. Además de las precauciones de rigor sobre el alcohol y los riesgos para la salud, estos productos también alteran el metabolismo. Un estudio con 1869 adultos del UK Biobank, conducido por investigadores de la Universidad Estatal de Iowa, encontró que las personas que tomaban más cerveza y licores fuertes tenían mayores cantidades de grasa visceral y mayor resistencia a la insulina.[6]

La buena noticia es que existen líquidos que benefician al metabolismo. Como con los alimentos que acabo de describir, voy a contarte sobre las bebidas provechosas con base en los estudios clínicos. Estas dosis son útiles como referencia, no como regla. La mejor forma de medir cuánto líquido deberías tomar es hacerle caso a tu cuerpo, ya que siempre está buscando mantenerse bien hidratado. Asimismo, ten en mente que las bebidas que estoy a punto de describir son opcionales y no necesitas tomarlas a diario.

Agua

H_2O

La primera y más popular de las bebidas del mundo no solo es un requisito indispensable para tu salud, también puede ayudarte a disfrutar la comida. Prefiero beber agua con mis alimentos porque es insípida: el agua apaga mi sed, pero no cambia el sabor de la comida. Cuando era niño, recuerdo haber asistido al festival folclórico de la ciudad en Pittsburgh, me senté en una larga mesa de picnic, rodeado de una variedad de deliciosos platillos caseros de Grecia, Italia, Filipinas, Eslovaquia, Irlanda y otros países. Compré como bebida un ponche de frutas en uno de los puestos cercanos y cada vez que tomaba un sorbo, el dejo del

---

* Este ensayo fue parte del Estudio Multiétnico sobre la Ateroesclerosis, y los sujetos fueron adultos blancos, afroestadounidenses, hispanos y chinos.

ponche dominaba a tal grado el sabor de cada bocado que arruinó el gusto. En ese momento cambié al agua para poder disfrutar el resto de la comida y nunca volví atrás.

En lo que respecta al metabolismo, consumir agua es *muy* superior a tomar una bebida de dieta con cero calorías.[7] No importa si el agua es normal o carbonatada. Los investigadores de la Universidad de Nottingham en el Reino Unido y de la Universidad de Ciencias Médicas en Irán buscaban averiguar qué pasaría si las personas en un programa de pérdida de peso que tomaban refrescos dietéticos los sustituían por agua. Reclutaron a 71 mujeres iraníes con obesidad y que ya estaban en un tratamiento de reducción al respecto. Las mujeres consumían bebidas dietéticas con regularidad. Se dividió a las participantes en dos grupos. Uno de ellos reemplazó su bebida dietética regular por una taza de agua, siete días a la semana. El segundo grupo continuó ingiriendo las bebidas dietéticas cinco días por semana después de la comida y luego agua tras este alimento durante los dos días restantes de la semana. Su peso corporal, glucosa en sangre y concentraciones de insulina se evaluaron a los seis y a los 12 meses.

Para el final del estudio, al año, las mujeres que consumieron agua perdieron 17 veces más peso que las que tomaron bebidas dietéticas (1.7 kilos, en comparación con 91 gramos). También redujeron sus concentraciones de glucosa en ayunas y tuvieron menos resistencia a la insulina, lo cual indica un mejor metabolismo. Las que bebieron agua tuvieron una glucosa más estable después de comer. Estos tres resultados muestran que el agua mejoró el metabolismo en comparación con las bebidas dietéticas.

Beber agua en la comida extiende las paredes de tu estómago y engaña a tu cerebro de modo que piense que estás satisfecho, por lo que tu ritmo de alimentación se vuelve más lento. También activa tu cuerpo con el fin de que encienda la termogénesis y queme más energía. Los investigadores de la Universidad Humboldt en Berlín, Alemania, estudiaron este efecto en 14 hombres y mujeres sanos y con peso normal.[8] Les indicaron que hicieran un ayuno de 12.5 horas en el curso de la noche y, en la mañana, a cada participante le dieron dos tazas de agua para que la tomaran en un laboratorio donde se midió su metabolismo (gasto energético) a través de una técnica conocida como calorimetría indirecta en toda la habitación.[9] En el lapso de 10 minutos después de tomar el agua, el metabolismo de los participantes empezó a aumentar. Durante los 60 minutos posteriores a la ingesta del líquido, su gasto de energía aumentó 30 por ciento.

La razón del efecto metabólico del agua no se conoce con precisión, pero se supone que el cuerpo necesita calentarla en el estómago y ese gasto de energía activa de algún modo los receptores adrenérgicos β3 en las células grasas, lo cual enciende la termogénesis.[10] Otro posible mecanismo es que el estómago detecta la diferencia en concentración de partículas en el agua en comparación con la sangre a través de sensores especiales llamados *osmorreceptores*.[11] Una vez que estos se activan, le indican al cuerpo que empiece la termogénesis. Con base en esos resultados, los investigadores calcularon que tomar seis tazas de agua por día quemaría 17 400 calorías al año, que es el contenido energético de cerca de 2.2 kilos de grasa corporal.

En promedio, los estadounidenses consumen cinco y media tazas de agua por día, según los Centros para el Control y Prevención de Enfermedades de Estados Unidos.[12] Eso es mucho menos de 10 a 15 tazas diarias que recomienda el Instituto de Medicina, pero siguen siendo 477 litros por año. Aproximadamente un tercio de eso es agua embotellada que podrías estar tomando en el gimnasio mientras usas la bicicleta o cuando viajas.[13] Tan solo en Estados Unidos, los consumidores tomaron más de 66 millones de metros cúbicos de agua embotellada en 2020. Mi recomendación es que ahorres tu dinero y que bebas agua de pozo o agua filtrada. El agua embotellada tiene tres problemas: el primero es que es costosa; el segundo, que las botellas generan montañas de desperdicios plásticos que dañan el ambiente y, tercero, los envases desprenden microplásticos en el contenido que luego tomamos. Un análisis de 11 marcas diferentes de agua embotellada encontró hasta 2 500 partículas en una sola taza de agua.[14] Los efectos para la salud de ingerir microplásticos aún se desconocen pero, a veces, no necesitas esperar a que la investigación sepa que algo no es bueno para ti.[15]

Dosis de bebida: *toma tanta agua como tu cuerpo te pida.*
Este consejo podría parecer obvio, pero muchas personas ignoran las señales de su propio cuerpo. Mejor que contar los vasos de agua que tomas cada día —desde una perspectiva médica, de hecho no existe un número mágico que sea adecuado para todos— aquí van dos maneras sencillas de asegurarte de mantenerte al nivel adecuado con

tu hidratación. Primero, revisa tu orina. Debería ser pálida o apenas amarilla. Si es amarilla oscura o con tonos marrones, necesitas más líquido. Segundo, de vez en cuando pregúntate si tienes sed. Si la tienes, es tu cuerpo que te manda una señal de que deberías tomar más agua.

Té

El té es una de las bebidas favoritas en el mundo, solo en segundo lugar después del agua. Yo crecí bebiendo té y a menudo lo tomo todo el día. Con tantos tipos de té que gustan en todo el planeta, sigo aprendiendo sobre ellos y explorando diferentes variedades que pueden encontrarse en las tiendas de abarrotes, comercios especializados y en línea.

Verde

La historia sobre el origen del té verde data de cuando menos 5 000 años, hasta el emperador Shennong en China, de quien se dice que tomó una taza de agua caliente a la que le cayeron por accidente unas cuantas hojas de té que volaron de un arbusto cercano. El soberano sintió que la infusión resultante era tranquilizadora y agradable, por lo que les ordenó a sus hombres que la prepararan para todos. Sea que esta historia resulte cierta o no, el té verde sí se originó en China y de allí se extendió a India y Japón hasta convertirse en un legado cultural de Asia.

El té verde se hace a partir de las hojas del arbusto *Camellia sinensis*. Las hojas y capullos se cosechan a mano dos veces por año, al inicio de la primavera y al comienzo del verano. Las hojas se procesan de modos que producen diferentes tipos de té. Tras la cosecha se dejan marchitar sobre esteras hasta que se secan y, luego, a veces, se someten a oxidación para cambiar el color verde a marrón (en el caso de los tés más oscuros) y después se secan de nuevo. El té verde es el menos procesado de todos.

Las hojas de té poseen compuestos bioactivos que se disuelven en la bebida cuando se dejan en infusión. Dos de los bioactivos, la epigalocatequina-3-galato (EGCG) y el ácido clorogénico, aceleran el metabolismo y ayudan a quemar grasa.[16] Los investigadores de la Universidad de Ciencias Médicas Isfahan en Irán estudiaron el efecto del té verde en el metabolismo y la grasa corporal. Reclutaron a 70 mujeres de una clínica de diabetes a las que se les diagnosticó síndrome metabólico. Las participantes se dividieron en dos grupos: el primero recibió 217 mililitros (cuatro quintas partes de una taza) de té verde para que lo tomara tres veces al día por ocho semanas. Al grupo placebo se le indicó la misma cantidad de agua tibia para que la bebiera. Se efectuaron mediciones corporales y análisis de sangre al principio y al final del estudio.

Al terminar las ocho semanas, la investigación mostró que las mujeres que tomaron el té bajaron más peso (casi 67 gramos) y tuvieron una menor circunferencia de la cintura (1.90 centímetros) que las que bebieron el agua tibia. El té verde también mejoró la presión sistólica (número mayor), la glucosa en ayunas y las concentraciones de lípidos en sangre. El colesterol malo (LDL) disminuyó 9 por ciento.

Un ensayo semejante se llevó a cabo en la Universidad de Ciencias Médicas de Terán para examinar los beneficios de diferentes dosis diarias de té verde.[17] Los investigadores reclutaron a 63 hombres y mujeres entre 35 y 65 años, con leve sobrepeso y diabetes tipo 2. Se les dividió en tres grupos. Uno bebió cuatro tazas de té verde por día, otro tomó dos tazas durante el mismo periodo y el tercero no consumió el té verde como bebida durante dos meses antes del estudio. El té se preparó con bolsitas que se sumergieron en agua hirviendo por cinco minutos.

Al final de los dos meses, quienes tomaron la mayor cantidad de té —cuatro tazas diarias— bajaron casi 1.3 kilos y su cintura se encogió 4.31 centímetros. Su presión sistólica se redujo 6 por ciento. Aquellos que bebieron dos tazas de té verde al día redujeron la cintura 3.55 centímetros.

El supermercado tiene una sección completa dedicada a una diversidad de tés. Quizá tengas en las cercanías una tienda de té que se dedique a vender productos de todo el mundo, pero si buscas un té especial, explora en internet y encontrarás vendedores que te lo envíen a casa. Puedes comprar té en hojas sueltas que coloques en una taza con los dedos o bolsitas especiales para sumergirlas. En lo personal prefiero los tés puros, sin sabores añadidos. Si te gustan los tés con sabores de frutas, especias o flores, revisa la etiqueta de ingredientes para asegurarte de que los saborizantes y cualquier tipo de añadidos sean naturales.

Dosis de la bebida: *dos a cuatro tazas de té verde por día.*

Esto podría parecerle mucho té a alguien que no lo bebe con regularidad, pero es fácil convertirlo en un hábito diario. Solo ten una taza contigo durante el día y rellénala de manera periódica con más agua caliente o añade más hojas de té. Muchas personas en Asia toman sorbos de té durante todo el día y consumen de seis a 10 tazas para cuando se van a dormir.

Matcha

Muchas personas a las que les gusta el sushi en los restaurantes japoneses conocen el matcha, un té hecho a partir de un polvo color verde intenso. De hecho, el té en polvo, una tradición originaria de China, fue introducido en Kioto, Japón, por el monje budista zen Myoan Eusay en el año 1191.

La producción de matcha comienza con el arbusto de té, cuyas hojas se cultivan bajo la sombra durante cerca de 20 días antes de cosecharlas. Cuando se bloquea la luz solar, las hojas se estresan y eso las induce a producir más polifenoles, como el EGCG y la L-teanina. Al igual que el EGCG, la L-teanina tiene efectos antiadiposos. Los estudios de laboratorio realizados en la Universidad Fudan muestran que este bioactivo causa que las células de grasa blanca vayan adquiriendo un tono más oscuro para terminar convirtiéndose en células de la útil grasa marrón.[18]

Las hojas de matcha se cosechan y dejan secar, mientras que los tallos y las venas se retiran. Luego el té seco se tritura con lentitud en un molino hasta convertirlo en un fino polvo. A diferencia de los tés en infusión, el té matcha incluye la hoja completa y, como resultado, contiene más EGCG que un té verde comercial típico.[19] ¿Quieres obtener lo más posible de esta presentación de té verde? Los investigadores de la Universidad de Pomerania en Polonia encontraron que sumergir el matcha a 90 °C, y dejar que la infusión se haga en 10 minutos, extrae la mayor concentración de polifenoles.[20]

Un estudio conducido por los investigadores de la Universidad de Chichester, Reino Unido, analizó el efecto del matcha en el metabolismo de 13 mujeres con peso normal, entre 19 y 25 años de edad.[21] Se les dio el equivalente a cuatro tazas de este té en el transcurso de 24 horas antes de pedirles que realizaran una caminata a paso rápido y enérgico en una caminadora eléctrica. Durante ese tiempo, los especialistas encontraron que el matcha aumentaba 35 % la oxidación de la grasa en todo el cuerpo, que es un marcador del metabolismo, en las participantes. Por ende, beber este tipo de té en un lapso corto antes de ejercitarse puede ayudar a quemar incluso más grasa.

El matcha también contrarresta los efectos metabólicos de una dieta alta en grasas. Esto lo analizaron en ratones los investigadores de la Universidad Shejiang en Hangzhou, China. Añadieron matcha a la dieta del roedor y notaron que redujo el colesterol total y los triglicéridos en sangre, a la vez que aumentó las concentraciones de lipoproteínas y colesterol de alta densidad, que son benéficos.[22] El matcha contuvo asimismo las concentraciones de las perjudiciales lipoproteínas y colesterol de baja densidad (LDL) que son dañinas.

Dosis de la bebida: *cuatro tazas de matcha por día.*
Esta es una dosis que se alcanza con facilidad. Piensa en ello como si ordenaras una taza en un restaurante de sushi y pides que te la rellenen varias veces antes de terminar de comer.

Oolong

Una versión semioxidada de té verde, el *oolong*, es una infusión china tradicional que se originó en la provincia de Fijiang. En la actualidad se cultiva tanto en China continental como en Taiwán. Después de secarse y oxidarse, las hojas de té se enrollan en láminas largas y curvadas, o se moldean como pequeñas perlas. El grado de oxidación influye en su sabor distintivo, que es muy apreciado por los adeptos al té. Es más complejo que el té verde, pero con un sabor no tan fuerte como el del té negro.

Además de EGCG y L-teanina, la hoja en cuestión contiene un bioactivo llamado *polisacárido del té oolong* que reduce el crecimiento de las células grasas al apagar su expresión genérica.[23] En el laboratorio, dicho té es uno de los más potentes para prevenir el aumento de peso en animales de prueba.[24] Los efectos antiobesidad del té oolong fueron estudiados por investigadores de la Universidad Jinan en Guangzhou, China. Reclutaron a 102 personas de 18 a 65 años de la ciudad de Fuzhou, que es la capital de la provincia de Fijian. Los voluntarios presentaban sobrepeso u obesidad. El té oolong (dos gramos) se dejaba reposar en 1.25 tazas de agua hirviendo durante cinco minutos. Los sujetos de estudio tomaron dos porciones cada uno en la mañana y en la tarde, para una dosis total de cuatro tazas del té al día durante seis semanas. Se obtuvieron medidas corporales y muestras de sangre al principio y final del análisis.

A las seis semanas, todos bajaron un promedio de tres kilos y la circunferencia de su cintura se encogió 2.5 centímetros. Cuando se analizó con mayor exhaustividad al grupo, 70% de quienes padecían obesidad grave perdió 997 gramos, en tanto que 20% redujo 2.7 kilos con cuatro tazas de té oolong por día como intervención única. La mayoría (65%) de los participantes con sobrepeso y obesidad bajó más de 997 gramos. Los análisis de sangre también mostraron que tomar este té disminuyó las concentraciones de triglicéridos, lo cual indica una mejora en el metabolismo.

Un estudio del Departamento de Agricultura de Estados Unidos mostró que tomar seis tazas de té oolong diario durante tres días produjo una mejoría del 3% en el metabolismo en general.[25] En lo que respecta a la oxidación de la grasa, quienes tomaron oolong experimentaron un incremento del 12% en la quema de tejido adiposo. Aparte de EGCG, L-teanina y los polisacáridos del oolong, la cafeína del té estimula en forma directa la termogénesis y quema la grasa corporal.

Dosis de la bebida: *cinco a seis tazas de té oolong al día.*

Pu erh

Este té negro, ahumado y fermentado, recibe su nombre del mercado de la aldea Puer en el que se originó hace más de 2 000 años y que está en la provincia de Yunnan, en la zona suroccidental de China. Algunos de los árboles actuales en esa localidad tienen cientos de años de antigüedad.

Las hojas del té *pu erh*, o té rojo, provienen de una variedad de árbol *Camellia sinensis* que tiene hojas más anchas. Después de la cosecha, las hojas se marchitan, secan, enrollan a mano y apilan para someterlas por 45 días a una fermentación natural por bacterias que están en el aire. Luego se clasifica, seca y prensa en forma de pastillas. En un principio, el propósito de este proceso consistía en conservar el té para su largo viaje por las rutas de comercio de la Ruta de la Seda hasta el Tíbet. El té rojo posee un sabor oscuro, terroso y ahumado que es como un intenso té negro. Se considera digestivo y se disfruta en especial después de comer.

En dicho té están presentes los mismos bioactivos que combaten la grasa que se encuentran en otras variedades, como EGCG y L-teanina, pero lo que lo vuelve sumamente inusual es que es probiótico. En 2018, una nueva especie de bacteria, llamada *Pueribacillus*, se descubrió en las hojas del té.[26] Aunque no se ha definido la función de estos microorganimos, como en el caso de otros alimentos fermentados, el *pu erh* contribuye a la salud intestinal y le brinda apoyo al microbioma. Otro bioactivo, llamado *estrictinina*, que se encontró en este té reduce a las dañinas bacterias que causan la caries en el microbioma bucal.[27] Los estudios con ratones muestran que los extractos del té *pu erh* pueden prevenir el aumento de peso, incluso en animales alimentados con una dieta alta en grasas.[28]

Los investigadores de la Universidad Médica Chung Shan, en Taiwán, analizaron el efecto del té rojo tomado a diario sobre el peso corporal y el metabolismo.[29] Inscribieron a 70 personas y las dividieron en dos grupos. El primero recibió un té hecho con un extracto de las hojas del *pu erh*, tres veces al día, en tanto que el segundo recibió un té de placebo. El estudio duró tres meses y, al finalizar, mostró un aumento de 5.6 veces más en la pérdida de peso en quienes bebieron *pu erh*, en comparación con quienes tomaron el placebo, que solo bajaron 680 gramos en el mismo periodo.

Otro estudio clínico de la Universidad Médica de Beijing, en China, analizó el extracto de té rojo para ver sus efectos sobre el metabolismo.[30] Los investigadores reclutaron a 90 hombres y mujeres con sobrepeso y síndrome metabólico, y los dividieron en dos grupos; al primero se le indicó ingerir cuatro cápsulas de extracto del té dos veces al día antes de comer durante tres meses, y al segundo se le dio un placebo. La dosis calculada del té en cuestión fue de media cucharadita en cada taza. Al final de los tres meses, quienes tomaron el extracto tuvieron una reducción 77% mayor en su índice de grasa corporal, en comparación con el grupo control. Las concentraciones de colesterol total, del perjudicial colesterol LDL y de los triglicéridos en sangre también disminuyeron en el grupo experimental.

Puedes encontrar el té *pu erh* o rojo en la mayoría de las tiendas especializadas y está disponible en diversas fuentes en internet. Si tienes cerca un mercado asiático, ve si hay té rojo en la sección correspondiente.

Dosis de la bebida: *dos tazas de té pu erh por día.*

Café

Me encanta tomar café en grandes cantidades y todos los días. Me agrada su sabor y me ha gustado desde que viví en Italia (donde conocí el café exprés) durante mi año sabático luego de la universidad, al igual que en Grecia (donde descubrí el café turco/griego). Me atrajo tanto su sabor como los efectos estimulantes de la cafeína. En la Escuela de Medicina bebía café mientras memorizaba los libros de texto y, más tarde, durante los años de capacitación como residente, lo consumí en gran cantidad para ayudarme a permanecer despierto durante las largas noches de guardia. Ahora, la ciencia muestra que los beneficios del café se extienden mucho más allá de su capacidad para mantenerte alerta. Esta infusión es benéfica para tu metabolismo y te ayuda a combatir la grasa.

Es notable que, a pesar de ser una bebida de consumo tan generalizado, se desconozca su origen. Provino de Etiopía, de donde son originarios los arbustos de café, pero no está del todo claro cómo se popularizó y cuándo empezó a trasladarse de África a Arabia y, luego, al Mediterráneo. El arbusto de café también se llevó a India y, de allí, se trasladó y cultivó en otros países del sureste de Asia, como Vietnam, Camboya, Birmania (ahora Myanmar) y Tailandia. Sin importar el lugar donde se cultive, la mayoría de los cafés comerciales proviene de dos variedades diferentes de la planta: arábiga y robusta.

A lo largo de la historia, el café ha sido tanto bien recibido como rechazado por sus efectos estimulantes sobre el cerebro. Cuando era niño, esa fue la razón por la que me dijeron que era una bebida "para adultos". Sin embargo, la cafeína es solo uno de los componentes de la infusión.

Los granos del café contienen ácido clorogénico que, como ya viste en el capítulo 4, tiene poderosos efectos contra la obesidad. Este bioactivo incita a las células madre de la grasa a crear más grasa marrón útil y aumenta el metabolismo al encender la termogénesis. Un estudio clínico sobre el café y la grasa corporal, en el que participaron 504 hombres y mujeres que vivían en Indonesia, mostró que beber café se relacionaba con tener menos grasa, aunque en la ecuación no se incluyera la cafeína, lo cual destaca el poder del ácido clorogénico.[31] No obstante, la cafeína del café que la mayoría de la gente bebe sí aumenta en sí misma el metabolismo.[32] Lo que es más, el efecto de esta infusión en la termogénesis de la grasa marrón es más pronunciada en quienes tienen una constitución delgada que en las personas obesas.[33]

Los investigadores de la Escuela de Salud Pública de Harvard, junto con colaboradores de Singapur y Suiza, estudiaron el efecto del café en el metabolismo. Reclutaron a 26 hombres y mujeres entre 35 y 69 años de edad que presentaban sobrepeso y resistencia a la insulina. Los voluntarios eran de origen chino y malasio, y algunos provenían de India Oriental. De los dos grupos que se conformaron, uno recibió la cantidad de café (de la variedad robusta) para preparar cuatro tazas que debían beber todos los días durante seis meses. Al otro grupo se le dio una bebida placebo diseñada para verse, oler y saber como el café, pero sin contenido de este último. A todos se les prohibió beber otro tipo de café durante el estudio. Los participantes tomaron una taza de la bebida en el desayuno, a media mañana, en la comida y después de comer. No se les permitió beberlo después de las ocho de la noche para prevenir la interferencia con el sueño. No se hizo ningún otro cambio a la dieta.

Al final del estudio, la grasa corporal de los bebedores de café, que se midió con un analizador de la composición del cuerpo, se redujo dos kilos. En contraste, el grupo que tomó el placebo aumentó de hecho casi dos kilos de grasa corporal.

Es probable que hayas oído que la cafeína del café (y del té) es un diurético que puede deshidratarte. Como estudiante de medicina, escuché lo mismo de mis maestros y me pregunté si causa una baja de peso por hacer que orines más y que pierdas más peso en líquido. Un estudio clínico cuidadosamente diseñado por la Universidad de Birmingham, en Inglaterra, analizó la relación entre el café y la deshidratación. El análisis demostró que la ingesta moderada de café *no* provoca que pierdas más líquido que cuando tomas agua.[34] Entonces, puedes disfrutar tu café sin preocuparte de estarte deshidratando.

Dosis de la bebida: *cuatro tazas de café al día.*

Bebidas de cacao

El grano de cacao se utilizaba para preparar la ancestral bebida prehispánica (de origen olmeca, maya y azteca) *xocolatl*, que se consideraba propia de los dioses. Según los arqueólogos, el *xocolatl* no se endulzaba con azúcar, sino que se servía amargo, a veces añadiéndole chile y un toque de vainilla.[35] En Mesoamérica, la gente tomaba una bebida de cacao a diario, como lo hacemos con el café en la actualidad, y se usaba también en rituales y ceremonias.

Sin embargo, tanto mayas como aztecas convirtieron el chocolate en un alimento exclusivo de las clases privilegiadas. El lazo en común fue el reconocimiento de las propiedades curativas del grano de cacao, y del polvo de cacao hecho a partir de él. Cuando los conquistadores llevaron el chocolate a Europa, los confiteros españoles le añadieron azúcar al polvo para crear algo más parecido a las bebidas y barras de chocolate que hoy conocemos.

Como viste en el capítulo 7, el grano de cacao tiene efectos antiadiposos y, aunque comer chocolate oscuro aporta muchos beneficios para la salud, ingerir las barras de chocolate no es un enfoque inteligente para combatir la grasa corporal porque, en general, contiene azúcar y otros aditivos. No obstante, ¿qué me dices del polvo de cacao puro, al estilo *xocolatl*?

Los investigadores del Instituto Politécnico Nacional en México estudiaron el efecto de una bebida de cacao sobre el metabolismo y la constitución del cuerpo.[36] Reclutaron a 50 hombres y mujeres con sobrepeso y diagnóstico de síndrome metabólico. Un grupo recibió una bebida elaborada con polvo de cacao, disuelto en tres cuartos de taza de agua, para que la tomara todos los días durante cuatro semanas.* A otro grupo se le dio una bebida placebo sin cacao.

A las cuatro semanas, quienes ingirieron la bebida de cacao perdieron 2.4 kilos, que es 40% más peso que los que bebieron el placebo.

---

* Para preparar tu propia bebida de cacao alta en flavonol, como la que se usó en este estudio, necesitas 80 miligramos de flavonoles de cacao por taza. Mi investigación revela que eso representa cerca de dos cucharadas del polvo típico, pero existe un amplio rango de concentraciones de flavonoles en el polvo, según la calidad del grano y cómo se procesó. Otra cosa útil que debes saber es que el polvo de cacao no es "chocolate caliente", que contiene azúcar y muchos otros aditivos.

Los primeros también tuvieron una reducción de 3.55 centímetros en la circunferencia de la cintura, que es el doble del cambio que en el grupo placebo. Esta bebida también causó mejorías en el metabolismo y condujo a una reducción 58% mayor en las concentraciones de colesterol total. Hubo un aumento del colesterol HDL bueno, en tanto que el perjudicial colesterol LDL se redujo 17 por ciento. Los niveles de glucosa en sangre mejoraron y hubo una reducción 24 veces mayor en triacilglicerol, un marcador de los depósitos de grasa, en quienes tomaron el cacao, en comparación con el grupo placebo. Si te gusta el sabor terroso del cacao puro en polvo, puedes aprovechar algunos beneficios significativos para tu metabolismo.

Es posible encontrar el polvo de cacao sin endulzantes en los pasillos intermedios, en general cerca de los productos para hornear. Revisa los ingredientes para asegurarte de que no contenga azúcares añadidos, saborizantes o colorantes artificiales, o grasas hidrogenadas. Añádele especias y sabores naturales si son de tu gusto. Descubrirás que es más fácil disolver el polvo en agua caliente, pero puedes recibir sus beneficios ya sea en una bebida fría o en una caliente. Para tomarlo frío, solo prepáralo la noche anterior y refrigéralo hasta el siguiente amanecer.

Dosis de la bebida: *tres cuartos de taza (promedio de dos cucharadas de polvo de cacao de alta calidad disueltas en agua).*

Leche de plantas

Mucha gente se interesa en alternativas que sustituyan los lácteos. Las leches de planta (a veces llamadas en inglés *mylk* en lugar de *milk* para distinguirlas) se elaboran con nueces y legumbres, no contienen lactosa y son bajas en grasa saturada y colesterol. La nuez o el grano se remojan en agua y luego se muelen, para después colar el líquido. Estos productos son una gran opción para quienes tienen intolerancia a la lactosa o evitan los lácteos por razones de salud, religiosas o éticas. Sin embargo, revisa la etiqueta de cualquier bebida comercial para asegurarte de que no contengan aditivos indeseables.

Leche de soya

Es posible que te parezca un invento moderno, pero la leche de soya se desarrolló hace más de 2 000 años en China. Es el líquido que se extrae después de hervir y moler los granos de soya, y es uno de los precursores del tofu. Esta bebida puede servirse fría o caliente, salada o endulzada, simple o con algún sabor. La usan como sustituto de lácteo quienes toman café, pero tienen intolerancia a la lactosa. Una sopa preparada con leche de soya es una opción popular tradicional que se ofrece para el *dim sum*, una comida tipo almuerzo que incluye pequeños platillos y aperitivos. Al igual que los frijoles de soya, se ha mostrado que la leche derivada de ellos tiene un efecto contra la obesidad.

Los investigadores de la Universidad Tunku Abdul Rahman en Selangor, Malasia, llevaron a cabo un estudio con 258 residentes de origen malayo-chino, entre 21 y 60 años de edad, sobre los efectos de la leche de soya en sus organismos. Se midió su metabolismo por medio de análisis de sangre, cuestionarios de actividad física y una encuesta dietética alusiva a sus alimentos y tentempiés.[37] El estudio encontró que 21% tenía sobrepeso y 40% obesidad, con mayor grado de esta última entre los participantes más jóvenes de 21 a 33 años. Es notable que tomar leche de soya fuera solo uno de los tres factores que pronosticaran *menos* obesidad. De hecho, hubo 55% menos riesgo de padecer esta condición en las personas que consumían leche de soya.

Este producto puede tener un efecto benéfico en el tamaño de tu cintura, cuando se compara con la leche de vaca, como se descubrió en un estudio de los investigadores de la Universidad de Ciencias Médicas de Teherán.[38] Para llevarlo a cabo, se reclutó a 24 mujeres con sobrepeso y obesidad, entre 20 y 50 años de edad, provenientes de Teherán. Se les dividió en dos grupos y a ambos se les indicó una dieta con restricción calórica. A uno de los grupos se le prescribió tomar una taza de leche de soya todos los días durante cuatro semanas. Al otro, una de leche de vaca diario. Después del periodo inicial, tomaron un descanso de dos semanas para "limpiarse" de cualquier efecto de su bebida. Luego cada grupo se cambió a la bebida contraria, que tomaron a diario por cuatro semanas. Los resultados mostraron que la leche de soya, pero no la de vaca, condujo a las mujeres a lograr una reducción 7% mayor en la circunferencia de la cintura.

Encontrarás la leche de soya en la sección de lácteos del supermercado, junto con otras leches elaboradas con plantas. Aunque las demás también son buenos sustitutos, como la de almendras y la de avena, yo prefiero la de soya porque su herencia tradicional la convierte en una clásica bebida mediterrasiática.[39] Es un gran sustituto para los lácteos si te gusta la leche, pero quieres quitarlos o reducir tu ingesta de grasa saturada. Si buscas una alternativa sana para tu consumo de crema en el café (o en la bebida de cacao), intenta con la leche de soya.

Dosis de la bebida: *una taza de leche de soya por día.*

Jugos de fruta

"¿El jugo es bueno para mi salud?". Es frecuente que me pregunten esto y siempre respondo que el alimento completo es más benéfico que solo el jugo. Tomar jugo no cuenta para tu ingesta de verduras o frutas porque la pulpa, el hueso y la piel —que son las partes que contienen los bioactivos útiles— en general se quitan. Lo que es más, muchos jugos comerciales que encuentras en el supermercado están muy procesados, se elaboran a partir de extractos concentrados, y contienen azúcar añadida y otros aditivos, en tanto que la mayoría de la pulpa y los bioactivos protectores se elimina.

Dicho lo anterior, vale la pena saber acerca de algunos jugos, porque los estudios clínicos han mostrado que tomarlos puede beneficiar a tu metabolismo.

Jugo de tomate

Me encanta el jugo de tomate desde que era niño y siempre supuse que se inventó en América del Sur, donde se originaron los tomates, o gracias a los italianos y españoles que los llevaron a Europa hace siglos. No obstante, el acervo popular afirma lo contrario. En apariencia, este jugo fue inventado en 1917 por Louis Perrin, chef de un hotel, como jugo para el desayuno en el French Linck Resort, en French Lick, Indiana. Ya sea que haya habido iteraciones anteriores (que sospecho que deben haber existido), el jugo de tomate merece su reputación actual como bebida sana. Contiene el bioactivo licopeno que se encuentra en los tomates enteros y que, como viste en el capítulo 6, posee un poder antiadiposo.

Los investigadores de la Universidad Médica China de Taichung, Taiwán, analizaron los efectos metabólicos propiciados al tomar jugo de tomate en un grupo de personas sanas.[40] Reclutaron a 25 mujeres de 20 a 30 años de edad, todas con peso normal. Las participantes recibieron 1.2 tazas de jugo de tomate 100% puro para que lo tomaran a diario por ocho semanas. Se les dijo que siguieran con su dieta y con sus rutinas de ejercicio normales. Se efectuaron medidas del cuerpo y análisis de sangre al principio y al final del estudio.

Al término de las ocho semanas, todas fueron pesadas y medidas, y se compararon sus análisis de sangre iniciales y finales. Los resultados mostraron que tomar a diario el jugo de tomate llevó a un poco más de 454 gramos de reducción de peso en el curso de las ocho semanas, además de un poco más de 0.5% de disminución de la grasa corporal. La circunferencia de la cintura de las mujeres que bebieron el jugo de tomate decreció solo un poco más de 1.3 centímetros. Las concentraciones en sangre tanto del colesterol como de un marcador inflamatorio llamado MCP-1 también declinaron.* Hubo un indicador que *aumentó* 25% después de ingerir el jugo de tomate: la adiponetina, que es la hormona de la grasa cuya función consiste en sensibilizar a las células a la insulina y optimizar tu metabolismo.

Existen muchas clases de jugos de tomate comerciales, incluidos algunos que añaden otras verduras y especias que contienen sus propios beneficios metabólicos. Como con cualquier producto, ve la lista de ingredientes para que sepas qué otra cosa se agregó, aparte de los tomates. Evita los jugos empacados que tienen azúcar y recuerda que tú puedes hacer con toda facilidad tu propio jugo casero con tomates frescos del jardín. (Consejo: añádele un poco de jugo de limón para mejorar y alegrar el sabor). Como con cualquier jugo, es clave tomarlo con moderación, así que limita tu ingesta y no lo bebas de un solo trago para hidratarte. El jugo de tomate tiene casi el mismo número de calorías que su contraparte de naranja, pero también contiene cinco veces más fibra dietética que favorece el microbioma. ¡Toma pequeños sorbos con lentitud para disfrutar su encantador sabor umami!

---

* MCP-1 son las siglas de proteína quimiotáctica de monocitos-1, una sustancia que atrae a los macrófagos que participan en la inflamación.

Dosis de la bebida: *1.2 tazas de jugo de tomate puro por día.*

Jugo de sandía

Como alternativa al jugo de tomate para recibir licopeno, puedes considerar el jugo de sandía. Una vez que se retire la cáscara, hacer puré los trozos de la fruta en una licuadora crea un dulce jugo rosa que está lleno de licopeno. Los investigadores del Departamento de Agricultura de Estados Unidos llevaron a cabo un estudio clínico al respecto en individuos sanos. Licuaron trozos de sandía para elaborar tres tazas y media de jugo (que contenían 780 gramos de licopeno) y encontraron que tomarlo a diario por tres semanas puede duplicar las concentraciones de esta sustancia en la sangre, a niveles equivalentes a los ingeridos en el jugo de tomate (aunque este último contiene más fibra dietética favorable que el de sandía).[41] La dosis de jugo de sandía parece llegar a un máximo en las concentraciones de licopeno del cuerpo porque, cuando los investigadores duplicaron la cantidad de jugo que tomaron los participantes, no hubo un incremento adicional en sus niveles en sangre.

Un beneficio de la sandía, en comparación con los tomates, es la presencia de citrulina. Este es un aminoácido que el organismo metaboliza para crear óxido nítrico, la señal química que controla muchos procesos celulares que brindan apoyo a la vida. Los estudios de laboratorio muestran que el óxido nítrico ayuda a crear más grasa marrón para la termogénesis y puede proteger el estado óptimo de los vasos sanguíneos, al igual que reducir la presión arterial como medida que contrarresta el síndrome metabólico.[42] El óxido nítrico también promueve la actividad de las células madre en tu cuerpo para que regeneren los tejidos dañados por las enfermedades metabólicas.

Puedes elaborar tu propio jugo de sandía con una fruta madura, lo cual producirá un sabor más fresco que los jugos comerciales. Debes saber que el jugo embotellado a menudo está endulzado con azúcar y, en ocasiones, contiene colorantes y saborizantes artificiales para mejorar su apariencia y su sabor. Comer tozos o rebanadas de sandía fresca es muy mediterrasiático y te dará todos los beneficios del jugo, además de un poco de fibra.

Cuando disfrutes esta bebida dulce, ten en mente que una taza contiene 2.2 veces la cantidad de azúcar del jugo de tomate. Es mejor no convertirla en una bebida diaria, sino considerarla como algo que puede agregar variedad a tu paladar, al mismo tiempo que tu cuerpo obtiene los beneficios del licopeno y la citrulina.

Bebidas que generan Akkermansia

Es posible encontrar unas cuantas bebidas prebióticas en los pasillos intermedios que merecen un sitio en el enfoque mediterrasiático. En el capítulo 4 te conté sobre una bacteria intestinal sana llamada *Akkermansia mucinophila*, que protege contra la obesidad, el síndrome metabólico y la diabetes, y cuyos números disminuyen a medida que envejeces.[43] Quienes investigan el cáncer también han visto que los pacientes con *Akkermansia* en el intestino tienen mejores respuestas inmunitarias cuando se les trata con inmunoterapia.[44] Esta bacteria puede morir con gran facilidad a causa de los antibióticos que se recetan de manera común, de modo que vale la pena saber sobre las bebidas que contribuyen a que crezca de nuevo.

Las bebidas con *Akkermansia* son los jugos de granada, de uva Concord y de arándanos.[45] Cada uno está lleno de polifenoles que estimulan el intestino para que produzca mucosidad sana, que es el ambiente en el que prospera la bacteria. Estos jugos se han sometido a estudios con humanos para determinar sus beneficios metabólicos. Examinemos la evidencia.

Jugo de granada

La granada es una fruta popular desde hace miles de años en las culturas mediterránea, asiática y del Medio Oriente. Su jugo se usa para hacer jarabes, glaseados y bebidas. Los investigadores de la Universidad de Nanjing y de la Universidad de Zhejiang en China descubrieron que la pulpa de color rubí que envuelve a las semillas, que es de donde se extrae el jugo, tiene efectos metabólicos. Tras alimentar con la pulpa a los ratones que comían una dieta alta en grasas, se redujo 35% su aumento de peso, en comparación con aquellos que no recibieron la granada.[46] La pulpa también mejoró en 43% su sensibilidad a la insulina. Cuando los especialistas examinaron el microbioma intestinal, descubrieron que comer granada aumentó la población de *Akkermansia*.

Las capacidades de la granada para combatir la grasa fueron algo que verificaron los investigadores del Centro Médico Nacional de Occidente en Guadalajara, México, con 20 voluntarios adultos obesos.[47] Un grupo de estos recibió media taza de jugo de granada 100% orgánico a diario durante 30 días. Al otro grupo se le dio un placebo por ese mismo periodo. Al finalizar el estudio, quienes tomaron el jugo de granada bajaron 498 gramos y redujeron su grasa corporal en 1.4 por ciento. En contraste, los que ingirieron el placebo *aumentaron* de hecho 997 gramos y también presentaron un incremento de 1.1% en grasa corporal.

Te recomiendo que consumas este jugo de manera limitada debido a su alto contenido de azúcar, que es 25% más alto que el de un refresco. Sin embargo, el jugo con 100% de fruta te dará los bioactivos útiles, al igual que la fibra dietética prebiótica de la fruta entera.

Dosis de la bebida: *media taza de jugo de granada por día.*

Jugo de uva Concord

¿Recuerdas el sabor a uva de los dulces morados cuando eras niño? Esta es una réplica exacta del sabor real de la uva Concord y de su jugo. El sabor me regresa a mis recuerdos de infancia. ¡Por supuesto, las uvas enteras reales son mucho mejores para ti! Estas uvas son ricas en antocianinas. En el laboratorio, las antocianinas y otros bioactivos del jugo de uva previenen el aumento de peso y la capacidad de la grasa para crecer, y también pueden reducir la inflamación en ratones alimentados con una dieta alta en grasas.[48]

Un estudio clínico sobre el jugo de uva Concord se llevó a cabo en la Universidad Purdue. Los investigadores examinaron sus efectos sobre el metabolismo en 34 hombres y mujeres que tenían sobrepeso. Un grupo recibió una y media tazas de jugo de uva Concord para que lo tomaran cada mañana por una semana. El otro grupo tomó como placebo una bebida con sabor a uva que no contenía polifenoles.* Los especialistas revisaron las concentraciones sanguíneas de glucosa de los participantes luego de comer y examinaron sus niveles de apetito.

Al final de una semana, quienes ingirieron el jugo de uva Concord experimentaron una reducción del hambre y un menor deseo de comer.

---

* El jugo utilizado en el estudio fue 100% de uva Concord de la marca Welch's.

También consumieron menos calorías. Otro estudio de Purdue mostró que tomar jugo de uva Concord, a pesar de su contenido similar de azúcar al jugo de granada, no provocó aumento de peso.[49]

Dosis de la bebida: *una y media tazas de jugo de uva Concord por día.*

Jugo de arándano

Los arándanos son bayas pequeñas de color rojo brillante que crecen en arbustos bajos y trepadores en Estados Unidos, Canadá y América del Sur. Se consumen de muchas formas, incluyendo jugo, secos como pasas y cocinados como una salsa. Estos frutos del bosque contienen bioactivos como antocianinas, procianidinas y otros polifenoles.

En los estudios de laboratorio, los extractos de arándano añadidos a la dieta alta en grasa de los ratones produjeron 22 % de menor aumento de peso, en comparación con los roedores que no consumieron nada de arándano.[50] Los investigadores encontraron que los extractos de esta fruta activan el metabolismo al aumentar la proteína desacoplante-1 (ucp1) y la termogénesis.

El efecto del jugo de arándano en el metabolismo humano fue algo que estudiaron los investigadores de la Universidad de Londrina, en Brasil.[51] Reclutaron a 56 hombres y mujeres que tenían un diagnóstico de síndrome metabólico. De los dos grupos en que se dividieron, uno recibió tres tazas de jugo por día, la mitad en la comida y la otra mitad en la cena, durante dos meses.* El otro grupo solo mantuvo su dieta y su estilo de vida normales.

Al final del periodo de análisis, los resultados mostraron que quienes tomaron el jugo de arándano tuvieron un aumento del 20 % en sus concentraciones sanguíneas de adiponectina, la hormona de la grasa que ayuda a las células a utilizar mejor la glucosa en sangre. Los efectos antiinflamatorios de la adiponectina también contribuyeron a contrarrestar el daño causado por la grasa excesiva. Los voluntarios que bebieron el jugo también tuvieron 30 % de menores concentraciones de homocisteína en la sangre. Este es un aminoácido que se sabe que está elevado en el síndrome metabólico. Una alta concentración es un

---

* El jugo utilizado en este estudio fue el Juxx Cranberry, elaborado por la empresa brasileña Juxx.

factor de riesgo cardiovascular y se asocia con el crecimiento del tejido adiposo como una corteza alrededor del corazón.[52]

El jugo de arándano puro tiene alrededor de 15% menos azúcar que los jugos de granada o de uva Concord, y puede ser bastante ácido. Ten en cuenta que los jugos comerciales a menudo se combinan con otros jugos y pueden contener azúcar añadida, al igual que colorantes y saborizantes artificiales. Te recomiendo buscar el jugo de arándano puro, que puedes diluir y ajustar su sabor al gusto en tu casa. También puedes recibir el beneficio de los bioactivos del arándano y su fibra dietética si los comes secos.

Dosis de la bebida: *tres tazas de jugo de arándano por día.*

Jugo de cítricos

El jugo de naranja se originó en el sureste de Asia hace más de 2000 años. Las naranjas pequeñas y amargas originales fueron cultivadas por los chinos para que resultaran dulces y agrias. A partir de allí se introdujeron en Europa, donde recibieron tantas aclamaciones que el rey Luis XIV de Francia dedicó terrenos en el Palacio de Versalles —llamada la Orangerie— para el cultivo de los naranjos.

Cuando estaba creciendo, el jugo de naranja se consideraba como uno de los elementos esenciales de un desayuno sano. Me dijeron que no solo contenía vitamina C, sino también calcio y vitamina D. Esta percepción fue el resultado de una mercadotecnia efectiva, diseñada para venderle el jugo de cítricos a todos los hogares. Al principio del capítulo mencioné que comer la fruta entera es más benéfico que tomarte su jugo de un trago. Hablé en especial de las naranjas por su alto contenido de azúcar, ya que un vaso grande del jugo tiene más azúcar que una lata de refresco. Así que una pregunta que me hacen con frecuencia es si el jugo de naranja es realmente benéfico para la salud.

No es obligatorio que este jugo cause que aumentes de peso, siempre y cuando lo bebas con moderación para limitar el azúcar que consumes. Las naranjas enteras tienen fibra dietética que es buena para el microbioma, al igual que el bioactivo hesperidina, que combate la grasa.* Entre

---

* Aunque el jugo cítrico contiene hesperidina, la mayoría está en los sólidos de la fruta, como la pulpa, la corteza y la piel.

los cítricos, la naranja de Valencia tiene los mayores niveles de hesperidina.[53]

Se ha demostrado que la hesperidina ayuda a las personas con peso normal a adelgazar, al mismo tiempo que forman músculo. En la Universidad de Murcia, en España, se llevó a cabo un estudio clínico con 40 varones que eran ciclistas *amateur* sanos y que participaban en competencias, con edades de 18 a 55 años. [54] Todos estaban dentro del rango normal de peso y tenían buena condición física, ya que usaban la bicicleta de seis a 12 horas por semana. La mitad de los ciclistas recibió un extracto de naranja alto en hesperidina, equivalente a cuatro tazas y media de jugo de naranja (esto representa 13 naranjas de Valencia o 18 naranjas sin semilla, pero sin el azúcar). A la otra mitad se le dio una cápsula de placebo.* Al final del estudio de ocho semanas, quienes tomaron la hesperidina presentaron una mejoría importante en la composición de su cuerpo, que ya de por sí estaba en buena condición física. Bajaron 18% de grasa corporal y redujeron 15.5% de masa grasa en la parte inferior de las piernas. El grupo que tomó hesperidina también aumentó 2% de masa muscular total, lo cual reflejó un cambio en la manera como se remodeló su cuerpo. En el grupo placebo no hubo modificaciones en la grasa o en la musculatura.

Para estos ciclistas, la medida real del beneficio fue su desempeño en el ejercicio. Los voluntarios fueron llevados a un laboratorio de desempeño y se les pidió usar una bicicleta estacionaria.[55] El grupo de hesperidina tuvo una mejoría del 2% en la potencia máxima que podía generar, en comparación con aquello de lo que era capaz antes del estudio. El grupo placebo no exhibió ningún cambio en su desempeño. La mejoría del 2% podría no parecerle mucho a la mayoría de la gente, pero para un atleta competitivo cada gramo de ventaja cuenta en la consecución de la victoria.

Otros cítricos, como los limones amarillos (Eureka) y verdes, también contienen hesperidina, pero solo cerca de la mitad de lo que posee la naranja de Valencia. No obstante, existe otra razón para considerar el uso de los fragantes limones amarillos y verdes en la cocina. Los primeros me recuerdan a los sabores del Mediterráneo en la costa de Amalfi, en Italia, y en las islas griegas. Los segundos se usan como

---

* Los autores informan que un litro de jugo de naranja es igual a 444 miligramos de hesperidina.

condimento en las gastronomías tailandesa y vietnamita. Además de la hesperidina, los cítricos contienen bioactivos que combaten la grasa, como naringenina, limonina y nobiletina, que pueden activar la grasa marrón y estimular la termogénesis, lo cual contribuye a elevar el metabolismo. Estos son algunos de los beneficios que puedes recibir si exploras los cítricos, como las toronjas, las mandarinas satsuma, las naranjas clementinas, las mandarinas (tangerinas), las naranjas Sumo, las naranjas rojas y quinotos, para agregarlos a tu dieta.[56]

La conclusión final es que está bien tomar el jugo recién exprimido de las naranjas y otros cítricos, pero hacerlo con moderación. Tienen potentes bioactivos y fibra, pero también un montonal de azúcar.

• • •

Una anotación final sobre las bebidas

A medida que camines por el supermercado, ten en mente que el agua es la mejor bebida que puedes consumir, seguida de cerca por el té y el café. Estas tres deberían ser las principales bebidas que busques en lo que respecta a la salud metabólica. Cualquiera de las demás que mencioné debería beberse con moderación, y siempre evitar las que contengan azúcares añadidos. (Consulta también el cuadro 9.1).

Cuando tomes un vaso de cualquier bebida, no sientas que debes beberte hasta la última gota. No solo abandones el "club de no dejes nada en el plato"; también puedes irte del "club de vacía la taza". Los centros neurales de la sed en el cerebro te dirán cuándo tomaste suficiente para satisfacer las necesidades de líquido de tu cuerpo. Hazles caso, para que no te excedas en ninguna bebida. Beber demasiado de cualquier cosa, aunque sea agua, puede ser peligroso. Tomarte de un solo golpe casi cuatro litros de agua en el curso de unas cuantas horas puede producir intoxicación por ese elemento, que puede originar una inflamación cerebral peligrosa.

Toma los jugos de fruta de vez en cuando y céntrate en los que tengan los compuestos que más promueven la salud. Casi todas las bebidas son factibles de hacerse en casa con un extractor de jugos o con una licuadora y, por supuesto, el café y el té son fáciles de preparar con agua caliente. Puedes tener en el refrigerador una jarra de té o café helado durante unos días. Usa un recipiente de vidrio o metal para evitar que se desprendan las micropartículas del recipiente de plástico. Durante el verano, incluso puedes congelarlos como cubitos de hielo y usarlos para cocinar en un día cálido, al mismo tiempo que le das un empuje a tu metabolismo y a tu salud. Ampliar tus habilidades en la cocina para preparar tus propias bebidas no solo impresionará a tu familia y a tus amigos, sino que te recompensará con una mejor salud.

Cuadro 9.1. Dosis de bebidas

Bebida	Dosis diaria
Agua	1-2 tazas
Té:	
Verde	2-4 tazas
Matcha	2 tazas
Oolong	5-6 tazas
Pu erh	2 tazas
Café	4 tazas
Bebida de cacao	¾ de taza
Leche de soya	1 taza
Jugos de fruta:	
Arándano	3 tazas
Granada	½ taza
Tomate	1.2 tazas
Uva Concord	1 ½ tazas

Ahora que entiendes la ciencia detrás de los alimentos de los pasillos centrales en las secciones de frutas y verduras, pescados y mariscos, y bebidas del supermercado, estás listo para comenzar un emocionante viaje hacia la salud metabólica utilizando el estilo mediterrasiático para comer. Es momento de que pongas en acción esos ingredientes y que te impulses a ti mismo —y a tu metabolismo— a un nivel de salud más alto.

TERCERA PARTE
UN PLAN PARA LA VIDA

No importa dónde comiences. Lo que importa es lo que haces.

David Baltimore, premio Nobel de Fisiología o Medicina en 1975

Capítulo 10

Encuentra tu propio camino

La variedad de opciones de alimentos y bebidas disponibles en el mercado te ofrecen una abundancia de posibilidades de comida sana y gozosa. Sin embargo, toda esa multiplicidad puede ser abrumadora, en especial cuando nos bombardean con consejos de todos los rincones acerca de qué y cómo comer. Quizás eso es lo que te inspiró a leer este libro; más allá del supermercado de alimentos, necesitas ayuda para resolver tu camino entre las ideas acerca de qué hacer con ellos. Existen tantos planes diferentes de dieta por allí y todos afirman ayudarte a volverte más sano y adquirir mejor condición física. Cada uno es diferente y, a veces, entran en conflicto, pero todos afirman ser la manera "correcta".

Esta es la verdad en lo que respecta a la comida y la salud: el objetivo al que quieres apuntar es la mejoría de tu metabolismo. Bajar de peso es solo una parte de ese objetivo y, siempre y cuando el abordaje sea sólido en un sentido científico y médico, cualquier plan para reducirlo puede funcionar… si te apegas a él. No obstante, la parte más difícil de desprenderte de la grasa corporal indeseable —y mantenerte así, lo cual es necesario para la salud metabólica— es seguir el plan. Como tal vez ya hayas experimentado, estar "a dieta" representa desafíos (desde el aburrimiento hasta sentir privación) y eso propicia que el fracaso parezca inevitable. Desde el momento en que empiezas la dieta con el único propósito de perder peso, ya sabes que llegará un momento en que dejes de seguirla. Eso ocurre a menos de que el plan te pertenezca de manera única.

Seamos realistas. De todos los expertos que escriben libros acerca de cómo comer para perder grasa, incluido yo, solo hay *un* experto en las comidas que más te gustan, *un* experto en cómo se siente tu cuerpo después de comer y *un* experto en qué alimentos te brindan dicha y cuáles detestas. Ese experto eres *tú*. Si quieres cambiar tus hábitos alimenticios con la meta de deshacerte de la grasa corporal dañina para sanar tu metabolismo de una vez por todas, entonces es primordial que conozcas la relación entre tu organismo y los alimentos, de modo que disfrutes lo que comes.

No puedo enfatizar esto con mayor ahínco: necesitas encontrar el enfoque que te funcione mejor. Casi todas las dietas tienen normas rígidas y suenan como un gran esfuerzo; esa es una mentalidad que refuerzan muchos médicos que abordan la situación con regaños cuando hablan con sus pacientes acerca de los regímenes dietéticos y la pérdida de peso. Esos mensajes hacen que comer (en especial de manera sana) suene como cualquier cosa, menos algo divertido. A partir de mi propia experiencia y de la de mis pacientes, sé que es casi imposible apegarse a comportamientos que nos parecen restrictivos e impersonales. La naturaleza humana busca la libertad y la conexión, y estamos más inclinados a adherirnos a cosas que nos dan felicidad y que disfrutamos. Las dietas estrictas también te hacen sentir como si tuvieras que estar a la altura de los estándares de los demás y no de los tuyos.

El enfoque mediterrasiático es tanto flexible como personal. Encarna tradiciones antiguas en su abordaje hacia los ingredientes. Las culturas, tanto mediterránea como asiática, enfatizan los alimentos frescos, enteros y de la estación, preparados con recetas de generaciones y, a menudo, de muchos siglos. Sus platillos tienen un sabor estupendo que valora la calidad de los ingredientes y la manera de combinarlos produce un resultado final que es bastante más complejo y delicioso que la suma de sus partes. Solo piensa en los complejos sabores del gazpacho, la sopa fría del sur de España, o en un salteado de verduras con salsa de ostras, en comparación con sus ingredientes iniciales.

Hay otra razón por la cual favorezco el estilo mediterrasiático. Por miles de años, estas culturas saben que la comida y la salud están entrelazadas. Muchos ingredientes que se utilizan en la gastronomía y en la medicina tradicional mediterránea y asiática son los mismos que describo en la parte 2 —aquellos validados por la evidencia científica para optimizar el metabolismo mientras activan los cinco sistemas de defensa de la salud—. Mucho antes de que existieran los productos farmacéuticos, las cocineras de todas las civilizaciones a lo largo de la Ruta de la Seda usaban la comida como medicina. En el Mediterráneo se sabía que el romero, el aceite de oliva y el orozuz eran sanos.[1] El antiguo manual de estrategias médicas —*De materia medica*— fue escrito en el siglo I por el médico griego Dioscórides, quien incluyó la salvia, el hinojo y la manzanilla entre su lista de más de 200 remedios obtenidos de las plantas. La medicina tradicional china también se basa en la comida. De hecho, la manera de decir "toma tu medicina" en China es *chiī yào*, que literalmente significa "cómete tu medicina". El jengibre, el ajo, la cebolla y los hongos solo son unos cuantos ejemplos de alimentos chinos que sanan. El hecho de que la comida sea medicinal está arraigado en casi todos los platillos mediterrasiáticos.

La alimentación mediterrasiática también se fundamenta en la tradición de compartir, lo cual aumenta tanto sus placeres como los beneficios para la salud. Ya lo dije antes, pero vale la pena repetirlo: comer con otras personas nos da una conexión social, lo cual se sabe que es esencial para el bienestar corporal y la longevidad, además de que permite saborear los alimentos y comer más lentamente, y eso es lo mejor para tu metabolismo.[2] Los platones tamaño familiar le dan oportunidad a todos de probar una variedad de alimentos y comerlos hasta su nivel personal de satisfacción, por el contrario del estilo típico de servirle a cada quien su comida emplatada por anticipado, donde todos obtienen los mismos platillos y porciones (grandes). La variedad de comida no solo previene el aburrimiento para tu paladar, sino que los estudios demuestran que se obtienen mejores resultados para la salud cuando le aportas a tus bacterias intestinales una diversidad de nutrientes.[3] Un microbioma sano y bien alimentado promueve la salud intestinal y, por ende, mejora las funciones tanto metabólicas como cerebrales e inmunitarias.

Pero ¿qué tal si —a pesar de leer esto— el estilo mediterrasiático no es correcto para ti? Quizá no eres fanático de esas tradiciones culinarias y esos métodos de cocción. Esto está muy bien, aunque te aliento a tener amplitud de miras y explorarlos. Puedes usar los ingredientes que se señalan en este libro y encontrar formas de emplearlos con casi cualquier método o género culinario. Las recetas son menos importantes que la estrategia (y la ciencia) de usar esos alimentos de una manera que se ajuste a tus preferencias y a tu propio estilo de vida.

Haz lo que quieras y lo que tus predilecciones te indiquen. Al ser franco contigo mismo y encontrar tu propio camino, serás capaz de adaptar tu enfoque hacia la alimentación sana, de modo que puedas apegarte a él. Lo que necesitas desarrollar es una estrategia para comer que sea únicamente tuya, asegurándote de que te funcione y reforzándola hasta que se convierta en un modo de vida natural y habitual.

También puedo ayudarte con eso, porque no creo que exista una sola manera de enfocar el concepto de comer para adelgazar. Necesitas encontrar el mejor camino para ti. Esa es la forma que te permitirá ganar la batalla contra el exceso de grasa corporal. Para inspirarte sobre cómo desarrollar una estrategia sostenible que dure toda tu vida, y cómo hacerlo de un modo vigoroso, personal y emocionante, me gustaría compartirte las lecciones que aprendí de una fuente que, en apariencia, es improbable: uno de los héroes de mi infancia: el legendario experto en artes marciales Bruce Lee.

El sendero de Bruce Lee

Con 1.72 metros de estatura y 59 kilos, Bruce Lee tenía un físico delgado y marcado que mantuvo en perfecta forma a través de implacable entrenamiento y cuidadosa nutrición. Tenía muy poca grasa corporal. Lee fue un ícono del acondicionamiento físico, al igual que experto en artes marciales. Solo tienes que ver una de sus películas para asombrarte de su destreza física.* Décadas después de su muerte prematura en 1973, Bruce Lee sigue inspirando a generaciones de personas de todo el planeta para que estudien artes marciales.** Fue

---

* Las películas más conocidas de artes marciales de Bruce Lee son *El gran jefe*, *Puño de furia* (o *Furia oriental*; también estrenada como *La conexión china*), *El paso del dragón*, *Operación Dragón* y *El juego de la muerte*, que no terminó debido a su fallecimiento.

** La prematura muerte de Lee a los 32 años se atribuyó a una reacción alérgica a un medicamento que le prescribieron y que provocó una inflamación cerebral letal.

uno de sus embajadores mundiales. Lo que la mayoría de la gente no sabe es que él desarrolló una poderosa filosofía para adaptarse y superar los obstáculos, incluyendo sus problemas de salud, y ganar. Su filosofía sigue influyendo a muchos, aun a los principales atletas del orbe… y a mí.

Cuando era adolescente, era un súper fanático de Bruce Lee. Sus movimientos de combate rápido como el rayo eran hipnóticos y su físico musculoso estaba tan definido que parecía dibujado por un artista de cómics. En mi juventud, me relacioné con la identidad de Lee porque ambos éramos estadounidenses de origen asiático y los temas de sus películas me llegaban al corazón: superar la injusticia, el racismo y el acoso. La idea de obtener la victoria contra grandes obstáculos me inspiró. Bruce Lee luchaba contra sus oponentes con velocidad, habilidad, gracia y eficacia. En mi adolescencia, aspiré a tener sus capacidades físicas.

Aunque parte de mí sigue esperando que algún día logre esas habilidades físicas notables, he tenido más éxito incorporando los otros temas que él apoyaba y que me hicieron valorarlo aún más como adulto. Sus escritos y películas contienen lecciones que provienen de sus propios antecedentes como atleta que estudió filosofía. Enseñó la importancia de aprender nuevas habilidades y adaptarlas a tus propias capacidades y limitaciones físicas únicas. Ejemplificó la manera en que uno puede respetar las formas tradicionales sin comprometerse con las reglas habituales, y cómo no temer a resolver los problemas por medio de crear tus propias soluciones. Lee dijo: "Investiga tu propia experiencia. Absorbe lo que es útil, rechaza lo inútil, y añade lo que en esencia es tuyo".[4]

Yo he utilizado muchos de estos principios a lo largo de mi vida y de mi carrera. Me sirvieron en muchos momentos de mi recorrido: para equilibrar el trabajo y la diversión durante mis años como estudiante de medicina, tener la confianza de desarrollar mi propio abordaje hacia los pacientes cuando era un médico joven que ingresaba al autoritario sistema médico imperante, tener éxito como científico que buscaba nuevas ideas dentro de una comunidad de investigadores conservadores y, ya como médico, seguir buscando en forma continua las soluciones en las fronteras de la ciencia que pueden ayudar a los individuos a superar enfermedades que amenazan su vida y su integridad física. Muchos de mis éxitos han dependido de mi disposición a pensar más allá de la sabiduría convencional y superar los obstáculos al negarme a que me restringieran las limitaciones que los demás trataban de imponerme. Estos principios me sirvieron para establecer mi propia senda cuando estudié los alimentos como medicina. También pueden ayudarte a ti.

Tuve que enseñarme nutrición por mí mismo, porque no me eduqué en ella durante mi entrenamiento médico formal. También tuve que esquivar y zigzaguear para evadir los ataques contra mi interés en la curación por medio de la alimentación por parte de mis "superiores", que creían (y siguen considerándolo así) que los productos farmacéuticos eran la única solución para la salud. Asimismo, para llevar la ciencia más profunda al estudio de los alimentos tuve que convencer a mis colegas de investigación de que probaran la comida utilizando los métodos que, por tradición, se reservaban para someter a prueba los medicamentos farmacéuticos. Con el propósito de establecerme en un universo atestado de *influencers* de la salud, tuve que apegarme a la ciencia y desafiar con audacia los mitos y las leyendas urbanas de la alimentación sana que se propagan sobre los escenarios, la televisión, los pódcast y las redes sociales. Mi propio camino también ha consistido en practicar lo que predico y que consiste en alinear mi aprecio por la buena comida con mi compromiso con la buena salud.

Entonces, cuando se trata de encontrar tu propio camino para combatir la grasa corporal, la sabiduría de Bruce Lee vale oro. Eso puede sonar como un chiste, así que déjame explicarlo. Lee usaba el entrenamiento en combate como una metáfora para resolver problemas y alcanzar el éxito en la vida. No desperdicies el tiempo discutiendo los méritos de diferentes enfoques; ¡sé directo, lidia con la situación y obtén resultados!

Bruce creó una nueva forma de artes marciales llamada *Jeet Kune Do*, o JKD, que se traduce como "Camino del Puño Interceptor". Es más un abordaje al combate que un estilo específico, como las veneradas artes marciales tradicionales del kung fu, karate, jiujitsu, aikido o kickboxing tailandés. Lee creía que estas artes marciales, aunque hermosas con propósitos de exhibición, eran demasiado rígidas como para ser útiles en una pelea en la vida real. Después de todo, los patrones estrictos de puñetazos y patadas que enseñan esos estilos no se adecuan a la naturaleza impredecible de un enfrentamiento real con un atacante en la calle.

El libro de Lee, titulado *El Tao del Jeet Kune Do,* describe su enfoque. Ofrece estrategias filosóficas que han adoptado no solo la comunidad de las artes marciales, sino también los *coaches* de vida y los consultores empresariales. Esas estrategias se aplican en forma directa a cómo puedes usar los alimentos para mejorar tu salud.

Bruce describió las técnicas que permiten que cada persona reconozca sus propias fortalezas (y limitaciones) físicas, con base en su tipo de cuerpo, sus capacidades físicas y sus habilidades. Creía que el mejor enfoque consiste en tomar prestado lo mejor de *todos* los estilos, por lo que instaba a sus alumnos a aprender una diversidad de técnicas de combate. En el mundo de Bruce Lee, hubo acalorados debates sobre cuál estilo de combate era superior: kung fu, karate, tae kwon do, boxeo francés o judo. Consideraba que esas discusiones eran pueblerinas y limitantes.

Creo que la misma filosofía se aplica en los debates referentes a establecer cuál dieta es superior. Lee decía que, para ganar, tomas prestada cualquier cosa que te funcione en cualquier situación determinada. Cuando fijas tu mente en una meta, y aplicas estos principios a tu alimentación, puedes aumentar al máximo la capacidad de tu cuerpo para optimizar tu metabolismo y nutrir tu salud. No hay necesidad de limitarte a un solo enfoque porque no existe ninguno que, en última instancia, sea el "correcto".

Aprender a aplicar diferentes técnicas para utilizar la comida como medicina con el fin de sanar y optimizar tu metabolismo, no solo amplía tus capacidades, sino que también te ayuda a romper con la mentalidad de cualquier corriente de pensamiento y lanzar por la ventana las reglas estrictas y filosofías dietéticas; eso te libera del yugo de las dietas escrupulosas. Te convertirás en un individuo más adaptativo y flexible en lo que se refiere a la comida y la salud. Si alguna vez te frustraste con tus esfuerzos anteriores para bajar de peso o sientes que las dietas parecen como una montaña imposible de remontar, lo que te voy a contar hará posible que logres tus objetivos de una mejor salud y un óptimo metabolismo, al mismo tiempo que disfrutas el proceso.

De modo que aquí va mi respuesta a los "doctores de dietas" y otros gurús del estilo de vida que promueven reglas inflexibles y programas impersonales para adelgazar. He extraído cinco principios importantes de la filosofía de Bruce Lee que pueden servirte para mejorar tu vida al trazar tu propio camino y comer para adelgazar.

Principio #1: limpia tu mente de las suposiciones

Bruce Lee creía que la gente debería tener amplitud de miras y apuntar a librarse de los pensamientos rígidos y conceptos preconcebidos. Una de sus citas más famosas es la siguiente: "Sé indefinido. Amorfo como el agua. Si pones agua en una taza, se convierte en la taza. Si la introduces en una botella, se vuelve la botella. Si la colocas en una tetera, se convierte en la tetera. El agua puede fluir o puede estrellarse. Sé agua".* Su concepto esencial es ser fluido y aceptar las cosas.

Cuando se aplica a la alimentación, eso significa abandonar la rigidez de cualquier doctrina popular del pasado que puedas haber adoptado sobre cómo y por qué "luchar contra la grasa". Si crees que existe una "manera correcta" y otra "incorrecta" para bajar de peso y estar sano, llegó el momento de abrir tu mente a lo que te funciona a ti.

No necesitas esclavizarte con dietas estrictas que dicten tus elecciones de comida. Ten una mente amplia, inquisitiva y flexible para que puedas seguir abierto a las nuevas ideas conforme la ciencia de la nutrición molecular evoluciona y la grasa revela nueva información que abre la puerta a nuevas opciones. Cerrarte a las nuevas ideas que ofrece la ciencia asfixia tu capacidad de aprovechar los descubrimientos recientes en tu beneficio. Al vaciar primero tu mente, abordarás de forma diferente las nuevas ideas y los nuevos datos. Permitir que entren los datos novedosos te ayudará a aclarar y, quizás, a redefinir tus objetivos.

También debes vaciar tu mente de tus propias limitaciones autopercibidas. Todo el mundo las tiene, incluso yo. Algunas de ellas son límites reales, pero si te aferras a la creencia de que simplemente no puedes lograr algo que de verdad deseas, te impedirás el logro de lo que en realidad quieres. Ser "como el agua" significa que puedes llenar cualquier espacio si te das oportunidad de emprender acciones.

---

* Esta frase, mencionada con frecuencia, la dijo Bruce Lee durante una entrevista con el periodista canadiense Pierre Berton. En un principio surgió de un episodio del programa de televisión *Longstreet* en 1971, en el que Lee participó como invitado. En dicho episodio, con el adecuado título de "El camino del Puño Interceptor", Bruce representaba a un comerciante de antigüedades que le enseñaba al protagonista ciego, James Longstreet, cómo prepararse para luchar. Dio ese consejo para ayudarle a superar sus temores y su falta de confianza.

Principio #2: entiéndete a ti mismo y cómo reaccionas

Adquirir conocimiento de uno mismo es importante para alcanzar el éxito en la vida, según lo que decía Bruce Lee.[5] En lugar de distraerse con las expectativas ajenas, creía en el poder de comprender la esencia más verdadera de sí mismo. Como actor que llegó a Hollywood, Lee descubrió que al principio obedecía a los productores de televisión que tenían estereotipos en mente que él debía representar. Aunque al inicio se conformó con esas expectativas, más tarde rompió con los moldes actuando con veracidad hacia su personaje, lo cual derivó en los icónicos papeles que representó en las películas de artes marciales. Su ajuste de cuentas consigo mismo también guio sus acciones como profesional y maestro de las artes marciales, al igual que en su vida personal. A lo largo de su vida, Bruce Lee emprendió una búsqueda por entender sus verdaderas motivaciones para ser capaz de tener una vida auténtica.

Dijo: "Aprende tu naturaleza interior para controlarla".[6] En lo que respecta a personalizar tu dieta para combatir la grasa y desatar tu óptimo metabolismo, entender tu naturaleza interior es de suma utilidad. Algunas preguntas que deberías considerar son:

- ¿Qué me hace elegir los alimentos que me gusta comer?
- ¿Por qué a veces escojo comida poco sana y que engorda?
- ¿Por qué quiero tomar decisiones alimenticias sanas?
- Cuando como con otras personas, ¿qué elijo de manera natural para comer?
- ¿Cuál es la cosa más importante para mí respecto de la comida?

Al examinar estas cuestiones y responderlas con autenticidad, puedes estudiar tus propias motivaciones y saber qué impulsa tu conducta cuando te sientas a comer. Este autointerrogatorio te ayudará a comprender tus propias necesidades, lo cual te permitirá tomar decisiones más conscientes que se alineen con tus metas.

El cuerpo de cada persona experimenta la comida en forma diferente al de alguien más, incluso de familiares cercanos. Tu lengua y la distribución de sus papilas gustativas son únicas y distintas a las de cualquier otra persona.[7] Son receptores moleculares para los sabores de grasa, umami, dulce, amargo y salado. Por ejemplo, la gente que prefiere la comida picante quizá tenga menos papilas en la lengua, por lo que no le molesta la sensación ardorosa. Es posible que otros a quienes les resulta intolerable lo picoso sean "súper catadores", cuyas papilas se encuentran tan densamente agrupadas que aun una pequeña cantidad de especias, les provoca una sobrecarga sensorial.

Cuando se trata de la alimentación y la salud, escucharás muchas voces que te dicen lo que debes y no debes hacer, pero la verdad es que no existe una sola fórmula que se ajuste a todos o que les afecte por igual. Lo que podría funcionar para una persona podría fallarte a ti. Tu genética, tu cultura familiar, tus experiencias de la infancia, tu psicología personal, tu entorno social y tu sentido ético se combinan para moldear tus preferencias alimenticias y las decisiones que tomas. ¡Esto te pertenece de manera única! Personalizar tu nutrición significa que lo primero que necesitas entender es quién eres a múltiples niveles. Así es como equiparas tus necesidades con la terapia nutricional.[8]

Aquí van unas cuantas preguntas más que puedes plantearte en tu búsqueda de autoconocimiento respecto de la alimentación:

- ¿Qué valoro de la comida?
- ¿Qué experiencias de mi vida moldearon mis preferencias alimenticias (gustos, desagrados)?
- ¿Cuáles alimentos me producen alegría?
- ¿Cuáles me disgustan de verdad? ¿Por qué me desagradan?
- ¿Cuáles son mis debilidades al elegir la comida?
- ¿Qué me gusta comer que después propicia que me sienta muy mal físicamente?
- ¿Qué alimentos me agrada degustar que me producen sensaciones fantásticas?
- ¿Qué me motiva a querer probar nuevos alimentos?
- ¿Cuáles alimentos que se consideran benéficos para la salud me gustan?
- ¿Cuáles me encantan, aunque se sepa que son perjudiciales para la salud?
- ¿Cómo sé que ya comí suficiente y que comer más me haría sentir incómodamente lleno?

No hay respuestas incorrectas porque cada una proviene de tu cuerpo y tus experiencias personales únicas. Pon por escrito las maneras de comer que, según tu experiencia, mejoran cómo te sientes y conviértelas en parte de tu vida. También toma nota de qué comida te gusta, pero te hace sentir muy mal, en mala condición física y enfermo, y no la repitas o, por lo menos, mantenla al mínimo.

Conforme te entiendas mejor a ti mismo, más fácil será actuar y reaccionar de modos que te impulsen hacia tus metas. El autoconocimiento es una búsqueda continua porque cambias con el tiempo, a medida que las nuevas experiencias moldean la persona que eres.

Principio #3: sigue aprendiendo para lograr el dominio

Bruce Lee creía que dominar nuevas habilidades para el combate requiere una serie de pasos progresivos. Dijo que hay tres etapas en el aprendizaje; en la primera, un "puñetazo es solo un puñetazo".[9] Tan solo lo haces sin entender por completo lo que está implicado. En la segunda, "un puñetazo ya no solo es un puñetazo". Esta es la etapa en la que analizas con minuciosidad cada aspecto del golpe: cómo acomodar un puño, cómo obtener la postura física correcta para dar el puñetazo y cómo golpear con la fuerza más eficiente. A medida que analizas y divides por partes el movimiento, lo practicas una y otra vez. La tercera etapa de aprendizaje es en la que, de nuevo, "un puñetazo es solo un puñetazo". Para esta última, ya analizaste y entendiste el puñetazo, lo practicaste una y otra vez, e integraste cada componente hasta que toda la acción se vuelve automática e instintiva. Este mismo proceso puede aplicarse al aprendizaje de cualquier habilidad, incluido cómo incorporar los alimentos que optimizan tu metabolismo y mejoran tu salud.

Respecto de la lucha contra la grasa corporal y la optimización de tu metabolismo, desarrollé un protocolo que te ayudará a alcanzar tus metas de condición física y pérdida de peso. Contiene una serie de pasos, cada uno con un fundamento científico. Si seguimos el modelo de dominio de Bruce Lee, recomiendo que primero leas las instrucciones para ver qué necesita hacerse. Luego separa el protocolo completo en partes y asegúrate de comprender por qué cada componente es importante. Practica cada paso para familiarizarte con él. Una vez que lo hayas hecho una y otra vez, se volverán parte de tu naturaleza y descubrirás que combates de manera natural la grasa de tu cuerpo sin tener que pensar en ello.

Pero no te detengas allí.

Seguir aprendiendo es vital para mantenerte actualizado con los nuevos descubrimientos de la ciencia. La nutrición, la pérdida de grasa y la salud son áreas de investigación que avanzan con velocidad. Entre 2020 y 2021, se publicaron 614 495 artículos de investigación, tan solo acerca del "metabolismo". Los descubrimientos científicos surgen unos sobre otros con nuevos datos que llevan a incluso más hallazgos, y así en forma sucesiva. Una vez que se alcanza un umbral crítico, la ciencia puede ponerse en práctica.

En resumidas cuentas, siempre debes mantenerte abierto a la nueva información y seguir aprendiendo. Yo soy un adicto a esta cuando se trata de la ciencia de la salud. Esa es la razón por la que convertí en mi misión ayudar a traducir para ti todos los hallazgos complejos de la manera más sencilla y precisa posible, de modo que te sea posible aprender sobre los nuevos conocimientos para combatir la grasa.

Principio #4: adáptate a lo que la vida te lance

En su película *El juego de la muerte*, Bruce Lee sube por una escalera hasta la cima de una pagoda, donde se enfrenta con un oponente poco común, representado por el legendario basquetbolista Kareem Abdul-Jabbar, ¡un adversario de dos metros con 18 centímetros! El mucho más alto, grande y fuerte Abdul-Jabbar utiliza su largo alcance y sus larguiruchas piernas para aporrear a Lee, que era más bajito y delgado, con solo 1.72 metros de estatura. Para contrarrestarlo, Bruce se adapta empleando patadas voladoras con el fin de alcanzar la cabeza de su oponente más alto y le propina golpes rápidos mientras se agacha bajo los azotes de los largos brazos de aquel. Cuando Lee descubre que los ojos de su contrario son ultrasensibles a la luz, rompe con los puños las ventanas de papel de arroz de la pagoda para que entre la luz cegadora del sol, lo cual le permite vencer al gigante. Por supuesto, solo es una película, pero la lección subyacente es alcanzar la victoria adaptándose y cambiando de tácticas con el fin de responder a las circunstancias imprevistas. Este fue un componente esencial que Lee les enseñó a sus alumnos en la vida real. Declaró: "La incapacidad para adaptarse trae la destrucción".[10]

Cuando las circunstancias de la vida —unas vacaciones, una boda, un viaje, un cambio de trabajo— te alejen de tu rutina habitual, no cedas en tu propósito de comer en beneficio de tu salud. ¡Improvisa! Puede que estés siguiendo un camino disciplinado de nutrición, pero de pronto tendrás que viajar por un día a un área donde no es fácil conseguir alimentos saludables. Adáptate a estas circunstancias al llevar contigo ciertos víveres o saltarte una comida; el ayuno no solo no te hace daño, sino que puede sanarte, como aprenderás en el capítulo 11. Cuando te inviten a una cena en casa de un amigo, elige solo los platillos más sanos. Si te sientes cómodo con hacerlo, cuéntale por anticipado a tus anfitriones sobre tus preferencias alimenticias, de modo que puedan tomarlas en cuenta.

La manera de adaptarse a las circunstancias siempre cambiantes de la vida es una parte importante de nuestro carácter. A veces, encontrar el éxito significa no ceder a la solución fácil, sino hallar un nuevo camino que quizás esté oculto a simple vista. Sigue el consejo de Bruce Lee de "no te pongas tenso, alístate… no te afiances con rigidez, sé flexible. Mantente consciente y alerta, listo para lo que sea que pueda venir".[11]

Principio #5: ten consciencia plena de lo que comes

En su adolescencia, Bruce Lee era muy delgado y no tenía una condición física muy buena que digamos. Cuando comenzó a estudiar artes marciales, empezó a acondicionar su cuerpo y su mente. En cuanto a su dieta, ingería alimentos densos en nutrientes. Instaba a tener consciencia plena de lo que consumes: "Come lo que tu cuerpo requiere y no te dejes llevar por los alimentos que no te benefician".[12] Esto significa no comer en exceso y elegir comida que beneficie tu metabolismo, en lugar de aquella que es perjudicial.

Lee señaló que una persona sana tiene un buen equilibrio entre percibir lo que le rodea y emprender la acción adecuada. Alentaba a cultivar la consciencia de uno mismo y del mundo que nos rodea. Decía: "Una mente que permanece en un estado de consciencia puede concentrarse".[13]

Para él, este enfoque le llevó a adquirir una figura delgada, vigorosa y musculosa, con poca grasa corporal. El resultado fue un equilibrio perfecto de fuerza, combinada con velocidad y agilidad. Puedes buscar sus fotografías por internet para ver su condición física y mental, además de lo que una dieta sana es capaz de hacer por el cuerpo humano.

Cuando tenía 32 años de edad, sus médicos declararon que tenía el cuerpo de un joven de 18.

Tienes control sobre todo lo que le das a tu organismo, por lo que resulta vital que estés presente y demuestres tu intención cada vez que planees tus comidas, compres abarrotes, cocines, sirvas y comas.[14] La consciencia de ti mismo te salva de la dañina autocomplacencia y te permite emprender un camino más sano y agradable hacia la *moderación*. Nota que no dije *privación*. Demostrar intención y tener consciencia plena te ayudará a conseguir que cada decisión cuente en lo que respecta a tus alimentos y tu salud. Se ha demostrado que este nivel de consciencia reduce los atracones de comida y comer por impulso.[15] Los investigadores de la Universidad de California, en San Francisco, mostraron en un estudio clínico con 194 adultos que la alimentación deliberada y la asesoría en consciencia plena ayudan a la gente a bajar de peso, mejorar la glucosa en sangre y reestructurar su salud metabólica en general.[16]

He aquí algunas formas sencillas de tener consciencia plena cuando comes:

- Enfócate en el momento en que te sientas a comer y, antes de comenzar, reconoce tus pensamientos y cómo te sientes, tanto física como mentalmente.
- Considera los beneficios (o daños) para la salud de cada ingrediente en tu plato.
- Toma porciones pequeñas cuando te sirvas.
- Abandona el "club del plato limpio". Si alguien más te sirve, percátate de cuánto se te dio y no te sientas responsable de comerte todo.
- Tómate tu tiempo para comer y saborear. No devores la comida más rápido de lo que tu cerebro es capaz de percibir cuando ya hayas comido suficiente. Se necesitan cerca de 20 minutos para que tu intestino envíe las señales hormonales que le informan al cerebro: "Ya te llenaste. Deja de comer". Los estudios muestran que comer con mayor lentitud también ayuda a suprimir el hambre por más tiempo después de hacerlo, lo cual lleva a menos tentempiés.[17]
- Evita buscar comida cuando te sientas estresado, molesto o deprimido. Es frecuente que el estrés orille a comer por

asuntos emocionales, lo cual conduce a que lo hagas en exceso, al igual que a escoger alimentos menos sanos.[18]
* Si es posible, come en compañía de personas que les importe su alimentación y su salud. Hablar con los demás acerca de cómo disfrutan la comida aumenta tu consciencia plena de las sensaciones que experimentas y te pone en contacto con las respuestas de tu cuerpo.

Encontrar tu propia forma de combatir la grasa y mejorar tu metabolismo requiere un compromiso con algo más que solo ingerir comida sana y dejar la que te hace daño. Necesita convertirse en un nuevo hábito, parte de tu naturaleza. Mis consejos en la parte 2 para resolver tu exploración del supermercado te ayudarán a conseguir los ingredientes correctos. Los principios para encontrar tu propia senda (con un poco de guía de Bruce Lee) te ayudarán a comprometerte con una estrategia más sostenible y agradable.

Ahora te compartiré un protocolo detallado que te ayudará a usar esos ingredientes y ponerte a cocinar para que puedas combatir la grasa de tu cuerpo, mejorar tu metabolismo y disfrutar tus alimentos, todo al mismo tiempo.

¿Estás listo para empezar a comer para adelgazar?

Capítulo 11

Protocolo de *Comer para adelgazar*

Si tu médico te ha sugerido alguna vez que bajes unos cuantos kilos, es probable que hayas respondido más o menos lo siguiente: "Muy bien, ¿qué me recomienda que haga?". Tal vez la respuesta que recibiste resultó vaga o, peor, condescendiente o sin fundamentación en la ciencia. Puedes dejar todo eso en el pasado. En este capítulo voy a darte un plan paso a paso que te ayudará a lograr cuatro metas: combatir la grasa corporal, mejorar tu metabolismo, activar las defensas de tu salud y elevar tu bienestar en general, todo eso con un solo abordaje. Cada recomendación hecha aquí se sustenta en la investigación científica, al igual que en mi experiencia directa como médico y científico que ha estado estudiando los alimentos y la salud por décadas.

El programa se desarrolla en tres etapas:

- *Etapa 1 (semanas 1-2): intercambios mediterrasiáticos.* Intercambia los alimentos que desaceleran tu metabolismo y empieza a comer de una selección de 150 alimentos mediterrasiáticos que sí combaten la grasa.

- *Etapa 2 (semanas 3-6): ayuno intermitente mediterrasiático.* El ayuno intermitente es una potente forma de reiniciar tu metabolismo y no es tan difícil de incorporar a tu vida como podrías pensarlo. Te daré las herramientas y las pautas que te servirán para comer de ese modo y, aun así, seguir disfrutando comidas satisfactorias y deliciosas.

- *Etapa 3 (semanas 7 en adelante): mantenimiento.* En esta fase de mantenimiento te prepararás para el éxito a largo plazo. Vuelve personales tus nuevos hábitos alimenticios para que se conviertan en una parte automática, permanente y flexible de tu estilo de vida más sano.

En la primera etapa, "Intercambios mediterrasiáticos", te mostraré lo fácil que puede ser empezar a comer alimentos que ayudarán a llegar a tu metabolismo.

En lugar de decirte simplemente lo que no debes comer, te mostraré cómo identificar la comida que funciona en contra de tu metabolismo e intercambiarla por alimentos que provienen de las sanas y deliciosas tradiciones del Mediterráneo y de Asia, y que son aquellos que satisfarán tus antojos y tu apetito. Durante estas primeras dos semanas, te recomiendo que empieces la práctica de llevar un diario de alimentos con el fin de identificar tus hábitos presentes que rodean a los alimentos y la comida, de modo que sepas qué cambiar y qué conservar. Anotarás allí lo que comes todos los días y cómo te *sientes* antes, durante y después.

La segunda etapa es la guía de cuatro semanas para el "Ayuno intermitente mediterrasiático". Este es una herramienta de especial potencia para combatir la grasa dañina y mejorar tu metabolismo. También es una parte natural del comportamiento humano.

Podrías pensar que el ayuno intermitente es difícil, pero te insisto en que lo consideres como encontrar una ventana de alimentación que te funcione, un método que permite que casi todo el mundo se sienta pleno y satisfecho. Al contrario de algunas prácticas, cosecharás los beneficios del ayuno intermitente y, de todos modos, comerás durante el curso de 12 horas al día, lo cual no es difícil para el horario de la mayoría de las personas.

Esta etapa incluye cuatro semanas de recetas y un calendario para planear la comida. Las recetas son deliciosas y fáciles de preparar, de modo que podrás *disfrutar* tu comida mientras enciendes tus mecanismos que queman la grasa y tienen el propósito de inspirarte para que puedas crear tu propio plan de alimentación.

La tercera parte, que es la clave para el éxito a largo plazo, es el "Mantenimiento", que se diseñó con el propósito de adaptarse a tus preferencias y circunstancias reales en la vida, al mismo tiempo que ajustan tu metabolismo. En la mayoría de las dietas falta esta etapa y esa es una de las razones por la que la gente tiene dificultades para mantener resultados. Saber cómo adaptarte y cambiar tu plan personal con el fin de satisfacer las condiciones siempre cambiantes de la vida, puede ser la clave que conserve tu metabolismo en forma óptima a largo plazo. Las prácticas que aprenderás en esa parte te ayudarán a desarrollar buenos hábitos que duren toda una existencia.

Antes de entrar en detalles, te describiré cada etapa y comenzaré con un diagrama de flujo que te aporta la información a simple vista (figura 11.1), de modo que tengas una imagen general de cada elemento en cada etapa. ¿Estás listo? Allá vamos.

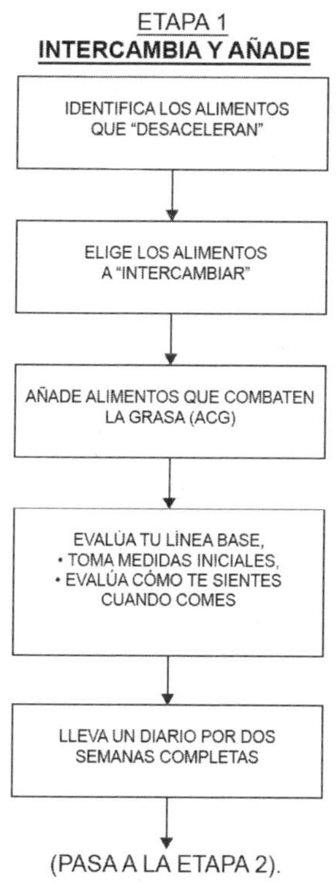

Figura 11.1. Intercambios y adiciones a simple vista.

Etapa 1: intercambios mediterrasiáticos (dos semanas)

Identifica los "alimentos desaceleradores" y elige tus "alimentos sustitutos"

Vamos a reflexionar sobre lo que comes en la actualidad y cómo está afectando tu salud metabólica. Comenzarás identificando los alimentos de tu dieta que vuelven más lento tu metabolismo. Esto es muy importante, así que no te saltes dicho paso. Para ayudarte a identificarlos, te proporciono una lista.

Observa el cuadro 11.1. En la columna izquierda están los alimentos que desaceleran. Estos son los que, si los comes con regularidad, *disminuirán la velocidad* de tu metabolismo, desarrollarán grasa e interferirán con tus defensas. Marca el recuadro de cada alimento que desacelera y que ingieras como parte de tu dieta, aunque solo lo consumas en forma ocasional.

¿Cuántos alimentos desaceleradores marcaste? Ahora regresemos a la parte superior de la lista y veamos la columna derecha. Estos son los alimentos para intercambiar, que son más sanos y que puedes usar para reemplazar los que desaceleran; muchos se inspiran en productos que provienen del Mediterráneo y de Asia. Para cada una de las categorías principales del lado izquierdo sobre los alimentos que desaceleran, encontrarás cuando menos uno en la columna derecha (intercambiables) y que puedes tener como sustituto. Marca los recuadros junto a ellos. Siéntete en libertad de cambiar muchos de ellos como quieras. ¡Mientras más variedad, mejor!

Cuadro 11.1. Alimentos desaceleradores y alimentos intercambiables

Marca el recuadro por cada alimento desacelerador (columna a mano izquierda) que consumas con regularidad. Luego, por cada una de las categorías principales, elige uno o más alimentos de intercambio (columna a mano derecha) que ya te gusten o que quisieras explorar. Evitarás comer todos los que están en la lista izquierda y, por cada uno que evites, lo sustituirás cuando menos por uno de la lista derecha.

Alimentos desaceleradores	Alimentos intercambiables
Granos refinados	*Intercambio*
☐ Pan hecho con harina enriquecida o blanqueada ☐ Farina o sémola de trigo ☐ Galletas de agua ☐ Galletas de queso preempacadas ☐ Granola preempacada (con moderación) ☐ Pastelitos preempacados ☐ Galletas de mantequilla de maní preempacadas ☐ Galletas de verduras y dip ☐ Galletas saladas ☐ Harina blanca ☐ Pasta blanca ☐ Arroz blanco	☐ Pan de trigo integral ☐ Arroz integral, salvaje o quinoa ☐ Arroz de coliflor ☐ Zanahorias, apio, pepinos ☐ Alimentos hechos con harina de trigo entero, centeno o almendra ☐ Granola casera con nueces y semillas ☐ Pan de masa madre ☐ Avena gruesa ☐ Verduras crudas y guacamole ☐ Pastas de trigo entero, garbanzos o lenteja ☐ Tallarines de calabacín
Alimentos congelados ultraprocesados	*Intercambio*
☐ Entradas congeladas ☐ Alimentos fritos congelados ☐ Macarrones con queso congelados ☐ Medallones, papas fritas, *nuggets*/tiras de pollo congelados ☐ Pizza congelada ☐ Sándwiches y burritos congelados ☐ *Waffles*, *hotcakes*, torrijas congelados ☐ Helado/postres congelados	☐ Fruta fresca (mangos, bayas, etcétera) ☐ Verduras congeladas

Alimentos desaceleradores	Alimentos intercambiables
Alimentos no congelados ultraprocesados	*Intercambio*
☐ Macarrones con queso empacados o en lata ☐ Aderezos hechos con suero de mantequilla ☐ Salsas hechas con crema ☐ Sopas y cremas de mariscos hechas con crema ☐ Artículos, bebidas y postres de comida rápida ☐ Queso en frasco o enlatado ☐ Dips y salsas hechos con mayonesa	☐ Aderezos caseros con yogur, hierbas, especias ☐ Guacamole, salsa, pesto, tzatrziki, hummus (garbanza), tahini, *baba ghanoush*, caseros ☐ Aderezo casero con aceite de oliva ☐ Aderezo casero vegano ☐ Mostaza ☐ Salsas hechas con aceite de oliva, tomate o diversas plantas ☐ Sopas o cremas hechas con verduras
Alimentos fritos	*Intercambio*
☐ Frituras (papas y maíz) ☐ Banderillas de salchicha ☐ Pastelillos de cangrejo ☐ Croquetas ☐ Donas ☐ Falafel (frito) ☐ Papas a la francesa ☐ Masa/churros fritos ☐ Buñuelos ☐ Palitos de queso ☐ Aros de cebolla ☐ Samosas ☐ Bolitas/croquetas de papa ☐ Wontones	☐ Verduras horneadas o hechas con freidora de aire ☐ Palomitas de maíz hechas con freidora de aire ☐ Verduras rostizadas ☐ Bolitas de falafel sin pan, fritas con aire

Alimentos desaceleradores	Alimentos intercambiables
Lácteos	*Intercambio*
☐ Quesos (todo tipo) ☐ Crema en polvo para café (todos tipos) ☐ Crema (simple o saborizada) ☐ Queso crema ☐ Crema ácida ☐ Crema batida	☐ Leche de coco, almendra, soya o avena ☐ Kefir ☐ Yogur griego sin sabor
Carnes procesadas	*Intercambio*
☐ Tocino ☐ Cecina ☐ Chorizo ☐ Carnes frías o charcutería (mortadela, jamón, pavo, *roast beef*) ☐ Proteína de comida rápida (hamburguesas, pollo, etcétera) ☐ *Hotdogs* y salchichas ☐ Pastrami ☐ Pepperoni ☐ Carnes, pollo, pescado preempacado/sazonado ☐ Salami	☐ Burrito de frijoles con salsa picante ☐ Pescados y mariscos enlatados ☐ Medallones caseros con frijoles, quinoa, hierbas, especias ☐ Mantequilla de nueces ☐ Tofu ☐ Pan con tomate (al estilo español)
Carne	*Intercambio*
☐ Res (cualquier corte) ☐ Aves fritas o con piel (pollo, pato, pavo) ☐ Cordero (solomillo, pierna, filete, costilla) ☐ Cerdo (solomillo, pierna, filete, panza)	☐ Legumbres (frijoles, lentejas, garbanzos) ☐ Hongos (todo tipo) ☐ Aves (pollo, pato, pavo) sin piel ni grasa ☐ Productos del mar (pescados, mariscos), no fritos ☐ Tofu

Alimentos desaceleradores	Alimentos intercambiables
Alimentos con azúcares añadidas	*Intercambio*
☐ Polvos/aditivos con aspartamo, sucralosa, o ambos ☐ Endulzantes de aspartamo, sucralosa, o ambos ☐ Alimentos endulzados con aspartamo, sucralosa, o ambos ☐ Cereales en caja (en especial los de postre/ azucarados ☐ Caramelos ☐ Galletas y pastelitos rellenos de crema ☐ Barras energéticas ☐ Betunes ☐ Malvaviscos ☐ Chocolate de leche o blanco ☐ Pasteles, tartas, galletas, *brownies*, donas preempacados ☐ Granola preempacada (con moderación) ☐ Helado y paletas de crema, preempacados ☐ Mantequilla de maní endulzada ☐ Mezcla de botanas (en especial las altas en chocolate o dulces)	☐ Chocolate oscuro (80 % o más) ☐ Frutos secos (arándanos, moras azules, albaricoques, etcétera) ☐ Granola casera ☐ Granola casera con nueces y semillas (sin azúcar) ☐ Mezcla de botanas (nueces, semillas, frutos secos) ☐ Endulzantes naturales (fruta del monje, miel) ☐ Semillas de granada ☐ Sorbete de fruta real (sin azúcar añadida)

Alimentos desaceleradores	Alimentos intercambiables
Grasas y aceites procesados	*Intercambio*
☐ Aceite de aguacate ☐ Sebo de res ☐ Mantequilla (todo tipo) ☐ Aceite de canola ☐ Aceite de coco ☐ Aceite de maíz ☐ Grasa de pato ☐ Aceite de linaza ☐ Aceite de semillas de uva ☐ Manteca (grasa de carne) ☐ Margarina ☐ Aceite de palma ☐ Aceites parcialmente hidrogenados ☐ Aceite de maní ☐ Mantequilla de plantas ☐ Aceite de cártamo ☐ Aceite de ajonjolí o sésamo ☐ Aceite de girasol ☐ Aceite vegetal	☐ Aceite de oliva
Bebidas y condimentos con azúcares añadidas	*Intercambio*
☐ Mezclas/bases para bebidas alcohólicas ☐ Endulzantes hechos con aspartamo o sucralosa ☐ Bebidas endulzadas con aspartamo o sucralosa ☐ Café y tés saborizados o endulzados ☐ Bebidas de "fruta" (con azucares añadidas, endulzantes artificiales, o ambos)	☐ Café (caliente o frío, sin azúcar) ☐ Licuados de fruta (puedes añadir verduras) ☐ Kombucha ☐ Leche de soya ☐ Té (caliente o frío, sin azúcar) ☐ Agua simple o gasificada

Alimentos desaceleradores	Alimentos intercambiables
Bebidas y condimentos con azúcares añadidas (continúa)	*Intercambio (continúa)*
☐ Malteadas, leches saborizadas/endulzadas ☐ Refrescos (regulares y con aspartame/sucralosa) ☐ Salsas azucaradas (cátsup, salsas de chile, caramelo, BBQ) ☐ Jarabes	
Alcohol	*Intercambio*
☐ Cervezas acompañadas de agua soda ☐ Bourbon ☐ Brandy ☐ Champaña ☐ Ginebra ☐ Ron ☐ Whisky escocés ☐ Vodka ☐ Whiskey ☐ Vino	☐ Agua soda

Agrega alimentos mediterrasiáticos que combaten la grasa

Como expliqué en el capítulo 2, la ciencia ha identificado muchos alimentos que *de verdad te ayudan a quemar grasa y mejorar tu metabolismo.* Existen más de 150 de ellos y la lista 1 que viene más adelante es la recopilación, publicada por primera vez, de aquellos que han obtenido evidencias con seres humanos. Estos forman parte muy importante de las tradiciones gastronómicas de los países mediterráneos y asiáticos.

Ahora tienes la divertida tarea de identificar los productos que ya te agraden y cuáles son los que te gustaría probar, de modo que puedas añadirlos a tus intercambios, para que incorpores a la planificación de tus comidas más ingredientes que aceleren tu metabolismo. Para tal propósito, échale una ojeada a la lista del cuadro 11.2 y ve marcando ambos rubros. Notarás que no se incluyen carnes porque no tienen propiedades que combatan la grasa. De igual manera, asegúrate de consultar la guía con ejemplos de comidas y recetas (que encontrarás en el capítulo 12) para obtener ideas sobre qué comer en esas primeras dos semanas.

Cuadro 11.2. Alimentos mediterrasiáticos que combaten la grasa
Marca todos los que ya te gusten y los que querrías explorar.

Productos agrícolas
Frutas
☐ Bayas de açaí
☐ Manzanas secas
☐ Manzanas frescas
☐ Aguacate
☐ Zarzamoras
☐ Grosellas negras
☐ Moras azules
☐ Cerezas
☐ Cerezas de Virginia o aronias negras
☐ Toronjas
☐ Limón amarillo
☐ Limón verde
☐ Arándanos rojos
☐ Naranjas
☐ Peras (Anjou, Bartlett)
☐ Frambuesas rojas y negras
☐ Fresas
☐ Tomates
☐ Sandía

Verduras
☐ Bok choy
☐ Brócoli
☐ Grelos (brócoli rabe)

Productos agrícolas

Verduras

☐ Brotes de brócoli
☐ Brocolini
☐ Colecitas de Bruselas
☐ Col
☐ Zanahorias
☐ Chiles
☐ Col rizada china
☐ Choy sum
☐ Gai choy
☐ Ajo
☐ Hongos (chanterelle, cremini, enoki, setas, porcini, portobello, shiitake, champiñón blanco)
☐ Germinados de mostaza
☐ Col napa
☐ Cebollas (moradas, amarillas)
☐ Poro silvestre
☐ Brócoli romanesco
☐ Cebolleta
☐ Tallos de ajo
☐ Chalotes
☐ Frijol de soya (edamame, tofu)
☐ Wasabi
☐ Berros

Alimentos en los pasillos intermedios

Secos

☐ Trigo sarraceno
☐ Cacao/chocolate oscuro
☐ Garbanzos
☐ Canela
☐ Lentejas
☐ Hongos (chanterelle, setas, porcini, shiitake)
☐ Alubias blancas pequeñas

☐ Nueces (almendras, nuez de la India, macadamia, pecana, pistaches, nuez de Castilla)
☐ Cebada perla
☐ Ciruelas
☐ Chiles rojos
☐ Cúrcuma
☐ Chícharos amarillos

Embotellados
☐ Aceite de oliva extra virgen
☐ Vinagre (manzana, balsámico, negro)

En frascos
☐ Alcaparras
☐ Gochujian
☐ Kimchi
☐ Puré de tomate

En tubo
☐ Pasta de anchoas
☐ Pasta de ajo
☐ Pasta de tomate

Enlatados
☐ Pescados y mariscos enlatados (anchoas, mariscos, atún)
☐ Tomates (enteros, pelados, en puré)

Pescados y mariscos

Pescados
☐ Anchoas
☐ Robalo del mar Negro
☐ Besugo del mar Negro
☐ Robalo chileno
☐ Bacalao
☐ Lenguado de Dover

☐ Besugo dorado
☐ Merluza
☐ Platija
☐ Caballa
☐ Robalo mediterráneo
☐ Salmón
☐ Sardinas
☐ Lobina rayada
☐ Rodaballo

Tenazas y conchas
☐ Cangrejo (azul, de Alaska, chino, moro)
☐ Langostino
☐ Langosta (del Atlántico o europea)
☐ Galera
☐ Mejillones
☐ Ostras (ostiones)
☐ Navajas
☐ Vieiras
☐ Camarones
☐ Langosta del Caribe

Tubos y tentáculos
☐ Sepias
☐ Pulpo
☐ Pepino de mar
☐ Calamar

Algas marinas
☐ Dulse
☐ Kombu
☐ Nori
☐ Wakame

Hueva de pescado
☐ Caviar

☐ Hueva de salmón
☐ Hueva de erizo de mar
☐ Tarama

Bebidas
Té
☐ Verde
☐ Matcha
☐ Oolong
☐ Pu erh

Jugos
☐ Jugo de uva Concord
☐ Jugo de arándano
☐ Jugo de naranja
☐ Jugo de granada
☐ Jugo de tomate
☐ Jugo de sandía

Otros
☐ Bebidas de cacao
☐ Café
☐ Leche de soya
☐ Agua

Evalúate al inicio

Antes de que empieces tu práctica de dos semanas para llevar un diario de alimentos, evalúa en qué punto estás y anota algunas medidas que reflejen el estado actual de tu metabolismo. Algunos de estos datos son números objetivos (usa el tipo de medida que sea más natural para ti, como centímetros o pulgadas, kilogramos o libras), en tanto que otros son subjetivos y reflejan cómo te sientes.

Toma tus medidas iniciales

- Anota tu estatura:

  Mi estatura es: __________.

- Pésate:

  Mi peso es: __________.

- Mide la circunferencia de tu cintura:

  El tamaño de mi cintura es: ________.

- Mi nivel general de energía es:

  1 2 3   4 5 6 7   8 9 10 (encierra uno en un círculo)

  (muy bajo)   (promedio) (muy bueno)

- Calificaría mi nivel de condición física como:

  1 2 3   4 5 6 7   8 9 10 (encierra uno en un círculo)

  (muy bajo)   (promedio) (muy bueno)

- Después de comer, en general me siento:

  1 2 3   4 5 6 7   8 9 10 (encierra uno en un círculo)

  (muy lleno)   (lleno)   (satisfecho)

- Sé cuando comí demasiado:

  ☐ Sí, pero no me doy cuenta hasta que es demasiado tarde

  ☐ Sí, y siempre me detengo antes de llegar a ese momento

  ☐ No, es difícil que me percate de ello

- La comida en la que es más probable que me exceda es (elige una, si es así):

  ☐ Desayuno   ☐ Comida   ☐ Cena

- Puedo mencionar los alimentos que me hacen sentir incómodo (abotagado, con dolor de estómago, contracciones intestinales, aletargado, etcétera) después de comerlos:

  ☐ Sí   ☐ No   ☐ No estoy seguro

- Los alimentos que me hacen sentir incómodo son (identifica cuando menos tres):

  ____

  ____

  ____

  ____

  ____

Lleva un diario de alimentos durante las dos semanas completas

Llevar un diario de alimentos en las primeras dos semanas te ayudará a darte cuenta y documentar los detalles de lo que comes y que es posible que no tengas conciencia de ellos o que no hayas reconocido.

Antes de comenzar el diario de cada comida, plantéate las siguientes cuestiones con el fin de obtener un punto de partida que indique dónde te encuentras ahora.

Más preguntas iniciales que hacerte y anotar

¿A qué hora te despiertas por la mañana?

¿Tienes hambre al despertar?

¿En qué horarios tomas el desayuno, la comida y la cena?

¿Qué comes exactamente y cuánto consumes en cada ocasión?

¿Tienes hambre antes de comer en esos tres momentos?

> ¿Cómo te sientes después de comer en cada un de esas tres ocasiones?
>
> ¿Cuál es tu nivel de energía a lo largo del día?
>
> ¿Cuándo y cuántas veces comes entre comidas durante el día?
>
> ¿Qué comes como tentempié?
>
> ¿A qué hora te vas a dormir por la noche?

Ahora que has anotado algunos datos iniciales, puedes usar el diario para adquirir mayor conciencia de tus comportamientos y de cómo te percibes mientras comes. Llevar un diario es una estupenda herramienta para identificar tus sensaciones y sentimientos, o los sucesos que te desvían del plan. Te guiaré para encontrar estrategias y prácticas que te pueden ayudar a mantenerte apegado al plan.

Documentar qué y cuánto comes también te sirve para concienciarte de tu ingesta real de alimentos. Eso es importante, ya que la mayoría tendemos a subestimar en gran medida ese aspecto.

Al final de cada día, anotarás cómo te sientes en relación con el acontecer diario en general y documentarás cualquier conocimiento que hayas adquirido. Este puede ser un muy buen sitio para añadir cualesquiera estrategias que te hayan resultado eficaces o inspiradoras en particular, con el objetivo de poder repetirlas con facilidad.

Usa los siguientes temas para ayudarte a llevar tu diario.

> **Temas para el diario**
> **Día #** _____ **de 14:** (anota en que día de la etapa 1 te encuentras)
> **Horario de hoy:**
> Desperté a las __________ (**HORA**).
> Cuando desperté, mi nivel de energía era ____________________.
> Me di cuenta de que ____________________(usa este tema para añadir cualquier cosa de la que hayas tomado conciencia).
> Desayuné a las ____________ (**HORA**).
> Esto es lo que desayuné (enumera los alimentos y cantidades):
> ____

Bebí: ____

Cuando dejé de comer, me sentí ___________________________

Noté que _______________________________ (usa este tema para añadir cualquier cosa de la que hayas tomado conciencia).

Una hora después de comer, me sentí (encierra la opción si la experimentaste): soñoliento, pesado, abotagado, lento, confuso, con dolor de cabeza, enfocado, con la mente clara, ligero, feliz, lleno de energía (o escribe lo que falte).

Sentí hambre de nuevo a las _______________ (HORA).

Sentí/no sentí (encierra uno) la necesidad de comer un tentempié.

Así que _______________________________ (escribe tu respuesta a esa necesidad).

Comí a las _______________ (HORA).

Esto es lo que comí (enumera los alimentos y las cantidades):

____

____

Bebí: ____

Cuando dejé de comer, me sentí ___________________________

Me percaté de que _______________________________ (usa este tema para añadir cualquier cosa de la que hayas tomado conciencia).

Una hora después de comer, me sentí (encierra la opción si la experimentaste): soñoliento, pesado, abotagado, lento, confuso, con dolor de cabeza, enfocado, con la mente clara, ligero, feliz, lleno de energía.

Sentí hambre de nuevo a las _______________ (HORA).

Sentí/no sentí (encierra uno) la necesidad de comer un tentempié.

Así que _______________________________ (escribe tu respuesta a esa necesidad).

Cené a las _______________ (HORA).

Esto es lo que cené (enumera los alimentos y cantidades):

____

Bebí: ____

Cuando dejé de comer, me sentí ___________________________

Noté que _______________________________ (usa este tema para añadir cualquier cosa de la que hayas tomado conciencia).

Una hora después de comer, me sentí (encierra la opción si la experimentaste): soñoliento, pesado, abotagado, lento, confuso, con dolor de cabeza, enfocado, con la mente clara, ligero, feliz, lleno de energía.

Sentí hambre de nuevo a las _______________ (HORA).

Sentí/no sentí (encierra uno) la necesidad de comer un tentempié.

Cuando sentí la necesidad, estaba _______________________ (¿qué estabas haciendo?, ¿en qué pensabas?)

Entonces, _______________________ (escribe tu respuesta para la necesidad y asegúrate de anotar cualquier estrategia que te haya resultado eficaz).

Me fui a dormir a las _____________ (HORA).

Al reflexionar en el día en general, tomé conciencia de

____

____

____

Qué hacer

Intercambio de alimentos

- A lo largo de las dos semanas, evita consumir todas las opciones que se encuentran en la columna de alimentos desaceleradores y añade los de intercambio para cada una de tus tres comidas diarias.

- Elige tantos de los alimentos que combaten la grasa como quieras de los 150 incluidos en la lista para agregar a tu dieta. Mientras más alimentos que combaten la grasa consumas, menos espacio te quedará para los desaceleradores. Tu metabolismo te lo agradecerá.

- Si te descubres comiendo alimentos que no están en las referidas listas, como verduras, legumbres y especias, sigue adelante —esos están bien—.

- Usa la guía con ejemplos de comidas del capítulo 12 para ayudarte en tu plan y con el horario de los alimentos.

Lleva el diario

- Lleva tu diario por lo menos durante dos semanas y responde las preguntas con sinceridad.
- Al final de las dos semanas, siéntate por 30 minutos a revisar todo lo que anotaste.
- Analiza lo que registraste: ¿cuáles alimentos te hicieron sentir bien? ¿Cuáles te produjeron incomodidad? ¿Qué intercambios disfrutaste más? ¿Tuviste conciencia plena del tamaño de tus porciones o te levantaste de la mesa sintiéndote demasiado lleno? ¿Cuándo te dio hambre durante el día? ¿En qué momento comiste? ¿Comiste sin tener hambre? ¿Comiste un tentempié y, en ese caso, cuándo? ¿Cuáles eran tus circunstancias? ¿Qué estrategias descubriste y empleaste que te funcionaron más para mantenerte apegado a los alimentos intercambiables que combaten la grasa?

El diario de alimentos no solo revela lo que consumiste, sino también cómo te *conectas* con la comida cada día y cómo te *sientes* acerca de ella. Al final de estas dos semanas, tú y tu cuerpo estarán listos para comprometerse con un programa que eleva tu metabolismo y lucha contra la grasa corporal dañina. Podrás usar esta información para obtener apoyo a medida que ingresas a la etapa 2.

Etapa 2: ayuno intermitente mediterrasiático (cuatro semanas)

Ahora que elevaste tu nivel de conciencia, y empezaste a usar los intercambios de alimentos y a comer más productos que combaten la grasa, llegó el momento de reiniciar tu metabolismo, quemar la grasa y activar las defensas de tu salud. Para el final del periodo de cuatro semanas, habrás establecido nuevos hábitos sanos que mejorarán tu metabolismo y tu bienestar corporal en general, que será posible mantener por el resto de tu vida.

He aquí un desglose de los elementos en la etapa 2: establece tu ventana de alimentación, planea tus comidas con una semana de antelación, come según tu plan respectivo y efectúa otra autoevaluación

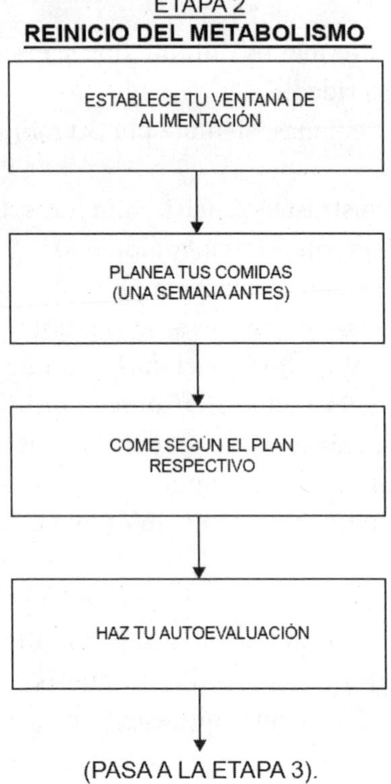

Figura 11.2. Reinicio del metabolismo a simple vista.

Ayuno intermitente mediterrasiático

El ayuno es parte de nuestro comportamiento natural. Cuando dormimos hacemos ayuno y cuando comemos después de despertar por la mañana, rompemos el ayuno (de allí que se le denomine *desayuno*). Por definición, todos los humanos practicamos el *ayuno intermitente*. Por ende, aunque este se ha popularizado como tendencia en salud, es una parte natural del funcionamiento del cuerpo.

El ayuno intermitente es un elemento esencial del protocolo de *Comer para adelgazar* y se ajusta de manera inherente a la forma de alimentarse mediterrasiática. Los países del Mediterráneo y de Asia practican el ayuno como parte de sus tradiciones religiosas, y ambas culturas tienden a ingerir desayunos más ligeros y comenzar el día con una carga calórica menor. Más importante aún, en las culturas alimentarias mediterránea y asiática todo se relaciona con comer de manera intencional: tener conciencia de cuándo y qué estás comiendo, y no picotear sin ton ni son. Quienes siguen esta práctica son conscientes de los alimentos que ingieren, y son muy selectivos en la calidad de los ingredientes y en cómo se preparan. La ausencia de tentempiés aleatorios reviste una naturaleza lógica y muy mediterrasiática: ¿por qué arruinarías tu apetito cuando sabes que degustarás algo de verdad delicioso en tu siguiente comida?

Beneficios del ayuno intermitente

Esta es la razón por la que el ayuno intermitente ofrece beneficios para la salud. Cuando comes, estás cargando combustible (calorías) en tu organismo. A medida que los alimentos se digieren, tu páncreas segrega insulina, la hormona que le informa a tus células que absorba el combustible (glucosa) para uso inmediato. Esto mantiene en funcionamiento tus órganos y provee la energía para cualquier actividad física o mental que realices. Más allá de eso, el combustible se absorbe y se almacena en tus células grasas para uso posterior.

Tu cuerpo está diseñado para que, mientras las concentraciones de insulina se encuentren altas, no pueda acceder a la energía almacenada. Esto tiene sentido porque mientras cargas combustible, no quieres tomar de tus reservas, por lo que la energía permanece atrapada en la grasa. La insulina inhibe la lipólisis (la descomposición de la grasa), que es el proceso necesario para acceder a la energía almacenada allí. Sin la lipólisis, no puedes tomar del combustible. En otras palabras, cuando tus niveles de insulina son altos (mientras comes y durante un periodo posterior a comer, mientras el combustible se carga en las células) tu grasa no puede aprovecharse y encogerse. Es como estar en una gasolinera: cuando te estacionas junto a la bomba para cargar gasolina, debes apagar el motor. No tienes permitido quemar el combustible del tanque al mismo tiempo que lo estás llenando.

Por otro lado, ayunas cada vez que no te encuentras comiendo entre comidas y eso incluye el tiempo que pasas dormido. Durante ese periodo, las concentraciones de insulina en sangre pasan a niveles bajos. La baja insulina "libera" el tanque de combustible y permite que la lipólisis ocurra. Tu metabolismo puede acceder a la grasa y descomponerla para usar la energía como combustible. Mientras más tiempo pases en ayuno, más bajan las concentraciones de insulina en tu sangre y más grasa puede quemar tu cuerpo. Si encallaste en una isla desierta sin acceso a los alimentos, tus reservas de grasa se agotarán con rapidez. Quemarás esas reservas y bajarás una tremenda cantidad de peso en un corto tiempo. El ayuno (y bajar de peso) y la inanición (desnutrición) se hallan en el mismo canal; solo es cuestión de la intención y la gravedad.

Cuando no estamos en ayuno intermitente, permanecemos en *ingestión intermitente* (esa es la ventana para alimentarte inherente al protocolo en cuestión). Esta es la otra mitad de un plan de vida que te ayuda a optimizar tu metabolismo. Una enorme cantidad de investigación científica y clínica ha estudiado cómo pasar del ayuno intermitente a la alimentación puede favorecer la salud, mejorar el metabolismo, auxiliar en la pérdida de peso, combatir la grasa corporal, suprimir la inflamación, aumentar la longevidad, luchar contra el cáncer, y más.[1] No requiere que te mates de hambre; tan solo reduce el tiempo disponible para consumir calorías en cada día.[2]

Seguir el protocolo de *Comer para adelgazar* es sencillo: cuando no estás comiendo, tus niveles de insulina son menores, y tu cuerpo puede quemar la grasa y elevar el metabolismo. Ingerir alimentos que poseen bioactivos que combaten la grasa activa en forma adicional tu metabolismo para que queme más grasa peligrosa. Aprovecha una ventaja metabólica del tiempo en que no te encuentras comiendo, al igual que de las elecciones inteligentes de los alimentos que sí consumes, al mismo tiempo que estás comiendo.

El ayuno intermitente mediterrasiático también ofrece beneficios periféricos a los sistemas de defensa de la salud: angiogénesis, regeneración, microbioma, protección del ADN e inmunidad. Tu maquinaria genética se sintoniza durante el ayuno para coordinar todos los mecanismos de tu metabolismo. Tu ADN produce menos proteínas inflamatorias durante ese periodo. Cuando ayunas, tu cuerpo enciende el proceso de autofagia, que es una forma de limpieza que barre con las células muertas y moribundas.[3] Al mismo tiempo, tus células madre entran en acción para reemplazar y regenerar cualquier tejido del organismo que necesite repararse o renovarse, incluido tu sistema inmunitario.[4] Como cuando reinicias una *laptop*, tu microbioma se reinicia durante el estado de ayuno.[5]

Obtendrás otros beneficios importantes de salud durante el periodo de ayuno/sueño, cuando no estás comiendo. Quemar grasa mediante el ayuno le sirve a tu hígado a mantenerse más sano. Se desaceleran los procesos de envejecimiento celular. Durante el ayuno, los músculos se mantienen y crecen.[6] La neuroplasticidad de tu cerebro, su capacidad de formar nuevas conexiones a partir del aprendizaje o para recuperarse de lesiones, se optimiza con el ayuno intermitente.[7]

El protocolo de *Comer para adelgazar* está diseñado con el propósito de ayudarte a obtener un beneficio de las ventajas metabólicas curativas del ayuno. Por la mañana, espera un rato antes de comer algo. Emplea ese tiempo para lavarte los dientes, darte una ducha, vestirte y prepararte para el día que tienes por delante, *antes* de desayunar. Si necesitas un recordatorio, pon una alarma que te avise en una hora (o más) luego de levantarte para que te indique que ahora está abierta tu ventana de alimentación. El mismo principio se aplica a tu rutina vespertina. Si no comes durante tres horas antes de acostarte, consigues más tiempo de ayuno. Tu cuerpo y tu salud te lo van a agradecer.

Establece tu ventana de alimentación

Este es el periodo de cada día en el que ingerirás todos tus alimentos. No comerás nada antes ni después. Las horas aparte de esto (cuando no comes) son cuando tu cuerpo ayuna y lleva a cabo funciones críticas para tu metabolismo que combate la grasa. Añadir calorías a tu sistema antes o después de tu ventana de alimentación interfiere con esas funciones metabólicas esenciales, por lo que es importante que no comas refrigerios durante las horas de ayuno.

Para diseñar tu ventana de alimentación, primero debes decidir a qué hora comenzarás y dejarás de comer todos los días.

Cuándo "abrir" tu ventana de alimentación: espera por lo menos una hora después de despertar antes de comer tu primer alimento. Si la alarma te despierta a las siete de la mañana, abre tu ventana de alimentación a las ocho, o en cualquier momento posterior. La mayoría de la gente piensa que no tiene hambre justo al despertar. Aun así, esto puede causar que rompas con algunos hábitos de toda la vida. A muchos de nosotros se nos enseñó de niños que es imperativo desayunar antes de ir a la escuela, por lo que aprendimos a comer de inmediato enseguida de levantarnos. Esto no es óptimo para tu metabolismo. En lugar de ello, ampliarás tu "periodo sin comer" durante el mayor tiempo posible luego de despertar. Lo anterior extiende el periodo de tu ayuno nocturno y mejora tu metabolismo. El desayuno significa que rompes el ayuno, así que planea esto como un desayuno tardío o, incluso, sáltate el desayuno por completo. Platícalo con tu médico si tienes diabetes o cualquier otro problema de salud; de otra manera, no hace daño.

Cuándo "cerrar" tu ventana de alimentación: el siguiente paso es determinar cuándo se *cierra* la ventana. Este es el tiempo en el que das el último mordisco del día, que es cuando terminas la comida vespertina o nocturna, no cuando la inicias. Adquiere conciencia de que, para obtener los resultados óptimos, deberías cerrar tu ventana de alimentación no más de 12 horas después de abrirla, o más pronto. Digamos que te levantaste a las siete de la mañana y decidiste abrir la ventana de alimentación a las ocho. Eso significa que necesitarías cerrarla no más tarde de las ocho de la noche, que es un periodo de 12 horas. Para cumplir con ese horario, puedes empezar a cenar a las siete de la noche, que es un momento razonable para la mayoría de la gente. A las ocho ya terminaste. Nada de bocadillos a altas horas nocturnas.

Si eso se adecua a tu horario, deberías hacer que tu ventana de alimentación sea incluso más corta que las 12 horas. Por ejemplo, si cenas a las seis de la tarde, puedes terminar una hora después, a las siete. Entonces, tu ventana completa sería entre las ocho de la mañana y las siete de la noche. Esta es una ventana de 11 horas, que entra muy bien dentro del periodo de 12 horas y que es incluso mejor para tu metabolismo, ya que extiende el tiempo de ayuno. Una ventana de ocho horas es aún mejor (digamos que consumirías un desayuno tardío a las 10 de la mañana y luego cenarías temprano a las cinco de la tarde, para terminar a las seis), aunque esto resulta complicado de practicar para la mayoría de las personas. Quizá necesites experimentar con diferentes ventanas de alimentación para encontrar la que mejor se ajuste a tu horario.

Sin importar lo que hagas, asegúrate de dejar de comer cuando menos dos a tres horas antes de acostarte. Esto no solo mejorará la calidad del sueño, sino que también permite que tu cuerpo termine con su trabajo inmediato de digestión de modo que pueda comenzar sus actividades metabólicas de quemar grasa y de otro tipo mientras duermes.

Revisemos:

Ejemplo de ventana de alimentación de 12 horas
7:00 a. m.: despiertas (no comes durante una hora)
8:00 a. m.: abres la ventana de alimentación (desayunas)
8:00 p. m.: cierras el periodo de alimentación (terminas de cenar)
11:00 p. m.: hora de dormir

Esta ventana de alimentación puede ser un reflejo cercano de la manera en que ya comes o quizá necesites juguetear un poco con los horarios para lograr ajustarlos a tu estilo de vida. Experimenta lo necesario; vale la pena hacerlo bien.

Solo recuerda lo siguiente: cuando comes al estilo mediterrasiático, introduces energía (calorías) y bioactivos (polifenoles, fibra dietética) en tu cuerpo. Al no comer, tu cuerpo cambia a la actividad de quemar esas calorías que se han ido almacenando en la grasa y, mientras más tiempo tenga para eso, más grasa quemarás. Recapitulemos: para optimizar tu metabolismo y encender a su máxima temperatura los quemadores de tu organismo, espera por lo menos una hora antes de abrir la ventana de alimentación durante la mañana. Para obtener los mejores resultados, y con el fin de lograr una noche de sueño con mayor reposo, debes comer lo último y cerrar la ventana de alimentación cuando menos dos a tres horas antes de acostarte. Durante las cuatro semanas completas, come todos tus alimentos dentro de ese periodo.

Qué debes hacer

- Llena la siguiente hoja de trabajo para establecer los tiempos de apertura y cierre de tu ventana de alimentación.
- Si te sirve como recordatorio, programa dos alarmas en tu dispositivo móvil, 15 minutos antes de abrir y de cerrar la ventana.
- Usa la guía con ejemplos de comidas del capítulo 12 para que establezcas tus horarios y determines cuáles te saltarás.

Hoja de trabajo de mi ventana de alimentación

La hora a la que despierto por la mañana es: _________________ .

La hora a la que empieza mi ventana de alimentación (por lo menos una hora después de despertarme) es: _______________ .

La hora en que se cierra mi ventana de alimentación (mínimo dos horas antes de dormir) es: _______________ .

La hora de ir a dormir es: _____________ .

Horas totales para comer (entre el momento de abrir y cerrar la ventana) son: ____________ .

Planea (y prepara) tus comidas en el curso de una semana

La mejor forma de mantenerte encarrilado en el protocolo de *Comer para adelgazar* consiste en planear con antelación. Planificar tus alimentos de la siguiente semana es una manera inteligente de prepararte para ir de compras y cocinar, y para saber qué comidas tienes a diario (¡y cuándo te quedarán excedentes para ahorrarte tiempo al día siguiente!).

Estos son cuatro fáciles pasos que te ayudarán a organizar y a elaborar tus alimentos durante una semana. Me agrada hacerlo en fin de semana, que es cuando las cosas son un poco menos frenéticas.

1. Primero *selecciona tus recetas*. Si buscas inspiración, encontrarás 37 deliciosas opciones al respecto en el capítulo 12 que puedes usar como punto de partida. También te recomiendo que añadas algunos alimentos sanos que sean favoritos de la familia y que ya sepas cómo preparar, o explora en internet algunas nuevas recetas. Busca las que contengan ingredientes de la lista de alimentos que combaten la grasa. Evita los que desaceleran y también los que están muy procesados o fritos.

2. Una vez definidas tus recetas, *elabora un listado de compras* con todos los productos que necesitas para preparar tus comidas de

la semana. (Consejo para profesionales: si deseas reducir los tiempos de preparación y cocción, puedes considerar más porciones de una sola vez y planear unas cuantas comidas que produzcan ricos sobrantes).

3. Acude al mercado con tu lista de compras y *consigue todos los ingredientes.*

4. *Opcional:* si tus semanas laborales son muy apretadas, tómate un momento adicional durante tus días de descanso y *adelanta la preparación de tus alimentos con el fin de acortar el tiempo de cocción.* Por ejemplo, lava, pela y corta las zanahorias, las cebollas y otras verduras que utilizarás para hacer una sopa y guárdalas dentro de un recipiente de vidrio en el refrigerador.

Come según tu plan de alimentación

Para reiniciar con éxito tu metabolismo, es importante que te empeñes de la mejor manera en apegarte al plan. Aunque los esfuerzos repetidos para bajar de peso tienen beneficios, como ya has visto, empezar y detenerte confundirá a tu metabolismo y hará que combatir la grasa corporal se convierta en algo mucho más difícil de lograr. Si llegaras a toparte con un obstáculo infranqueable que te imposibilita comer lo que planeaste, estas son unas cuantas estrategias que podrías intentar para que no te desvíes demasiado.

- Si ya sabes por anticipado que hacer una comida será complicado, elige un poco de fruta fresca o verduras cortados que puedas comer como sustituto.
- Cuando te enfrentes a una comida que te preparó alguien más, busca entre todas las opciones que te ofrecen solo las que contienen ingredientes que combaten la grasa y que están anotadas en la lista de alimentos de intercambio.

- Si te encuentras en casa y simplemente se te acabó el tiempo para cocinar un platillo que planeaste, intercámbialo por otro que hayas considerado para la misma semana, que sea más rápido de preparar y obtener (o recurre al excedente de una comida anterior).

- Si tus únicas opciones son alimentos desaceleradores, solo puedes saltarte esa comida y esperar a que tengas acceso a las opciones que habías planeado consumir o que son más sanas. Toma un vaso grande de agua para matar el hambre y recuerda que no debes excederte en tu siguiente comida.

Autoevalúate

Al final de estas cuatro semanas habrás entrenado tu cuerpo a ingerir menos calorías y a alimentarse con comida más sana que combate la grasa. Tu organismo también habrá tenido más tiempo para quemar calorías durante tus periodos de ayuno y pronto tu metabolismo empezará a operar con mayor eficiencia. Toma nota de cómo te sientes y cómo funcionas. Deberías sentirte con más energía, más alerta y con un paso más ligero.

Para muchas personas, efectuar evaluaciones rápidas a lo largo del proceso les resulta fuente de motivación. Podrías volver a medir la circunferencia de tu cintura o pesarte de nuevo o, si quieres ver cómo te va sin obsesionarte con un número en la báscula, intenta estas revisiones útiles.

Elige una prenda favorita que solía quedarte, pero que se ha vuelto demasiado estrecha. Póntela una vez por semana y ve cómo la sientes en cada ocasión. Si cada vez es más fácil portarla o subirle el cierre, o si se siente más floja o más cómoda, ¡estás progresando!

Nota cómo se mueve tu cuerpo. Cuando te deshaces de la grasa dañina y pones en marcha tu metabolismo, empiezas a notar que te mueves con más facilidad. *Percátate de cualquier cambio que experimentes en los siguientes factores:*

- ¿Cuánto esfuerzo requieres para pararte, sentarte o levantarte del piso?

- ¿Sientes que caminas con más agilidad?

- ¿Tu velocidad natural para caminar es más rápida?

- ¿Es menos frecuente que te falte el aire?

- ¿Tienes más energía a lo largo del día?

- ¿Puedes agacharte y respirar con más facilidad? (¿Sin que tu estómago presione el diafragma y te obligue a respirar con dificultad?)

Al final de las cuatro semanas, asegúrate de volver a la autoevaluación y anotar tus nuevos datos.

Autoevaluación después de cuatro semanas

- Mi peso actual es: _____________ .
- El tamaño de mi cintura es: ___________ .
- Mi nivel actual de energía es:
  1 2 3   4 5 6 7   8 9 10 (encierra uno en un círculo)
  (muy bajo) (promedio) (muy bueno)
- Califico mi condición física actual como:
  1 2 3   4 5 6 7   8 9 10 (encierra uno en un círculo)
  (muy bajo) (promedio) (muy bueno)
- Ahora, después de comer, me siento:
  1 2 3   4 5 6 7   8 9 10 (encierra uno en un círculo)
  (muy lleno) (lleno) (satisfecho)

Etapa 3: personaliza tu plan

¡Felicidades! Terminaste tu programa de cuatro semanas y ahora tienes las herramientas para combatir la grasa adicional en tu cuerpo, mejorar tu metabolismo y activar las defensas de tu salud. Has eliminado muchos alimentos que alguna vez dañaron tu metabolismo y tu sistema inmunitario. Averiguaste la manera de comer solo dentro de una ventana de tiempo designada para que tu cuerpo tenga tiempo de llevar a cabo sus funciones metabólicas importantes mientras ayunas (y duermes). Lo más importante es que has estado consumiendo alimentos preparados de maneras que te gustan y que la ciencia dice que te ayudan a quemar la grasa perjudicial.

Ahora tu meta es seguir adelante y, para lograrlo, el protocolo tiene que ajustarse a tus circunstancias vitales, además de que debes ser capaz de adaptarlo cuando sea necesario (consulta la figura 11.3).

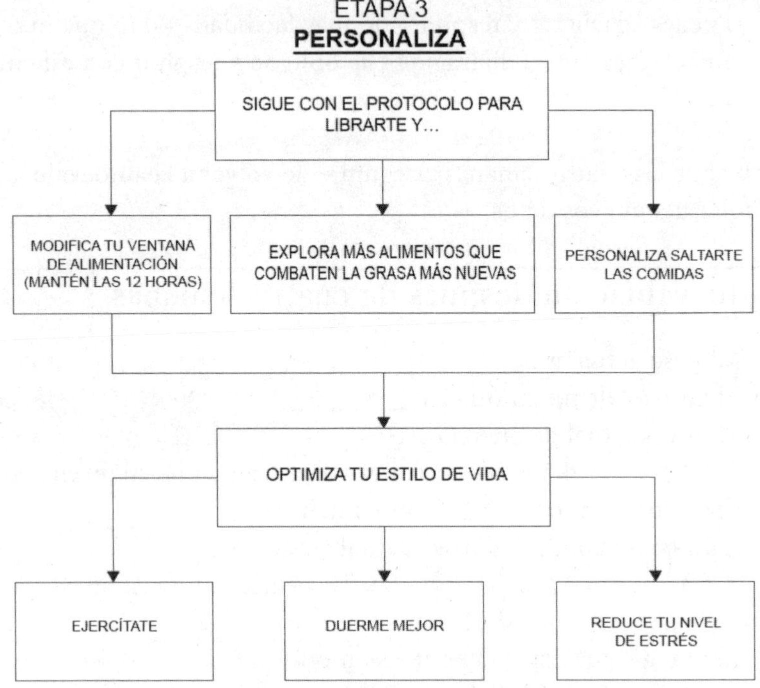

Figura 11.3. A simple vista: personaliza tu plan.

Sigue con el protocolo de *Comer para adelgazar*

Estos son algunos consejos que te ayudarán a refinar tu protocolo, de modo que se ajuste mejor a tus preferencias y mantengas el impulso hasta conseguir el éxito.

Continúa probando nuevos alimentos y métodos de preparación. Si quieres que las cosas se mantengan interesantes, prueba los productos que están en la lista de alimentos que combaten la grasa y que son menos conocidos para ti; recurre a recetas nuevas con el fin de agregar variedad a tus antiguas comidas de siempre. Sigue deleitando el paladar con sabores interesantes que te servirán para mantenerte interesado mientras comes, lo que optimiza tu metabolismo y estimula tu salud.

Sigue evitando los alimentos ultraprocesados. Estos son los que comúnmente encuentras empaquetados, en latas, envolturas plásticas o frascos, y que fueron modificados de su estado natural al mezclarlos con conservantes, colorantes, saborizantes y otros químicos artificiales, incluidas azúcar añadida, sal y grasas hidrogenadas (saturadas). Alimentos como los congelados, las botanas, los cereales en caja y la comida rápida están ultraprocesados y reducirán tu metabolismo.

Aléjate de la comida frita. Por atractivos que resulten (y de verdad me gustan las texturas crujientes), los alimentos fritos son altos en calorías porque absorben la grasa en la que se frieron. Evita este método de preparación para cualquier alimento, aun las opciones sanas. Por ejemplo, el bacalao es un pescado sano que contiene ácidos grasos omega-3. Un trozo de bacalao frito (*fish and chips*) puede contener 12 veces más grasas —ninguna de las cuales es omega-3 sano— y tiene más del doble de calorías que un trozo de bacalao horneado. Freír cualquier alimento lo vuelve menos sano, incluidos las calabacitas, los tomates, los calamares, los camarones, los ostiones y demás productos que se preparen de ese modo. Dorar en horno o freír con aire son maneras más sanas de obtener la textura crujiente sin la grasa.

Continúa saltándote un par de comidas cada semana. Intenta no comer el desayuno y, en otro día de la misma semana, sáltate la comida. De inicio sentirás hambre, a medida que te acostumbras a este nuevo patrón alimenticio. Una forma de darle la vuelta es tomar un vaso de agua cuando sientas apetito, lo cual engañará al cerebro y alterará su liberación de grelina, la hormona del hambre. También puedes hacer el intento de salir a caminar. Imponerte al hambre, al igual que lo hacen millones de personas porque están demasiado preocupadas como para comer. Saltarte las comidas es sano porque ayuda a reducir tu ingesta calórica en general, lo cual inclina la ecuación energética de tu cuerpo hacia la pérdida de peso. De nuevo, ten en cuenta que si te saltas una comida, es posible que te sientas tentado a comer en exceso a la siguiente, de modo que cuida tus porciones. El plan de comidas de cada semana parecerá semejante al que está en el cuadro 11.3.

Sigue evitando los bocadillos. Esto significa no picotear sin pensarlo, nada de atascarte de comida basura en tu coche mientras viajas, nada de tentempiés a medianoche, y así en forma sucesiva. Comer tentempiés activa un aumento rápido de insulina que bloquea la quema de grasa. Abandonar las botanas ayuda a tu organismo a ser más eficiente en términos metabólicos.

Limita las salidas a cenar. Comer en casa te ayudará a mantener el mayor control de tus elecciones alimenticias, de modo que cena en casa y prepara tus propios platillos lo más que sea posible. Si debes salir a cenar, consulta las listas de alimentos intercambiables y de los que combaten la grasa. Elige con inteligencia entre las opciones del menú y consume porciones moderadas de acuerdo con los mismos principios que seguirías si estuvieras en casa.

Cuadro 11.3. Plantilla con el plan personalizado de alimentos

	Domingo	Lunes	Martes	Miércoles	Jueves	Viernes	Sábado
Empieza a comer dos horas después de despertar	Desayuno	Sáltalo	Desayuno	Desayuno	Sáltalo	Desayuno	Desayuno
	Comida	Comida	Comida	Comida	Comida	Comida	Sáltala
Deja de comer tres horas antes de dormir	Cena	Cena	Cena	Cena	Cena	Cena	Cena

Sigue dejando de comer cuando te sientas satisfecho, pero no lleno. La calidad de las calorías es muy importante en lo que respecta a tu metabolismo, pero también lo es la cantidad. Sobrecargar tu cuerpo de calorías daña tu sistema, así que controlar las porciones es vital para la alimentación sana y para satisfacer tus objetivos de salud.

Estos son tres modos adicionales de personalizar el protocolo a tu gusto:

1. **Modifica tu ventana de alimentación según se necesite** para adaptarse a los horarios diarios en que despiertas y duermes. Nadie

despierta y se retira a dormir a las mismas horas todos los días. Por ejemplo, es posible que te levantes a las siete durante la semana laboral, pero que te despiertes a las nueve en los fines de semana. Para adaptar el plan, solo asegúrate de demorar el desayuno por una hora después de levantarte. Así, durante la semana no ingerirás alimentos sino hasta las ocho de la mañana, pero en sábado y domingo comerías hasta las 10:00 (o podrías saltarte el desayuno y comer más temprano).

2. **Sigue explorando nuevos alimentos que combaten la grasa y descubriendo nuevas recetas.** Uno de mis mayores disfrutes consiste en explorar nuevos alimentos. Tengo un dicho: "La vida es para vivirla", lo cual, en mi caso, significa que disfrutemos la plétora de opciones gastronómicas deliciosas que tenemos disponibles. Conviértete en cazador de alimentos que combaten la grasa (entérate de cosas nuevas inscribiéndote a mi boletín en www.drwilliamli. com) y continúa encontrando nuevas recetas que poner en práctica. Quién sabe, algunas pueden convertirse en tus nuevos platillos favoritos.

3. **Personaliza tu programa para saltarte comidas.** Para adaptarte a las circunstancias de la vida real, es posible que necesites cambiar cuál de las comidas eliges omitir en cualquier día específico de la semana. Eso está bien, siempre y cuando sigas saltándote unas cuantas en la semana. Si solo puedes suprimir una o dos en algunas semanas, no hay problema, pero intenta dejar una de las comidas del día en tres ocasiones a la semana siguiente.

Regresa para reiniciar

Aunque hagas un firme compromiso con el protocolo de *Comer para adelgazar*, es posible que te desvíes de vez en cuando. Esto le puede suceder a cualquiera. La vida nos lanza sorpresas inesperadas todo el tiempo, así que ¡no te preocupes!

Si terminas regresando a comer alimentos poco sanos y subes de peso, tan solo reinicia el protocolo. Vuelve a la etapa 1 y comienza otra vez desde cero. El protocolo de *Comer para adelgazar* está diseñado con el fin de facilitarte el arranque del programa y reiniciarlo cuando sea necesario. Los buenos hábitos que adquieres con su práctica son como montar en bicicleta: una vez que los aprendes, es muy fácil regresar al carril y hacerlo de nuevo. El objetivo es tener un método de mejorar en forma continua tu metabolismo durante toda tu vida, al mismo tiempo que combates la grasa corporal.

No todas las calorías son iguales

Existe una importante ventaja en el principio de moderación: no todas las calorías son iguales. La *calidad* de los alimentos que las contienen hace una gran diferencia.

Habrás escuchado que a los dulces y refrescos se les llama *calorías vacías*. Es común que contengan jarabe de maíz alto en fructosa, el cual es azúcar simple que, en exceso, conduce al síndrome metabólico. Por cierto, la fruta entera también contiene la misma azúcar y fructosa, pero no produce este efecto porque, además de las calorías de esta última, aporta fibra dietética que beneficia el metabolismo. Los alimentos que combaten la grasa y que se enlistan en este libro te servirán de guía para que no solo comas la *cantidad* adecuada de calorías, sino también para que obtengas las de la *más alta calidad*.

El concepto *densidad de nutrientes* adquiere importancia cuando se toman decisiones acerca de la comida. Los alimentos enteros, como las frutas y las verduras, contienen fibra, bioactivos, proteínas y otros macro y micronutrientes, al igual que azúcares naturales. La fibra te sacia, por lo que no te sentirás tan hambriento en el transcurso del día. Comer menos significa agregar menos calorías a tu organismo. Una porción de 100 calorías de kiwi entero o pimiento rojo es más densa en nutrientes y posee mayor valor para la salud que una misma ración de dulces. Ponte como objetivo una proporción de altos nutrientes contra calorías cuando elijas qué comer. La proteína es un macronutriente que requiere más tiempo y energía para digerirse, lo cual te hace sentir más satisfecho durante más tiempo. Todos los alimentos que combaten la grasa son densos en nutrientes y contienen bioactivos que ayudan a tu metabolismo.

Además, la etiqueta de "cero calorías" en los alimentos no significa que sean más sanos o que su ingesta impida aumentar de peso.

El consumo de refrescos sin azúcar y de otros alimentos que contienen edulcorantes artificiales tiene el efecto contrario porque daña tu microbioma intestinal. Esto lo estudiaron los investigadores de la Universidad de Carolina del Norte en Chapel Hill, la Universidad Estatal de Carolina del Norte y la Universidad de Georgia. A los ratones de laboratorio se les dio acesulfamo de potasio (Ace-K), un edulcorante artificial que se usa en refrescos y alimentos sin azúcar. Esta sustancia causó disbiosis, un cambio en la composición de las bacterias de los roedores. Después de cuatro semanas de recibir el acesulfamo, estos subieron de peso.[8] Cuando los investigadores examinaron el material genético de las bacterias intestinales después de que los animales de prueba consumieron el edulcorante artificial, descubrieron que el ADN bacteriano responsable del metabolismo había cambiado. Como por lo general las bacterias sanas ayudan a regular la sensibilidad a la insulina, las concentraciones de glucosa y los lípidos en sangre, desequilibrar el microbioma altera tu metabolismo y, de hecho, puede propiciar que *aumentes* de peso.

También se ha demostrado que otros edulcorantes no nutritivos, como la sucralosa y la sacarina, provocan cambios preocupantes en el microbioma, además de intolerancia a la glucosa.[9] Los estudios clínicos sobre el aspartamo y el acesulfamo mostraron que los individuos que los consumieron tuvieron menor diversidad de bacterias importantes en el intestino que se vinculan con la buena salud.[10]

En resumen: si pretendes bajar de peso y combatir la grasa corporal, aléjate de los alimentos que dañan tu metabolismo. Elige los que combaten la grasa, come menos calorías, y quema más de estas últimas.[11] Ingiere porciones más pequeñas de alimentos de alta calidad y altos en nutrientes. ¡Ve el panorama más amplio, adquiere el hábito de la alimentación sana y disfruta la vida!

Preguntas frecuentes

Con frecuencia, la gente me pregunta cómo adaptar mi enfoque a la comida para que se adapte a las circunstancias de la vida real, cuando existen otras consideraciones más allá de simplemente planear, comprar y preparar los alimentos uno mismo. He conjuntado algunas de esas interrogantes y estas son mis respuestas:

¿Qué hago si también cocino para otras personas que no quieren comer como yo?

La mejor forma de abordar esto es planear tu propio programa y preguntar si cualquiera de los alimentos intercambiables o que combaten la grasa, preparados con una receta sana, serían atractivos para tu familia o tus amigos. De ese modo, todos entran al programa. Hay tantas opciones sabrosas que deberías ser capaz de encontrar algo que satisfaga incluso a los más quisquillosos. El programa también mejorará la salud de todos aquellos a los que les das de comer, de modo que es benéfico compartir el plan.

En caso de que tengas que preparar alimentos para alguien que está comprometido con una manera poco sana de comer, o alguien con muchas limitaciones respecto de lo que se muestra dispuesto a consumir —y estás dispuesto a apoyar ese hábito—, puedes prepararles un platillo específico. De manera alternativa, invítalos a llevar o elaborar su propia comida.

Cuando tratas de elevar tu metabolismo, necesitas enfocarte primero en ti. La buena noticia es que descubrí que es posible entusiasmar a casi todos con la comida deliciosa y sana que combate la grasa.

¿Qué pasa si tengo un presupuesto limitado?

La mayoría de los productos contenidos en las listas de alimentos intercambiables y de los que combaten la grasa son menos costosos que los que están muy procesados y empaquetados; cuando eliminas las botanas, los refrescos y los productos ultraprocesados, y compras alimentos completos o integrales entre los abarrotes de los pasillos intermedios, ahorrarás dinero cada vez que acudas a abastecerte. Para ese fin, incluso si estás cuidando tu presupuesto, de todos modos deberías ser capaz de adquirir la comida correcta para tu metabolismo. Ciertos productos sanos, como los frijoles secos y enlatados, no solo son más económicos, sino que también sus recetas pueden hacer suficiente comida para más de una ocasión. Asimismo, cuando tu presupuesto es limitado y deseas comer lo más sano posible, puedes ahorrar dinero si preparas tus propios alimentos y los consumes en casa; no tienes que pagar por el trabajo de alguien más con ingredientes menos sanos, como ocurre en muchos restaurantes.

¿Qué pasa si no tengo tiempo para preparar cada comida?

La mejor forma de encarar este reto es cocinar suficiente en la cena para que te queden excedentes que puedas recalentar y comer al día siguiente. Esto puede reducir a la mitad el tiempo de preparación en el transcurso de una semana. Por ejemplo, si lunes, miércoles y viernes preparas la cena con cantidades adicionales, habrás recortado tres días, o 40%, el tiempo dedicado a cocinar ¡en toda la semana! Preparar alimentos sencillos susceptibles de consumirse fríos puede eliminar la cocción a la hora de comer. Además, no olvides que cuando te saltas unas cuantas comidas, también estás ahorrando tiempo. De igual manera, recuerda el consejo que al respecto viene en "Planea (y prepara) tus comidas en el curso de una semana". Digamos que puedes hacer todo el trabajo de preparación el domingo para que todos los ingredientes estén cortados, picados, lavados y medidos. Luego, el día que preparas la comida, lo único que debes hacer es juntar los ingredientes. Puedes preparar algunas recetas con antelación de modo que estén listas para meterse al horno o cocer en la estufa, ¡y listo! ¡Volviste más conveniente la comida deliciosa!

¿Qué hago si ceno fuera?

Una manera sencilla de apegarte al protocolo de *Comer para adelgazar* cuando cenas fuera es, primero, tomar con tu dispositivo móvil una foto de las listas de alimentos intercambiables y los que combaten la grasa, o guardar el listado como nota en el teléfono con el fin de que te sea posible consultar con rapidez el menú cuando vayas a un restaurante. Busca los ingredientes que se equiparen con los de las listas. Evita la comida frita, el alcohol y los lácteos. Si tienes alguna duda sobre cómo se prepara el platillo del menú, o si este contiene cualquiera de los ingredientes que debes evitar, pídele al mesero que consulte con el chef la posibilidad de hacer modificaciones.

Una de las cosas más importantes que debes vigilar cuando cenas fuera es el tamaño de la porción. Muchos restaurantes ponen demasiada comida en el plato, así que no te sientas obligado a comértelo todo. ¡Recuerda que ya abandonaste el club del plato limpio! Puedes llevarte lo que sobre a casa para ahorrarte tiempo en una comida al día siguiente y, sin importar cuánta o cuán poca haya en el plato, come lentamente de modo que tu estómago pueda indicarle al cerebro que detenga la hormona del hambre. Deja de comer cuando estés satisfecho, pero antes de llenarte. Compartir tu comida si cenas con otras personas es una estupenda forma de reducir cuánto consumes. Toma agua con los alimentos para que te ayude a saciarte, sin devorar todo lo que está en el plato. Sáltate el postre. El concepto de Confucio *Hara hachi bun me* ("Deja de comer cuando estés lleno al 80%") resulta práctico cuando cenas en un restaurante.

¿Qué hago si mi invitan a casa de alguien?

Resulta especial que te inviten a comer en casa de alguien. No solo es maravillosa la hospitalidad, sino que también te ahorra el tiempo y el esfuerzo de tener que cocinar tú. Por desgracia, quizá tu anfitrión no sea tan cuidadoso como tú al elegir qué cocinar y servir, de modo que depende de ti proteger tu metabolismo y emprender las acciones correctas. Estos son unos cuantos consejos.

Puedes agradecer con amabilidad a tu anfitrión que te haya invitado, y hacerle saber por anticipado que estás siguiendo un plan de alimentación para tu metabolismo y que necesitas ser cuidadoso con lo que comes. Con toda seguridad te preguntará qué restricciones tienes y si le dices con franqueza lo que deseas evitar, puede prepararte algo adecuado.

Si están sirviendo aperitivos o botanas en casa de alguien, utiliza tu buen juicio. Evita llenarte de comidas pequeñas que tal vez estén hechas con ingredientes poco sanos y busca la bandeja de verduras crudas, nueces o frutas.

Cuando te sientes a la mesa, y si tú mismo te sirves, toma primero de las verduras y de la comida más sana. Debe ser lo que domine el plato. Toma solo dos tercios de lo que comerías de manera habitual (ninguna porción debería llenar más de un cuarto de tu plato). Una buena regla a seguir es que deberías tener mucho espacio en blanco en tu plato. No debería estar desbordante de comida. Si puedes evitar la comida de la lista de alimentos desaceleradores, sería ideal, pero entiendo que no siempre es factible. En ese caso, toma una porción muy pequeña, apenas suficiente para probar y ser amable. Pide agua como bebida principal. No comas el postre o sírvete solo una pequeña porción y no te sientas obligado a terminarla. No le pongas azúcar al café o al té, pero si quieres bajarle la intensidad y darle un sabor cremoso, pregúntale a tu anfitrión si tiene alguna leche derivada de plantas en lugar de lácteos.

¿Qué hago durante las festividades de fin de año?

Durante las fiestas, puede ser muy difícil mantener un patrón de alimentación sana. Las comidas festivas tienden a incluir mucha carne, productos cárnicos procesados, grasas saturadas, alimentos azucarados, alcohol y dulces en cantidades irrestrictas. Muchas tradiciones se enfocan en platillos caseros, así que por lo menos el elemento ultraprocesado puede ser menos dominante. A menudo, la comida es parte de la celebración y cada temporada festiva en casi cualquier cultura reconoce cuando menos un acontecimiento en el que comer en abundancia es una tradición preciada. Por esta razón, no te recomiendo que empieces tu programa de cuatro semanas alrededor de una celebración importante.

Aun así, puedes utilizar los principios del plan para comer de un modo metabólicamente amigable. Sin importar cómo actúen los demás, apégate a tu ventana de alimentación, no comas tentempiés, elige con inteligencia los alimentos para que ayuden y no perjudiquen tu metabolismo, deglute con lentitud y detente cuando estés satisfecho, pero antes de sentirte lleno.

¿Qué pasa si ya estoy siguiendo una dieta?

El protocolo de *Comer para adelgazar* no es una dieta. Es un abordaje intuitivo y basado en la ciencia para mejorar tu salud durante toda tu vida. Sin embargo, en algún momento podrías decidir probar una dieta. Decenas de millones de personas lo hacen cada año y es posible que ya estés siguiendo un régimen dietético que te funciona. ¡Fantástico! Este protocolo puede usarse al mismo tiempo que casi cualquier dieta para mejorar tu metabolismo, combatir tu grasa corporal y activar las defensas de la salud. Tan solo adapta el protocolo a la dieta que elegiste. Sin importar lo que estés haciendo, esta herramienta puede lograr que funcione mejor.

Aquí van unos cuantos consejos prácticos de cómo adaptarlo:

1. *Compara los alimentos permitidos.* Consulta para ver cuáles elementos en la lista de alimentos que combaten la grasa dentro del protocolo son compatibles con tu dieta elegida. La mayoría estará bien, pero quizás haya algunos que estén contraindicados. Todos los alimentos que compilé tienen evidencia científica sobre sus beneficios, pero si existe cualquiera en mi lista que no esté permitido en tu régimen dietético, táchalo mientras estés siguiéndolo. Elige de los que queden.

   Después, revisa el listado de los alimentos desaceleradores y sigue evitándolos mientras estés a dieta. Es muy poco probable que cualquier plan dietético dirigido a conseguir una buena salud a largo plazo te obligue a consumir ese tipo de alimentos. Algunas dietas de moda pueden enfatizar ciertos ingredientes que es posible que no sean sanos, pero deberías limitarlos o evitarlos con el fin de proteger tu salud.

2. *Verifica tus horarios de alimentación.* Revisa la dieta que elegiste para confirmar si requiere alimentación con restricción de tiempo. Si no es el caso, tan solo sigue la ventana de alimentación que creaste en la etapa 2. Si la dieta aumenta la cantidad de horas de ayuno, está bien. Obtendrás incluso mayores beneficios metabólicos si extiendes el tiempo que pases sin comer. Solo recuerda no excederte con la comida cuando hagas esto.

   No recomiendo las dietas que implican comer de manera continua a lo largo del día. Esto mantiene elevadas tus concentraciones de insulina, lo cual impide que el cuerpo queme la grasa.

3. *Ocúpate de tu ingesta de calorías.* Muchas dietas establecen límites calóricos y el protocolo de *Comer para adelgazar* es más flexible, ya que no pone topes, pero sí te dice que los tomes muy en cuenta. En lugar de eso, utiliza la eliminación de los alimentos desaceleradores, una ventana de alimentación con restricciones de horario y saltarte unas cuantas comidas a la semana para reducir tu ingesta calórica. Si la dieta que elegiste te obliga a contar calorías o a una forma específica de restringirlas, eso puede ajustarse al protocolo. Solo come de los alimentos que combaten la grasa hasta el límite de calorías indicado en la dieta.

Ejemplos de adaptaciones

Estos son tres ejemplos de cómo adaptar el protocolo de *Comer para adelgazar* si sigues un régimen *keto* (cetogénico), paleo o vegano. Elegí esos tres porque son comunes y populares, pero casi cualquier dieta puede operar dentro de las pautas basadas en la ciencia de esta herramienta.

Dierta cetogénica y *keto lite*

Para imitar el ayuno, la dieta cetogénica es alta en grasas, moderada en proteínas y muy baja en carbohidratos. Como resultado, restringe el acceso de tu cuerpo a la glucosa por la ingestión de carbohidratos y, en lugar de ello, lo obliga a encontrar combustible alternativo a través de los cuerpos cetónicos que se generan al quemar grasa. Luego de unos cuantos días a una semana, tu organismo se adapta a utilizar las cetonas como su principal fuente energética. La dieta cetogénica reduce las concentraciones de insulina en tu sangre, quema la grasa y suprime tu apetito, y se ha mostrado que es más eficaz para reducir peso que ingerir una dieta baja en grasas.[12]

Sigue las pautas de reducción de carbohidratos (la dieta keto estricta requiere menos de 20 gramos de carbohidratos por día; la *keto lite* es menos restrictiva y permite hasta 50 gramos por día) al mismo tiempo que consumes los ingredientes permitidos de la lista de alimentos que combaten la grasa.

Los alimentos recomendados contemplan todas las verduras, hierbas y especias frescas, aceite de oliva extra virgen, chocolate oscuro sin azúcar, hongos frescos y secos, todos los productos del mar (preparados sin carbohidratos), y té y café (sin azúcar).

Algunos elementos del listado de alimentos que combaten la grasa que quizá tengas que eliminar de las dietas keto son las frutas (está bien usar pequeñas cantidades de fresas, frambuesas y zarzamoras), frijoles y otras legumbres, pasta, arroz, pasta de tomate con azúcar añadida (sin azúcar está bien) y todos los jugos de fruta.

Sé cuidadoso con el tipo de grasas y productos animales que consumes en la dieta keto. A la larga, y en grandes cantidades, las grasas utilizadas en esa dieta —mantequilla, ghee, manteca, crema y queso— comprometerán tu salud.

Algunos consejos para volver más sana esa dieta son que elijas cortes de carne (cuadril de res, lomo de cerdo y pechuga de pollo o pato sin piel). Opta por grasas poliinsaturadas, como aceite de oliva extra virgen, en lugar de una saturada como la mantequilla. Para las proteínas que no provienen de plantas, selecciona pescados y mariscos de la lista de alimentos que combaten la grasa por el beneficio de los omega-3 marinos. No uses los productos keto ultraprocesados y preempacados, y evita cualquier alimento que contenga edulcorantes artificiales que alteran tu microbioma.

Las dietas keto son muy restrictivas y no muy bien balanceadas en términos de los alimentos densos en nutrientes, ya que prohíben los granos enteros y solo permiten cantidades muy pequeñas de frutas. Debes saber —para tener cuidado— que la keto puede elevar tus lípidos en sangre, lo cual incrementa el riesgo cardiovascular.[13] Debido a la reducción en la ingestión de fibra, esta dieta puede alterar el microbioma intestinal al reducir los niveles de bacterias sanas.[14] Un efecto secundario bien conocido de la dieta es la "influenza keto", que puede incluir náuseas, dolor de cabeza, debilidad, mareo, irritabilidad y baja concentración. Estos síntomas ocurren a medida que tu cuerpo cambia el metabolismo de usar glucosa a utilizar cetonas como principal fuente de energía.

Paleo

La dieta paleo es un patrón de alimentación bajo en carbohidratos que intenta imitar la manera en que se cree que los humanos subsistían como cazadores-recolectores hace 2 500 millones de años, mucho antes de la llegada de la agricultura hace 10 000 años. La idea de la dieta paleo provino de un artículo de 1985 publicado en la revista *New England Journal of Medicine*, con el título "Nutrición paleolítica. Una consideración de su naturaleza e implicaciones actuales".[15]

Los autores, Stanley Boyd Eaton, un radiólogo, y Melvin Konner, un antropólogo, ambos de la Universidad Emory, argumentaron que la agricultura y la tecnología de alimentos causaron que los seres humanos se desviaran de manera radical de los rasgos digestivos de nuestros ancestros paleolíticos que buscaban sustento alimenticio como cazadores-recolectores. Sugirieron que este desvío es la causa inicial de las enfermedades crónicas relacionadas con la dieta moderna. A partir de la publicación académica, escribieron un libro popular: *The Paleolithic Prescription: A Program of Diet and Exercise for Living* (*La receta paleolítica: un programa de dieta y ejercicio para vivir*), que aportaba un plan dietético para bajar de peso, modelado según la forma en que imaginaron que comían los primeros humanos.[16] La fisioterapeuta Loren Cordain acuñó el término *dieta paleo* como marca registrada cuando escribió un libro, ahora famoso, con ese título, lo cual estableció el escenario para la popular dieta paleo, como se conoce en la actualidad.[17]

Muchas suposiciones acerca de lo que los humanos paleolíticos comían son imprecisas, pero los análisis clínicos sí demuestran que esta dieta es útil para bajar de peso.[18] Un estudio sueco efectuado con 70 mujeres de mediana edad, obesas y posmenopáusicas, encontró que aquellas que siguieron la dieta paleo durante dos años tuvieron una reducción 59% mayor de peso corporal, en comparación con las que atendieron las recomendaciones nutricionales estándares.[19]

Los alimentos permitidos en esta dieta son comidas integrales con mínimo procesamiento, que se cree que eran las que estaban disponibles para los primeros humanos: fruta y verdura fresca, pescados y mariscos, nueces y aceites (palma, coco, oliva), carnes y órganos de animales alimentados con pasto, aves libres y huevos.* La paleo es una dieta muy baja en carbohidratos y fibra. Cualquier cosa desarrollada después de la Edad de Piedra, como los alimentos procesados y azúcares añadidas, está prohibida. Los granos y las legumbres son alimentos domesticados, por lo que también están prohibidos.

Para adaptar el protocolo de *Comer para adelgazar*, tan solo identifica los alimentos que combaten la grasa que permite esa dieta. Tacha los prohibidos. Quiero señalar que los defensores de la paleo le indican a la gente que no consuma productos que contengan "antinutrientes". Esos se identificaron como lectinas (tomates), ácido fítico (frijoles, nueces, semillas, tubérculos) y polifenoles (la mayoría de las verduras

---

* Los hallazgos arqueológicos indican que los humanos paleolíticos incluso practicaban el canibalismo y se comían a otras especies humanas, ahora extintas, que vivieron en la misma época, según las marcas de cortes en huesos humanos descubiertos en la cueva de Grough en el Reino Unido. (Fuente: R. Wallduck *et. al.*, "An Upper Paleolithic Engraved Human Bone Associated with Ritualistic Cannibalism", PLOS *One* 12, núm. 8 [agosto de 2017]: 1-180).

y el té). La verdad es que todos son bioactivos útiles que los estudios clínicos y de laboratorio han probado que son benéficos para combatir la grasa corporal y mejorar la salud en general.[20] El término *antinutriente* no tiene valor científico, así que te dejo la decisión de determinar si excluyes o no los alimentos benéficos que los contienen.

Debido a que la dieta paleo es tan restrictiva, se desarrolló un principio denominado *85/15* para ayudar a las personas a seguir el programa. Lo anterior significa que 85% de tus comidas debe ser alimentos paleo estrictos, incondicionales, en tanto que el 15% restante puede ser alimentos no paleo que te gusten. Esta flexibilidad posibilita que añadas los alimentos benéficos que combaten la grasa y que, de otro modo, estarían excluidos. Apégate a ingerir comidas dentro de tu ventana de alimentación… y no comas tentempiés.

La dieta paleo permite las carnes rojas, que son altas en grasas saturadas y, con el tiempo, eso puede contribuir a la adiposidad y al aumento de peso. Este régimen también es bajo en fibra dietética. A largo plazo, esto resulta desventajoso para el microbioma intestinal, lo cual puede debilitar tu metabolismo. Seguir de manera estricta la dieta paleo vuelve un problema cenar en restaurantes o comer como invitado en casa de alguien, ya que puede ser difícil saber qué ingredientes de la "época moderna" se utilizaron en un platillo.

Vegana

En 1944, Donald Watson, un activista británico de los derechos de los animales, acuñó el término *vegano* utilizando el inicio y el final de la palabra "veg-etari-ano". Es una dieta vegetariana que elimina cualquier uso de productos de origen animal con base en la creencia moral de que los humanos no deberían explotar a los animales. La dieta emplea 100% de alimentos derivados de plantas y prohíbe la carne, el pescado, las aves, los lácteos, los huevos e, incluso, productos elaborados por animales, como la miel.

Aunque la dieta vegana es una creación del siglo xx que se popularizó en libros y películas, y que se estudió en investigaciones médicas, los principios de la alimentación moralista datan de miles de años en muchas culturas y religiones. Hace 2 000 años, el filósofo y matemático griego Pitágoras defendía la práctica de alimentarse con plantas y no con animales.* La antigua India fue cuna del jainismo, una religión que rechazaba la violencia hacia todos los seres vivientes, incluidos insectos, aves y todas las especies.**

A pesar de que el propósito del veganismo se basa en prevenir la crueldad contra los animales, sus beneficios para la salud provienen del consumo de alimentos integrales derivados de plantas.[21] Estos alimentos rebosan de bioactivos que combaten la grasa y que activan las defensas de tu cuerpo. Las dietas veganas (aquellas que no incluyen alimentos ultraprocesados o fritos) pueden ser eficaces si quieres bajar de peso.[22] Un estudio de los investigadores de la Universidad de Carolina del Norte mostró que la pérdida de peso se triplicaba por comer una dieta vegana, en comparación con un régimen bajo en grasas.[23] Incluso aquellos que siguen una dieta vegana no estricta reducen más peso que las personas que ingieren la dieta occidental típica.[24]

Adaptar a un sistema vegano el protocolo de *Comer para adelgazar* es fácil porque muchos productos de la lista de alimentos que combaten la grasa provienen de plantas: frutas, verduras, nueces, semillas, aceites sanos, hierbas y especias. Elimina los productos del mar y estás básicamente listo. Si sigues un régimen vegano estricto, necesitarás consultar las etiquetas de ingredientes de cualquier alimento de los pasillos centrales de los supermercados, como la gelatina, el ácido carmínico, el omega-3 marino y la goma laca. Sigue comiendo dentro de tu ventana de alimentación, continúa saltándote unas cuantas comidas cada semana y no comas en exceso.

Unos cuantos consejos sanos si estás considerando una dieta vegana. Es importante la calidad de los alimentos derivados de plantas. Solo porque un producto provenga de una planta no significa que sea sano. Hay un sinnúmero de comida basura vegana (helado, dulces, galletas,

---

* La dieta vegetariana se conoció alguna vez como "dieta pitagórica", con base en la creencia ética de Pitágoras de que los animales son seres racionales, por lo que los humanos deberían evitar la carne de animales sacrificados. También creía en la metempsicosis, que es la transmigración de las almas cuando los animales mueren. Por ende, un animal puede tener el alma de un ser humano y, en consecuencia, no debe dañársele. Pitágoras vivía según una dieta de verduras, pan y miel. Así que, aunque es más conocido por su teorema matemático $a^2 + b^2 = c^2$, fue uno de los pioneros del vegetarianismo en el mundo occidental.

** Los seguidores del jainismo son los vegetarianos más estrictos del mundo porque creen que todos los seres vivos poseen un alma. Incluso evitan comer tubérculos porque se considera que sus raíces contienen "vidas infinitas" que no deberían tocarse.

frituras) con azúcares añadidos o altos niveles de sodio. Las "carnes" derivadas de plantas (hamburguesas, *nuggets*, salchichas y albóndigas) quizá tengan la apariencia y el sabor de la carne real, y son adecuadas para los veganos, pero están ultraprocesadas. Asimismo, todas las verduras sometidas a fritura profunda siguen friéndose en aceite y están repletas de grasa adicional.

Seguir una dieta vegana requiere que elabores planes adicionales para garantizar que obtengas las cantidades adecuadas de ciertas vitaminas (B2, B3, B12 y D) y minerales (hierro, calcio, yodo, selenio y zinc) que por lo común se consumen al comer productos animales y pescados y mariscos.[25] Puedes buscar sus concentraciones en alimentos específicos que permite el veganismo e incluirlos en tu dieta, o tomar suplementos para asegurarte de obtener la cantidad suficiente.

• • •

Todo esto es para decir que el protocolo de *Comer para adelgazar* puede usarse solo o combinado con casi cualquier dieta que elijas intentar. La manera en que responden tu metabolismo y tu grasa corporal a los alimentos y el ayuno sanos, respaldados por la ciencia, no cambia. Está integrada en todos nosotros. Recuerda que la dieta que funciona es, en última instancia, aquella que puedes seguir. Usa este protocolo como guía.

En el siguiente capítulo te proporcionaré una guía con ejemplos de comidas para seguir el protocolo y te compartiré 37 de mis recetas favoritas que usan los alimentos que combaten la grasa, y que yo mismo cocino y disfruto.

Para acceder a más listas de alimentos que pueden beneficiar a tu metabolismo, junto con otros recursos, usa tu dispositivo móvil con este código QR (contenido en inglés):

Capítulo 12

Guía con ejemplos de comidas y recetas

Con el propósito de ayudarte a adoptar el protocolo de *Comer para adelgazar* y convertirlo en una parte natural de tu estilo de vida, este capítulo te proporcionará guías con ejemplos de comida, tanto para tu periodo de dos semanas de intercambios mediterrasiáticos como para el programa de ayuno intermitente mediterrasiático. Esto te servirá para aprender e integrar los pasos descritos en el capítulo 11. La parte importante de mi enfoque es que la estructura y los hábitos te traerán *beneficios metabólicos sostenibles*.

También incluí algunas recetas deliciosas que provienen de mi propia cocina. Están construidas alrededor de los alimentos que combaten la grasa y los compuestos bioactivos que estimulan la salud, pero de igual importancia es el hecho de que también incluyen ingredientes deliciosos. Las recetas son fáciles de preparar. Alístate para deleitarte a ti, y a tus familiares y amigos, porque los platillos saben increíble. Y, por favor, toma en cuenta que estas recetas solo son un punto de partida, una manera de inspirarte a crear tu propio repertorio mediterrasiático.

Guía con ejemplos de comida a considerarse en el protocolo de *Comer para adelagazar*

La guía con ejemplos de comida no pretende ser una dieta rígida y establecida. Puedes seguirla con exactitud si lo quieres, pero el asunto esencial es entender los pasos y luego aplicar tus propias ideas para que se adapten a tus preferencias y tus circunstancias de vida. Una vez que comprendas los elementos básicos, por supuesto que puedes personalizar tu propio plan de comidas utilizando la estructura. Emplea esto como una guía de referencia a medida que experimentes y explores. ¡Diviértete!

El protocolo se diseñó con el fin de crear una estructura con la cual formar buenos hábitos que puedas seguir por el resto de tu vida. Requiere poca planificación y tomar conciencia. Para empezar, solo apégate a la estructura del protocolo y, una vez que hayas establecido los hábitos de *Comer para adelgazar*, se volverán automáticos.

Recuerda estos pocos componentes esenciales cuando sigas el plan de muestra e intentes cocinar las recetas:

1. Selecciona los alimentos que la ciencia ha demostrado que pueden activar las defensas de tu salud y tu capacidad para combatir la grasa corporal.
2. Evita los alimentos que dañan tu metabolismo.
3. Reduce el tamaño de las porciones y adquiere conciencia plena de cada comida para no excederte.
4. Dale suficiente tiempo a tu organismo durante los periodos en que no comas (ayuno) con el fin de sacar y quemar la energía de la grasa almacenada.
5. Intenta con mis recetas porque son fáciles de preparar y saben deliciosas. Pero, más que nada, asegúrate de que lo que comas te aporte alegría.

Cómo leer la guía con ejemplos de comida

- Cada columna representa un día de la semana.
- Las filas se dividen en las comidas del día: desayuno, comida y cena.
- Del lado izquierdo, te recomiendo un tiempo de inicio y final de tu ventana de alimentación, pero puedes ajustarlo a tu horario (solo asegúrate de abrir la ventana una a dos horas después de levantarte y cerrarla de dos a tres horas antes de acostarte).
- Te he sugerido cuáles de las tres comidas te saltarás cada semana, pero puedes adaptarlo a tu horario, siempre y cuando te asegures de que saltarte comidas forme parte del programa de cada semana.

Muestra del plan mediterrasiático detecta e intercambia

Para completar la etapa 1, sigue este mapa y repite por dos semanas consecutivas (cuadro 12.1).

Cuadro 12.1. Muestra del plan mediterrasiático detecta e intercambia

☐ Identifica alimentos de intercambio ☐ Consulta los alimentos que combaten la grasa (ACG)	Domingo	Lunes	Martes	Miércoles	Jueves	Viernes	Sábado
<u>Abre la ventana de alimentación</u> dos horas después de despertar. (Levántate a las 7:00 a. m. + dos horas = empieza a desayunar a las 9:00 a. m).	Desayuno ☐ COME INTERCAMBIOS + ACG (ten cuidado con el tamaño de las porciones)	Desayuno ☐ COME INTERCAMBIOS + ACG (ten cuidado con el tamaño de las porciones)	Desayuno ☐ COME INTERCAMBIOS + ACG (ten cuidado con el tamaño de las porciones)	Desayuno ☐ COME INTERCAMBIOS + ACG (ten cuidado con el tamaño de las porciones)	Desayuno ☐ COME INTERCAMBIOS + ACG (ten cuidado con el tamaño de las porciones)	Desayuno ☐ COME INTERCAMBIOS + ACG (ten cuidado con el tamaño de las porciones)	Desayuno ☐ COME INTERCAMBIOS + ACG (ten cuidado con el tamaño de las porciones)
Nada de tentempiés	Comida ☐ COME INTERCAMBIOS + ACG (ten cuidado con el tamaño de las porciones)	Comida ☐ COME INTERCAMBIOS + ACG (ten cuidado con el tamaño de las porciones)	Comida ☐ COME INTERCAMBIOS + ACG (ten cuidado con el tamaño de las porciones)	Comida ☐ COME INTERCAMBIOS + ACG (ten cuidado con el tamaño de las porciones)	Comida ☐ COME INTERCAMBIOS + ACG (ten cuidado con el tamaño de las porciones)	Comida ☐ COME INTERCAMBIOS + ACG (ten cuidado con el tamaño de las porciones)	Comida ☐ COME INTERCAMBIOS + ACG (ten cuidado con el tamaño de las porciones)
<u>Cierra la ventana de alimentación</u> tres horas antes de dormir. (Acostarte a las 11:00 p. m. – tres horas = dejar de comer a las 8:00 p. m.).	Cena ☐ COME INTERCAMBIOS + ACG (ten cuidado con el tamaño de las porciones) ☐ *Escribe en tu diario de alimentos*	Cena ☐ COME INTERCAMBIOS + ACG (ten cuidado con el tamaño de las porciones) ☐ *Escribe en tu diario de alimentos*	Cena ☐ COME INTERCAMBIOS + ACG (ten cuidado con el tamaño de las porciones) ☐ *Escribe en tu diario de alimentos*	Cena ☐ COME INTERCAMBIOS + ACG (ten cuidado con el tamaño de las porciones) ☐ *Escribe en tu diario de alimentos*	Cena ☐ COME INTERCAMBIOS + ACG (ten cuidado con el tamaño de las porciones) ☐ *Escribe en tu diario de alimentos*	Cena ☐ COME INTERCAMBIOS + ACG (ten cuidado con el tamaño de las porciones) ☐ *Escribe en tu diario de alimentos*	Cena ☐ COME INTERCAMBIOS + ACG (ten cuidado con el tamaño de las porciones) ☐ *Escribe en tu diario de alimentos*

Ejemplo de plan de comidas mediterrasiáticas con ayuno intermitente

Este es el mapa semana por semana que seguirás en la etapa 2: ayuno intermitente mediterrasiático (cuadro 12.2). Aquí te proporciono una guía específica para cada día. Échale una ojeada a las recetas mencionadas en cada comida y siéntete en libertad de cambiar unas por otras si descubres las que más te gustan.

En el resto del capítulo encontrarás 37 de mis recetas favoritas de *Comer para adelgazar*, organizadas por desayuno, comida y cena. Se inspiraron en mis antecedentes, mis viajes, mi pasión por comer al estilo mediterrasiático y mi conocimiento sobre los alimentos que combaten la grasa. Espero con ansias mostrarte ejemplos de cómo puedes combinar los ingredientes sencillos y sanos de maneras que te harán agua la boca.

Estos platillos son fáciles de preparar, se ven hermosos en la mesa y los puedes compartir; no necesitas ser un chef profesional para elaborar una comida deliciosa. Incluso mejor, muchas de las recetas crearán excedentes suculentos para el día siguiente. Hacer estas comidas te ahorrará tiempo y dinero, y todas las recetas contienen ingredientes de la lista de alimentos que combaten la grasa.

Aquí van unos cuantos consejos que te ayudarán a usar estas recetas con el protocolo de *Comer para adelgazar*. Primero, están diseñadas con el propósito de elaborar bastante cantidad para dos a cuatro porciones. Esto te permite compartir tus creaciones con amigos y familiares, pero si comes solo, consume una porción y reserva el resto para otra ocasión. Lo anterior te servirá para ahorrar tiempo y costos. Segundo, planea tus comidas con una semana de antelación. Esto último te permitirá adquirir de manera previa lo que necesitas, lo cual también contribuye a prevenir las compras por impulso cuando acudes a tientas a última hora. Los ingredientes pueden encontrarse en la mayoría de los supermercados o pedirse fácilmente por internet. Tercero, las recetas son muy amigables con quien las usa y versátiles para adaptarlas a tus propios requerimientos, como, por ejemplo, si no consumes lácteos, eres intolerante a la lactosa, vegetariano o vegano. Para una rápida identificación, marca las recetas amigables con el veganismo con una (V). Un último consejo: estas no solo son para veganos; puedes añadir pollo o mariscos a cualquiera de los platillos veganos si eres omnívoro o pescetariano.

Cuadro 12.2. Ejemplos de planes: semana 1 de 4

Recurre a los alimentos de intercambio. Usa los alimentos que combaten la grasa (ACG). Las recetas deberían incluirlos	Domingo	Lunes	Martes	Miércoles	Jueves	Viernes	Sábado
Abre la ventana de alimentación dos horas después de despertar. (Levántate a las 7:00 a. m. + dos horas = empieza a desayunar a las 9:00 a. m.).	Desayuno Papilla de quinoa con especias, moras azules e higo Café o té	Desayuno ☐ SALTA X	Desayuno Licuado de fresa con lavanda Café o té	Desayuno Huevo revuelto con alcachofa Café o té verde	Desayuno ☐ SALTA X	Desayuno Galleta de desayuno con moras silvestres y nuez de Castilla Café o té	Desayuno Abre los ojos con jazmín Café o té verde
Nada de tentempiés	Comida Mezcla cítrica con nueces	Comida Empanadas de hongos	Comida Caponata de atún a la mediterránea	Comida Ensalada de papaya verde	Comida Sándwich de aguacate y hierbas	Comida Sandía con sal y chile, y limón verde	Comida ☐ SALTA X
Cierra la ventana de alimentación tres horas antes de dormir. (Acostarte a las 11:00 p. m. − tres horas = dejar de comer a las 8:00 p. m.).	Cena Chili con verduras	Cena Pollo, alubias blancas y tomates con hierbas	Cena Ensalada de pasta con tomates secados al sol y aceitunas	Cena Pollo asado con especias y calalú de col rizada	Cena Shakshuka con hierbas y aceitunas	Cena Curry de albaricoque y coco	Cena Pescado asado, tres maneras

Semana 2 de 4

Recurre a los alimentos de intercambio. Usa los alimentos que combaten la grasa (ACG). Las recetas deberían incluirlos	Domingo	Lunes	Martes	Miércoles	Jueves	Viernes	Sábado
<u>Abre la ventana de alimentación</u> **dos horas después de despertar.** (Levántate a las 7:00 a. m. + dos horas = empieza a desayunar a las 9:00 a. m.).	Desayuno Corteza de chocolate oscuro y café Café o té	Desayuno ☐ **SALTA X**	Desayuno Galleta de desayuno con moras silvestres y nuez de Castilla Café o té	Desayuno Papilla de quinoa con especias, moras azules e higo Café o té	Desayuno Licuado de fresa con lavanda Café o té	Desayuno ☐ **SALTA X**	Desayuno Licuado de kiwi y pitaya Café o té verde
Nada de tentempiés	**Comida** Caponata de atún a la mediterránea	**Comida** Hummus de edamame	**Comida** Ensalada de papaya verde	**Comida** Sándwich de aguacate y hierbas	**Comida** Ensalada verde, camarones rostizados y naranja sanguina	**Comida** Ramen de soba	**Comida** ☐ **SALTA X**
<u>Cierra la ventana de alimentación</u> **tres horas antes de dormir.** (Acostarte a las 11:00 p. m. − tres horas = dejar de comer a las 8:00 p. m.).	Cena Hongos rostizados con alubias y arúgula	Cena Camarones al tomate con vinagre de manzana	Cena Ratatouille	Cena Pollo con especias, arroz y col rizada	Cena Guisado de hongos silvestres y cebada	Cena Pollo, alubias blancas y tomates con hierbas	Cena Tallarines de tofu con salsa picante

Semana 3 de 4

Usa los alimentos de intercambio. Usa los alimentos que combaten la grasa (ACG) Las recetas deberían incluirlos.	Domingo	Lunes	Martes	Miércoles	Jueves	Viernes	Sábado
<u>Abre la ventana de alimentación</u> dos horas después de despertar. (Levántate a las 7:00 a. m. + dos horas = empieza a desayunar a las 9:00 a. m.).	Desayuno Papilla de quínoa con especias, moras azules e higo Café o té	Desayuno ☐ SALTA X	Desayuno Licuado de fresa con lavanda Café o té	Desayuno Huevo revuelto con alcachofa Café o té verde	Desayuno ☐ SALTA X	Desayuno Licuado de kiwi y pitaya Café o té	Desayuno Galleta de desayuno con moras silvestres y nuez de Castilla Café o té
Nada de tentempiés	Comida Chicha morada	Comida Sándwich de aguacate y hierbas	Comida Ensalada de papaya verde	Comida Ramen de soba	Comida Caponata de atún a la mediterránea	Comida Empanadas de hongos	Comida ☐ SALTA X
<u>Cierra la ventana de alimentación</u> tres horas antes de dormir. (Acostarte a las 11:00 p. m. – tres horas = dejar de comer a las 8:00 p. m.).	Cena Pollo asado con especias y calalú de col rizada	Cena Almejas con salsa de frijol negro	Cena Guisado de hongos silvestres y cebada	Cena Pescado asado, tres maneras	Cena Chili de verduras	Cena Hongos rostizados con alubias y arúgula	Cena Edamame con tofu y col china en salmuera

Semana 4 de 4

Recurre a los alimentos de intercambio. Usa los alimentos que combaten la grasa (ACG). Las recetas deberían incluirlos	Domingo	Lunes	Martes	Miércoles	Jueves	Viernes	Sábado
<u>Abre la ventana de alimentación</u> dos horas después de despertar. (Levántate a las 7:00 a. m. + dos horas = empieza a desayunar a las 9:00 a. m.).	Desayuno Licuado de kiwi y pitaya Café o té	Desayuno ☐ **SALTA X**	Desayuno Huevo revuelto con alcachofa Café o té	Desayuno Licuado de fresa con lavanda Café o té	Desayuno ☐ **SALTA X**	Desayuno Corteza de chocolate oscuro y café Café o té verde	Desayuno Chicha morada Café o té verde
Nada de tentempiés	Comida Caponata de atún al estilo mediterráneo	Comida Ramen de soba	Comida Ensalada de papaya verde	Comida Hummus de edamame	Comida Ensalada verde, camarones rostizados y naranja sanguina	Comida ☐ **SALTA X**	Comida ☐ **SALTA X**
<u>Cierra la ventana de alimentación</u> tres horas antes de dormir. (Acostarte a las 11:00 p. m. – tres horas = dejar de comer a las 8:00 p. m.).	Cena Shakshuka con hierbas y aceitunas	Cena Chili vegetariano	Cena Pollo asado con especias y calalú de col rizada	Cena Almejas con salsa de frijol negro	Cena Camarones al tomate con vinagre de manzana	Cena Curry de albaricoque y coco	Cena Pollo con especias, alubias blancas, tomates y hierbas

Lista de recetas

DESAYUNO

COMIDA

CENA

(*V* = *vegano*)

Desayuno

Huevo revuelto con alcachofas

Esta combinación inesperada nos da proteínas y fibra para el desayuno. El parmesano es un queso bajo en lactosa y añade ese toque especiado a este fácil platillo de huevo. La receta también funciona excelente con tofu extrafirme desmoronado.

Porciones: 2
Tiempo de preparación: 5 minutos
Tiempo de cocción: 10 minutos

Ingredientes:
1 cucharada de aceite de oliva extra virgen
1 lata de corazones de alcachofa, drenados y picados gruesos
1 cucharada de orégano fresco picado
¼ de cucharadita de sal kosher
½ cucharadita de pimienta negra
4 huevos grandes de gallina libre, batidos ligeramente
¼ de taza de queso parmesano

Preparación:
Calienta el aceite en una sartén de hierro fundido a fuego medio. Añade los corazones de alcachofa y el orégano, sazona con sal y pimienta, y sofríe hasta que los bordes de las alcachofas empiecen a ponerse

crujientes y dorados, alrededor de tres o cuatro minutos. Incorpora los huevos revueltos y tres cucharadas de parmesano, y bate los huevos hasta que estén esponjosos, cerca de tres minutos más. Transfiere a dos platos y espárceles el parmesano sobrante.

Galletas de desayuno con moras y nueces de Castilla

Una galleta suena todavía mejor que una barrita y estas se encuentran llenas de deliciosa fruta seca y nueces. Siempre puedes quitar las frutas secas y cambiarlas por higos secos, cerezas ácidas, manzana o ciruelas pasas, y cambiar la nuez de Castilla por nuez de la India, almendras o pistaches. Estas galletas son perfectas para tomar una como desayuno con una taza de café o té, y salir corriendo. (*Amigable para veganos*).

Porciones: 12
Tiempo de preparación: 20 minutos
Tiempo de cocción: 18 minutos

Ingredientes:
1 ½ tazas de harina de trigo integral
½ taza de hojuelas de avena
1 cucharadita de canela molida
1 cucharadita de bicarbonato
½ cucharadita de sal
1 taza de mantequilla de almendras
¼ de taza de jarabe puro de arce (maple) al 100 %
2 huevos grandes, batidos
1 cucharadita de extracto de vainilla
¼ de taza de ralladura de naranja
¼ de taza de nuez de Castilla cruda, cortada en trozos gruesos
½ taza de arándanos secos
½ taza de albaricoques secos, cortados en trozos gruesos
½ taza de moras azules secas
½ taza de trocitos de cacao

Preparación:
Precalienta el horno a 177 °C (350 °F). Cubre una bandeja de horno con un tapete de silicona o papel para hornear.

En un tazón mediano combina la harina de trigo integral, avena, canela, carbonato y sal. En un tazón grande mezcla la mantequilla de almendra y el jarabe de arce hasta que estén bien combinados. Añade los huevos, la vainilla y la ralladura de naranja, y bate hasta que quede suave. Incorpora con movimientos sutiles los ingredientes secos. Agrega las nueces, los arándanos, los albaricoques, las moras azules y los trocitos de cacao, distribuyéndolos de manera uniforme en la masa.

Saca un tercio de taza de la mezcla y, con las manos limpias, haz una bolita. Colócala en la bandeja de horno preparada y presiona con cuidado la parte superior para aplanarla un poco. Repite con el resto de la mezcla, dejando cerca de cinco centímetros entre cada galleta. Mete las bandejas de galletas en estantes separados del horno y hornéalas hasta que estén suaves y con un color dorado. Al insertarles un palillo en el centro de dos galletas, debe salir limpio, cerca de 18 minutos. Saca las bandejas del horno y deja que se enfríen sobre una rejilla durante aproximadamente 10 minutos antes de comerlas. Córtalas en porciones del tamaño de la palma de tu mano.

Sírvelas calientes o guárdalas cubiertas a temperatura ambiente hasta por cinco días. También puedes meterlas en una bolsa reutilizable y congelarlas hasta por dos meses.

Chicha morada

La chicha morada es una bebida peruana que se hace con una infusión de maíz azul o morado, y especias aromáticas. Esta versión se endulza con jugo 100% de fruta. Se sirve con hielo y es una bebida refrescante única y sana.

(*Amigable para veganos*).

Porciones: 12 tazas
Tiempo de preparación: 10 minutos, más cuatro horas para enfriar
Tiempo de cocción: 60 minutos

Ingredientes:
454 gramos de maíz azul seco
2 ramas de canela
1 vaina de vainilla, cortada por la mitad a lo largo

10 tazas de agua
2 tazas de jugo de granada
Jugo de dos limones verdes
2 manzanas verdes, sin corazón y picadas en cubos

Preparación:
Coloca el maíz, las rajas de canela y la vaina de vainilla en una olla grande, y cúbrelos con agua. Lleva a hervor sobre temperatura fuerte y luego reduce el calor para dejar que se cueza a fuego lento durante 60 minutos. Cuela, transfiere el líquido a una jarra, integra el jugo de granada y de limón, y llévalo al refrigerador para que se enfríe. Incorpora los trozos de manzana y sirve con hielo.

Corteza de chocolate oscuro con café

Un antojo crujiente para el desayuno con beneficios para la salud, además del estímulo de la cafeína. Esta receta es la versión básica, así que siéntete en libertad de añadir unas pocas nueces picadas o frutas secas para darle textura, sabor adicional y más fuerza metabólica.
(*Amigable para veganos*).

Porciones: 8
Tiempo de preparación: 30 minutos
Tiempo de cocción: 15 minutos

Ingredientes:
¼ de taza de granos tostados de café
227 gramos de chocolate oscuro, picado en trozos
½ cucharadita de sal gruesa de mar

Preparación:
Cubre una bandeja con papel para hornear y déjala a un lado. Pon los granos de café en una bolsa reutilizable, y usa un mazo o una sartén pesada para molerlo en trozos pequeños. Coloca el chocolate en baño maría y derrite hasta que se suavice. Incorpora los granos de café y mezcla. Extiende el chocolate sobre la bandeja de horno cubierta de papel. Rocíala con la sal de mar y deja que se solidifique. Lleva al refrigerador o al congelador para que cuaje más rápido. Rómpelo en trozos

y disfruta. Guárdalo en un recipiente hermético dentro del refrigerador o congelador, y durará hasta una semana.

Abre los ojos con jazmín

Una refrescante bebida de té verde jazmín en infusión con melocotones frescos y menta. Puedes cambiar estos últimos por cualquier otra fruta con hueso, como ciruelas, nectarinas, albaricoques u otra que esté en su estación.

(*Amigable para veganos*).

Porciones: 4
Tiempo de preparación: 10 minutos, más 20 minutos en refrigeración
Tiempo de cocción: 3 minutos

Ingredientes:
4 bolsitas de té jazmín
2 tazas de agua hirviendo
3 tazas de hielo
2 melocotones maduros, cortados a la mitad, sin hueso y picados en cubos
2 tazas de agua fría
2 cucharadas de jarabe de arce al 100%
4 hojas de menta

Preparación:
En un tazón refractario, pon las bolsitas de té y viérteles con cuidado el agua hirviendo. Deja en infusión por exactamente tres minutos y retira las bolsitas. Reserva el té y deja que enfríe cuando menos 10 minutos. En una jarra mediana, añade el hielo, el té de jazmín, los melocotones, el agua fría, el jarabe de arce y la menta, y mezcla.

Guarda la jarra en el refrigerador durante 20 minutos para permitir que los sabores se combinen. Sirve frío.

Licuado de kiwi y pitaya

La exótica combinación de kiwi y pitaya es una refrescante bebida repleta de fibra. Busca la pitaya en paquetes en la sección de congelados de tu tienda naturista favorita. Para un licuado extra espeso, rebana y congela por anticipado uno de los kiwis.

(*Amigable para veganos*).

Porciones: 1
Tiempo de preparación: 5 minutos
Tiempo de cocción: 0 minutos

Ingredientes:
1 pitaya de 100 gramos, empacada, congelada y hecha puré
2 kiwis, pelados* y rallados
4 cucharadas de jugo de naranja, de preferencia recién exprimido (una naranja grande)
2 cucharadas de trocitos de coco
1 cucharada de trocitos de cacao

Preparación:
Coloca la pitaya, un kiwi y el jugo de naranja en una licuadora y licúa hasta que esté suave, deteniéndote para bajar los ingredientes del vaso con una espátula, si es necesario. Añade más jugo de naranja, una cucharada a la vez, si es necesario, para alcanzar la consistencia deseada. Pásalo a un tazón y cúbrelo con el kiwi restante y los trocitos de coco y cacao.

Papilla de quinoa con especias, moras azules e higos

Este desayuno está repleto de nutrientes y fibra del grano entero. Junto con los preciosos higos y las moras azules, es un alimento delicioso y caliente con el cual iniciar el día.

(*Amigable para veganos*).

Porciones: 2
Tiempo de preparación: 5 minutos
Tiempo de cocción: 20 minutos

---

* Nota: ¿Sabías que la piel exterior del kiwi es rica en fibra y es comestible? Pelarlo es opcional.

Ingredientes:
½ taza de higos secos, en rebanadas delgadas
1 bolsita de té verde
½ taza de agua hirviendo
1 taza de leche de almendra sin endulzar
¾ de taza de quinoa seca
1 cucharada de miel
½ cucharadita de cúrcuma molida
⅛ de cucharadita de jengibre molido
⅛ de cucharadita de cardamomo molido
⅛ de cucharadita de sal
½ taza de moras azules frescas
2 cucharadas de hojuelas de coco sin endulzar

Preparación:
Rebana los higos secos y reserva.

Coloca una bolsita de té verde en una taza o un tazón refractario y agrega el agua hirviendo. Deja en infusión por exactamente tres minutos. Saca la bolsita de té verde y tírala a la basura.

En una sartén mediana, añade el té verde preparado, la leche de almendra, la quinoa, la miel, la cúrcuma, el jengibre, el cardamomo y la sal. Mezcla. Lleva la combinación a hervor sobre fuego intenso. Reduce el calor a medio y deja que se cocine a fuego lento, cubierta, hasta que la quinoa esté suave y haya absorbido el líquido, cerca de 15 minutos.

Divide la mitad de la quinoa en cada uno de los dos tazones y arriba cúbrelos con las moras azules y los higos, y una cucharada de hojuelas de coco. Sirve tibio.

Licuado de fresas con lavanda

La esencia floral de la lavanda es el complemento perfecto para las fresas. La leche de soya añade sabor, al igual que poder adicional para combatir la grasa. Asegúrate de comprar lavanda de grado alimenticio, disponible en tiendas especializadas y mercados de especias o por internet.

(*Amigable para veganos*).

Porciones: 1 (295 mililitros)
Tiempo de preparación: 5 minutos
Tiempo de cocción: 0 minutos

Ingredientes:
1 taza de fresas congeladas
1 taza de leche de soya sin endulzar
1 cucharada de miel
2 cucharaditas de hojas de lavanda secas

Preparación:
Coloca las fresas, la leche de soya, la miel y la lavanda en una licuadora y licúa hasta que esté bien molido. Vierte en un vaso y sirve.

Jugo de tomate con sandía

Esta es una mezcla deliciosa que tiene dos poderosas fuentes de licopeno: una manera perfecta para dar inicio a tu vida.
(*Amigable para veganos*).

Porciones: 6
Tiempo de preparación: 15 minutos
Tiempo de cocción: 0 minutos

Ingredientes:
680 gramos de tomates grandes, sin semillas y picados
6 tazas de sandía sin semillas, en cubos
1 pepino mediano, rebanado
1 taza de cubos de hielo
2 cucharaditas de jugo de limón amarillo
1 cucharadita de miel
⅛ de cucharadita de sal kosher
Rebanadas de sandía para decorar

Preparación:
Coloca los tomates, la sandía, el pepino y los cubos de hielo en una licuadora y muélelos bien, cerca de 45 segundos. Agrega el jugo de limón, la miel y la sal, y licúa hasta combinar, 30 segundos más. Con un

colador de malla, cuela el jugo y ponlo en una jarra dentro del refrigerador durante 20-30 minutos para permitir que los sabores se combinen.

Para servirlo, vierte una taza del jugo en cada uno de los cuatro vasos. Adorna cada uno con una rebanada de sandía. Sirve de inmediato.

Comida

Mezcla cítrica con nueces

Convierte este tentempié en una comida, ya que está cargado de ingredientes que combaten la grasa. Eleva el sabor con la ralladura de limón, naranja o incluso toronja. Recuerda: ¡transforma tu comida en una botana! (*Amigable para veganos*).

Porciones: 6
Tiempo de preparación: 15 minutos, más 24 h. a temperatura ambiente
Tiempo de cocción: 0 minutos

Ingredientes:
¼ de taza de almendras secas y rostizadas, sin sal
¼ de taza de pistaches secos, rostizados, sin sal ni cáscara
2 cucharadas de pepitas de calabaza
¼ de taza de moras azules secas
¼ de taza de manzanas secas
Ralladura de un limón amarillo

Preparación:
En un tazón mediano, combina las almendras, los pistaches, las pepitas de calabaza, las moras azules y las manzanas. Rocía con la ralladura de limón y deja el tazón a temperatura ambiente, sin cubrir, durante 24 horas. Revuelve para combinar los ingredientes.

Para servirlo, coloca un cuarto de taza de la mezcla en un tazón pequeño y disfruta.

Hummus de edamame

Un auténtico platillo mediterrasiático. Usa frijoles de soya frescos o congelados para darle un giro a un dip clásico. Sírvelo con verduras como calabacín, zanahorias, jícama o pimientos.

(Amigable para veganos).

Porciones: 6
Tiempo de preparación: 10 minutos
Tiempo de cocción: 5 minutos

Ingredientes:
1 ½ tazas de edamame congelado sin cáscara
⅓ de taza de aceite de oliva extra virgen
2 cucharadas de tahini
1 diente de ajo, prensado
2 cucharadas de jugo de limón amarillo
½ cucharadita de ralladura de limón amarillo
¼ de taza de perejil fresco, picado en trozos gruesos
2 cucharadas de cilantro fresco, picado en trozos
6 hojas de albahaca
½ cucharadita de miel
⅛ de cucharadita de pimienta de Cayena
½ cucharadita de sal kosher

Preparación:
Llena una sartén mediana a tres cuartos con agua y ponla a hervir sobre fuego alto. Añade el edamame y cocina cinco minutos. Cuélalo y reserva para que se enfríe por cinco minutos.

Pon el edamame en un procesador de alimentos (con una cuchilla de acero) o una licuadora y muele hasta obtener una pasta uniforme. Agrega el aceite de oliva, el tahini, el ajo, el jugo y la ralladura de limón, el perejil, el cilantro, la albahaca, la miel, la pimienta de Cayena y la sal kosher, y muele hasta obtener una pasta suave. Sirve de inmediato o refrigera en un recipiente cerrado. Durará cuatro días en refrigeración.

Ensalada de papaya verde

Una ensalada fresca, tropical, que en poco tiempo se volverá una de tus favoritas. La pulpa firme de la papaya sin madurar es la base de este platillo sencillo. Con el fin de añadir fuerza adicional para combatir la grasa, agrega al aderezo chile rojo picado finamente.
(Amigable para veganos).

Porciones: 4
Tiempo de preparación: 15 minutos
Tiempo de cocción: 0 minutos

Ingredientes:
Jugo de un limón verde
2 cucharaditas de miel
1 cucharada de salsa de pescado
1 papaya verde (sin madurar) pequeña, cortada en juliana*
1 taza de mango picado finamente
1 taza de tomates cherry, en mitades
2 cucharadas de menta fresca picada
¼ de taza de pistaches sin cáscara, picados en trozos

Preparación:
En un tazón grande, bate el jugo de limón, la miel y la salsa de pescado hasta combinarlos. Incorpora la papaya, el mango, los tomates, la menta y los pistaches. Revuelca la ensalada y sirve. Puedes guardarla en el refrigerador hasta tres días.

Ensalada verde con camarones rostizados y naranja sanguina

Lleva tu ensalada al siguiente nivel con mariscos ricos en omega-3 y cítricos. Todos los elementos de este platillo se pueden preparar con anticipación; una vez armada, refrigera durante 8 horas antes de servir.

Porciones: 6
Tiempo de preparación: 10 minutos
Tiempo de cocción: 10 minutos

Ingredientes para los camarones asados:
680 gramos de camarones grandes, pelados y desvenados
2 cucharaditas de aceite de oliva
¼ de cucharadita de sal kosher
¼ de cucharadita de pimienta negra

---

* Nota: Usa un pelador manual para hacer la juliana y te será más fácil.

Ingredientes del aderezo:
3 cucharadas de aceite de oliva
Jugo y ralladura de una naranja sanguina
1 diente de ajo, picado
¼ de cucharadita de sal kosher
¼ de cucharadita de pimienta negra

Ingredientes de la ensalada:
4 tazas de arúgula chica
1 taza de hojas de perejil italiano
1 taza de gajos de toronja
1 raíz de hinojo
½ taza de queso parmesano en hojuelas

Preparación:
Precalienta el horno a 200 °C. Coloca los camarones sobre una bandeja de horno, báñalos con el aceite de oliva, y sazona con sal y pimienta. Asa por 10 minutos o hasta que el camarón se ponga rosa, firme y opaco. Saca del horno y reserva para que se enfríe un poco.

Para el aderezo, combina el aceite de oliva, el jugo y la ralladura de la naranja sanguina, el ajo, la sal y la pimienta en un pequeño frasco con tapa. Ciérralo y bátelo bien hasta combinar.

Para armar la ensalada, coloca la arúgula, el perejil, la toronja y el hinojo en un tazón grande. Añade el parmesano y los camarones cocidos. Baña con el aderezo y mezcla con cuidado.

<u>Sándwich de aguacate y hierbas</u>

Estos pequeños y sabrosos sándwiches casi no requieren tiempo de preparación. Las semillas crujientes de girasol complementan la textura cremosa del aguacate. Añade pepinos rebanados finamente para que sea más crujiente y sirve con verduras rebanadas.
(*Amigable para veganos*).

Porciones: 2
Tiempo de preparación: 10 minutos
Tiempo de cocción: 0 minutos
Ingredientes:

1 aguacate Haas, rebanado en tiras a lo largo y sin el hueso
1 cucharada de jugo de limón verde recién exprimido
1 cucharada de hojas de albahaca picadas
1 cucharada de cilantro fresco picado
1 cucharada de perejil fresco picado
⅛ de cucharadita de hojuelas de chile trituradas
⅛ de cucharadita de sal
1 cucharadita de semillas de girasol, sin sal
4 rebanadas de pan 100% de trigo integral

Preparación:
En un tazón mediano, saca la pulpa del aguacate con una cuchara y baña con el jugo de limón verde. Incorpora la albahaca, el cilantro, el perejil, las hojuelas de chile trituradas y la sal. Usa un utensilio para hacer puré de papa o la parte trasera de un tenedor para aplastar el aguacate hasta lograr una pasta uniforme. Añade las semillas de girasol y revuelve para combinar.

Coloca una rebanada de pan en cada plato. Esparce dos cucharadas de la mezcla de aguacate en cada una y tápala con la segunda rebanada. Corta en mitades y sirve de inmediato.

Caponata de atún a la mediterránea

Esta comida sencilla tiene los sabores del mediterráneo y es un almuerzo sabroso que solo requiere unos minutos de preparación. Sustituye con sardinas o caballa enlatadas con aceite de oliva, para darle variedad.

Porciones: 2
Tiempo de preparación: 15 minutos
Tiempo de cocción: 0 minutos

Ingredientes:
1 cucharada de aceite de oliva extra virgen
Jugo de medio limón amarillo
1 cucharadita de mostaza
⅛ de cucharadita de miel
⅛ de cucharadita de sal

150 gramos de atún enlatado en aceite de oliva, drenado
½ taza de jitomates cherry, cortados en cuartos
2 ramas de apio con las hojas, picadas finamente
¼ de taza de aceitunas Kalamata, sin hueso y cortadas en cuartos
2 cucharadas de cebolla morada, picada finamente
1 cucharada de hinojo picado
1 cucharada de perejil picado
2 rebanadas de pan crujiente de masa madre

Preparación:

En un tazón pequeño, bate el aceite, el jugo de limón, la mostaza, la miel y la sal. En un tazón mediano, combina el atún, los tomates, el apio, las aceitunas, la cebolla morada, el hinojo y el perejil. Incorpora el aderezo y revuelve para cubrirlo todo.

Divide la caponata en dos platos y sirve con una rebanada de pan crujiente de masa madre.

Empanadas de hongos

Paquetitos de masa, amigables para veganos, rellenos de una intensa mezcla de hongos, hacen unas empanadas exquisitas. Haz el relleno y la salsa con hasta 24 horas de anticipación y, luego, tan solo ármalas y hornea. Estas empanadas se pueden congelar hasta por tres meses. (*Amigable para veganos*).

Porciones: 8 empanadas
Tiempo de cocción: 40 minutos
Tiempo de preparación: 60 minutos

Ingredientes del relleno:
450 gramos de hongos (shiitake, maitake, portobello, cremini; usa tus favoritos)
2 chiles habaneros, sin tallos y cortados en mitades.*
½ cebolla morada rebanada
1 cucharada de aceite de oliva
½ cucharadita de sal kosher

---

* Ten cuidado cuando uses las manos para manipular estos chiles y evita tocarte la cara o los ojos.

¾ de cucharadita de pimienta gorda (de Jamaica) molida
Ingredientes de la pasta:
2 tazas de harina todo uso
2 cucharaditas de sal kosher
½ cucharadita de polvo para hornear
2 cucharaditas de cúrcuma
¼ de taza de aceite de oliva
8-10 cucharadas de agua helada

Preparación:
Precalienta el horno a 200 °C. Coloca los hongos, los chiles y la cebolla en una bandeja para horno. Baña con el aceite de oliva y sazona con sal. Hornea por 20 minutos. Apaga el horno, saca la bandeja y deja enfriar. Una vez frío, lleva a un procesador de alimentos, añade la pimienta gorda y pulsa para picar finamente.

Mientras los hongos se cocinan, prepara la masa. En un tazón grande combina harina, sal, polvo de hornear y cúrcuma. Agrega el aceite de oliva y combina todo hasta que la mezcla parezca arenosa. Luego, mientras mezclas con las manos limpias, agrega el agua helada una o dos cucharadas por vez, hasta que se forme una masa suave. Coloca esta última en una superficie con un poco de harina y amasa hasta suavizar. Dale forma de una pelota, envuélvela en plástico y coloca en el refrigerador para enfriarla durante 20 minutos. Luego de transcurrido ese tiempo, remueve la envoltura plástica y divide la masa en ocho trozos iguales. Aplana cada trozo con un rodillo hasta formar un círculo de 10 centímetros. Coloca cucharadas de la mezcla de hongos dentro de cada trozo de masa. Dobla por la mitad y presiona con cuidado los bordes con un tenedor para cerrarla. Calienta el horno a 180 °C. Coloca las empanadas en una bandeja especial y hornea de 15 a 18 minutos, hasta que estén doradas y los bordes, crujientes. Sírvelas calientes.

Ramen de soba

Esta versión más saludable de ramen tiene una bomba de umami gracias a la pasta de tomate, los hongos secos y el alga kombu. Los tallarines de soba de grano integral y las verduras completan el platillo. Prepara una tanda grande de caldo sabroso y guárdalo en el congelador hasta por tres meses.

(*Amigable para veganos*).

Porciones: 4

Tiempo de preparación: 15 minutos

Tiempo de cocción: 15 minutos

Ingredientes:

8 tazas de agua

2 cucharadas de pasta de miso blanco

2 cucharadas de salsa de soya, baja en sodio

2 cucharadas de pasta de tomate

2 dientes de ajo

1 hoja de kombu

2 cebolletas cortadas

30 gramos de hongos shiitake secos (como 10 piezas)

2 rebanadas de raíz de jengibre

4 tazas de bok choy picado

2 tazas de zanahorias rebanadas o picadas

4 tazas de tallarines soba cocidos*

Preparación:

En una olla grande combina el agua, el miso, la salsa de soya y la pasta de tomate. Revuelve bien para combinar. Añade el ajo, el kombu, las cebolletas, los hongos secos y el jengibre. Lleva la mezcla a hervor sobre fuego alto y cocina por cinco minutos. Reduce el calor a lo más bajo y cocina por 10 minutos más. Usa un cucharón con colador para retirar los hongos; resérvalos y rebánalos cuando hayan enfriado lo suficiente para manejarlos. Cuela el caldo y elimina los sólidos restantes. Para servir, pon el caldo caliente en cuatro tazones con los hongos secos, el bok choy, las zanahorias y los tallarines de soba cocidos. Termínalo con un ligero chorrito de aceite de oliva, si lo deseas. Incorpora la salsa de soya o la pasta miso al gusto.

Sandía con sal, chile y limón verde

¡Este almuerzo ultraligero es una fiesta de sabores y colores! Es un giro que te hace agua la boca y que activa a la grasa marrón para sustituir mis frutas veraniegas favoritas.

---

* Para preparar los tallarines, colócalos en un tazón grande y cúbrelos con agua hirviendo. Permite que reposen por cinco minutos o hasta que estén tiernos.

(Amigable para veganos).

Porciones: 8 piezas
Tiempo de preparación: 5 minutos, más 24 horas para secar la ralladura de limón verde
Tiempo de cocción: 0 minutos

Ingredientes:
Ralladura de un limón verde, secada a temperatura ambiente por 24 horas.*
2 cucharaditas de sal gruesa
2 cucharaditas de hojuelas de chile rojo
8 rebanadas de sandía

Preparación:
Para hacer la sal, colócala con la ralladura seca de limón verde y las hojuelas de chile en un mortero y tritura hasta que todo esté bien combinado y con la consistencia deseada. Si no tienes un mortero, usa un molino de especias o un procesador de alimentos. Rocía un octavo de cucharadita de la mezcla sobre una rebanada de sandía. Guarda la sal sobrante para sazonar dips, ensaladas, salsas y adobos.

Cena

Curry de albaricoque y coco

Este platillo es una mezcla de verduras aromáticas, especias intensas y garbanzos cremosos, y puede convertirse en tu nueva comida reconfortante.
(Amigable para veganos).

Porciones: 4
Tiempo de preparación: 15 minutos
Tiempo de cocción: 25 minutos

---

* Secar la ralladura hace una mezcla de especia más fácil de rociar sobre el platillo y te permite almacenarlo para después. Si planeas usarla toda, el paso de secado es opcional.

Ingredientes:
1 cucharada de aceite de oliva
½ taza de cebolla picada
1 diente de ajo, finamente picado
2 cucharadas de polvo de curry
¼ de cucharadita de hojuelas de chile rojo
1 cucharada de salsa de soya baja en sodio
8 albaricoques secos, en cuartos
½ taza de leche de coco
½ taza de salsa de tomate sin sal
1 cabeza de coliflor, cocida al vapor, y los floretes cortados por la mitad a lo largo
1 taza de zanahorias picadas en cubos
1 lata de 425 gramos de garbanzos, drenados y enjuagados
½ taza de cilantro picado
½ taza de nueces de la India picadas
4 tazas de arroz integral
Gajos de limón verde (opcional)

Preparación:
Calienta el aceite en una sartén grande u olla de hierro fundido sobre fuego medio. Añade la cebolla, el ajo, el polvo de curry y las hojuelas de chile. Cocina por cinco minutos. Agrega la salsa de soya, los albaricoques, la leche de coco, el puré de tomate, junto con media taza de agua; mezcla. Incorpora la coliflor, las zanahorias y los garbanzos. Pon a hervir a fuego lento y sirve sobre el arroz, con unas gotas de jugo de limón verde recién exprimido, si lo deseas.

Bok choy baby con salsa de ostras

Este es un platillo favorito de la familia con una sencilla verdura verde y una salsa de sabor intenso. Es de verdad rápida de preparar y es una comida en sí misma con arroz integral, o para usar como acompañamiento con otros platillos mediterrasiáticos.

Porciones: 4
Tiempo de preparación: 5 minutos
Tiempo de cocción: 5 minutos

Ingredientes:

6 manojos de bok choy *baby*

1 cucharada de aceite de oliva extra virgen

2 dientes de ajo en rebanadas delgadas

2 cucharadas de vino de arroz Saoxing*

Ingredientes de la salsa:

½ cucharadita de almidón de maíz

¼ de taza de caldo de verduras

1 cucharada de salsa de soya

2 cucharadas de salsa de ostras*

Preparación:

Limpia el bok choy enjuagándolo bien, secándolo y cortándole 1.2 centímetros de los extremos blancos. Corta la verdura a lo largo para separar las hojas. Disuelve el almidón de maíz en el caldo de verduras, agrega salsa de soya y salsa de ostras; mezcla bien y reserva.

Calienta el aceite de oliva en un wok a fuego alto hasta que esté muy caliente. Agrega el ajo y, cuando se dore, incorpora el bok choy para sofreír por dos minutos, hasta que las hojas adquieran un color verde intenso. Añade el vino de arroz y sofríe por un minuto. Luego incorpora la salsa. Apaga y sirve de inmediato. Si lo deseas, puedes añadir más salsa de ostras encima.

Pollo con alubias blancas, tomates y hierbas

Esta es una comida completa en una sola bandeja para horno, y una de las más sencillas de preparar. Las alubias desarrollan una corteza crujiente, pero su centro es suave; los tomates estallan con brillantes sabores y las hierbas le dan un aroma mediterráneo distintivo. Te encantará este platillo que deja excedentes deliciosos para el día siguiente.

Porciones: 4

Tiempo de preparación: 10 minutos

Tiempo de cocción: 40 minutos

---

* La salsa de ostras premium de Lee Kum Kee y el vino de arroz para cocinar Shaoxing se pueden adquirir por internet.

Ingredientes:
3 latas de alubias blancas, drenadas y enjuagadas
8 tazas de tomates cherry
1 cucharada de orégano seco
4 ramitas de tomillo fresco
3 dientes de ajo, prensados
¼ de cucharadita de hojuelas de chile rojo
3 cucharadas de aceite de oliva extra virgen
½ taza de vino blanco (opcional)
½ cucharadita de sal
½ cucharadita de pimienta negra recién molida en trozos grandes
8 muslos de pollo, con hueso y sin piel
(Reserva una pizca de sal, tomillo fresco, orégano y pimienta negra para esparcirla al gusto sobre el pollo).

Preparación:
Precalienta el horno a 220 °C. En un tazón grande de metal combina con suavidad las alubias, el orégano, el tomillo, el ajo, las hojuelas de chile rojo, el aceite de oliva, el vino blanco, la sal y la pimienta negra. Esparce la mezcla en una capa delgada sobre una bandeja grande para horno que tenga un borde.

Coloca los muslos de pollo encima de la mezcla de alubias y tomates, cuidando de no sobreponerlos. Esparce una pizca de sal, un poco de pimienta negra, orégano seco y tomillo fresco arriba del pollo.

Lleva la bandeja al horno y asa hasta que el pollo esté bien cocido, cerca de 40 minutos. La temperatura interna del pollo debería ser de 75 °C. Retira del horno y decora con ramitas de tomillo. Sirve de inmediato.

Almejas con salsa de frijol negro

Este es un platillo clásico que se sirve en las casas *de dim sum* en el sur de China. ¡Qué fantástica manera de servir las almejas con una sabrosa salsa! La receta necesita almejas vivas frescas, que son difíciles de encontrar, pero vale la pena el esfuerzo.

Porciones: 4
Tiempo de preparación: 30 minutos
Tiempo de cocción: 15 minutos

Ingredientes:
20 almejas vivas y frescas (almejas pequeñas, de Manila, etcétera)
2 cucharadas de aceite de oliva extra virgen
2 rebanadas de jengibre fresco
4 dientes de ajo, rebanados
2 cucharadas de salsa de frijol negro con ajo*
1 taza de jugo de almejas
2 cucharadas de salsa de ostras premium
½ taza de vino de arroz Shaoxing*
2 ½ cucharadas de almidón de maíz disueltas en cinco cucharadas del jugo de almejas.
2 cebolletas picadas

Preparación:
Lava las almejas y luego déjalas reposar en agua por 30 minutos. Calienta el aceite de oliva en un wok y añade jengibre, ajo y la salsa de frijol negro con ajo, y sofríe sobre fuego alto por un minuto. Drena las almejas y agrégalas al wok, junto con su jugo. Cubre el wok y permite que se cuezan al vapor durante 10 minutos. Revisa en forma periódica y sacude el wok o revuelve con cuidado para permitir que se abran y suelten su jugo. Incorpora la salsa de ostras, el vino de arroz y el almidón de maíz disuelto en el jugo de almeja (asegúrate de que esté completamente disuelto). Cocina por dos minutos. Cuando todas las almejas se hayan abierto, esparce las cebolletas picadas, vierte en un plato y sirve de inmediato.

Pasta con edamame y arúgula

Esta ensalada mediterrasiática ligera es una comida completa.

Porciones: 4
Tiempo de preparación: 10 minutos
Tiempo de cocción: 20 minutos

---

* Las salsas de frijol negro y ajo y de ostras premium, ambas de la marca Lee Kum Kee, así como el vino de arroz para cocinar Shaoxing, están disponibles en línea.

Ingredientes:

2½ tazas de edamame fresco o congelado sin cáscara (frijol de soya)

340 gramos de pasta corta integral (casarecce, fusilli, rotini, radiatore, penne, germelli)*

6 cucharadas de aceite de oliva extra virgen, divididas

140 gramos de arúgula *baby*, lavada y secada

2 cucharadas de vinagre de jerez o de vino blanco

1 cucharadita de sal

½ cucharadita de pimienta negra, recién molida

¼ de taza de nueces de Castilla tostadas, picadas gruesas

1 taza de queso feta, desmoronado (elimina para la versión vegana)

1 limón amarillo

Preparación:

En una cazuela grande, pon agua a hervir a fuego alto y cocina el edamame por tres minutos. Cuela el agua y deja enfriar. Cocina la pasta *al dente* según las instrucciones del paquete (de ocho a 10 minutos) y drénala. Puedes combinar la cocción de la pasta y del edamame dejando la primera seis minutos y luego añadir el segundo al agua. Combina ambos ingredientes en un tazón grande con dos cucharadas de aceite de oliva. Incorpora la arúgula y mezcla con cuidado.

En un tazón aparte, bate las cuatro cucharadas restantes de aceite de oliva con el vinagre, la sal y la pimienta. Agrega a la pasta y el edamame, y mezcla con suavidad. Incorpora las nueces tostadas. Con cuidado añade el queso feta desmoronado, y mezcla. Rocía la ensalada con el jugo de limón a tu gusto.

Edamame con tofu y col china en salmuera

Este es un platillo semejante a la pasta que viene de Shanghái y que combina los diferentes sabores y texturas de las verduras para crear un platillo completo que es ¡más delicioso que sus partes! El asunto principal es encontrar un mercado asiático donde puedas adquirir las costras de tofu seco y la calabaza china en conserva.

(*Amigable para veganos*).

---

* Para potenciar su naturaleza saludable, intenta con una pasta de lenteja roja.

Porciones: 4

Tiempo de preparación: 45 minutos, principalmente para el remojo

Tiempo de cocción: 5 minutos

Ingredientes:

255 gramos de corteza seca de tofu (cuajada del frijol seco), remojada y cortada en tiras*

1 cucharadita de bicarbonato de sodio

2 cucharadas de aceite de oliva extra virgen

1 taza de col china en conserva, cortada en trozos grandes*

2 cucharadas de vino de arroz Shaoxing

4 cucharadas de caldo de verduras

½ taza de edamame sin cáscara (fresco o congelado)

1 cucharadita de salsa de soya

½ cucharada de almidón de maíz

2 cucharadas de agua

Pimienta blanca, al gusto

Aceite de sésamo (ajonjolí), al gusto

Preparación:

Remoja la corteza seca de tofu en un tazón con suficiente agua tibia para cubrirla y el bicarbonato durante 30 minutos. El bicarbonato ayuda a suavizar y rehidratar el tofu. Desecha esa agua y sustitúyela por agua tibia fresca, y deja reposar 15 minutos. Drena y corta las cortezas de tofu en listones de un centímetro (cerca de dos veces el ancho de un fetuchini).

Calienta aceite en el wok a fuego alto hasta que esté en su punto máximo de temperatura. Agrega la col en salmuera y sofríe por un minuto. Agrega el vino de arroz. Después de 30 segundos, incorpora los listones de tofu y el caldo de verduras, y llévalos a hervor. Luego añade el edamame y la salsa de soya.

Espesa al disolver el almidón de maíz en cuatro cucharadas de agua y vierte lentamente en el platillo. La salsa espesará luego de un minuto. Agrega la pimienta blanca al gusto y unas gotitas de aceite de sésamo.

Retira del fuego y sirve.

---

* Puedes encontrar las cortezas de tofu y la calabaza china en salmuera en frascos o latas en la mayoría de los mercados asiáticos. El vino de arroz para cocinar Shaoxing se consigue por internet.

<u>*Pollo asado con especias y calalú de col rizada*</u>

Esta es una combinación abrigadora y sencilla de especias, verduras y muslos de pollo. El calalú es un platillo de verduras estilo caribeño, pero lo incluyo aquí con la idea de adoptar diferentes tradiciones culinarias.

Porciones: 4

Tiempo de preparación: 30 minutos (más 60 minutos para marinar)

Tiempo de cocción: 30 minutos

Ingredientes:

¼ de cucharadita de canela molida

¼ de cucharadita de pimienta gorda (o de Jamaica) molida

¼ de cucharadita de jengibre molido

¼ de cucharadita de sal kosher

1 cucharada de salsa de soya baja en sodio o Tamari

680 gramos de muslos de pollo sin piel

1 cucharada de aceite de oliva extra virgen

2 dientes de ajo, picados

½ cebolla mediana, en rebanadas

1 chile habanero, sin tallo y cortado por la mitad*

1 cucharada de hojas de tomillo fresco, picadas

1 taza de tomates picados

1 manojo de col rizada, al vapor y cortada en trozos grandes (cerca de seis tazas)

½ cucharadita de sal kosher

2 cucharadas de vinagre de manzana

Preparación:

En un tazón pequeño, combina la canela, la pimienta gorda, el jengibre, la sal y la salsa de soya. Coloca los muslos de pollo en una bolsa resellable y añade la mezcla de especias. Sella la bolsa y guárdala en el refrigerador para marinarla durante una hora, o hasta 24 horas. Cuando estés listo para cocinar, precalienta el asador a 260 °C. Asa seis

---

* Ten cuidado al manipular los chiles y evita tocarte la cara o los ojos.

o siete minutos por lado o hasta que la temperatura interna sea de 74 °C, medidos con un termómetro para carne. Retira del asador y deja que enfríe un poco antes de servir.

Mientras el pollo se cocina, calienta aceite en una sartén grande sobre fuego medio. Pon el ajo, la cebolla, el chile y el tomillo; saltea dos a tres minutos. Agrega los tomates y la col rizada; sazona con sal y sigue salteando durante otros cinco a ocho minutos hasta que se suavicen las cebollas y la col se marchite. Incorpora un chorro de vinagre y cocina dos a tres minutos más. Sirve caliente.

Tapenade de aceitunas y alcaparras

Este es un aderezo mediterráneo que agrega grandes sabores y textura a cualquier platillo. Sirve una cucharada generosa sobre un trozo de pollo o pescado, y guarda el resto en un tazón que lleves a la mesa para que los comensales puedan tomar más si quieren. Incluso puedes esparcirlo como aderezo en un sándwich de atún.

Porciones: 4
Tiempo de preparación: 15 minutos
Tiempo de cocción: 0 minutos

Ingredientes:
½ taza de aceitunas verdes, picadas (Cerignola, Frescatrano, Castelvetrano, Picholine)
2 cucharadas de alcaparras, enjuagadas de la sal y apenas picadas
½ limón amarillo, el jugo y la ralladura
1 cucharada de cebollín picado
1 cucharada de perejil italiano, picado
2 cucharadas de aceite de oliva extra virgen
Pimienta negra recién molida gruesa

Preparación:
Limpia y pica todos los ingredientes. Combina en un pequeño tazón de metal. Agrega la pimienta al gusto. Esto puede prepararse con un día de anticipación y dejar toda la noche en el refrigerador. Permite que alcance la temperatura ambiente antes de servir.

Ensalada de pasta con tomates secados al sol y aceitunas

Esta es una ensalada de pasta sencilla y hermosa. Los excedentes se conservan bien en el refrigerador durante la noche, de modo que puedes disfrutarlos en la comida del día siguiente.
(*Amigable para veganos*).

Porciones: 4
Tiempo de preparación: 15 minutos, más 20 minutos en refrigeración
Tiempo de cocción: 0 minutos

Ingredientes:
230 gramos de pasta integral gemelli
1 taza de edamame congelado sin cáscara
2 cucharadas de vinagre de vino tinto
2 cucharadas de albahaca picada
1 diente de ajo picado
⅛ de cucharadita de miel
½ cucharadita de mostaza Dijon
⅛ de cucharadita de sal
3 cucharadas de aceite de oliva extra virgen
1 naranja mediana o un pimiento amarillo, picados
⅓ de taza de aceitunas Kalamata sin hueso, cortadas por mitades
⅓ de taza de tomates secados al sol, empacados en aceite y picados
¼ de cebolla morada, picada

Preparación:
Pon a hervir dos litros de agua en una olla grande sobre fuego alto. Agrega la pasta y llévala a hervor. Reduce el calor a fuego medio y cocina, revolviendo ocasionalmente, por cinco minutos. Agrega el edamame y lleva de nuevo a hervor sobre fuego alto. Reduce el calor a medio y cocina *al dente*, cinco minutos más. Drena el agua por completo y deja enfriar en un tazón grande durante 10 minutos.

En un tazón pequeño, bate el vinagre de vino tinto, la albahaca, el ajo, la miel, la mostaza y la sal. Mientras los agitas con vigor, deja caer lentamente un chorrito del aceite hasta que se combinen los ingredientes.

Agrega los pimientos, las aceitunas, los tomates y la cebolla morada a la pasta fría y revuelca para combinar. Baña la pasta con el aderezo y revuelve para que se cubra de manera uniforme. Cubre la ensalada de pasta y deja en el refrigerador durante cuando menos 20 minutos, para permitir que los sabores se marinen juntos. Sirve fría.

Ratatouille

Este clásico platillo mediterráneo con verduras puede comerse solo o acompañado de pescado asado, pollo o un complemento de alubias. En definitiva, es bueno para tener excedente.
(*Amigable para veganos*).

Porciones: 4
Tiempo de preparación: 20 minutos
Tiempo de cocción: 50 minutos

Ingredientes:
3 cucharadas de aceite de oliva, divididas
½ berenjena mediana, cortada en cubos de 2.5 centímetros
¼ de cucharadita más ⅛ de cucharadita de sal, por separado
¼ de cucharadita más ⅛ de cucharadita de pimienta negra molida, por separado
1 calabacín mediano, cortado en cubos de 2.5 centímetros
1 calabaza amarilla mediana, cortada en cubos de 2.5 centímetros
1 cebolla morada, picada
2 dientes de ajo, picados
2 tazas de col verde rallada
1 pimiento rojo, picado
¼ de taza de aceitunas Kalamata, sin hueso y en mitades
1 lata (400 gramos) de tomates asados en cubos y sin sal
2 cucharadas de vinagre de manzana
2 ramitas de tomillo
3 hojas de laurel

Preparación:
En una sartén mediana, calienta una cucharada de aceite de oliva sobre fuego medio. Cuando el aceite esté caliente, añade la berenjena y rocía

con un octavo de cucharadita de sal y otra de pimienta con la misma cantidad. Cocina la berenjena hasta que dore por todos los lados, cerca de tres minutos. Usa una cuchara con colador para transferir la berenjena a un tazón limpio.

Calienta una segunda cucharada de aceite de oliva en la misma sartén sobre fuego medio. Cuando esté hirviendo, incorpora el calabacín y la calabaza amarilla, y rocía con un octavo de sal y la misma cantidad de pimienta. Cocina hasta dorar por todos los lados, cerca de tres minutos, y luego transfiere con la cuchara de colador al mismo tazón de la berenjena.

Calienta el aceite restante en la misma sartén sobre fuego medio y cuando esté en su punto óptimo de temperatura, agrega la cebolla y el ajo hasta suavizarlos y que se vean translúcidos, cerca de tres minutos. Añade la berenjena, el calabacín y la calabaza amarilla, la col, el pimiento, las aceitunas, los tomates picados en cubos, el vinagre de manzana, las ramitas de tomillo, hojas de laurel y el octavo restante de sal y pimienta; revuelve para combinar. Aumenta el calor a fuego alto hasta que la mezcla hierva. Reduce a fuego medio, cubre y deja que los sabores se combinen durante 40 minutos. Retira las hojas de laurel y el tomillo, y desecha. Sirve caliente.

Pescado asado, tres maneras

Acompaña tu pescado favorito con una salsa deliciosa, y puedes cambiar la platija por filetes de salmón o robalo. Los tiempos de cocción variarán un poco dependiendo del grosor del filete. Usa un termómetro para verificar la temperatura interna cuando llegue a 63 °C. Para obtener los filetes del tamaño que buscas, pide al empleado de pescadería que lo rebane por ti. Si tienes poco tiempo, solo haz una de las salsas.

Porciones: 4
Tiempo de preparación: 30 minutos
Tiempo de cocción: 45 minutos (para las tres salsas)

Ingredientes del pescado asado:
4 filetes de platija (142 gramos cada uno)
1 cucharada de aceite de oliva

⅛ de cucharadita de sal
⅛ de cucharadita de pimienta negra molida

Ingredientes del pesto de arúgula y brotes de brócoli:
1 taza de hojas de albahaca fresca
½ taza de brotes de brócoli
¼ de taza de queso parmesano rallado
¼ de taza de piñones
3 dientes de ajo, machacados
1 cucharadita de jugo de limón amarillo recién exprimido
¼ de cucharadita de sal
⅓ de taza de aceite de oliva extra virgen

Ingredientes del chutney de mango:
1 mango picado en cubos (alrededor de 1 ½ tazas)
2 dátiles sin hueso, picados
1 ½ cucharadas de vinagre de vino blanco
1 cucharada de jugo de limón amarillo
½ cucharadita de ralladura del limón
1 diente de ajo, picado
2 cucharaditas de jengibre rallado
⅓ de cucharadita de hojuelas de chile rojo machacadas

Ingredientes del tsatziki rápido
½ pepino grande inglés o de invernadero
1 taza de yogur griego sin sabor y sin grasa
1 diente de ajo, picado
1 cucharada de eneldo picado
1 cucharadita de jugo de limón amarillo
½ cucharadita de sal kosher
⅛ de cucharadita de pimienta negra molida

Preparación:
Para hacer el pescado asado, precalienta el horno a 200 °C.

Con una brocha de cocina, cubre el pescado con aceite de oliva y rocía ambos lados con la sal y la pimienta negra. Coloca en una bandeja con la piel hacia abajo y hornea en el horno precalentado hasta que la temperatura interna de cocción alcance los 63° C, 12 a 15 minutos. Retira la bandeja del horno y deja que el pescado se enfríe un poco.

Para elaborar el pesto, coloca la albahaca, los brotes, el queso parmesano, los piñones, el ajo, el jugo de limón y la sal en una licuadora, y muele hasta obtener una pasta fina. Mientras el aparato está en funcionamiento, añade el aceite de oliva en un chorro fino hasta que se incorpore.

Almacena el pesto en un recipiente hermético en el refrigerador y durará hasta una semana. Esto hace media taza.

Para hacer el chutney, coloca el mango, los dátiles, el vinagre, el jugo y la ralladura del limón, el ajo, el jengibre y las hojuelas de chile en una sartén mediana y mezcla para combinarlos. Lleva la mezcla a hervor sobre fuego alto y luego reduce la temperatura a fuego bajo; cubre y deja que se cueza a fuego lento, moviendo ocasionalmente, durante 30 minutos. Retira la sartén del fuego y permite que enfríe durante 10 a 15 minutos.

Coloca el chutney en una licuadora y mezcla hasta que alcance una consistencia casi uniforme, pero con algunos trocitos. Prepara una taza.

Para hacer el tzatziki, coloca el pepino rallado en un colador. Con las manos limpias, presiona para drenar el exceso de líquido.

En un tazón mediano, bate el pepino, el yogur griego, el ajo, el eneldo, el jugo de limón, la sal y la pimienta. Cubre el tazón y refrigera cuando menos 30 minutos para permitir que los sabores se combinen.

Sirve frío. Haz una taza y media.

Hongos rostizados con alubias y arúgula

Los hongos asados agregan umami al platillo, complementados por la arúgula de sabor intenso, los frijoles tiernos y el aderezo de anchoas saladas.

Porciones: 4
Tiempo de preparación: 20 minutos
Tiempo de cocción: 15 minutos

Ingredientes:
3 cucharadas de aceite de oliva extra virgen
2 dientes de ajo, picados
1 cucharada de perejil fresco, picado
1 cucharadita de tomillo fresco, solo las hojas
¼ de cucharadita de sal

227 gramos de hongos cremini, cortados en cuartos
113 gramos de hongos shiitake, en cuartos
4 tazas de arúgula
1 lata (440 gramos) de alubias blancas, bajas en sodio, drenadas y enjuagadas

Ingredientes del aderezo de anchoas:
2 cucharadas de vinagre de vino blanco
2 filetes de anchoa de lata
1 cucharada de jugo de limón amarillo recién exprimido
1 diente de ajo, machacado
½ cucharadita de mostaza Dijon
2 cucharadas de aceite de oliva extra virgen
(*Nota:* para que este aderezo sea vegano, elimina las anchoas y usa mostaza vegana).

Preparación:
Para preparar los hongos rostizados, precalienta el horno a 190 °C. Cubre una bandeja para horno con papel pergamino.

En un tazón mediano, agrega el aceite, el ajo, el perejil, el tomillo y la sal, y bate para combinar. Coloca los hongos cremini y shiitake en el tazón y revuelca hasta cubrirlos. Pon los hongos con una cuchara en una sola capa en la bandeja de horno preparada y rostiza en el horno precalentado hasta que se doren apenas, 15 minutos. Retira la bandeja del horno y deja enfría por 10 minutos.

Para hacer el aderezo, coloca el vinagre de vino blanco, los filetes de anchoa, el jugo de limón, el ajo y la mostaza Dijon en un procesador de alimentos o una licuadora, y muele hasta obtener una mezcla uniforme. Con el aparato en marcha, agrega el aceite e incorpora por 30 segundos.

En un tazón grande, mezcla la arúgula, las alubias y los hongos rostizados. Baña la ensalada con el aderezo y revuelve para cubrir de manera uniforme. Sirve de inmediato.

Shakshuka con hierbas y aceitunas

Este platillo mediterráneo, originario de Túnez, se prepara escalfando los huevos en una salsa hecha con tomates, junto con verduras y hierbas frescas (*shakshuka* en árabe significa "mezcla"). Sirve con un trozo de pan crujiente de granos integrales.

Porciones: 6
Tiempo de preparación: 15 minutos
Tiempo de cocción: 20 minutos

Ingredientes:
1 cucharada de aceite de oliva
1 cebolla morada mediana, cortada en tiras de 2.5 centímetros
2 pimientos verdes, cortados en tiras de dos a cinco centímetros
2 dientes de ajo, picados
1 lata (793 gramos) de tomates machacados
¼ de taza de aceitunas Kalamata, sin hueso y en mitades
2 cucharadas de cilantro fresco picado
2 cucharadas de albahaca fresca picada
¼ de cucharadita de sal
⅛ de cucharadita de pimienta negra recién molida
⅛ de cucharadita de hojuelas de chile rojo, machacadas
6 huevos grandes de gallina libre

Preparación:
En una sartén grande sobre fuego medio, calienta el aceite de oliva hasta que alcance una temperatura elevada. Agrega las cebollas y los pimientos, y cocina hasta suavizar, cinco minutos. Agrega el ajo y fríe hasta que se ponga fragante, cerca de 30 segundos. Incorpora los tomates machacados, las aceitunas, el cilantro, la albahaca, la sal, la pimienta y las hojuelas de chile. Sube el calor a fuego medio alto y lleva la mezcla a hervor, luego reduce el calor a medio bajo. Cubre la sartén y deja que hierva por 10 minutos para que los sabores se combinen.

Con una cuchara de madera haz seis huecos en la salsa alrededor del borde externo. Rompe un huevo en un pequeño tazón de vidrio y vierte con mucho cuidado en uno de los huecos del borde de la sartén. Repite con los cinco huevos restantes para que formen un círculo en torno del borde exterior. Reduce el calor a fuego bajo, cubre la sartén y cocina los huevos hasta que se escalfen, cerca de seis minutos.

Para servir, saca un huevo con la cuchara, junto con la cantidad de salsa que le corresponda, sobre cada uno de los seis platos.

Mariscos con tres salsas

Cocinar estos crustáceos y moluscos es muy fácil. Selecciona los mejores mariscos frescos que puedas encontrar en la sección de productos del mar; elige una salsa y prepara un platillo simple, pero elegante, en cuestión de minutos. Cada una de estas sabrosas salsas solo se elabora con cinco ingredientes.

Porciones: 2
Tiempo de preparación: 15 minutos
Tiempo de cocción: 10 minutos

Ingredientes de la caponata:
1 cucharada de aceite de oliva extra virgen
2 dientes de ajo, finamente picados
1 berenjena japonesa pequeña, cortada en cubos pequeños
1 taza de tomates enlatados en cubos, sin sal
2 cucharadas de alcaparras

Ingredientes del chimichurri:
1 cucharada de aceite de oliva extra virgen
2 dientes de ajo, finamente picados
1 chile Fresno, finamente picado
Jugo de un limón amarillo
¼ de taza de vino blanco seco (opcional)
1 taza de hierbas frescas picadas (cilantro, perejil, eneldo y albahaca)

Ingredientes de la salsa de coco con limoncillo:
1 cucharada de aceite de oliva extra virgen
2 dientes de ajo, finamente picados
1 cucharada de jengibre fresco, finamente picado
1 tallo pequeño de limoncillo, finamente picado
½ taza de leche de coco enlatada.

Ingredientes de los mariscos:
900 gramos de mariscos (mejillones, almejas pequeñas u otras almejas), lavados con un cepillo y enjuagados

Preparación:

Calienta el aceite en una olla grande de hierro fundido o cacerola de sopa con tapa, sobre fuego medio. Agrega los ingredientes de la salsa para cualquiera de las tres que elijas, lleva a hervor suave y cocina de dos a tres minutos. Añade los mejillones o las almejas, y revuelve en la salsa. Cubre y deja que se cuezan al vapor de cinco a seis minutos, o hasta que las conchas se abran.

Sirve con gajos de limón fresco y pan crujiente.

Pollo con especias, arroz y col rizada

Esta es una comida de una sola olla que se inspira en los platillos con arroz de Asia Central, además de ser aromático y satisfactorio. Si deseas que no tenga carne, cambia el pollo por rebanadas de tofu. Quedarán excedentes, que puedes usar para la comida o la cena del día siguiente.

Porciones: 4
Tiempo de preparación: 45 minutos
Tiempo de cocción: 50 minutos

Ingredientes:
1 ½ tazas de arroz basmati
2 cucharadas de aceite de oliva extra virgen
2 dientes de ajo, picados
2 chalotes, finamente picados
450 gramos de muslos de pollo sin piel ni hueso
1 cucharadita de polvo de cúrcuma
½ cucharadita de pimienta de Cayena
Sal, al gusto
1 taza de caldo de verduras
2 ramas de canela
1 lata (400 mililitros) de leche de coco sin endulzar
1 lata (425 miligramos) de garbanzos, drenados
2 tazas de col rizada, picada en trozos grandes, sin los nervios y tallos
¼ de taza de chiles de Calabria, marinados en aceite y en rebanadas delgadas*

---

* Los chiles de Calabria en rebanadas, empacados en aceite, pueden pedirse por internet.

El jugo de medio limón verde
1 limón verde en gajos

Preparación:
En un tazón de metal, enjuaga el arroz con agua fría hasta que esta salga clara. Drena por completo y luego agrega agua hasta 2.5 centímetros por encima del arroz. Deja en remojo por 45 minutos.

Con una sartén de hierro fundido de 30 centímetros, con lados altos de seis centímetros (o una olla de hierro fundido), calienta el aceite sobre fuego medio y agrega el ajo con los chalotes. Cocina por tres minutos, hasta que los chalotes se pongan translúcidos y suaves. Agrega el pollo, la cúrcuma, la pimienta de Cayena y una pizca de sal. Cocina el pollo dos minutos por lado. Incorpora el caldo de verduras y las ramas de canela. Sube el fuego hasta que hierva y de inmediato reduce a fuego bajo. Deja a fuego lento durante 20 minutos.

Drena el arroz y añádelo a la sartén con el pollo. Agrega la leche de coco y mezcla con una cuchara de madera. Añade los garbanzos, la col rizada y los chiles, y remueve para incorporar. Agrega el jugo de medio limón verde. Sube el calor a alto hasta que hierva, y luego redúcelo y tapa. Deja hervir lentamente por 20 minutos y después apaga el fuego. Retira la tapa y permite que la humedad se evapore durante cinco minutos. Sirve caliente, con gajos de limón verde para agregar jugo a cada porción.

Tallarines de tofu con salsa picante

Si alguna vez te has preguntado cómo usar el tofu de nuevas maneras, no busques más: este platillo apetecible tiene sabores complejos, a la vez que es sencillo de preparar.

La opción en turno no contiene carne, pero el tofu proporciona la misma proteína y textura que esta. Es el máximo de los platillos de "carne" de origen vegetal. El aderezo es cálido, aunque los tallarines pueden servirse calientes o fríos.
(*Amigable para veganos*).

Porciones: 2
Tiempo de preparación: 10 minutos
Tiempo de cocción: 15 minutos

Ingredientes:

3 cucharadas de salsa de soya oscura*

3 cucharadas de vinagre negro*

1 ½ cucharadas de miel de abeja

1 ½ cucharadas de salsa picante de aceite de chile*

1 pizca de pimientas de Sichuan, molidas

226 gramos de tofu firme

1 cucharada de aceite de oliva extra virgen

3 dientes de ajo, en rebanadas delgadas

226 gramos de tallarines soba

1 cebolleta picada, como decoración

Preparación:

Combina la salsa de soya, el vinagre, la miel, la salsa de aceite de chile y las pimientas de Sichuan en un pequeño tazón por separado.

Enjuaga el tofu y sécalo con cuidado. Presiónalo con toallas de papel para sacar tanto líquido como sea posible. Corta el tofu en cubos de 1.2 centímetros. Calienta el aceite de oliva en una sartén o un wok hasta que esté muy elevada la temperatura. Agrega el ajo y saltea hasta dorar. Añade los cubos de tofu y sella hasta que doren un poco, cerca de tres minutos, dándoles una o dos vueltas. Luego vierte la salsa y revuelve suavemente el tofu en ella con una cuchara de madera hasta combinar. Cocina dos minutos, moviendo con sutileza.

Pon agua a hervir en una cacerola y cocina los tallarines hasta que estén tiernos; luego drénales el agua. Si servirás los tallarines fríos, enjuágalos con agua fría hasta que se desvanezca lo caliente.

Coloca los tallarines en un plato para servir, vierte la salsa sobre ellos y revuelve ligeramente. Distribuye las cebolletas verdes picadas encima y sirve.

Tomate y camarones con salsa agridulce

Este platillo chino clásico a menudo se hace con cátsup, pero lo cambié por una pasta de tomate de sabor intenso que elevé con vinagre de

---

* La salsa Lao Gan Ma Spicy Chili Crisp Sauce (salsa de aceite de chile), el vinagre negro Chinkiang y la salsa de soya oscura de Lee Kum Kee Premium Dark Soy Sauce pueden adquirirse a través de internet.

manzana. Usa camarones con cáscara para sacarle el mayor beneficio a esta receta —la salsa ácida y agridulce cubrirá muy bien las cáscaras— ¡con un sabor para chuparse los dedos!

Porciones: 2
Tiempo de preparación: 10 minutos
Tiempo de cocción: 7 minutos

Ingredientes:
8 camarones jumbo, con cáscara*
4 cucharadas de vino de arroz Shaoxing, divididas**
3 cucharadas de pasta de tomate de doble concentración**
1 cucharada de vinagre negro Chinkiang**
2 cucharadas de vinagre de sidra
½ cucharadita de salsa de soya
Pimienta blanca, al gusto
3 cucharadas de aceite de oliva extra virgen
2 dientes de ajo, en rebanadas gruesas
2 rebanadas de jengibre fresco
2 cebolletas cortadas en rebanadas de 1.2 centímetros
½ de cucharadita de almidón de maíz
4 cucharadas de agua

Preparación:
Enjuaga los camarones bajo agua fría. Retira las patas con unas tijeras y desvena cada camarón. Enjuaga de nuevo y seca con toallas de papel. Apártalos en un tazón pequeño al que añadirás dos cucharadas del vino de arroz para marinarlos. En otro tazón, combina la pasta de tomate, los dos vinagres, la salsa de soya, las dos cucharadas restantes de vino de arroz Shaoxing y una pizca de pimienta blanca.

---

* Si de verdad no puedes lidiar con los camarones con cáscara, será conveniente que los desvenes y los cortes por la mitad a lo largo de la línea del lomo; marínalos en un tazón con el doble de vino de arroz antes de cocinarlos.

** La pasta de tomate con doble concentración se vende en tubos, por lo general en los supermercados al lado de los frascos de tomate en puré, o puedes encontrarla fácilmente en internet, al igual que el Shaoxing Rice Cooking Wine y el vinagre negro Chinkiang.

En un wok o una sartén sobre fuego alto, calienta bien el aceite. Agrega el ajo y el jengibre, y saltéalos por unos 15 segundos. Agrega los camarones y cocina dos minutos, y luego voltéalos para cocerlos otros dos minutos. Incorpora la salsa y las cebolletas. Tapa el wok y cocina dos minutos.

Retira la tapa, disuelve el almidón de maíz en agua y viértelo lentamente en el wok, al tiempo que lo mezclas con las salsas para espesarla. Deja que hierva y luego apaga. Sirve de inmediato, con un pequeño tazón para tirar las cáscaras después de sacarles todo el contenido.

Chili de verduras

Este abrigador *chili* se hace con frijoles negros y alubias, además de papas moradas ricas en antocianina. Los excedentes son perfectos para el día siguiente.
(*Amigable para veganos*).

Porciones: 4
Tiempo de preparación: 20 minutos
Tiempo de cocción: 45 minutos

Ingredientes:
2 cucharadas de aceite de oliva extra virgen
1 cebolla morada, en trozos gruesos
3 dientes de ajo, picados
2 ramas de apio, picadas en trozos gruesos
2 zanahorias, peladas y en trozos gruesos
1 pimiento verde, en trozos gruesos
6 papas moradas pequeñas, cortadas en octavos
1 lata (793 gramos) de tomates triturados, junto con el líquido
1 lata (425 gramos) de frijoles negros, drenados y enjuagados
1 lata (425 gramos) de alubias grandes, drenadas y enjuagadas
2 cucharadas de polvo de chile
1 cucharadita de comino molido
1 cucharadita de pimentón dulce
2 cucharadas de hojas de orégano fresco, picadas (se puede sustituir con hojas secas)
¼ de taza de albahaca, picada en tiras finas

¼ de cucharadita de sal
1 taza de agua

Preparación:
Calienta el aceite en una olla grande sobre fuego medio. Cuando el aceite esté bien caliente, agrega la cebolla hasta que se torne suave y translúcida, unos tres minutos. Incorpora el ajo y cocina hasta que esté fragante, 30 segundos. Agrega el apio, las zanahorias y el pimiento hasta suavizarlos, cerca de cinco minutos. Añade las papas moradas, los tomates triturados, los frijoles negros, las alubias grandes, el polvo de chile, el comino, el pimentón, el orégano, la albahaca y la sal, y mezcla para combinar. Añade el agua. Eleva a fuego alto y lleva a hervor, luego desciéndelo a fuego medio bajo y deja cocer, cubierto, hasta que se suavicen las papas y los sabores se combinen, de 30 a 35 minutos.

Guisado de hongos silvestres y cebada

Los hongos silvestres y la cebada producen esta deliciosa comida reconfortante. Los hongos secos dan más umami que los frescos, pero usa cualquier variedad disponible en tu mercado local, o pide tus favoritos por internet.
(*Amigable para veganos*).

Porciones: 4
Tiempo de preparación: 10 minutos
Tiempo de cocción: 15 minutos

Ingredientes:
28 gramos de hongos shiitake
14 gramos de hongos porcini secos
14 gramos de colmenillas secas
2 cucharadas de aceite de oliva extra virgen
1 cebolla morada mediana, picada en trozos grandes
1 diente de ajo, finamente picado
2 ramas de apio, picadas en trozos
2 zanahorias, peladas y picadas en trozos
1 taza de cebada perla seca

3 tazas de caldo de verduras bajo en sodio
1½ tazas de puré de tomate
½ cucharadita de miel
1 cucharadita de pimentón ahumado
1 cucharadita de comino molido
¼ de cucharadita de pimienta de Cayena
¼ de cucharadita de sal
¼ de taza de perejil fresco picado
1 cucharada de hojas de romero, picadas.

Preparación:

Coloca los hongos secos en un tazón mediano y viérteles agua hirviendo hasta cubrir por completo. Deja que se suavicen de 20 a 30 minutos. Drena el agua con un colador fino y pícalos en trozos grandes.

En una sartén grande, calienta el aceite de oliva sobre fuego medio. Cuando esté a temperatura óptima, agrega la cebolla y cocina hasta que se torne suave y translúcida, unos tres minutos. Incorpora el ajo y sigue cocinando hasta que suelte su aroma, unos 30 segundos más. Agrega el apio y las zanahorias, y cocina a suavizar, cerca de cinco minutos. Añade los hongos y cocínalos hasta que suelten el agua, unos ocho minutos. Incorpora la cebada, el caldo, el puré de tomate, la miel, el pimentón ahumado, el comino, la pimienta de Cayena y la sal, y mezcla. Sube el fuego a alto y lleva a hervor, luego baja a fuego medio y deja cocer, cubierto, hasta que la cebada esté tierna, de 40 a 45 minutos.

Incorpora el perejil y el romero frescos, y mezcla. Sirve caliente.

• • •

Espero que leer (y comer) estas recetas sea la prueba que necesitas de que mi forma mediterrasiática de comer puede volver placentero tu viaje hacia la salud. Si eres novato en la cocina, ten en mente que todos comenzamos por el principio.

Además, a medida que explores más y planees tus propios alimentos, es posible que descubras ingredientes en este libro o en el mercado que quieras probar, pero no estés seguro de cómo cocinarlos o en cuál receta utilizarlos. En nuestros tiempos, es fácil encontrar orientación; solo busca en internet usando el "[nombre del ingrediente]" y "receta", junto con "mediterránea" o "asiática". La recompensa será una larga lista de resultados, incluidos videos de cocina. Los platillos hechos en casa se transmiten de generación en generación, pero también me encanta mirar los videos de personas que me enseñan cómo cocinar una receta. Una vez que prepares un nuevo platillo que te guste, también querrás contarles a los demás. En medicina decimos: "Ve uno, haz uno, enseña uno".

Una nota final sobre *Comer para adelgazar*: no estás solo. Comer puede ser una potente experiencia compartida y te aliento a adoptar la práctica cultural mediterránea y asiática de hacerlo en familia y con amigos, en especial con quienes aprecien la buena gastronomía. A lo largo de ese recorrido, puedes compartir lo que aprendiste sobre los alimentos que combaten la grasa y que elevan la salud para atraer a más personas a que te acompañen en tu viaje.

Hay una última parada: *Comer para adelgazar* implica sintonizar tu alimentación con tu estilo de vida. En el último capítulo te contaré cómo refinar las técnicas que aprendiste, de modo que te sea posible optimizar tu metabolismo ahora y durante los años por venir.

Capítulo 13

Optimiza tu metabolismo

Incluso si crees que tu salud está a su máximo nivel, siempre queda espacio para mejorar. Tu estilo de vida afecta la capacidad de tu organismo para beneficiarse de lo que comes y esa es la razón por la que es frecuente que los términos *dieta* y *estilo de vida* se utilicen como sinónimos. Para optimizar tu metabolismo y llevarte al siguiente nivel de salud, necesitas atender ambos. Le llamo *ajuste del metabolismo*. Considera este capítulo como un protocolo avanzado que puede trasladarte más allá el protocolo básico de *Comer para adelgazar*.

El ajuste del metabolismo se divide en cinco categorías: cuándo comes, cuánto comes, qué tan bien duermes, cómo mantenerte físicamente activo y cómo manejar el estrés. Repasemos cómo optimizar cada una de estas áreas para ayudarte a sacar el mayor beneficio al protocolo de *Comer para adelgazar*.

Cuándo comes: ayuno avanzado

Puedes mejorar tu metabolismo yendo más allá del ayuno de 12 horas que integraste en el protocolo e intentar maneras más ambiciosas de ayuno intermitente. No temas programar tu ventana personal de alimentación para que tenga una duración incluso más breve y esto te dará aún mejores resultados. Por ejemplo, si despiertas a las siete de la mañana, pero inicias tu ventana de alimentación todavía más tarde, digamos que a las 10 de la mañana (en lugar de las nueve) con un desayuno tardío, y terminas con una cena temprana que concluya a las seis de la tarde, habrás creado una ventana de 16 horas en las que ayunas y arreglas tu metabolismo. Recuerda que acortar la duración de tu ventana de alimentación es importante: tu cuerpo necesita tiempo para combatir la grasa y optimizar tu metabolismo.[1] Por ejemplo, luego de un desayuno tardío, podrías decidir que te saltarás la comida, lo cual reduce aún más tu ingesta de calorías ese día, o bien podrías omitir el desayuno y comer más temprano, y luego cenar también más temprano. Si tu propósito es darle con todo a tu exceso de grasa corporal, plantéate como objetivo ventanas más largas de ayuno.

¿Cuánto tiempo deberías ayunar?

Cuando investigues el ayuno intermitente, te encontrarás con la regla de "16/8".[2] Según esta, comes dentro de una ventana de ocho horas y luego haces ayuno por 16 horas. El periodo de ayuno de 16/8 es más extenso que el del protocolo de *Comer para adelgazar*, que tiene un horario 12/12 (12 horas para alimentación, 12 horas sin comer). Entonces, ¿cuál es mejor: 12/12 o 16/8?

De hecho, no existe un número mágico para las horas en que necesitas ayunar. Mientras más, mejor, pero tiene que ajustarse a tu vida. En tanto que 16/8 funciona para la pérdida de peso en ratones y humanos, no es una regla escrita en piedra. En realidad, "16 horas" y "ocho horas" se eligió en un principio sin ninguna razón científica. Estas cantidades de tiempo vinieron del trascendental experimento sobre el ayuno intermitente que se llevó a cabo con ratones en el Instituto Salk de Estudios Biológicos en La Jolla, California.[3] Según el episodio de un pódcast sobre el ayuno en el que habló Andrew Huberman, catedrático de medicina de Stanford, el trasfondo detrás de 16/8 es que ocho horas era el tiempo "concedido" por la pareja del estudiante de posgrado que efectuaba el experimento, con el fin de que ese alumno tuviera un equilibrio razonable entre el trabajo y su vida (los ensayos de laboratorio con ratones pueden consumir muchísimas horas).[4] Yo puedo confirmar por mi propia experiencia de investigación que los experimentos de laboratorio a veces tienen influencia del estilo de vida de la persona que lo hace. En ocasiones, la ciencia debe ajustarse al horario particular del científico.

Los estudios clínicos han mostrado que una variedad de ventanas de alimentación con restricciones de tiempo funciona para ayudar a tu metabolismo. La Weight Loss Medicine Clinic de la Universidad de Alabama, en el Hospital Birmingham, llevó a cabo un estudio con 90 individuos obesos.[5] La investigación usó dos ventanas de ayuno/alimentación: 12/12 y 16/8. Luego de 14 semanas, los dos grupos en que se dividió a los participantes bajaron de peso; quienes ayunaron 12 horas perdieron cuatro kilos, en tanto que los que ayunaron más horas bajaron aún más: 6.3 kilos. Otro estudio clínico realizado por el grupo del Centro Médico de la Universidad de Maastricht en los Países Bajos, mostró que una ventana de 14 horas de ayuno era eficaz para mejorar las concentraciones de glucosa sanguínea en ayunas.[6]

Recomiendo iniciar con el programa 12/12, porque se ajusta más fácil a los horarios y estilos de vida de la mayoría de la gente. Sin embargo, estás en libertad de seguir un sistema 14/10 o 16/8, o incluso una ventana más larga de ayuno, si eso te funciona. El asunto más importante es hacer que tu ventana de alimentación sea consistente y sostenible. El protocolo de *Comer para adelgazar* ayuda a construir un programa que puede durar toda la vida y el ayuno solo es un componente.

Beneficios metabólicos de no comer entre comidas

Una recomendación que doy para el ajuste del metabolismo es abandonar los tentempiés entre comidas. Ya lo viste en el protocolo de *Comer para adelgazar*. Esta es una razón: cada vez que comes un tentempié, tu insulina sube al máximo. Los aumentos repetidos y continuos de la insulina durante el día y la noche desgastan tu metabolismo y, a la larga, pueden llevar a la resistencia a la insulina. En ese momento tus células pierden parte de la sensibilidad a la insulina y son menos capaces de absorber la glucosa de tu torrente sanguíneo.

Cuando tus células no responden bien a la insulina, tu cuerpo produce incluso más en un intento por compensar. La presencia de insulina obstaculiza la capacidad de tu organismo para usar la grasa como fuente de energía. Mientras más insulina esté presente, más dificultades tiene tu metabolismo para acceder a la grasa y quemarla.[7]

Con la resistencia a la insulina, tu azúcar básica en sangre aumenta y eso te hace ir directo a los peligros del síndrome metabólico, la diabetes tipo 2 y la obesidad. La hormona del factor de crecimiento similar a la insulina-1 también se eleva a concentraciones anormalmente altas, lo cual aumenta tu riesgo de cardiopatías y cáncer. Cuando dejas de comer entre comidas, tus niveles de insulina disminuyen a lo largo del día, junto con el factor de crecimiento similar a la insulina. Esto desata a tu metabolismo para que queme la grasa, lo cual reduce aún más el riesgo de desarrollar la resistencia a la insulina, junto con otras enfermedades. En resumen, estas son cinco maneras fáciles de optimizar tu periodo de ayuno:

1. Comprométete con tu ventana de alimentación.
2. Abstente de comer durante las dos horas posteriores a despertar en la mañana.
3. Come el último bocado de tu cena cuando menos tres horas antes de dormir.
4. No comas entre comidas durante tu ventana de alimentación.
5. ¡Escríbete una nota y colócala donde almacenas tus tentempiés!

Rompe el círculo de comer en exceso

Controlar cuánto comes es una acción que es tanto la más fácil como la que más se pasa por alto cuando se trata del metabolismo. Casi todos los estudios clínicos de los alimentos que combaten la grasa mostraron beneficios cuando ciertos alimentos específicos se combinaron *con* alguna forma de ingesta calórica diaria controlada o reducida. Sin embargo, todos nos hemos excedido en algún momento de nuestras vidas, sobrecargando nuestro metabolismo con un exceso de calorías (combustible), probablemente muchas veces.[8] Somos humanos, por lo que es importante prestar todavía más atención durante épocas de vulnerabilidad a cuánto alimento metemos al cuerpo con cada comida. En lo personal, soy más susceptible a este comportamiento durante las reuniones festivas cuando estoy con mi familia y con amigos, y hay diversidad de comidas de celebración por todas partes.

Quizá puedas identificarte con esta situación. Te sientas frente a una deliciosa cena y le entras sin prestar atención a las porciones. Lo que empieza con una experiencia placentera se convierte en un estado incómodo de exceso porque comiste demasiado rápido o solo unos cuantos bocados de más de esa delicia, antes de que puedas detenerte. Tu estómago está al tope y te sientes incomodísimo con solo permanecer sentado en la silla. Esa incomodidad sucede porque tu estómago presiona los otros órganos del abdomen, ya que está ubicado justo abajo del diafragma, que es un músculo cuyo movimiento transporta el aire hacia los pulmones cuando respiras. Con tu estómago protuberante que presiona el diafragma, se te dificulta inhalar a profundidad. Hasta que tu estómago se descarga, te sentirás incómodo en cualquier posición, excepto tal vez cuando te acuestas.

Tu cuerpo es resiliente, por lo que te recuperas de un episodio *ocasional* de exceso; sin embargo, comer en demasía se convierte en hábito, como les ocurre a muchas personas, y las calorías adicionales se concentrarán como grasa almacenada, por lo que es seguro que subas de peso, en especial si los alimentos que comes en exceso tienen muchos carbohidratos y grasa dietética.[9] Incluso si sigues el protocolo de *Comer para adelgazar*, no se necesitan muchas ocasiones de exceso para deshacer tu buen trabajo. Recuérdalo la próxima vez que te sientas tentado a terminarte el enorme plato de pasta que sería suficiente para dos personas. Asimismo, recuerda que estar de vacaciones no te da permiso de excederte. Los investigadores de la Universidad Deaking en Australia descubrieron que incluso cinco días de gula pueden aumentar en 15% tu grasa visceral dañina.[10]

Mientras sigas el protocolo, en los días en que te saltes un desayuno o una comida ten cuidado de no comer en demasía a la siguiente vez que comas. Como te sugerí en el capítulo 9, tomar un vaso de agua antes de comer es una buena manera de hacer que tu estómago se sienta lleno y que tu cerebro mande la señal de que tienes menos hambre. No olvides los beneficios de tomar agua en general: en sí misma, activa la termogénesis para quemar grasa.

La siguientes son ocho sencillas maneras de evitar excederte sin sentir que te estás privando.

1. **Reduce la velocidad.** Devorar tu comida facilita que sobrecargues el estómago antes de que tenga tiempo para avisarle al cerebro que ya estás satisfecho. Tu estómago requiere 20 minutos a partir del primer bocado para que esas señales

esenciales de saciedad se envíen y reciban. Come con lentitud. Tómate tu tiempo para saborear. Tu estómago y tu cerebro te dirán cuándo bajar el tenedor.

2. **Enfócate en tus alimentos**. No te distraigas mientras comes. Leer, ver televisión o pasar las páginas en tu teléfono aleja tu atención del acto de comer. Esto es semejante a conducir mientras estás distraído. Reduce tu conciencia de la velocidad y de la cantidad que ingieres. Cuando le prestas atención al camino, conduces en forma más segura. Concentrarte en lo que comes te ayuda a prevenir los excesos alimenticios.[11]

3. **Cuida el tamaño de las porciones**. Cuando tú mismo te sirvas, o cuando lo haga alguien más, adquiere conciencia de cuánta comida hay en tu plato. Una buena regla de oro es: "No deberías comer más que el tamaño de tu puño de cualquier cosa, excepto verduras o frutas". Si estás cenando con otras personas, compartir una entrada o pedir diferentes platos pequeños al estilo mediterrasiático te permite ingerir porciones más pequeñas.

4. **Salte del club del plato limpio**. El valor de acabarte todo lo que está en tu plato es una idea anticuada que se originó en Estados Unidos después de la Primera Guerra Mundial y durante la Gran Depresión, cuando los alimentos escaseaban.* En definitiva, la intención era no darle permiso a la gente de atiborrarse. Su meta (basada en el patriotismo y el sacrificio compartido) fue instar a las personas a racionar los alimentos y no permitir que se desperdiciara nada. La idea de apilar la comida en tu plato y comerte hasta la última migaja es terriblemente

---

* Este es el trasfondo del Club del Plato Limpio: en 1917, el gobierno de Estados Unidos aprobó la Ley de Control de Alimentos y Combustibles, también conocida como Ley Lever, que le dio poder al presidente para regular la distribución, la compra y el almacenamiento de alimentos. Derivado de esta ley, se creó la Administración de Alimentos de Estados Unidos con el fin de garantizar la conservación de los víveres durante la Primera Guerra Mundial. Se lanzaron campañas públicas para reducir el consumo de comida en Estados Unidos y los estadounidenses firmaron compromisos de no dejar nada de alimento en su plato. El concepto del plato limpio se convirtió en sinónimo de patriotismo. Aunque la Administración de Alimentos de Estados Unidos se desmanteló después de terminar la Primera Guerra Mundial, la idea del plato limpio fue traída de nuevo a la atención del público después de la Segunda Guerra Mundial durante la reconstrucción de Europa, de modo que la comida pudiera dirigirse a salvar a los europeos hambrientos. El Club del Plato Limpio se formó en las escuelas y la idea de que es una manera virtuosa y correcta de comer quedó arraigada en la sociedad de ese país.

equívoca cuando se trata de la salud y es un camino seguro para almacenar grasa y socavar tu metabolismo. Cuando comes en tu casa, es fácil controlar el tamaño de las porciones, pero aún podrías sentirte tentado a comer más de lo que deberías. En algunos restaurantes, es posible que te sirvan porciones de un tamaño ridículo. La solución es simple: no te lo comas todo. Deja algo en el plato, comparte con quien sea que te acompañe a cenar o llévate los sobrantes a casa.

5. **No comas un segundo plato**. Como regla, te recomiendo que nunca te vuelvas a servir más comida. Incluso si estás extasiado con un platillo, ten conciencia plena y saborea tu primera (¡y única!) porción, comiendo con lentitud.

6. **Come alimentos ricos en fibra**. Los alimentos derivados de plantas, como granos enteros, legumbres (frijoles, lentejas, garbanzos), nueces y semillas, y frutas enteras, además de verduras de hoja verde, pueden ayudarte a sentirte saciado sin excederte. Los estudios han mostrado que ingerir fibra dietética al inicio del día, durante la comida, produce un efecto de saciedad y hace que sea menos probable que te sobrepases en la cena.[12] Los alimentos altos en proteínas también tienen un efecto semejante al respecto.[13] Estos abundan en la lista de alimentos que combaten la grasa.

7. **Usa un plato más pequeño**. Esta es una forma sencilla de reentrenar tus hábitos en cuanto al tamaño de las porciones. Un estudio de la Universidad Cornell mostró que mientras más grande es el plato, mayor es la porción que la gente se siente tentada a comer.[14] Contrarresta esa tendencia utilizando un plato de menor tamaño y te servirás una porción más chica. Consejo: recuérdate dejar un poco de "espacio en blanco" en tu plato.

8. **Sigue llevando tu diario**. En el programa de *Comer para adelgazar* te pedí que llevaras un diario de alimentación durante dos semanas al principio con el fin de que desarrollaras conciencia de lo que comes y de cómo te sientes durante y después de comer. Puedes continuarlo o retomarlo en cualquier momento. Llevar un diario de alimentación es una forma de desarrollar conciencia plena. Tomar notas en el diario después de una comida puede ayudarte a recordar lo que comiste, cuánto y cómo te sentiste después de comer. El diario te concientiza de

los factores detonantes y las emociones que sientes cuando te excedes al comer, por lo que puedes evitar repetirlo en el futuro. Puedes llevar el diario con pluma y papel, hacer una nota electrónica o usar muchas de las *apps* disponibles para diarios.

Consigue la cantidad (y calidad) correcta de sueño

Lo que comes, y cómo lo comes, son importantes para sintonizar tu metabolismo, y también lo es el sueño. Este tiene un impacto poderoso en tu metabolismo, incluso en la forma en que tu cuerpo almacena la grasa y qué tan bien operan tus sistemas de defensa. La mala noticia es que muchos de nosotros no obtenemos un sueño de alta calidad y sufrimos como resultado. Asegurarte de lograr un sueño de buena calidad es un objetivo importante para ajustar tu metabolismo.

La investigación muestra que adolescentes y adultos necesitan entre siete y nueve horas de sueño cada noche, y que los niños más pequeños requieren incluso más.[15] No obstante, en nuestro mundo moderno, una crisis de sueño arrasa por todo el mundo y amenaza la salud de la sociedad.[16] El sueño insuficiente no solo aumenta el riesgo de cardiopatías, problemas de salud mental, cáncer y muerte prematura, sino que también altera tu metabolismo y aumenta tus probabilidades de volverte obeso. Obtener una buena noche de sueño no solo nos ayuda a estar más alertas durante el día; también permite a nuestro metabolismo combatir el exceso de grasa corporal.

Hay muchas razones para el estado de privación de sueño del mundo actual, incluyendo problemas sociales —estrés por las guerras, pandemias, la economía— además de estar en internet a altas horas de la noche o cambiar de trabajo, o causas médicas como el cáncer, el dolor crónico y la apnea de sueño.[17] No conseguir una cantidad suficiente de sueño aumenta tu riesgo de obesidad y tener demasiada grasa en el cuerpo también interfiere con tu capacidad para dormir. Es un círculo vicioso.

La privación de sueño compromete tu metabolismo y origina aumento de peso por muchas razones.[18] En primer lugar, el sueño deficiente interfiere con la capacidad de tu organismo para quemar la grasa durante el que se supone es tu periodo de baja insulina. La falta de sueño causa que tu glucosa se eleve y, por ende, que tus concentraciones de insulina aumenten con ella, lo cual suprime la capacidad de tu cuerpo para quemar grasa. Esto compromete el valor del periodo de ayuno intermitente durante las horas de sueño en el protocolo de *Comer para adelgazar.*

Los investigadores de la Universidad Sapienza en Roma, Italia, analizaron 20 estudios clínicos en los que participaron 307 128 personas y encontraron que quienes dormían menos de siete horas por noche tuvieron un riesgo 41 % mayor de obesidad, en comparación con las personas que dormían siete a nueve horas por noche.[19] En el laboratorio, se ha comprobado que la mala calidad del sueño conduce a un aumento de la grasa visceral y a cambios anormales en el metabolismo.[20]

Cuando no consigues suficiente sueño, el ritmo circadiano de tu organismo se desequilibra y tus hormonas del hambre pierden la sincronía con las necesidades energéticas del cuerpo. ¿Recuerdas esas noches en vela durante la universidad y la comida basura que consumías? Estar cansado te hace buscar alimentos azucarados para obtener energía. La privación de sueño causa que tu estómago y tu cerebro produzcan más grelina, la hormona del hambre, lo cual te induce a querer comer más. También disminuye las concentraciones de leptina, la hormona que te hace sentir satisfecho.[21] Cuando tu ritmo circadiano se confunde, saca del rango normal la capacidad del hígado para controlar el metabolismo.[22] Tus lípidos en sangre, la capacidad de almacenar energía con la insulina y la secreción de adiponectina —la hormona de la grasa responsable de la salud— pierden la coordinación, inclinando la balanza del metabolismo hacia el caos.[23]

Sufrir privación de sueño también interfiere con el buen juicio en lo que respecta a la comida.[24] Te vuelves menos selectivo sobre qué y cuánto comes. La claridad del pensamiento proviene de tener una buena noche de sueño. Es posible que no lo sepas, pero mientras permaneces en sueño profundo, un sistema de drenaje oculto en el cerebro, llamado *sistema glinfático*, se abre y descarga las toxinas que se acumularon el día anterior en dicho centro nervioso.[25] Esto sucede *solo* durante el sueño profundo. Si las toxinas de tu cerebro no se drenan, se quedan allí durante el siguiente día y eso deriva en una cognición alterada y en confusión mental, lo cual interfiere con una buena toma de decisiones, incluida la capacidad de dilucidar con inteligencia y ejercer control sobre la comida, al igual que otras determinaciones relacionadas con la salud que podrías tomar durante el día.

¿Cómo sabes si estás consiguiendo un sueño de buena calidad? Estas son algunas preguntas que puedes plantearte al respecto:

- ¿Te lleva más de 30 minutos conciliar el sueño una vez que te acuestas?
- ¿Te despiertas varias veces a mitad de la noche?
- ¿Te sientes cansado e inusualmente aletargado durante el día?
- ¿A menudo estás irritable y estresado?

Si respondiste en forma afirmativa a cualquiera de las anteriores, entonces ponte como objetivo mejorar la parte del sueño de tu ajuste metabólico. Estas son siete maneras fáciles de hacerlo:

1. **Apégate a un horario de sueño.** Ve a la cama a la misma hora todas las noches. Puedes programar una alarma para despertarte en la mañana, pero también poner otra que te recuerde que es hora de retirarse a dormir. Esto te será de especial utilidad mientras sigues el protocolo de *Comer para adelgazar*, de modo que sepas cuándo cerrar tu ventana de alimentación.
2. **Evita la tecnología** (dispositivo móvil, *laptop*, videojuegos, televisión) durante al menos una hora antes de dormir. Te recomiendo que no lleves el dispositivo a la cama, ya que la luz azul que proviene de estos aparatos altera tus ondas cerebrales y activa una reacción en cadena neurológica que interfiere con tu patrón natural de sueño. Si llevas un diario de alimentación en un dispositivo digital, evita escribirlo justo antes de la hora de dormir.
3. **En lugar de eso, lee un libro impreso.** Los estudios demuestran que leer un libro impreso aumenta de manera natural la producción de melatonina en el cerebro y ayuda a dormir mejor.[26]
4. **Evita las siestas durante el día.** Dormir la siesta altera tus ritmos circadianos y eso confunde al metabolismo.
5. **Evita la comida y las bebidas (excepto por el agua)** durante tres horas antes de dormir. Esta es una parte esencial del protocolo. Los alimentos y las bebidas justo antes de retirarse a pernoctar elevan la glucosa en sangre y, por ende, las concentraciones de insulina, lo cual interfiere con la calidad del sueño, al igual que con la quema de grasa.[27]

6. **Efectúa una caminata relajante.** Hacerlo después de cenar ayuda a dormir.

7. **Duerme en una habitación oscura y fresca.** Cuando te vayas a acostar, apaga las luces, cierra las cortinas y la puerta de tu habitación. La luz ambiental interfiere con el sueño profundo. También podrías dormir con un ventilador o con una ventana abierta para mantener fresca la recámara y esto no solo mejora el sueño, sino que, con el frío suficiente, incluso puede estimular la termogénesis.

Realiza más actividad física, de grandes y pequeñas maneras

Tu ajuste metabólico debería implicar la actividad física. Muchos estudios clínicos sobre los alimentos que combaten la grasa han demostrado que estos son eficaces cuando se combinan con alguna forma de ejercicio. Algunas personas se retuercen cuando escuchan esta clase de consejo. Odian ir al gimnasio, les resulta inconveniente o tan solo no saben si pueden encontrar el tiempo para hacerlo. Aquí va una buena noticia: ir a ejercitarte en el gimnasio no es la única forma de lograrlo. Existen muchas maneras de incorporar la actividad física a tu estilo de vida. Por su misma naturaleza, cualquier tipo de movimiento que requiera que tu cuerpo consuma energía ayudará a quemar grasa, y eso significa *cualquier* movimiento.

Te podría sorprender enterarte de que incluso estar inquieto —moverte "sin cesar" en un solo lugar sin efectuar alguna tarea (así es: tamborilear los dedos, agitar las piernas)— puede activar la termogénesis y ayudarte a quemar grasa.[28] Los investigadores de la Clínica Mayo mostraron que los movimientos sin ton ni son mientras permaneces sentado encienden la termogénesis y aumentan en 29% la quema de calorías en reposo.[29] Un aspecto notable es que moverse con inquietud al estar parado resulta más eficaz que hacerlo sentado, ya que aumenta la quema de grasa en 38 por ciento.

Para reforzar este concepto, los investigadores del Reino Unido estudiaron a 12778 mujeres mayores de 12 años y descubrieron las consecuencias negativas para la salud de solo quedarse sentadas. Encontraron que la gente que permanece sentada más de siete horas al día (conductores de autobús, pilotos de aerolíneas, programadores informáticos, *gamers*) ¡tienen un aumento del 30% en la mortalidad *por cualquier causa*!

Sin embargo, también descubrieron que quienes se mueven con inquietud mientras se encuentran sentados tuvieron un *descenso* del 37% en la mortalidad.[30] No te estoy diciendo que te mantengas inquieto para mejorar tu salud (es posible que sea molesto para la gente que te rodea), pero este es otro ejemplo de cómo incluso las acciones más pequeñas pueden implicar grandes efectos sobre tu metabolismo.

Aún mejor que moverse sin cesar es que la actividad física regular, propositiva, ofrece beneficios para el metabolismo que son como dinero caído del cielo. Ya sea que te guste ir al gimnasio y levantar pesas, salir a correr, nadar o usar tu bicicleta estacionaria, la idea del movimiento es más importante que el concepto de *ejercitarse*. Puedes encontrar múltiples formas —como bailar, hacer yoga, dedicarte a la jardinería, practicar *tai chi* y senderismo— para mantenerte ágil y conservar la fortaleza al estar en movimiento a lo largo de tu vida. Es bien sabido que debes hacer ejercicio cuando menos tres veces por semana, por un mínimo de 20 a 30 minutos cada vez. Si quieres ejercitarte más, ¡hazlo! Te sentirás mejor y eso le ayudará a tu metabolismo.

Si visitas lugares en el Mediterráneo y en Asia con una longevidad excepcional, las llamadas Zonas Azules —Cerdeña, Ikaria, Okinawa—, notarás que los habitantes están en constante movimiento: caminando de subida o bajada por las colinas, haciendo jardinería, arreglando sus casas y dirigiéndose a pie tranquilamente a encontrarse con amigos y familiares. Quemar más calorías de las que consumes es clave para combatir la grasa corporal y optimizar tu metabolismo.

El ejercicio también contribuye a luchar contra la grasa visceral. Una reseña de 117 estudios clínicos mostró que el ejercicio regular reduce la grasa visceral en 6.1%, incluso sin que se baje de peso.[32] Los análisis de laboratorio también sugieren que el ejercicio promueve el desarrollo de la grasa marrón, que es más útil.[33] A la larga, el ejercicio regular previene el aumento de peso y promueve muchos otros beneficios para la salud al activar las defensas de tu cuerpo, incluso una mejor circulación y regeneración celular. La actividad física también promueve el microbioma intestinal y la inmunidad.[34]

Actividades y calorías quemadas

Según la división de salud del consumidor de la Escuela de Medicina de Harvard, estas son algunas actividades y calorías quemadas por hora para alguien con peso promedio (70 kilos):[31]

- 200 cal/hr.: jugar golf, boliche, lanzar frisbee
- 300 cal/hr.: caminar, practicar *tai chi*
- 400 cal/hr.: senderismo, nado, baile de salón
- 500 cal/hr.: patinaje en hielo, buceo, practicar futbol
- 600 cal/hr.: ciclismo, correr, practicar artes marciales

Si tienes cualquier padecimiento de salud, como cardiopatías, afecciones óseas o de las articulaciones, o enfermedad metabólica como la diabetes, asegúrate de hablar con tu médico antes de embarcarte en un nuevo programa de ejercicio. Ciertos padecimientos pueden requerir ajustes a tu plan, pero no debería desalentarte de realizar actividades físicas. El ejercicio es vital para tu ajuste metabólico.[35]

Una advertencia: el ejercicio vigoroso puede provocar un gran apetito. Esto duplica la importancia de tener conciencia plena de no excederte y controlar el tamaño de las porciones. No puedes ejercitarte para librarte de la gula y de sus consecuencias negativas para la salud. Si necesitas sugerencias de dónde comenzar, estos son siete consejos prácticos para aumentar la actividad física dentro de la estructura de *Comer para adelgazar*:

1. **Efectúa una caminata** todos los días luego de comer. Disfruta el aire libre y usa la actividad para aclarar tu mente, al mismo tiempo que quemas algunas calorías. También te ayuda a dormir.
2. **Ve a trotar o a correr.** Si no te gusta correr, una buena alternativa es invertir en un escritorio de altura ajustable y una banda para caminar. Puedes hacer múltiples tareas al mismo tiempo para mejorar tu metabolismo.
3. **Monta en bicicleta.** ¡Esta es una fantástica manera de transportarte! Cuando el clima sea malo o haga frío, puedes usar una bicicleta estacionaria en interiores.

4. **Natación**. Si puedes encontrar una alberca local y ajustar tu horario, nadar es una manera gentil con tus articulaciones de hacer un gran ejercicio que fortalece los músculos de todo tu cuerpo. Nadar también te entrena a respirar, lo cual es importante para el bienestar mental.
5. **Usa las escaleras** en lugar del elevador o la escalera eléctrica.
6. **Haz un poco de jardinería o de limpieza del hogar** como parte de tu plan de actividad física.
7. **Muévete en forma continua**, si eso te sale de manera natural, de preferencia si estás solo.

Estrésate menos

El estrés es una parte normal de la vida y todos lo experimentamos en algún momento. Un poco de estrés psicológico es inevitable y, de hecho, puede ser benéfico si te mantiene alerta. La investigación de la Universidad de California en Berkeley ha mostrado que el estrés a corto plazo puede preparar al cerebro al provocar que las células madre produzcan conexiones nerviosas que ayudarán a mejorar la agilidad y el desempeño mentales.[36] No obstante, el estrés excesivo interfiere con el metabolismo, de modo que debe atenderse como parte de tu ajuste.

El estrés crónico promueve la inflamación que va consumiendo todo a su paso. Altera las hormonas e interfiere con la capacidad de tu organismo para combatir la obesidad. De hecho, el estrés a largo plazo conduce a la pérdida de neuronas, por lo que no es sorprendente que la capacidad de tomar buenas decisiones se vea comprometida.[37] Echemos una mirada a cómo sucede todo esto.

Los estresores de la vida causan que tus glándulas suprarrenales liberen hormonas de estrés —adrenalina y cortisol— como parte de la respuesta de "lucha o huida" que la evolución programó dentro de nosotros. Esto nos ayuda a reaccionar con rapidez a situaciones que representan un posible peligro como parte de nuestro instinto de supervivencia. La adrenalina aumenta tu frecuencia cardiaca, te hace respirar más rápido y sube la presión arterial de modo que estés listo para luchar o correr. El cortisol estimula el metabolismo con el fin de liberar energía como parte de esta respuesta. Inhibe los efectos de la insulina, lo cual hace que se eleve la glucosa en sangre de manera que los músculos puedan utilizarla si necesitas entrar en combate.

Aunque la adrenalina bloquea tu apetito (tu cuerpo está programado de tal modo que no puedes luchar y comer al mismo tiempo), el cortisol hace lo contrario. Estimula el hambre para que sientas la necesidad de ingerir más combustible, en especial los alimentos azucarados y grasosos, de forma que sigas aumentando tus reservas de energía en caso de que la amenaza persista. Cuando el peligro ha pasado, las hormonas adrenalina y cortisol se retraen a sus concentraciones normales y tu metabolismo desacelera hasta su funcionamiento normal.

El proceso es ventajoso cuando te persigue un tigre, pero las fieras que enfrentamos en la actualidad no desaparecen (algunos podrían argumentar que no hay escapatoria de ellas). Los tigres que nos estresan ahora aparecen en el trabajo y en casa, y pueden estar en todas partes y todo el tiempo. Esto puede conducir a un estado de estrés crónico que mantiene constantes las elevaciones de adrenalina y cortisol. Tu cuerpo aprende a ignorar la adrenalina, pero el cortisol te provoca hambre todo el tiempo, lo cual aumenta el riesgo de comer en exceso y terminar aumentando de peso.[38] Demasiado cortisol también envía una señal a la glándula hipófisis, un órgano diminuto ubicado debajo del cerebro, para que apague la glándula tiroides. Como las hormonas tiroideas ayudan a controlar el metabolismo, este se vuelve más lento.

Las concentraciones altas y constantes de cortisol provocan que tus células se vuelvan más resistentes a la insulina. Cuando estás bajo estrés, las concentraciones de azúcar en sangre tienden a subir, aunque estés en ayuno. El estrés también provoca inflamación en el cuerpo, lo cual puede empeorar cuando la tensión se eleva de manera súbita. Los investigadores de la Universidad Concordia en Montreal, Canadá, estudiaron a 130 adultos mayores durante un periodo de 10 años y encontraron que quienes presentaban grandes fluctuaciones de cortisol, por arriba de los niveles estándar, tenían indicadores inflamatorios más altos en la sangre.[39]

El estrés crónico tiene tantas causas que es imposible nombrarlas todas: enfermedad crónica, trastornos de ansiedad, depresión y desgaste profesional son solo unos cuantos. Todavía peor, el estrés orilla a tomar malas decisiones, incluidas las que tienen que ver con la alimentación, comer en exceso, no dormir suficiente y hacer menos ejercicio, todo lo cual propicia más estrés. Lo anterior interfiere con un metabolismo eficiente, no solo al dificultarte más que te deshagas de la grasa, sino también al comprometer las defensas de tu salud.

El enojo es otra causa de estrés y, en casos extremos, quizá necesites ayuda profesional para controlarlo. Sufrir demasiado estrés puede detonar enojo, lo cual genera más estrés. El enojo agudo causa que la adrenalina fluya a la sangre y que te suba la presión arterial. Es posible que incluso las venas en tu frente se vean protuberantes durante un periodo corto. El enojo crónico, del tipo que se tiene por dentro y hierve por años, no solo es destructivo para la salud mental; altera tus hormonas y tu metabolismo, lo cual dificulta más combatir la grasa. Si quieres tener una mejor salud metabólica, es momento de soltar el enojo. Tu bienestar es más importante que cualquier resentimiento.

Un estudio de la Universidad de Pittsburgh examinó a 157 mujeres posmenopáusicas físicamente sanas para establecer la conexión entre el enojo y la grasa.[40] Se realizaron tomografías en cada una de ellas con el fin de determinar la cantidad de grasa visceral en su vientre y luego se les aplicó una prueba estandarizada para evaluar la intensidad y la frecuencia de su enojo, así como el estilo del mismo (reprimirlo o soltarlo); asimismo, se midió el grado de hostilidad que mostraban. Los resultados determinaron una llamativa correlación entre los mayores niveles de enojo y el aumento en las cantidades de grasa visceral. En el laboratorio, el enojo daña las neuronas, al mismo tiempo que activa el surgimiento de nuevos vasos sanguíneos que pueden aportar sangre para alimentar el crecimiento del tejido adiposo.[41] El enojo reprimido se asocia con la resistencia a la insulina, un marcador del estrés metabólico, al igual que a comportamientos autodestructivos como comer en exceso y tomar malas decisiones sobre la alimentación.[42]

Todo el mundo afronta circunstancias diferentes que detonan el estrés, por lo que no existe ninguna solución universal para controlar esta compleja respuesta emocional y física ante las vicisitudes de la vida. Sin embargo, aquí van 10 estrategias amplias que pueden servir:

1. **Consigue apoyo.** Pídeles a tus amigos y familiares en quienes confíes que te ayuden a encontrar maneras de reducir tu estrés. El solo acto de platicar tu situación puede ser útil para soltar la presión. Si necesitas más apoyo, quizá te sirva buscar a un terapeuta capacitado.

2. **Medita.** Muchos de nosotros nos estresamos cuando le ponemos demasiada atención al pasado (lo que ya sucedió) y al futuro (lo que tememos que podría pasar). La meditación reduce la velocidad de tu mente y permite que tanto tú como tus pensamientos estén presentes en el momento. Los estudios han mostrado que la conciencia plena (estar presente con lo que haces, como cuando comes) es, en sí mismo, una intervención que puede ayudarte a bajar de peso.[43]

3. **Practica yoga.** El movimiento físico, los ejercicios de respiración y el entrenamiento mental del yoga alivian el estrés, queman calorías e, incluso, pueden reducir el tamaño de la cintura.[44]

4. **Toma una taza de té.** Los estudios clínicos han demostrado que tomar té verde bajo en cafeína, té de manzanilla, o ambos, contribuye a reducir el estrés y la ansiedad.[45]

5. **Duerme bien.** La falta de sueño no solo altera tu metabolismo, sino que también incentiva el estrés.

6. **Haz ejercicio con regularidad.** La actividad física ayuda a reducir los niveles de tensión y a bajar el estrés. El ejercicio también sirve para dormir mejor. El *tai chi* es una forma de práctica meditativa originaria de China que puede disminuir la tensión proveniente del trastorno de estrés postraumático, al igual que el derivado del dolor crónico.[46]

7. **Delega.** Recuerda que no tienes que hacerlo todo y que si te sientes como si cargaras demasiadas cosas en la espalda, delega algunas tareas a alguien más. Al principio, hacer esto puede ser más estresante, pero una parte importante del control de estrés (y del enojo) es aprender a soltar ciertas cosas. No todo puede estar bajo tu control y no tienes que hacerlo todo tú mismo.

8. **Respira profundamente** cuando te sientas muy estresado. Los ejercicios de respiración de esta naturaleza tienen la capacidad de reducir las concentraciones de cortisol.[47]

9. **Controla el enojo.** Cuando te sientas furioso, retírate de la situación y deja que tu enojo se desvanezca. Intenta encontrarle el lado gracioso de la situación. Evita a las personas y actividades que detonan tu enojo. Sal a caminar, ya que el ejercicio puede ayudarte a reducir la furia y el estrés. No temas buscar ayuda profesional o intenta con una terapia de control de ira.

10. **Practica el cuidado de ti mismo.** Todos contamos con pequeñas formas que solo nosotros sabemos que nos ayudan a relajarnos. Cuidar de uno mismo de éste modo, siempre y cuando no sea peligroso o dañino, puede reducir el estrés. Muéstrate asertivo en cuanto a la procuración de tu persona. Tómate cuando menos unos minutos diarios para atender tus propias necesidades.

¿Los suplementos alimenticios deberían formar parte de tu ajuste?

Muchas personas incorporan los suplementos alimenticios a su estilo de vida y todo el tiempo me preguntan cuáles de estos productos deberían tomar para mejorar su salud.

Esta es mi respuesta simple y directa: comer alimentos integrales es tu mejor abordaje. Los suplementos son para "rematar" lo que puedes lograr con el uso de los alimentos.[48] Obtener los bioactivos de la comida, en lugar de los suplementos, es preferible a múltiples niveles. Comer reúne a la gente, crea los lazos sociales que son importantes para el bienestar y la salud en general. La comida sabe bien, y huele bien, por lo que comer se vuelve una experiencia sensorial que aporta alegría y placer. Tomar los suplementos no logra ninguno de estos resultados.

Los alimentos también son la manera *más segura* de obtener los macronutrientes y bioactivos que el cuerpo requiere para la salud. Son muchos los elaboradores de estos productos y la calidad de sus ingredientes varía en gran medida. Los investigadores de la Universidad Loyola examinaron 29 suplementos y encontraron que 60% contenía hongos contaminantes.[49] La presencia de metales pesados, como cadmio, mercurio, plomo, bario, talio, cesio y arsénico, es otra preocupación relacionada con su consumo. Un estudio de 121 suplementos encontró que 5% tenía arsénico por encima del umbral de los niveles seguros, con una concentración de más de 200 veces el nivel establecido por la us Food and Drug Administration (Administración de Alimentos y Fármacos de Estados Unidos).[50]

Permíteme ser claro: no me opongo a todos los suplementos alimenticios. Los multivitamínicos, la vitamina C, la vitamina D, omega-3 y los probióticos son útiles y yo los he tomado todos.[51]

Puedes tener tu propia lista de suplementos que has usado por años y que estás convencido de que son útiles. ¡Eso está perfectamente bien! Pero si vas a empezar a tomar un nuevo suplemento, o si tienes cualquier duda sobre los que ya estés consumiendo, te recomiendo que hagas tu tarea e investigues la calidad del producto y la reputación de quien lo elabora.

Mantente alerta al hecho de que es frecuente que las marcas exitosas de suplementos sean adquiridas por otras empresas, por lo que un suplemento que fue un gran producto cuando lo descubriste podría estar bajo el control de nuevos propietarios que no se preocupan tanto de la calidad y la seguridad como la compañía original. En cuanto a los suplementos alimenticios para bajar de peso o quemar grasa, aún falta que me convenzan de que *cualquiera* de ellos es mejor para tu salud en general que la comida.

La única excepción quizá sean los probióticos, que pueden ayudar a restaurar un microbioma enfermo. El uso de antibióticos está tan generalizado en la sociedad moderna debido a que los médicos los recetan en exceso, al mismo tiempo que se emplean de manera extensiva en las industrias de cárnicos, lácteos y en la acuacultura, que tenemos que estar en guardia para proteger nuestro microbioma.[52] Elegir alimentos que contengan fibra es un buen enfoque prebiótico para cuidar y alimentar las bacterias sanas de nuestro intestino. Sin embargo, la mayoría no ingerimos con regularidad suficientes alimentos probióticos (fermentados, yogur, encurtidos) para nutrir nuestra salud intestinal. Dicho lo anterior, no está claro cuáles de los miles de probióticos disponibles en el mercado son los mejores.

Entonces, una mejor pregunta quizá sea: "¿Cuáles son los suplementos que *no debería* tomar?". Esta sería una larga lista.

He aquí el problema: los suplementos alimenticios no están regulados con el mismo grado de rigor y escrutinio que los productos farmacéuticos. Debido a ello, su control de calidad puede resultar muy variable. La baja vigilancia puede originar problemas como la contaminación accidental por bacterias y hongos.[53]

Fui testigo de esta cuestión de manera directa cuando acepté una invitación a efectuar un recorrido privado por una elaboradora de suplementos. Parecía muy limpia y tanto el dueño como sus empleados hablaron con mucho profesionalismo sobre su labor. Nos pusimos cubiertas en los zapatos y redes en el cabello para entrar a la planta.

Conforme caminábamos hacia una gigantesca máquina que empacaba las cápsulas en botellas de plástico, pregunté sobre el control de calidad. Justo mientras el guía describía cómo la empresa tenía "los estándares más rigurosos de la industria", vi que unos cuantos envases llenos, y aún sin cerrar, cayeron de la línea de producción y traquetearon contra el piso; en ese momento, ¡un técnico sin guantes ni mascarilla los recogió, les sacudió el polvo contra la pierna de su pantalón y luego los colocó de regreso en la línea para que les colocaran la tapa, los guardaran en cajas y los enviaran a los clientes!

Los suplementos también pueden contener ingredientes ocultos e ilegales, incluidos medicamentos considerados inseguros para utilizarse sin receta. Se ha descubierto que los suplementos para aumentar la líbido que venden por internet contienen sustancias sintéticas no aprobadas que se parecen a fármacos de venta con receta como el sildenafil (Viagra) y el tadalafil (Cialis), que pueden originar interacciones peligrosas con otros medicamentos.[54] Debido a que no existe verificación gubernamental de los ingredientes de los suplementos, los productos de procedencia dudosa se venden sin restricción. A menos de que los problemas se descubran por casualidad, los revele un informante o, en ocasiones, se descubran luego de una tragedia médica, nadie se preocupa de revisar.

La conclusión es que, si decides que quieres usar suplementos, acudas a los producidos por los elaboradores respetables, que seas escéptico sobre las declaraciones grandiosas y demasiado buenas para ser ciertas hechas por la mercadotecnia, y que investigues con cuidado en internet, buscando la información sobre la empresa que los produce. Intenta buscar palabras clave como "[nombre de la compañía]", junto con "quejas" y "advertencias". Con mucha rapidez averiguarás si han tenido problemas en el pasado o si se encuentran bajo investigación.

También puedes consultar si se han realizado y publicado pruebas clínicas sobre el suplemento o respecto de su ingrediente principal. Un buen recurso es el motor de búsqueda de PubMed de la National Library of Medicine (Biblioteca Nacional de Medicina de Estados Unidos): https://pubmed.ncbi.nlm.nih.gov. Escribe el "[nombre del suplemento]" y "pruebas clínicas". Si se han publicado estudios, lee el resumen para ver si se encontró efectividad y si hubo cualquier efecto secundario preocupante. Asimismo, puedes buscar las pruebas clínicas en www.clinicaltrials.gov, que es una base de datos mundial de estudios con humanos.

Ten especial cautela con los suplementos alimenticios que hacen afirmaciones maravillosas sobre la pérdida de peso. Algunos son francamente peligrosos y contienen ingredientes que deberías evitar sin excepción. Los nombres de marca de los suplementos pueden cambiar, pero siempre deberías consultar la etiqueta de ingredientes para saber lo que contienen.

Los siguientes son tres de los componentes más peligrosos que debes evitar a toda costa en los productos para bajar de peso:

DNP o 2,3-dinitrofenol. Esta sustancia química se encuentra en productos que se venden por internet, dirigidos a levantadores de pesas, fisicoculturistas y personas que llevan dietas extremas. El DNP es un químico industrial usado para fabricar explosivos, pesticidas, fertilizantes y tintes para tela. En los años treinta se descubrió que causaba pérdida de peso, pero se prohibió de inmediato debido a su toxicidad, que incluye hipertermia, paro cardiaco, coma e insuficiencia multiorgánica.[55] Es cierto que el DNP puede causar que la mitocondria de tus células se encienda y queme calorías con mayor velocidad, pero lo hace de una forma incontrolable, similar a un accidente nuclear, como en Chernóbil o Fukushima. Existen informes sobre muertes derivadas del abuso de productos con DNP.[56] La Organización Internacional de Policía Criminal (Interpol), en coordinación con la Agencia Mundial Antidoping, ha emitido una advertencia de alerta global sobre sus peligros. Aléjate del DNP. Es una sustancia letal.

DMAA, o 1,3-dimetilamilamina. Esta anfetamina sintética se usa en algunos cocteles para bajar de peso y para nutrición deportiva, y es un agente ilegal de dopaje para los atletas de alto desempeño. Otro nombre de la DMAA es metilhexanamina. Está prohibida su venta como suplemento alimenticio, pero aún puede encontrarse en los productos por internet comercializados para adelgazar y perder peso.[57] No obstante, a veces los fabricantes taimados lo disfrazan al identificar la DMAA con un estimulante natural obtenido de extractos del geranio. De hecho, la sustancia se sintetiza en una fábrica. En 1944, la empresa farmacéutica Eli Lilly la creó en un principio como descongestionante nasal, pero luego la retiró del mercado de manera voluntaria en los años ochenta debido a sus efectos colaterales potencialmente mortales.* La DMAA es un estimulante y tiene propiedades termogénicas, pero sus efectos similares a los de las anfetaminas pueden causar aumento en la frecuencia cardiaca, palpitaciones, hipertensión, convulsiones y paro cardiaco.[58] La US Food and Drug Administration ha emitido una advertencia y diversos países han prohibido su uso en productos para consumo. Ten mucho cuidado con los suplementos para bajar de peso que venden por internet y que contienen anfetaminas de diseño. Lee la etiqueta de ingredientes y mantente vigilante de la DMAA por cualquier nombre que le pongan.

Efedra/efedrina. Este estimulante del sistema nervioso central es un derivado de una planta (*ma huang*) que se usa en la medicina tradicional china. Le efedra ha aparecido en productos para bajar de peso, en combinación con cafeína y otras sustancias naturales. La efedrina promueve la baja de peso a corto plazo, pero debido a sus efectos secundarios —náusea, vómitos y ansiedad son los más comunes, aunque también se han reportado accidentes cerebrovasculares, infartos cardiacos, arritmia, hemorragia cerebral, convulsiones y muerte— es un ingrediente prohibido en Estados Unidos.[59]

Si decides tomar un suplemento alimenticio, estos son algunos consejos:

1. **Investiga**. Asegúrate de que la empresa que lo elabora sea legítima y que no tenga antecedentes de fraude, quejas del consumidor o violaciones regulatorias.
2. **Lee la etiqueta de ingredientes**. Es posible que pienses que solo estás recibiendo un micronutriente específico, pero es común que los suplementos se formulen con muchas otras sustancias que no quieres ni necesitas, incluyendo algunas que pueden ser francamente dañinas para tu salud.
3. **No tomes demasiado**. No quieres arriesgarte a una sobredosificación de un suplemento alimenticio como no deseas hacerlo con un medicamento recetado. Más no es mejor por necesidad. Revisa la etiqueta para ver la dosificación diaria recomendada o busca la información por internet a través de una fuente

---

* El fármaco original de Eli Lilly se llamaba Forthane.

reconocida, como una instancia de gobierno o un centro médico académico.

4. **Sé escéptico de las afirmaciones** que parecen demasiado buenas para ser ciertas. Los suplementos pueden dar apoyo a una o más funciones de tu cuerpo relacionadas con la salud, pero están lejos de ser curas milagrosas. Es probable que cualquier publicidad que sugiera que un suplemento es capaz de lograr un resultado poco realista sea fraudulenta.

5. **No combines suplementos** con medicinas recetadas en el mismo recipiente, porque las pastillas o cápsulas se parecen. Para evitar el riesgo de sobredosis de medicamentos, ten los suplementos y las medicinas en frascos que sean fáciles de identificar.

• • •

Aprendiste sobre el protocolo de *Comer para adelgazar* y las formas de llevar a cabo un ajuste metabólico, de modo que ahora tienes todo el *conocimiento* esencial para combatir la grasa y estimular tu salud. Ya sabes qué comer, cómo comer, cuándo comer y a no comer demasiado. Aprendiste sobre la importancia del sueño de calidad, de mantenerte físicamente activo, controlar el estrés y poner los alimentos primero, antes que los suplementos alimenticios. ¡Ahora llegó el momento de convertirlo en una parte regular de tu vida!

Pon a funcionar tu conocimiento recién adquirido y come para adelgazar. Al emprender acciones que mejoren tu metabolismo, combatirás el exceso de grasa en tu cuerpo y llevarás tu salud al siguiente nivel.

¿Cuál es la mejor parte?

¡Puedes amar la comida y amar tu metabolismo!

Epílogo

La ciencia nos empodera al revelarnos cómo llevar una vida mejor. Tomar las mejores decisiones alimentarias que podamos nos permite aprovechar los sistemas integrados en nuestro cuerpo con el fin de fortalecer nuestra salud, volvernos más resistentes a las enfermedades, y recuperarnos más rápido y mejor de las mismas. En mi primer libro, *Comer para sanar*, señalé que consumir ciertos alimentos activa las defensas de tu organismo que pueden mantener a raya los peligros del cáncer, las cardiopatías, los accidentes cerebrovasculares, la ceguera y la artritis, destinos que quieres evitar. En este libro te enteraste de que es posible aprovechar los últimos descubrimientos científicos acerca de los alimentos y tu cuerpo para asumir el control de tu metabolismo.

El estado actual de tu metabolismo no es tu destino. Puedes optimizarlo al controlar la grasa corporal como un medio de llegar al siguiente nivel de salud. Las comidas que alimentan y sanan tu metabolismo pueden ayudarte a combatir la obesidad, el síndrome metabólico, la diabetes y una diversidad de otras enfermedades crónicas, al mismo tiempo que fortalecen las defensas de tu salud. Es una situación en la que todos salen ganando.

El progreso científico que se está alcanzando en el área de la alimentación como medicina es asombroso porque sigue ampliando nuestra capacidad de controlar el destino de nuestra salud. Conforme se abren las puertas hacia estas nuevas fronteras científicas, seguiremos descubriendo nuevas vías que nos llevarán a un futuro más brillante y sano. ¿Qué sigue? Más allá de combatir las enfermedades y fortalecer el metabolismo, la siguiente meta de gran importancia en la salud humana consiste en superar el proceso de envejecimiento en sí mismo. Ahora estamos aprendiendo que usar los alimentos como medicina no solo puede extender nuestro periodo de vida, sino también mantenernos vibrantes y juveniles mucho más allá de lo que alguna vez se concibió como la vejez.

La ciencia nos dice que lo mejor está por venir. No te lo pierdas.

Agradecimientos

En el mismo sentido en que tu metabolismo tiene muchas partes esenciales, este libro proviene de las contribuciones vitales de múltiples personas. Sin ellas, no habría escrito *Comer para adelgazar*. Me gustaría expresar mi aprecio y gratitud a mi equipo de investigación: Emily Yeo, Michelle Hutnik, Shruti Shertukde y Delaney King Schurr. Fueron infatigables en su análisis de cientos de complejos estudios sobre los alimentos y el metabolismo que describí a lo largo de este contenido. Emily sobresalió en verdad como contribuyente, ya que ayudó a desarrollar las diferentes metodologías utilizadas para calcular las dosis eficaces de alimentos a partir de los estudios sobre el metabolismo humano, de modo que fuera posible presentarlos como cantidades prácticas que cualquier lector puede comprender con facilidad. Otros que contribuyeron con sus dominios de la materia fueron Tiffany Chag y Dasha Agoulnilk, quienes me proporcionaron los conocimientos clave sobre la nutrición, el metabolismo y el acondicionamiento físico; Robert N. Spengler III, del Instituto Max Planck para la Ciencia de la Historia Humana, me compartió sus conocimientos sobre los alimentos que se intercambiaban a lo largo de la antigua Ruta de la Seda; en tanto que el doctor Aaron Cypess, de los Institutos Nacionales de Salud de Estados Unidos, me otorgó el permiso de usar sus imágenes de investigación y me proveyó las referencias científicas adicionales sobre la biología y la fisiología del tejido adiposo humano: a todos ellos les manifiesto que estoy profundamente agradecido.

Ya que mi trabajo sobre los alimentos y la salud celebra la alegría de comer, debo agradecer a mis amigos chefs que compartieron su saber sobre cómo abordar y preparar los ingredientes que son importantes en el estilo mediterrasiático de cocina y alimentación: Regis Bourdon, Amanda Cohen, Nonie Favero, Sally Ling, Natalie Liu Spellman, Michael Pagliarini y Michael Schlow. Debo agradecer en especial a Dana White y a Tobi Amidor por su ayuda con las recetas que he incluido para inspirar a mis lectores.

Me gustaría agradecerles a Robin Colucci, Corey Powell y John Maas. Ellos formaron mi equipo editorial y fueron instrumentales para ayudarme a refinar mi narrativa y pulir mi prosa. Quiero reconocer a Diana Saville por su asistencia con las gráficas y los mapas, y a Courtney Martel y Sydney Mittiga por su duro trabajo y atención a los detalles para seleccionar los cientos de referencias científicas que se citaron.

Pocos autores tienen tanta fortuna como yo de contar con una agente literaria tan fenomenal como Celeste Fine. Ella y su equipo de Park Fine Literary and Media me concedieron su sabiduría incisiva cada vez que la necesité a lo largo del proceso de escribir el libro. Me gustaría agradecerles por su apoyo y guía incalculables. Quisiera expresar mi agradecimiento a Nana Twumasi, mi editora en Hachette Book Group, y a Ike John Williams y Paul Sennot por su asistencia legal. También quiero agradecer en especial a Costis Psychas y al personal de Perivolas en Oia, Santorini. Ellos fueron quienes me proporcionaron una cueva real para escribir y ahí pude terminar esta obra dentro de un entorno mediterráneo que fue de verdad inspirador y tranquilo.

Por último, escribir un libro es un privilegio que trae consigo un costo. El privilegio consiste en tener la oportunidad de compartir mi conocimiento y mis ideas con el mundo, pero el costo es que hacerlo implica un tiempo precioso lejos de mi familia. Para ellos, quiero expresar mi profundo agradecimiento por permitirme pasar no solo incontables horas a lo largo de invaluables años haciendo investigación, sino también por los muchos meses que pasé lejos dedicado a escribir. Sin su amor y apoyo, este libro no habría sido posible.

Notas

Capítulo 1: La sorprendente ciencia de la grasa, la salud y la enfermedad

1. M. A. Rupnick, D. Panigrahy *et al.*, "Adipose Tissue Mass Can Be Regulated Through the Vasculature", *Proceedings of the National Academy of Sciences USA* 99, núm. 16 (2002): 10730-10735.

2. E. Brakenhielm, R. Cao *et al.*, "Angiogenesis Inhibitor, TNP-470, Prevents Diet-Induced and Genetic Obesity in Mice", *Circulation Research* 94, núm. 12 (2004): 1579-1588; K. F. Barnhart, D. R. Christianson *et al.*, "A Peptidomimetic Targeting White Fat Causes Weight Loss and Improved Insulin Resistance in Obese Monkeys", *Science Translational Medicine* 3, núm. 108 (2011): 108-112.

3. Y. Cao y R. Cao, "Angiogenesis Inhibited by Drinking Tea", *Nature* 398 (1999): 381.

4. K. C. Maki, M. S. Reeves *et al.*, "Green Tea Catechin Consumption Enhances Exercise-Induced Abdominal Fat Loss in Overweight and Obese Adults", *Journal of Nutrition* 139, núm. 2 (2009): 264-270; H. Wang, Y. Wen *et al.*, "Effects of Catechin Enriched Green Tea on Body Composition", *Obesity* 18, núm. 4 (2010): 773-779.

5. J. Kwak y D. Shin, "Association Between Green Tea Consumption and Abdominal Obesity Risk in Middle-Aged Korean Population:

Findings from the Korean Genome and Epidemiology Study", *International Journal of Environmental Research and Public Health* 19, núm. 5 (2022): 2735.

6. A. Y. Lemoine, S. Ledoux *et al.*, "Link Between Adipose Tissue Angiogenesis and Fat Accumulation in Severely Obese Subjects", *Journal of Clinical Endocrinology and Metabolism* 97, núm. 5 (2012): E775-E780.

7. M. E. T. Williams, M. A. Sahin *et al.*, "Matcha Green Tea Drinks Enhance Fat Oxidation During Brisk Walking in Females", *International Journal of Sport Nutrition and Exercise Metabolism* 28, núm. 5 (2018): 536-541; F. Di Pierro, A. Bressan *et al.*, "Potential Role of Bioavailable Curcumin in Weight Loss and Omental Adipose Tissue Decrease: Preliminary Data of a Randomized, Controlled Trial in Overweight People with Metabolic Syndrome. Preliminary Study", *European Review for Medical and Pharmacological Sciences* 19, núm. 21 (2015): 4195-4202; J. Tan, C. Huang *et al.*, "Soy Isoflavones Ameliorate Fatty Acid Metabolism of Visceral Adipose Tissue by Increasing the AMPK Activity in Male Rats with Diet-Induced Obesity (DIO)", *Molecules* 24, núm. 15 (2019): 2809; H. Lee, M. Kim *et al.*, "Ginseng Treatment Reverses Obesity and Related Disorders by Inhibiting Angiogenesis in Female DB/DB Mice", *Journal of Ethnopharmacology* 155, núm. 2 (2014): 1342-1352; Q. Li, J. Xia *et al.*, "Sulforaphane Inhibits Mammary Adipogenesis by Targeting Adipose Mesenchymal Stem Cells", *Breast Cancer Research and Treatment* 141, núm. 2 (2013): 317-324; W. Cheng, H. Huang *et al.*, "Genistein Inhibits Angiogenesis Developed During Rheumatoid Arthritis Through the IL-/JAK2/STAT3/VEGF Signalling Pathway", *Journal of Orthopaedic Translation* 22 (2019): 92-100; Y. Cao y R. Cao, "Angiogenesis Inhibited by Drinking Tea", *Nature* 398, núm. 6726 (1999): 381; S. T. J. Jackson, K. W. Singletary *et al.*, "Sulforaphane Suppresses Angiogenesis and Disrupts Endothelial Mitotic Progression and Microtubule Polymerization", *Vascular Pharmacology* 46, núm. 2 (2007): 77-84.

8. A. W. Lee, T. L. Cheng *et al.*, "Ursolic Acid Induces Allograft Inflammatory Factor-1 Expression via a Nitric Oxide-Related Mechanism and Increases Neovascularization", *Journal of Agricultural and Food Chemistry* 58, núm. 24 (2010): 12941-12949;

V. Casieri, M. Matteucci *et al.*, "Long-Term Intake of Pasta Containing Barley (1-3) Beta-D-Glucan Increases Neovascularization-Mediated Cardioprotection Through Endothelial Upregulation of Vascular Endothelial Growth Factor and Parkin", *Scientific Reports* 7, núm. 1 (2017): 13424; J. Chen, M. Jayachandran *et al.*, "Sea Bass (Lateolabrax maculatus) Accelerates Wound Healing: A Transition from Inflammation to Proliferation", *Journal of Ethnopharmacology* 236 (2019): 263-276.

9. C. Hepler, L. Vishvanath *et al.*, "Sorting Out Adipocyte Precursors and Their Role in Physiology and Disease", *Genes and Development* 31, núm. 2 (2017): 127-140.

10. S. S. Moghe, S. Juma *et al.*, "Effect of Blueberry Polyphenols on 3T3-F442A Preadipocyte Differentiation", *Journal of Medicinal Food* 15, núm. 5 (2012): 448-452; X. Xu, W. Chen *et al.*, "Inhibition of Preadipocyte Differentiation by Lycium barbarum Polysaccharide Treatment in 3T3-L1 Cultures", *Electronic Journal of Biotechnology* 50 (2021): 53-58; L. Y. Wu, C. W. Chen *et al.*, "Curcumin Attenuates Adipogenesis by Inducing Preadipocyte Apoptosis and Inhibiting Adipocyte Differentiation", *Nutrients* 11, núm. 10 (2019): 2307.

11. A. A. Qayyum, A. B. Mathiasen *et al.*, "Autologous Adipose-Derived Stromal Cell Treatment for Patients with Refractory Angina (MyStromalCell Trial): 3-Years Follow-up Results", *Journal of Translational Medicine* 17, núm. 360 (2019); K. Shigematsu, N. Komori *et al.*, "Repeated Infusion of Autologous Adipose Tissue-Derived Stem Cells for Parkinson's Disease", *Acta Neurologica Scandinavica* 145 (2022): 119-122.

12. M. Bydon, A. B. Dietz *et al.*, "CELLTOP Clinical Trial: First Report from a Phase 1 Trial of Autologous Adipose Tissue-Derived Mesenchymal Stem Cells in the Treatment of Paralysis Due to Traumatic Spinal Cord Injury", *Mayo Clinic Proceedings* 95, núm. 2 (2020): 406-414.

13. H. Lin, E. D. Stanchina *et al.*, "Maitake Beta-Glucan Enhances Umbilical Cord Blood Stem Cell Transplantation in the NOD/SCID Mouse", *Experimental Biology and Medicine* 234, núm. 3 (2009): 342-353; N. P. Fuste, M. Guasch *et al.*, "Barley β-Glucan Accelerates Wound Healing by Favoring Migration versus Proliferation of Human Dermal Fibroblasts", *Carbohydrate*

Polymers 210 (2019): 389-398; V. Spigoni, C. Lombardi *et al.*, "N-3 PUFA Increase Bioavailability and Function of Endothelial Progenitor Cells", *Food and Function* 5, núm. 8 (2014): 1881-1890; C. Heiss, S. Jahn *et al.*, "Improvement of Endothelial Function with Dietary Flavanols Is Associated with Mobilization of Circulating Angiogenic Cells in Patients with Coronary Artery Disease", *Journal of the American College of Cardiology* 56, núm. 3 (2010): 218-224; I. Spyridopoulos, S. Fichtlscherer *et al.*, "Caffeine Enhances Endothelial Repair by an AMPK-Dependent Mechanism", *Arteriosclerosis, Thrombosis, and Vascular Biology* 28, núm. 11 (2008): 1967-1974; W. Kim, M. H. Jeong *et al.*, "Effect of Green Tea Consumption on Endothelial Function and Circulating Endothelial Progenitor Cells in Chronic Smokers", *Circulation* 70, núm. 8 (2006): 1052-1057; D. Grassi, R. Draijer *et al.*, "Black Tea Increases Circulating Endothelial Progenitor Cells and Improves Flow Mediated Dilatation Counteracting Deleterious Effects from a Fat Load in Hypertensive Patients: A Randomized Controlled Study", *Nutrients* 8, núm. 11 (2016): 727.

14. J. Mao, D. Wang *et al.*, "Gut Microbiome Is Associated with the Clinical Response to Anti-PD-1 Based Immunotherapy in Hepatobiliary Cancers", *Journal of Immunotherapy Cancer* 9 (2021): e003334.

15. P. J. Turnbaugh, M. Hamady *et al.*, "A Core Gut Microbiome in Obese and Lean Twins", *Nature* 457, núm. 7228 (2009): 480-484.

16. H. Wein, "Gut Microbiomes Differ Between Obese and Lean People", NIH Research Matter, *National Institutes of Health*, 8 de diciembre, 2008, https://www.nih.gov/news-events/nih-research-matters/gut-microbiomes-differ-between-obese-lean-people.

17. Y. Xu, N. Wang *et al.*, "Function of Akkermansia muciniphila in Obesity: Interactions with Lipid Metabolism, Immune Response and Gut Systems", *Frontiers in Microbiology* 11, núm. 219 (2020).

18. M. C. Dao, A. Everard *et al.*, "Akkermansia Muciniphila and Improved Metabolic Health During a Dietary Intervention in Obesity: Relationship with Gut Microbiome Richness and Ecology", *Gut* 65 (2016): 426-436.

19. B. Routy, E. L. Chatelier *et al.*, "Gut Microbiome Influences Efficacy of PD-1-Based Immunotherapy Against Epithelial Tumors", *Science* 359, núm. 6371 (2018): 91-97.

20. A. Fernández-Sánchez, E. Madrigal-Santillán *et al.*, "Inflammation, Oxidative Stress, and Obesity", *International Journal of Molecular Sciences* 12, núm. 5 (2011): 3117-3132; C. Cerda, C. Sánchez *et al.*, "Oxidative Stress and DNA Damage in Obesity-Related Tumorigenesis", *Advances in Experimental Medicine and Biology* 824 (2014): 5-17.

21. K. J. Royston y T. O. Tollefsbol, "The Epigenetic Impact of Cruciferous Vegetables on Cancer Prevention", *Current Pharmacology Reports* 1, núm. 1 (2015): 46-51; S. Karsli-Ceppioglu, M. Ngollo *et al.*, "The Role of Soy Phytoestrogens on Genetic and Epigenetic Mechanisms of Prostate Cancer", *Enzymes* 37 (2015): 193-221.

22. K. Kvaløy, C. M. Page *et al.*, "Epigenome-wide Methylation Differences in a Group of Lean and Obese Women—A HUNT Study", *Scientific Reports* 8, núm. 16330 (2018): 1-9.

23. C. Gallardo-Escribano, V. Buonaiuto *et al.*, "Epigenetic Approach in Obesity: DNA Methylation in a Prepubertal Population Which Underwent a Lifestyle Modification", *Clinical Epigenetics* 12, núm. 144 (2020): 1-14.

24. M. C. Azcona-Sanjulian, "Telomere Length and Pediatric Obesity: A Review", *Genes* 12, núm. 6 (2021): 946; D. B. P. Clemente, L. Maitre *et al.*, "Obesity Is Associated with Shorter Telomeres in 8-Year-Old Children", *Scientific Reports* 9, núm. 18739 (2019): 1-8.

25. O. T. Njajou, R. M. Cawthon *et al.*, "Shorter Telomeres Are Associated with Obesity and Weight Gain in the Elderly", *International Journal of Obesity* 36, núm. 9 (2012): 1176-1179.

26. J. Folkman y R. Kalluri, "Cancer Without Disease", *Nature* 427, núm. 6977 (2004): 787.

27. P.-A. Dugue, M. Rebolj *et al.*, "Immunosuppression and Risk of Cervical Cancer", *Expert Review of Anticancer Therapy* 13, núm. 1 (2013): 29-42; R. J. Biggar, A. K. Chaturvedi *et al.*, "AIDS-Related Cancer and Severity of Immunosuppression in Persons with AIDS", *Journal of the National Cancer Institute* 99, núm. 12 (2007): 962-972; M. Taborelli, P. Piselli *et al.*, "Risk of Virus and Non-Virus-Related Malignancies Following Immunosuppression in a Cohort of Liver Transplant Recipients. Italy, 1985-2014", *International Journal of Cancer* 143, núm. 7 (2018): 1588-1594.

28. R. Liu y B. S. Nikolajczyk, "Tissue Immune Cells Fuel Obesity-Associated Inflammation in Adipose Tissue and Beyond", *Frontiers in Immunology* 10, núm. 1587 (2019): 1-16.

29. A. D. Ruggiero, C.-C. Chuang Key *et al.*, "Adipose Tissue Macrophage Polarization in Healthy and Unhealthy Obesity", *Frontiers in Immunology* 8, núm. 625331 (2021): 1-14.

30. S. P. Weisberg, D. McCann *et al.*, "Obesity Is Associated with Macrophage Accumulation in Adipose Tissue", *Journal of Clinical Investigation* 112, núm. 12 (2003): 1796-1808.

31. T. Worth, "Why Are Obese People More Vulnerable to COVID?", *Nature Portfolio*, 24 de junio, 2021, doi:https://doi.org/10.1038/d42859-021-00051-w.

32. R. Cancello, C. Henegar *et al.*, "Reduction of Macrophage Infiltration and Chemoattractant Gene Expression Changes in White Adipose Tissue of Morbidly Obese Subjects After Surgery-Induced Weight Loss", *Diabetes* 54, núm. 8 (2005): 2277-2286.

33. J. J. Milner y M. A. Beck, "The Impact of Obesity on the Immune Response to Infection", *Proceedings of the Nutrition Society* 71, núm. 2 (2012): 298-306.

34. S. Kwok, S. Adam *et al.*, "Obesity: A Critical Risk Factor in the COVID-19 Pandemic", *Clinical Obesity* 10, núm. 6 (2020): e12403.

35. R. Yu, J. W. Park *et al.*, "Modulation of Select Immune Responses by Dietary Capsaicin", *International Journal for Vitamin and Nutrition Research* 68, núm. 2 (1998): 114-119.

36. T. Ohishi, S. Goto *et al.*, "Anti-inflammatory Action of Green Tea", *Anti-Inflammatory and Anti-Allergy Agents in Medicinal Chemistry* 15, núm. 2 (2016): 74-90; B. O. Rennard, R. F. Ertl *et al.*, "Chicken Soup Inhibits Neutrophil Chemotaxis in Vitro", *Chest* 118, núm. 4 (2000): 1150-1157.

37. N. M. Iyengar, K. A. Brown *et al.*, "Metabolic Obesity, Adipose Inflammation and Elevated Breast Aromatase in Women with Normal Body Mass Index", *Cancer Prevention Research* 10, núm. 4 (2017): 235-243.

38. M. J. Gunter, D. R. Hoover *et al.*, "Insulin, Insulin-Like Growth Factor-I, and Risk of Breast Cancer in Postmenopausal Women", *Journal of the National Cancer Institute* 101, núm. 1 (2009): 48-60.

39. T. Tsujimoto, H. Kajio *et al.*, "Association Between Hyperinsulinemia and Increased Risk of Cancer Death in Nonobese and Obese People: A Population-Based Observational Study", *International Journal of Cancer* 141, núm. 1 (2017): 102-111.

40. E. J. Gallagher y D. LeRoith, "The Proliferating Role of Insulin and Insulin-Like Growth Factors in Cancer", *Trends in Endocrinology and Metabolism* 21, núm. 10 (2010): 610-618.

41. Y. Wu, S. Yakar *et al.*, "Circulating Insulin-Like Growth Factor-I Levels Regulate Colon Cancer Growth and Metastasis", *Cancer Research* 62, núm. 4 (2002): 1030-1035.

42. A. Szczeklik y Z. Podolec, "Central Regulation of Blood Eosinophilia by the Beta-Adrenergic System in Rats", *International Archives of Allergy and Applied Immunology* 50, núm. 3 (1976): 328-340.

43. A. Gucalp, N. M. Iyengar *et al.*, "Periprostatic Adipose Inflammation Is Associated with High-Grade Prostate Cancer", *Prostate Cancer and Prostatic Diseases* 20, núm. 4 (2017): 418-423.

44. GBD 2019 Cancer Risk Factor Collaborators, "The Global Risk of Cancer Attributable to Risk Factors, 2010-2019: A Systematic Analysis for the Global Burden of Disease Study 2019", *Lancet* 400 (2022): 563-591.

45. M. Esler, N. Straznicky *et al.*, "Mechanisms of Sympathetic Activation in Obesity-Related Hypertension", *Hypertension* 48, núm. 5 (2006): 787-796.

46. M. C. Foster, S. J. Hwang *et al.*, "Fatty Kidney, Hypertension, and Chronic Kidney Disease: The Framingham Heart Study", *Hypertension* 58 (2011): 784-790.

47. J. B. Meigs, P. W. F. Wilson *et al.*, "Body Mass Index, Metabolic Syndrome, and Risk of Type 2 Diabetes or Cardiovascular Disease", *Journal of Clinical Endocrinology and Metabolism* 91, núm. 8 (2006): 2906-2912.

48. A. Romero-Corral, F. H. Sert-Kuniyoshi *et al.*, "Modest Visceral Fat Gain Causes Endothelial Dysfunction in Healthy Humans", *Journal of the American College of Cardiology* 56, núm. 8 (2010): 662-666.

49. G. Giannotti, C. Doerries *et al.*, "Impaired Endothelial Repair Capacity of Early Endothelial Progenitor Cells in Prehypertension: Relation to Endothelial Dysfunction", *Hypertension* 55, núm. 6 (2010): 1389-1397.

50. M. Pirro, F. Bagaglia *et al.*, "Hypercholesterolemia-Associated Endothelial Progenitor Cell Dysfunction", *Therapeutic Advances in Cardiovascular Disease* 2, núm. 5 (2008): 329-339.

51. U. Ozcan, Q. Cao *et al.*, "Endoplasmic Reticulum Stress Links Obesity, Insulin Action, and Type 2 Diabetes", *Science* 306, núm. 5695 (2004): 457-461.

52. J. Yong, J. D. Johnson *et al.*, "Therapeutic Opportunities for Pancreatic β-cell ER Stress in Diabetes Mellitus", *Nature Reviews Endocrinology* 17 (2021): 455-467.

53. A. M. George, A. G. Jacob *et al.*, "Lean Diabetes Mellitus: An Emerging Entity in the Era of Obesity", *World Journal of Diabetes* 6, núm. 4 (2015): 613-620.

54. C. Ding, Z. Chan *et al.*, "Visceral Adipose Tissue Tracks More Closely with Metabolic Dysfunction Than Intrahepatic Triglyceride in Lean Asians Without Diabetes", *Journal of Applied Physiology* 125, núm. 3 (2018): 909-915.

55. V. Mohan y R. Vijayaprabha, "Clinical Profile of Lean NIDDM in South India", *Diabetes Research and Clinical Practice* 38, núm. 2 (1997): 101-108.

56. B. Hartmann, S. Lanzinger *et al.*, "Lean Diabetes in Middle-Aged Adults: A Joint Analysis of the German DIVE and DPV Registries", *PLOS One* 12, núm. 8 (2017): 1-14.

57. M. Hamer y G. D. Batty, "Association of Body Mass Index and Waist-to-Hip Ratio with Brain Structure: UK Biobank Study", *Neurology* 92, núm. 6 (2019): e594-e600.

58. M. I. Tolea, S. Chrisphonte *et al.*, "Sarcopenic Obesity and Cognitive Performance", *Clinical Interventions in Aging* 13 (2018): 1111-1119.

59. O. Ntlholang, K. McCarroll *et al.*, "The Relationship Between Adiposity and Cognitive Function in a Large Community-Dwelling Population: Data from the Trinity Ulster Department of Agriculture (TUDA) Ageing Cohort Study", *British Journal of Nutrition* 120, núm. 5 (2018): 517-527.

60. S. S. Anand, M. G. Friedrich *et al.*, "Evaluation of Adiposity and Cognitive Function in Adults", *JAMA Network Open* 5, núm. 2 (2022): 1-16.

61. S. S. Anand, M. G. Friedrich *et al.*, "Reduced Cognitive Assessment Scores Among Individuals with Magnetic Resonance

Imaging-Detected Vascular Brain Injury", *Stroke* 51, núm. 4 (2020): 1158-1165.

62. A. A. Miller y S. J. Spencer, "Obesity and Neuroinflammation: A Pathway to Cognitive Impairment", *Brain, Behavior, and Immunity* 42 (2014): 10-21.

63. A. E. Dixon y U. Peters, "The Effect of Obesity on Lung Function", *Expert Review of Respiratory Medicine* 12, núm. 9 (2018): 755-767.

64. R. L. Jones y M.-M. U. Nzekwu, "The Effects of Body Mass Index on Lung Volumes", *Chest* 130, núm. 3 (2006): 827-833.

65. J. G. Elliot, G. M. Donovan *et al.*, "Fatty Airways: Implications for Obstructive Disease", *European Respiratory Journal* 54, núm. 6 (2019): 1-10.

66. Y. Yeghiazarians, H. Jneid *et al.*, "Obstructive Sleep Apnea and Cardiovascular Disease: A Scientific Statement from the American Heart Association", *Circulation* 144, núm. 3 (2021): e56-e67.

67. N. Nashi, S. Kang *et al.*, "Lingual Fat at Autopsy", *Laryngoscope* 117, núm. 8 (2007): 1467-1473.

68. A. M. Kim, B. T. Keenan *et al.*, "Tongue Fat and Its Relationship to Obstructive Sleep Apnea", *Sleep* 37, núm. 10 (2014): 1639-1648.

69. T. D. Bradley y J. S. Floras, "Sleep Apnea and Heart Failure: Part I: Obstructive Sleep Apnea", *Circulation* 107, núm. 12 (2003): 1671-1678.

70. T. Young, L. Finn *et al.*, "Sleep Disordered Breathing and Mortality: Eighteen-Year Follow-up of the Wisconsin Sleep Cohort", *Sleep* 31, núm. 8 (2008): 1071-1078.

71. S. Pamidi, K. Wroblewski *et al.*, "Obstructive Sleep Apnea in Young Lean Men: Impact on Insulin Sensitivity and Secretion", *Diabetes Care* 35, núm. 11 (2012): 2384-2389.

72. K. A. Franklin, C. Sahlin *et al.*, "Sleep Apnoea Is a Common Occurrence in Females", *European Respiratory Journal* 41, núm. 3 (2013): 610-615.

73. S. Ryan, C. Arnaud *et al.*, "Adipose Tissue as a Key Player in Obstructive Sleep Apnoea", *European Respiratory Review: An Official Journal of the European Respiratory Society* 28, núm. 152 (2019): 1-11.

74. S. H. Wang, B. T. Keenan *et al.*, "Effect of Weight Loss on Upper Airway Anatomy and the Apnea-Hypopnea Index. The Importance

of Tongue Fat", *American Journal of Respiratory and Critical Care Medicine* 201, núm. 6 (2020): 718-727.

75. W. Sawadogo, M. Tsegaye *et al.*, "Overweight and Obesity as Risk Factors for covid-19-Associated Hospitalisations and Death: Systematic Review and Meta-Analysis", BMJ *Nutrition, Prevention and Health* 5, núm. 1 (2022): 1-9.

76. G. J. Martinez-Colon, K. Ratnasiri *et al.*, "SARS-COV-2 Infects Human Adipose Tissue and Elicits an Inflammatory Response Consistent with Severe covid-19", *BioRxiv* 2021.10.24.465626; M. Reiterer, M. Rajan *et al.*, "Hyperglycemia in Acute covid-19 Is Characterized by Insulin Resistance and Adipose Tissue Infectivity by SARSCOV-2", *Cell Metabolism* 33, núm. 11 (2021): 2174-2188.

77. D. Frasca y B. B. Blomberg, "Obesity Accelerates Age Defects in Mouse and Human B Cells", *Frontiers in Immunology* 11, núm. 2060 (2020): 1-7; D. Frasca, F. Ferracci *et al.*, "Obesity Decreases B Cell Responses in Young and Elderly Individuals", *Obesity* 24, núm. 3 (2016): 615-625; D. Frasca, L. Reidy *et al.*, "Influence of Obesity on Serum Levels of SARS-COV-2-Specific Antibodies in covid-19 Patients", PLOS *One* 16, núm. 3 (2021): 1-16.

78. M. Ackermann, S. E. Verleden *et al.*, "Pulmonary Vascular Endothelialitis, Thrombosis, and Angiogenesis in covid-19", *New England Journal of Medicine* 383, núm. 2 (2020): 120-128.

79. A. Virdis, "Endothelial Dysfunction in Obesity: Role of Inflammation", *High Blood Pressure and Cardiovascular Prevention* 23, núm. 2 (2016): 83-85.

80. American Friends of Tel Aviv University, "Obesity Plays Major Role in Triggering Autoimmune Diseases", *ScienceDaily*, 10 de noviembre, 2014, www.sciencedaily.com/releases/2014/11/141110110722.htm.

81. L. Vimercati, L. De Maria *et al.*, "Association Between Long covid and Overweight/Obesity", *Journal of Clinical Medicine* 10, núm. 4143 (2021): 1-8.

82. S. G. Wannamethee, A. G. Shaper *et al.*, "Reasons for Intentional Weight Loss, Unintentional Weight Loss, and Mortality in Older Men", *Archives of Internal Medicine* 165, núm. 9 (2005): 1035-1040.

83. J. E. Neter, B. E. Stam *et al.*, "Influence of Weight Reduction on Blood Pressure: A Meta-Analysis of Randomized Controlled Trials", *Hypertension* 42, núm. 5 (2003): 878-884.

84. D. Ettehad, C. A. Emdin *et al.*, "Blood Pressure Lowering for Prevention of Cardiovascular Disease and Death: A Systematic Review and Meta-Analysis", *Lancet* 387, núm. 10022:957-967.

85. L. R. Teras, A. V. Patel *et al.*, "Sustained Weight Loss and Risk of Breast Cancer in Women 50 Years and Older: A Pooled Analysis of Prospective Data", *Journal of the National Cancer Institute* 112, núm. 9 (2020): 929-937.

86. "Obesity, Weight Gain, and Cancer Risk", *World Cancer Research Fund International*, www.wcrf.org/diet-activity-and-cancer/risk-factors/obesity-weight-gain-and-cancer/.

87. J. Luo, R. T. Chlebowski *et al.*, "Intentional Weight Loss and Endometrial Cancer Risk", *Journal of Clinical Oncology* 35, núm. 11 (2017): 1189-1193.

88. J. D. Wright, "Preventing Endometrial Cancer: Weighing the Evidence", *Journal of Clinical Oncology* 35, núm. 11 (2017): 1149-1150.

89. N. R. Cook, L. J. Appel *et al.*, "Weight Change and Mortality: Long-Term Results from the Trials of Hypertension Prevention", *Journal of Clinical Hypertension* 20, núm. 12 (2018): 1666-1673.

90. S. B. Kritchevsky, K. M. Beavers *et al.*, "Intentional Weight Loss and All-Cause Mortality: A Meta-Analysis of Randomized Clinical Trials", PLOS *One* 10, núm. 3 (2015): 1-25.

91. A. Sasaki, N. Horiuchi *et al.*, "Mortality and Causes of Death in Type 2 Diabetic Patients. A Long-Term Follow-up Study in Osaka District, Japan", *Diabetes Research and Clinical Practice* 7, núm. 1 (1989): 33-40; M. Zhu, J. Li *et al.*, "Mortality Rates and the Causes of Death Related to Diabetes Mellitus in Shanghai Songjiang District: An 11-Year Retrospective Analysis of Death Certificates", BMC *Endocrine Disorders* 15, núm. 45 (2015): 1-8.

Capítulo 2: Reflexión sobre la grasa corporal

1. Gene Kim y Benji Jones, "Sumo Wrestlers Eat Up to 7,000 Calories a Day, Yet They Aren't Unhealthy", *Business Insider*, 12 de diciembre, 2020, www.businessinsider.com/sumo-wrestlers-obesity-diet-calories-exercise-symptoms-2019-3.

2. "Underweight Associated with Highest Mortality and Costs After Cardiac Catheterisation", *European Society of Cardiology*, 26 de

agosto, 2017, www.escardio.org/The-ESC/Press-Office/Press-releases/Underweight-associated-with-highest-mortality-and-costs-after-cardiac-catheterisation.

3. L. M. Rossow, D. H. Fukuda *et al.*, "Natural Bodybuilding Competition Preparation and Recovery: A 12-Month Case Study", *International Journal of Sports Physiology and Performance* 8, núm. 5 (2013): 582-592.

4. K. E. Friedl, R. J. Moore *et al.*, "Lower Limit of Body Fat in Healthy Active Men", *Journal of Applied Physiology* 77, núm. 2 (1994): 933-940.

5. S. Cao, R. Moineddin *et al.*, "J-shapedness: An Often Missed, Often Miscalculated Relation: The Example of Weight and Mortality", *Journal of Epidemiology and Community Health* 68, núm. 7 (2014): 683-690.

6. A. Caliebe, A. Nebel *et al.*, "Insights into Early Pig Domestication Provided by Ancient DNA Analysis", *Scientific Reports* 7 (2017): 44550.

7. V. Di Nicola, "Omentum a Powerful Biological Source in Regenerative Surgery", *Regenerative Therapy* 11 (2019): 182-191.

8. C. Naylor y W. A. Petri Jr., "Leptin Regulation of Immune Responses", *Trends in Molecular Medicine* 22, núm. 2 (2016): 88-98.

9. P. Fernandez-Riejos, S. Najob *et al.*, "Role of Leptin in the Activation of Immune Cells", *Mediators of Inflammation* (2010): 568343.

10. Z. Tahergorabi y M. Khazaei, "Leptin and Its Cardiovascular Effects: Focus on Angiogenesis", *Advances in Biomedical Research* 4 (2015): 79.

11. W. Lieb, L. M. Sullivan *et al.*, "Relation of Serum Leptin with Cardiac Mass and Left Atrial Dimension in Individuals >70 Years of Age", *American Journal of Cardiology* 104, núm. 4 (2009): 602-605.

12. D. H. Kim, C. Kim *et al.*, "Adiponectin Levels and the Risk of Hypertension: A Systematic Review and Meta-Analysis", *Hypertension* 62, núm. 1 (2013): 27-32.

13. N. Ouchi y Kenneth Walsh, "Adiponectin as an Anti-Inflammatory Factor", *Clinica Chimica Acta* 380 (2007): 24-30.

14. K. Ohashi, N. Ouchi *et al.*, "Anti-Inflammatory and Anti-Atherogenic Properties of Adiponectin", *Biochimie* 94, núm. 10 (2012): 2137-2142.

15. N. Ouchi, H. Kobayashi *et al.*, "Adiponectin Stimulates Angiogenesis by Promoting Cross-Talk Between AMP-Activated Protein Kinase and Akt Signaling in Endothelial Cells", *Journal of Biological Chemistry* 279, núm. 2 (2004): 1304-1309.

16. K. Shimada, T. Miyazaki *et al.*, "Adiponectin and Atherosclerotic Disease", *Clinica Chimica Acta* 344 (2004): 1-12.

17. S. A. Robertson, C. J. Rae *et al.*, "Induction of Angiogenesis by Murine Resistin: Putative Role of PI3-Kinase and NO-Dependent Pathways", *Regulatory Peptides* 152 (2009): 41-47.

18. Y. He, Y. Guo *et al.*, "Resistin Promotes Cardiac Homing of Mesenchymal Stem Cells and Functional Recovery After Myocardial Ischemia-Reperfusion via the ERK1/2-MMP-9 Pathway", *American Journal of Physiology–Heart and Circulatory Physiology* 316, núm. 1 (2019): H233-H244.

19. K. Gessner, "Conradi Gesneri medici tigurine historiae animalium lib", *I de Quadrupedibus viviparis* (1551), 842, 1.6-9.

20. W. Arnold, "Social Thermoregulation During Hibernation in Alpine Marmots (Marmota marmota)", *Journal of Comparative Physiology. B, Biochemical, Systemic, and Environmental Physiology* 158, núm. 2 (1988): 151-156.

21. A. T. Rasmussen, "The So-Called Hibernating Gland", *Journal of Morphology* 38 (1923): 147-205.

22. R. E. Smith, "Thermogenic Activity of the Hibernating Gland in the Cold-Acclimated Rat", *Physiologist* 4, núm. 113 (1961): 187-196.

23. W. Aherne y D. Hull, "Brown Adipose Tissue and Heat Production in the Newborn Infant", *Journal of Pathology and Bacteriology* 91, núm. 1 (1966): 223-234.

24. C. M. Poissonnet, A. R. Burdi *et al.*, "Growth and Development of Human Adipose Tissue During Early Gestation", *Early Human Development* 8, núm. 1 (1983): 1-11.

25. X.-L. Cao, W. Zhao *et al.*, "Di-(2-ethylhexyl) Adipate and 20 Phthalates in Composite Food Samples from the 2013 Canadian Total Diet Study", *Food Additives and Contaminants. Part A, Chemistry, Analysis, Control, Exposure and Risk Assessment* 32, núm. 11 (2015): 1893-1901.

26. L. Edwards y N. L. McCray, "Phthalate and Novel Plasticizer Concentrations in Food Items from U.S. Fast Food Chains:

A Preliminary Analysis", *Journal of Exposure Science and Environmental Epidemiology* 32 (2022): 366-373.

27. R. da Silva Costa, T. S. M. Fernandes *et al.*, "Potential Risk of BPA and Phthalates in Commercial Water Bottles: A Minireview", *Journal of Water and Health* 19, núm. 3 (2021): 411-435.

28. H. Gao, Y.-F. Yang *et al.*, "Prenatal Phthalate Exposure Associated with Age-Specific Alterations in Markers of Adiposity in Offspring: A Systematic Review", *Ecotoxicology and Environmental Safety* 232 (2022): 1-11.

29. C. G. Brook, "Fat in the Newborn", *Archives of Disease in Childhood* 54, núm. 11 (1979): 845-848.

30. S. J. Fomon, F. Haschke *et al.*, "Body Composition of Reference Children from Birth to Age 10 Years", *American Journal of Clinical Nutrition* 35 (1982): 1169-1175.

31. W. Shen, M. Punyanitya *et al.*, "Sexual Dimorphism of Adipose Tissue Distribution Across the Lifespan: A Cross-Sectional Whole-Body Magnetic Resonance Imaging Study", *Nutrition and Metabolism* 6, núm. 17 (2009): 1-9.

32. B. P. Leitner, S. Huang *et al.*, "Mapping of Human Brown Adipose Tissue in Lean and Obese Young Men", *Proceedings of the National Academy of Sciences U.S.A.* 114, núm. 32 (2017): 8649-8654.

33. R. J. F. Loos y G. S. H. Yeo, "The Bigger Picture of FTO: The First GWAS-Identified Obesity Gene", *Nature Reviews Endocrinology* 10, núm. 1 (2014): 51-61.

34. N. Lan, Y. Lu *et al.*, "FTO—A Common Genetic Basis for Obesity and Cancer", *Frontiers in Genetics* 11, núm. 559138 (2020): 1-12.

35. S. J. Melhorn, M. K. Askren *et al.*, "FTO Genotype Impacts Food Intake and Corticolimbic Activation", *American Journal of Clinical Nutrition* 107, núm. 2 (2018): 145-154.

36. T. M. Frayling, N. J. Timpson *et al.*, "A Common Variant in the FTO Gene Is Associated with Body Mass Index and Predisposes to Childhood and Adult Obesity", *Science* 316, núm. 5826 (2007): 889-894.

37. T. O. Kilpelainen, L. Qi *et al.*, "Physical Activity Attenuates the Influence of FTO Variants on Obesity Risk: A Meta-Analysis of 218,166 Adults and 19,268 Children", PLOS *Medicine* 8, núm. 11 (2011): e1001116.

38. K. M. Livingstone, C. Celis-Morales *et al.*, "FTO Genotype and Weight Loss: Systematic Review and Meta-Analysis of 9563 Individual Participant Data from Eight Randomised Controlled Trials", *British Medical Journal* 354 (2016), núm. i4707.

39. A. C. P. da Fonseca, C. Mastronardi *et al.*, "Genetics of Non-Syndromic Childhood Obesity and the Use of High-Throughput DNA Sequencing Technologies", *Journal of Diabetes and Its Complications* 31, núm. 10 (2017): 1549-1561; I. S. Farooqi y S. O'Rahilly, "Recent Advances in the Genetics of Severe Childhood Obesity", *Archives of Disease in Childhood* 83, núm. 1 (2000): 31-34.

40. K. A. Irizarry y A. M. Haqq, "Syndromic Obesity", en *Pediatric Obesity*, ed. M. Freemark (Nueva York: Humana, 2018), 153-182.

41. A. V. Khera, M. Chaffin *et al.*, "Polygenic Prediction of Weight and Obesity Trajectories from Birth to Adulthood", *Cell* 177, núm. 3 (2019): 587-596.

42. D. Mozaffarian, T. Hao *et al.*, "Changes in Diet and Lifestyle and Long-Term Weight Gain in Women and Men", *New England Journal of Medicine* 364, núm. 25 (2011): 2392-2404; E. M. Taveras, C. S. Berkey *et al.*, "Association of Consumption of Fried Food Away from Home with Body Mass Index and Diet Quality in Older Children and Adolescents", *Pediatrics* 116, núm. 4 (2005): e518-e24; P. Guallar-Castillon, F. Rodriguez-Artalejo *et al.*, "Intake of Fried Foods Is Associated with Obesity in the Cohort of Spanish Adults from the European Prospective Investigation into Cancer and Nutrition", *American Journal of Clinical Nutrition* 86, núm. 1 (2007): 198-205.

43. Q. Qi, A. Y. Chu *et al.*, "Fried Food Consumption, Genetic Risk, and Body Mass Index: Gene-Diet Interaction Analysis in Three US Cohort Studies", *British Medical Journal* 248 (2014): 1-12.

44. Q. Qi, A. Y. Chu *et al.*, "Sugar-Sweetened Beverages and Genetic Risk of Obesity", *New England Journal of Medicine* 367, núm. 15 (2012): 1387-1396.

45. M. R. Lowe, M. L. Butryn *et al.*, "The Power of Food Scale. A New Measure of the Psychological Influence of the Food Environment", *Appetite* 53 (2009): 114-118.

46. L. Sominsky y S. J. Spencer, "Eating Behavior and Stress: A Pathway to Obesity", *Frontiers in Psychology* 5, núm. 434

(2014): 1-8; E. Robinson, P. Aveyard *et al.*, "Eating Attentively: A Systematic Review and Meta-Analysis of the Effect of Food Intake Memory and Awareness on Eating", *American Journal of Clinical Nutrition* 97, núm. 4 (2013): 728-742; D. Ferriday, M. L. Bosworth *et al.*, "Effects of Eating Rate on Satiety: A Role for Episodic Memory?" *Physiology and Behavior* 152 (2015): 389-396.

47. B. S. Samuel, A. Shaito *et al.*, "Effects of the Gut Microbiota on Host Adiposity Are Modulated by the Short-Chain Fatty-Acid Binding G Protein-Coupled Receptor, Gpr41", *Proceedings of the National Academy of Sciences of the United States of America* 105, núm. 43 (2008): 16767-16772.

48. X.-L. Cao, W. Zhao *et al.*, "Di-(2-ethylhexyl) Adipate and 20 Phthalates in Composite Food Samples from the 2013 Canadian Total Diet Study", *Food Additives and Contaminants. Part A, Chemistry, Analysis, Control, Exposure and Risk Assessment* 32, núm. 11 (2015): 1893-1901.

49. R. Kursawe, V. D. Dixit *et al.*, "A Role of the Inflammasome in the Low Storage Capacity of the Abdominal Subcutaneous Adipose Tissue in Obese Adolescents", *Diabetes* 65, núm. 3 (2016): 610-618.

50. D. Q. Huang, H. B. El-Serag *et al.*, "Global Epidemiology of NAFLD-Related HCC: Trends, Predictions, Risk Factors and Prevention", *Nature Reviews Gastroenterology and Hepatology* 18, núm. 4 (2021): 223-238.

51. B. Vandanmagsar, Y.-H. Youm *et al.*, "The NLRP3 Inflammasome Instigates Obesity-Induced Inflammation and Insulin Resistance", *Nature Medicine* 17, núm. 2 (2011): 179-188.

52. H. Cui, M. Lopez *et al.*, "The Cellular and Molecular Basis of Leptin and Ghrelin Resistance in Obesity", *Nature Reviews Endocrinology* 13, núm. 6 (2017): 338-351.

53. D. Frasca, A. Diaz *et al.*, "Leptin Induces Immunosenescence in Human B Cells", *Cellular Immunology* 348 (2020): 1-17.

54. J. R. Vasselli, P. J. Scarpace *et al.*, "Dietary Components in the Development of Leptin Resistance", *Advances in Nutrition* 4, núm. 2 (2013): 164-175.

55. G. M. Mackie, D. Samocha-Bonet *et al.*, "Does Weight Cycling Promote Obesity and Metabolic Risk Factors?" *Obesity Research and Clinical Practice* 11, núm. 2 (2017): 131-139.

56. T. Pallister, M. A. Jackson *et al.*, "Untangling the Relationship Between Diet and Visceral Fat Mass Through Blood Metabolomics and Gut Microbiome Profiling", *International Journal of Obesity* 41, núm. 7 (2017): 1106-1113.

57. E. A. Willis, W.-Y. Huang *et al.*, "Increased Frequency of Intentional Weight Loss Associated with Reduced Mortality: A Prospective Cohort Analysis", BMC *Medicine* 18, núm. 248 (2020): 1-13.

Capítulo 3: Sana tu metabolismo

1. R. Johnston y M. E. Valentinuzzi, "Metabolism: The Physiological Power-Generating Process: A History of Methods to Test Human Beings' 'Vital Capacity' [Retrospectroscope]", IEEE *Pulse* 7, núm. 3 (2016): 50-57.

2. G. Eknoyan, "Santorio Sanctorius (1561-1636)—Founding Father of Metabolic Balance Studies", *American Journal of Nephrology* 19, núm. 2 (1999): 226-233.

3. F. C. Bing, "The History of the Word 'Metabolism,'" *Journal of the History of Medicine and Allied Sciences* 26, núm. 2 (1971): 158-180.

4. "What Is the Doubly-Labelled Water Method?" IAEA, https://doubly-labelled-water- database.iaea.org/about.

5. "Introduction to IAEA DLW Database", IAEA, https://doubly-labelled-water-database.iaea.org/home.

6. Gráfica de Diana Saville, adaptada de T. W. Rhoads y R. M. Anderson, "Taking the Long View on Metabolism", *Science* 373, núm. 6556 (2021): 739.

7. S. Swarup, A. Goyal *et al.*, "Metabolic Syndrome", *StatPearls* (2022): 1-10.

8. M. G. Saklayen, "The Global Epidemic of the Metabolic Syndrome", *Current Hypertension Reports* 20, núm. 2 (2018): 1-8.

9. L. B. Yates, L. Djousse *et al.*, "Exceptional Longevity in Men: Modifiable Factors Associated with Survival and Function to Age 90 Years", *Archives of Internal Medicine* 168, núm. 3 (2008): 284-290.

10. J. P. Cooke, "Endotheliopathy of Obesity", *Circulation* 142, núm. 4 (2020): 380-383.

11. D. Konukoglu y H. Uzun, "Endothelial Dysfunction and Hypertension", *Advances in Experimental Medicine and Biology* 956 (2017): 511-540.

12. H. Kanai, K. Tokunaga *et al.*, "Decrease in Intra-Abdominal Visceral Fat May Reduce Blood Pressure in Obese Hypertensive Women", *Hypertension* 27, núm. 1 (1996): 125-129.

13. J. M. Heaton, "The Distribution of Brown Adipose Tissue in the Human", *Journal of Anatomy* 112 (1972): 35-39.

14. A. M. Cypess, S. Lehman *et al.*, "Identification and Importance of Brown Adipose Tissue in Adult Humans", *New England Journal of Medicine* 360, núm. 15 (2009): 1509-1517.

15. P. Huttunen, J. Hirvonen *et al.*, "The Occurrence of Brown Adipose Tissue in Outdoor Workers", *European Journal of Applied Physiology and Occupational Physiology* 46, núm. 4 (1981): 339-345.

16. K. A. Virtanen, M. E. Lidell *et al.*, "Functional Brown Adipose Tissue in Healthy Adults", *New England Journal of Medicine* 360, núm. 15 (2009): 1518-1525.

17. A. M. Cypess, L. S. Weiner *et al.*, "Activation of Human Brown Adipose Tissue by a β3-adrenergic Receptor Agonist", *Cell Metabolism* 21, núm. 1 (2015): 33-38.

18. C. Torgan, "Drug Activates Brown Fat and Increases Metabolism", *National Institutes of Health*, 26 de enero, 2015, www.nih.gov/news-events/news-releases/drug-activates-brown-fat -increases-metabolism.

19. S. Snitker, Y. Fujishima *et al.*, "Effects of Novel Capsinoid Treatment on Fatness and Energy Metabolism in Humans: Possible Pharmacogenetic Implications", *American Journal of Clinical Nutrition* 89, núm. 1 (2009): 45-50.

20. Gráfica de Diana Saville, adaptada de S. Snitker, Y. Fujishima *et al.*, "Effects of Novel Capsinoid Treatment on Fatness and Energy Metabolism in Humans: Possible Pharmacogenetic Implications", *American Journal of Clinical Nutrition* 89, núm. 1 (2009): 48.

21. M. Blaszkiewicz, J. W. Willows *et al.*, "The Importance of Peripheral Nerves in Adipose Tissue for the Regulation of Energy Balance", *Biology* 8, núm. 1 (2019): 1-23.

22. Y. M. Shuba, "Beyond Neuronal Heat Sensing: Diversity of TRPV1 Heat-Capsaicin Receptor-Channel Functions", *Frontiers in Cellular Neuroscience* 14, núm. 612480 (2021): 1-17.

23. D. Ricquier, "Uncoupling Protein 1 of Brown Adipocytes, the Only Uncoupler: A Historical Perspective", *Frontiers in Endocrinology* 2, núm. 85 (2011): 1-7.

24. J. M. O. Andrade, A. C. M. Frade *et al.*, "Resveratrol Increases Brown Adipose Tissue Thermogenesis Markers by Increasing SIRT1 and Energy Expenditure and Decreasing Fat Accumulation in Adipose Tissue of Mice Fed a Standard Diet", *European Journal of Nutrition* 53, núm. 7 (2014): 1503-1510.

25. C. R. Cederroth, M. Vinciguerra *et al.*, "A Phytoestrogen-Rich Diet Increases Energy Expenditure and Decreases Adiposity in Mice", *Environmental Health Perspectives* 115, núm. 10 (2007): 1467-1473.

26. Q. Shixian, B. VanCrey *et al.*, "Green Tea Extract Thermogenesis-Induced Weight Loss by Epigallocatechin Gallate Inhibition of Catechol-O-Methyltransferase", *Journal of Medicinal Food* 9, núm. 4 (2006): 451-458.

27. S. Ma, H. Yu *et al.*, "Activation of the Cold-Sensing TRPM8 Channel Triggers UCP1-Dependent Thermogenesis and Prevents Obesity", *Journal of Molecular Cell Biology* 4, núm. 2 (2012): 88-96.

28. J. Lone, J. H. Choi *et al.*, "Curcumin Induces Brown Fat-Like Phenotype in 3T3-L1 and Primary White Adipocytes", *Journal of Nutritional Biochemistry* 27 (2016): 193-202.

Capítulo 4: Puedes comer para librarte de la grasa

1. S. Spalletta, V. Flati *et al.*, "Carvacrol Reduces Adipogenic Differentiation by Modulating Autophagy and Chrebp Expression", *PLOS One* 13, núm. 11 (2018): 1-21.

2. Y. Ting, W.-T. Chang *et al.*, "Antiobesity Efficacy of Quercetin-Rich Supplement on Diet-Induced Obese Rats: Effects on Body Composition, Serum Lipid Profile, and Gene Expression", *Journal of Agricultural and Food Chemistry* 66, núm. 1 (2018): 70-80.

3. N. Xu, L. Zhang *et al.*, "Low-Dose Diet Supplement of a Natural Flavonoid, Luteolin, Ameliorates Diet-Induced Obesity and Insulin Resistance in Mice", *Molecular Nutrition and Food Research* 58, núm. 6 (2014): 1258-1268.

4. M. Sudhakar, S. J. Sasikumar *et al.*, "Chlorogenic Acid Promotes Development of Brown Adipocyte-Like Phenotype in 3T3-L1

Adipocytes", *Journal of Functional Foods* 74 (2020): 1-8; X. He, S. Zheng *et al.*, "Chlorogenic Acid Ameliorates Obesity by Preventing Energy Balance Shift in High-Fat Diet-Induced Obese Mice", *Journal of the Science of Food and Agriculture* 101, núm. 2 (2021): 631-637.

5. S. D. Kunkel, C. J. Elmore *et al.*, "Ursolic Acid Increases Skeletal Muscle and Brown Fat and Decreases Diet-Induced Obesity, Glucose Intolerance and Fatty Liver Disease", PLOS *One* 7, núm. 6 (2012): 1-8.

6. A. S. Gonzalez-Garibay, A. López-Vázquez *et al.*, "Effect of Ursolic Acid on Insulin Resistance and Hyperinsulinemia in Rats with Diet-Induced Obesity: Role of Adipokines Expression", *Journal of Medicinal Food* 23, núm. 3 (2020): 297-304.

7. A. J. Ahn, L. Wang *et al.*, "Dietary 23-Hydroxy Ursolic Acid Protects Against Diet-Induced Weight Gain and Hyperglycemia by Protecting Monocytes and Macrophages Against Nutrient Stress-Triggered Reprogramming and Dysfunction and Preventing Adipose Tissue Inflammation", *Journal of Nutritional Biochemistry* 86 (2020): 1-10.

8. H. Xiong, J. Wang *et al.*, "Hesperidin: A Therapeutic Agent for Obesity", *Drug Design, Development and Therapy* 13 (2019): 3855-3866.

9. Y.-C. Chou, C.-T. Ho *et al.*, "Immature Citrus Reticulata Extract Promotes Browning of Beige Adipocytes in High-Fat Diet-Induced C57BL/6 Mice", *Journal of Agricultural and Food Chemistry* 66, núm. 37 (2018): 9697-9703.

10. J. F. Lu, M. Q. Zhu *et al.*, "Neohesperidin Attenuates Obesity by Altering the Composition of the Gut Microbiota in High-Fat Diet-Fed Mice", FASEB *Journal* 34, núm. 9 (2020): 12053-12071.

11. M. Strączkowski, A. Nikołajuk *et al.*, "The Effect of Moderate Weight Loss, With or Without (1, 3) (1, 6)-B-Glucan Addition, on Subcutaneous Adipose Tissue Inflammatory Gene Expression in Young Subjects with Uncomplicated Obesity", *Endocrine* 61, núm. 2 (2018): 275-284.

12. R. Mathews, V. Shete *et al.*, "The Effect of Cereal B-Glucan on Body Weight and Adiposity: A Review of Efficacy and Mechanism of Action", *Critical Reviews in Food Science and Nutrition* (2021): 1-13.

13. E. Gouranton, C. Thabuis *et al.*, "Lycopene Inhibits Proinflammatory Cytokine and Chemokine Expression in Adipose Tissue", *Journal of Nutritional Biochemistry* 22, núm. 7 (2011): 642-648; R. Zhu, J. Wei *et al.*, "Lycopene Attenuates Body Weight Gain Through Induction of Browning via Regulation of Peroxisome Proliferator-Activated Receptor γ in High-Fat Diet-Induced Obese Mice", *Journal of Nutritional Biochemistry* 78 (2020): 1-13; R. Zhu, J. Wei *et al.*, "Lycopene Attenuates Body Weight Gain Through Induction of Browning via Regulation of Peroxisome Proliferator-Activated Receptor γ in High-Fat Diet-Induced Obese Mice", *Journal of Nutritional Biochemistry* 78 (2020): 1-13.

14. G. Chen, Y. Ni *et al.*, "Lycopene Alleviates Obesity-Induced Inflammation and Insulin Resistance by Regulating M1/M2 Status of Macrophages", *Molecular Nutrition and Food Research* 63, núm. 21 (2019): e1900602; J. Wang, Y. Suo *et al.*, "Lycopene Supplementation Attenuates Western Diet-Induced Body Weight Gain Through Increasing the Expressions of Thermogenic/ Mitochondrial Functional Genes and Improving Insulin Resistance in the Adipose Tissue of Obese Mice", *Journal of Nutritional Biochemistry* 69 (2019): 63-72.

15. E. I. Ugwor, A. S. James *et al.*, "Lycopene Alleviates Western Diet-Induced Elevations in Anthropometrical Indices of Obesity, Adipose Lipids, and Other Nutritional Parameters", *International Journal for Vitamin and Nutrition Research* (2021): 1-9.

16. A. Jahagirdar, D. Usharani *et al.*, "Sesaminol Diglucoside, a Water-Soluble Lignan from Sesame Seeds Induces Brown Fat Thermogenesis in Mice", *Biochemical and Biophysical Research Communications* 507 (2018): 155-160.

17. J. W. Kang, J. Park *et al.*, "Secoisolariciresinol Diglucoside Inhibits Adipogenesis Through the AMPK Pathway", *European Journal of Pharmacology* 820 (2018): 235-244.

18. S. Fukumitsu, K. Aida *et al.*, "Flaxseed Lignan Attenuates High-Fat Diet-Induced Fat Accumulation and Induces Adiponectin Expression in Mice", *British Journal of Nutrition* 100, núm. 3 (2008): 669-676.

19. W. Y. Park, S.-K. Choe *et al.*, "Black Raspberry (*Rubuscoreanus* Miquel) Promotes Browning of Preadipocytes and Inguinal White Adipose Tissue in Cold-Induced Mice", *Nutrients* 11,

núm. 2154 (2019): 1-15; L. Wang, Y. Wei *et al.*, "Ellagic Acid Promotes Browning of White Adipose Tissues in High-Fat Diet-Induced Obesity in Rats Through Suppressing White Adipocyte Maintaining Genes", *Endocrine Journal* 66, núm. 10 (2019): 923-936.

20. M. Okla, I. Kang *et al.*, "Ellagic Acid Modulates Lipid Accumulation in Primary Human Adipocytes and Human Hepatoma Huh7 Cells via Discrete Mechanisms", *Journal of Nutritional Biochemistry* 26, núm. 1 (2015): 82-90; Y. Makino-Wakagi, Y. Yoshimura *et al.*, "Ellagic Acid in Pomegranate Suppresses Resistin Secretion by a Novel Regulatory Mechanism Involving the Degradation of Intracellular Resistin Protein in Adipocytes", *Biochemical and Biophysical Research Communications* 417, núm. 2 (2012): 880-885; M. M. Michicotl-Meneses, M. D. R. Thompson-Bonilla *et al.*, "Inflammation Markers in Adipose Tissue and Cardiovascular Risk Reduction by Pomegranate Juice in Obesity Induced by a Hypercaloric Diet in Wistar Rats", *Nutrients* 13, núm. 2577 (2021): 1-17.

21. X. Wu, G. R. Beecher *et al.*, "Concentrations of Anthocyanins in Common Foods in the United States and Estimation of Normal Consumption", *Journal of Agricultural and Food Chemistry* 54, núm. 11 (2006): 4069-4075.

22. J. Liu, W. Hao *et al.*, "Blueberry and Cranberry Anthocyanin Extracts Reduce Bodyweight and Modulate Gut Microbiota in C57BL/6 J Mice Fed with a High-Fat Diet", *European Journal of Nutrition* 60, núm. 5 (2021): 2735-2746.

23. R. A. van der Heijden, M. C. Morrison *et al.*, "Effects of Anthocyanin and Flavanol Compounds on Lipid Metabolism and Adipose Tissue Associated Systemic Inflammation in Diet-Induced Obesity", *Mediators of Inflammation* (2016): 1-10; Y. Liu, D. Li *et al.*, "Anthocyanin Increases Adiponectin Secretion and Protects Against Diabetes-Related Endothelial Dysfunction", *American Journal of Physiology–Endocrinology and Metabolism* 306, núm. 8 (2014): E975-E988.

24. M. Lee y M. Lee, "The Effects of C3G and D3G Anthocyanin-Rich Black Soybean on Energy Metabolism in Beige-like Adipocytes", *Journal of Agricultural and Food Chemistry* 68, núm. 43 (2020): 12011-12018.

25. N. Wang, Y. Ma *et al.*, "Hydroxytyrosol Prevents PM2.5-Induced Adiposity and Insulin Resistance by Restraining Oxidative Stress Related NF-κB Pathway and Modulation of Gut Microbiota in a Murine Model", *Free Radical Biology and Medicine* 141 (2019): 393-407; Z. Liu, N. Wang *et al.*, "Hydroxytyrosol Improves Obesity and Insulin Resistance by Modulating Gut Microbiota in High-Fat Diet-Induced Obese Mice", *Frontiers in Microbiology* 10, núm. 390 (2019): 1-12.

26. B. Stefanon y M. Colitti, "Original Research: Hydroxytyrosol, an Ingredient of Olive Oil, Reduces Triglyceride Accumulation and Promotes Lipolysis in Human Primary Visceral Adipocytes During Differentiation", *Experimental Biology and Medicine* 241, núm. 16 (2016): 1796-1802; E. Scoditti, S. Capri *et al.*, "Hydroxytyrosol Modulates Adipocyte Gene and Mirna Expression Under Inflammatory Condition", *Nutrients* 11, núm. 10 (2019): 1-29.

27. Y. Liu, X. Fu *et al.*, "The Protective Effects of Sulforaphane on High-Fat Diet-Induced Obesity in Mice Through Browning of White Fat", *Frontiers in Pharmacology* 12, núm. 665894 (2021): 1-13; L. Xu, N. Nagata *et al.*, "Glucoraphanin: A Broccoli Sprout Extract That Ameliorates Obesity-Induced Inflammation and Insulin Resistance", *Adipocyte* 7, núm. 3 (2018): 218-225; H. Q. Zhang, S. Y. Chen *et al.*, "Sulforaphane Induces Adipocyte Browning and Promotes Glucose and Lipid Utilization", *Molecular Nutrition and Food Research* 60, núm. 10 (2016): 2185-2197.

28. I. Çakır, P. L. Pan *et al.*, "Sulforaphane Reduces Obesity by Reversing Leptin Resistance", *eLife* 11 (2022): 1-28.

29. J.-K. Min, K.-Y. Han *et al.*, "Capsaicin Inhibits in Vitro and in Vivo Angiogenesis", *Cancer Research* 64, núm. 2 (2004): 644-651.

30. A. Aoun, F. Darwish *et al.*, "The Influence of the Gut Microbiome on Obesity in Adults and the Role of Probiotics, Prebiotics, and Synbiotics for Weight Loss", *Preventative Medicine and Food Science* 25, núm. 2 (2020): 113-123.

31. H. C. Wastyk, G. K. Fragiadakis *et al.*, "Gut-Microbiota-Targeted Diets Modulate Human Immune Status", *Cell* 184, núm. 16 (2021): 4137-4153.e14.

32. Y. Xu, N. Wang *et al.*, "Function of *Akkermansia muciniphila* in Obesity: Interactions with Lipid Metabolism, Immune Response and Gut Systems", *Frontiers in Microbiology* 11, núm. 219 (2020): 1-12.

33. Q. Zhou, Y. Zhang *et al.*, "Gut Bacteria *Akkermansia* Is Associated with Reduced Risk of Obesity: Evidence from the American Gut Project", *Nutrition and Metabolism* 17, núm. 90 (2020): 1-9.

34. M. C. Collado, M. Derrien *et al.*, "Intestinal Integrity and Akkermansia Muciniphila, a Mucin-Degrading Member of the Intestinal Microbiota Present in Infants, Adults, and the Elderly", *Applied and Environmental Microbiology* 73, núm. 23 (2007): 7767-7770.

35. L.-H. Chen, Y.-H. Chen *et al.*, "Antiobesity Effect of Lactobacillus Reuteri 263 Associated with Energy Metabolism Remodeling of White Adipose Tissue in High-Energy-Diet-Fed Rats", *Journal of Nutritional Biochemistry* 54 (2018): 87-94.

36. X.-J. Kong, K. Liu *et al.*, "The Effects of Limosilactobacillus Reuteri LR-99 Supplementation on Body Mass Index, Social Communication, Fine Motor Function, and Gut Microbiome Composition in Individuals with Prader-Willi Syndrome: A Randomized Double-Blinded Placebo-Controlled Trial", *Probiotics and Antimicrobial Proteins* 13, núm. 6 (2021): 1508-1520.

37. M. Calasso y M. Gobbetti, "Lactic Acid Bacteria | *Lactobacillus spp.*: Other Species", in *Encyclopedia of Dairy Sciences*, 2ª ed., ed. John W. Fuquay (Amsterdam: Elsevier, 2011), 1507-1511; R. Lu, M. Shang *et al.*, "Lactic Acid Bacteria Isolated from Korean Kimchi Activate the Vitamin D Receptor-Autophagy Signaling Pathways", *Inflammatory Bowel Diseases* 26, núm. 8 (2020): 1199-1211; J. Zheng, X. Zhao *et al.*, "Comparative Genomics *Lactobacillus Reuteri* from Sourdough Reveals Adaptation of an Intestinal Symbiont to Food Fermentations", *Scientific Reports* 5, núm. 18234 (2015): 1-11; S. R. Herbel, B. Lauzat *et al.*, "Species-Specific Quantification of Probiotic Lactobacilli in Yoghurt by Quantitative Real-Time PCR", *Journal of Applied Microbiology* 115, núm. 6 (2013): 1402-1410.

38. D. A. Jones, S. L. Prior *et al.*, "Changes in Markers of Oxidative Stress and DNA Damage in Human Visceral Adipose Tissue from Subjects with Obesity and Type 2 Diabetes", *Diabetes Research and Clinical Practice* 106, núm. 3 (2014): 627-633.

39. C. Gallardo-Escribano, V. Buonaiuto *et al.*, "Epigenetic Approach in Obesity: DNA Methylation in Prepubertal Population Which Underwent a Lifestyle Modification", *Clinical Epigenetics* 12, núm. 144 (2020): 1-14.

40. L. P. Kozak, "The Genetics of Brown Adipocyte Induction in White Fat Depots", *Frontiers in Endocrinology* 2, núm. 64 (2011): 1-13.

41. A.-C. Pilkington, H. A. Paz *et al.*, "Beige Adipose Tissue Identification and Marker Specificity-Overview", *Frontiers in Endocrinology* 12, núm. 599134 (2021): 1-9.

42. M. A. Exley, L. Hand *et al.*, "Interplay Between the Immune System and Adipose Tissue in Obesity", *Journal of Endocrinology* 223, núm. 2 (2014): R41-R48.

43. T. Kawai, M. V. Autieri *et al.*, "Adipose Tissue Inflammation and Metabolic Dysfunction in Obesity", *American Journal of Physiology. Cell Physiology* 320, núm. 3 (2021): C375-C391.

44. Z. Shamekhi, R. Amani *et al.*, "A Randomized, Double-Blind, Placebo-Controlled Clinical Trial Examining the Effects of Green Tea Extract on Systemic Lupus Erythematosus Disease Activity and Quality of Life", *Phytotherapy Research:* PTR 31, núm. 7 (2017): 1063-1071; Y. Minami, T. Sasaki *et al.*, "Diet and Systemic Lupus Erythematosus: A 4-Year Prospective Study of Japanese Patients", *Journal of Rheumatology* 30, núm. 4 (2003): 747-754; R. Otton, A. P. Bolin *et al.*, "Polyphenol-Rich Green Tea Extract Improves Adipose Tissue Metabolism by Down-Regulating Mir-335 Expression and Mitigating Insulin Resistance and Inflammation", *Journal of Nutritional Biochemistry* 57 (2018): 170-179; M. S. Ellulu, A. Rahmat *et al.*, "Effect of Vitamin C on Inflammation and Metabolic Markers in Hypertensive and/or Diabetic Obese Adults: A Randomized Controlled Trial", *Drug Design, Development and Therapy* 9 (2015): 3405-3412.

Capítulo 5: Comer al estilo mediterrasiático

1. R. Legrand, P. Manckoundia *et al.*, "Assessment of the Health Status of the Oldest Olds Living on the Greek Island of Ikaria: A Population-Based Study in a Blue Zone", *Current Gerontology and Geriatrics Research* 2019 (2019): 8194310.

2. R. N. Spengler, F. Maksudov *et al.*, "Arboreal Crops on the Medieval Silk Road: Archaeobotanical Studies at Tashbulak", PLOS *One* 13, núm. 8 (2018): e0201409.

3. A. Keys y M. Keys, *How to Eat Well and Stay Well the Mediterranean Way* (Garden City, NY: Doubleday, 1975).

4. W. C. Willett, F. Sacks *et al.*, "Mediterranean Diet Pyramid: A Cultural Model for Healthy Eating", *American Journal of Clinical Nutrition* 61, núm. 6 (1995): 1402S-1496S.

5. A. Ligouori, F. Petti *et al.*, "Effect of a Basic Chinese Traditional Diet in Overweight Patients", *Journal of Traditional Chinese Medicine* 33, núm. 3 (2013): 322-324.

6. F. Leonetti, A. Liguori *et al.*, "Effects of Basic Traditional Chinese Diet on Body Mass Index, Lean Body Mass, and Eating and Hunger Behaviours in Overweight or Obese Individuals", *Journal of Traditional Chinese Medicine* 36, núm. 4 (2016): 456-463.

7. S. Zhen, Y. Ma *et al.*, "Dietary Pattern Is Associated with Obesity in Chinese Children and Adolescents: Data from China Health and Nutrition Survey (CHNS)", *Nutrition Journal* 17, núm. 68 (2018), https://doi.org/10.1186/s12937-018-0372-8.

8. K. Murakami, M. B. E. Livingstone *et al.* "Thirteen-Year Trends in Dietary Patterns Among Japanese Adults in the National Health and Nutrition Survey 2003-2015: Continuous Westernization of the Japanese Diet", *Nutrients* 10, núm. 8 (2018): 994.

9. S. Sugawara, M. Kushida *et al.*, "The 1975 Type Japanese Diet Improves Lipid Metabolic Parameters in Younger Adults: A Randomized Controlled Trial", *Journal of Oleo Science* 67, núm. 5 (2018): 599-607.

10. M. Asano, M. Kushida *et al.*, "Abdominal Fat in Individuals with Overweight Reduced by Consumption of a 1975 Japanese Diet: A Randomized Controlled Trial", *Obesity* 27, núm. 6 (2019): 899-907.

11. D. Romaguera, T. Norat *et al.*, "Adherence to the Mediterranean Diet Is Associated with Lower Abdominal Adiposity in European Men and Women", *Journal of Nutrition* 139, núm. 9 (2009): 1728-1737.

12. D. B. Panagiotakos, C. Chrysohoou *et al.*, "Association Between the Prevalence of Obesity and Adherence to the Mediterranean Diet: The ATTICA Study", *Nutrition* 22, núm. 5 (2006): 449-456.

13. K. Esposito, C.-M. Kastorini *et al.*, "Mediterranean Diet and Weight Loss: Meta-Analysis of Randomized Controlled Trials", *Metabolic Syndrome and Related Disorders* 9, núm. 1 (2011): 1-12.

14. D. Poulimeneas, C. A. Anastasiou *et al.*, "Exploring the Relationship Between the Mediterranean Diet and Weight Loss Maintenance: The MedWeight Study", *British Journal of Nutrition* 124, núm. 8 (2020): 874-880.

15. A. Crimarco, M. J. Lamdry *et al.*, "Ultra-Processed Foods, Weight Gain, and Co-Morbidity Risk", *Current Obesity Reports* 11, núm. 3 (2022): 80-92.

16. D. L. Santos Ferreira, C. Hubel *et al.*, "Associations Between Blood Metabolic Profile at 7 Years Old and Eating Disorders in Adolescence: Findings from the Avon Longitudinal Study of Parents and Children", *Metabolites* 9, núm. 9 (2019): 191.

17. G. S. Duaerte y A. Farah, "Effect of Simultaneous Consumption of Milk and Coffee on Chlorogenic Acids' Bioavailability in Humans", *Journal of Agricultural and Food Chemistry* 59, núm. 14 (2011): 7925-7931.

18. K. R. Schell, K. E. Fernandes *et al.*, "The Potential of Honey as a Prebiotic Food to Re-Engineer the Gut Microbiome Toward a Healthy State", *Frontiers in Nutrition* 9 (2022): 957932.

19. V. Y. Njike, R. G. Ayettey *et al.*, "Egg Ingestion in Adults with Type 2 Diabetes: Effects on Glycemic Control, Anthropometry, and Diet Quality—A Randomized, Controlled, Crossover Trial", *BMJ Open Diabetes Research and Care* 4 (2016): e000281.

20. Age-Related Eye Diseases Study 2 Research Group, "Lutein + Zeaxanthin and Omega-3 Fatty Acids for Age-Related Macular Degeneration: The Age-Related Eye Disease Study 2 (AREDS2) Randomized Clinical Trial", *Journal of the American Medical Association* 309, núm. 19 (2013): 2005-2015; B. Eisenhauer, S. Natoli *et al.*, "Lutein and Zeaxanthin-Food Sources, Bioavailability and Dietary Variety in Age-Related Macular Degeneration Protection", *Nutrients* 9, núm. 2 (2017): 120.

21. M. Sugiyama, A. C. Tang *et al.*, "Glycemic Index of Single and Mixed Meal Foods Among Common Japanese Foods with White Rice as a Reference Food", *European Journal of Clinical Nutrition* 57, núm. 6 (2003): 743-752.

22. J. A. Giménez-Bastida, H. Zielinski *et al.*, "Buckwheat Bioactive Compounds, Their Derived Phenolic Metabolites and Their Health Benefits", *Molecular Nutrition and Food Research* 61, núm. 7 (2017). doi:10.1002/mnfr.201600475.

23. A. Bedard, P.-O. Lamarche *et al.*, "Can Eating Pleasure Be a Lever for Healthy Eating? A Systematic Scoping Review of Eating Pleasure and Its Links with Dietary Behaviors and Health", PLOS *One* 15, núm. 12 (2020): e0244292.

24. F. Islami, H. Poustchi *et al.*, "A Prospective Study of Tea Drinking Temperature and Risk of Esophageal Squamous Cell Carcinoma", *International Journal of Cancer* 146, núm. 1 (2020): 18-25.

25. Y. Yi, H. Liang *et al.*, "Green Tea Consumption and Esophageal Cancer Risk: A Meta-Analysis", *Nutrition and Cancer* 72, núm. 3 (2020): 513-521.

Capítulo 6: El mercado fresco

1. M. Vadiveloo, L. B. Dixon *et al.*, "Dietary Variety Is Inversely Associated with Body Adiposity Among US Adults Using a Novel Food Diversity Index", *Journal of Nutrition* 145, núm. 3 (2015): 555-563.

2. S. Alinia, O. Hels *et al.*, "The Potential Association Between Fruit Intake and Body Weight—A Review", *Obesity Reviews* 10, núm. 6 (2009): 639-647; L. Hebden, F. O'Leary *et al.*, "Fruit Consumption and Adiposity Status in Adults: A Systematic Review of Current Evidence", *Critical Reviews in Food Science and Nutrition* 57, núm. 12 (2017): 2526-2540.

3. Z. Chen, D. Radjabzadeh *et al.*, "Association of Insulin Resistance and Type 2 Diabetes with Gut Microbial Diversity: A Microbiome-Wide Analysis from Population Studies", JAMA *Network Open* 4, núm. 7 (2021): 1-13.

4. M. Conceicao de Oliveira, R. Sichieri *et al.*, "Weight Loss Associated with a Daily Intake of Three Apples or Three Pears Among Overweight Women", *Nutrition* 19, núm. 3 (2003): 253-256.

5. M. L. Bertoia, K. J. Mukamal *et al.*, "Changes in Intake of Fruits and Vegetables and Weight Change in United States Men and Women Followed for Up to 24 Years: Analysis from Three Prospective Cohort Studies", PLOS *Medicine* 12, núm. 9 (2015).

6. S. C. Chai, S. Hooshmand *et al.*, "Daily Apple versus Dried Plum: Impact on Cardiovascular Disease Risk Factors in Postmenopausal

Women", *Journal of the Academy of Nutrition and Dietetics* 112, núm. 8 (2012): 1158-1168.

7. Z. Bian, H. Liu *et al.*, "Ursolic Acid Protects Against Anoxic Injury in Cardiac Microvascular Endothelial Cells by Regulating Intercellular Adhesion Molecule-1 and Toll-Like Receptor 4/MyD88/NF-κB Pathway", *Human and Experimental Toxicology* 41 (2022): 1-10; B. Liu, Y. Liu *et al.*, "Ursolic Acid Induces Neural Regeneration After Sciatic Nerve Injury", *Neural Regeneration Research* 8, núm. 27 (2013): 2510-2519; M. S. Kiran, R. I. Viji *et al.*, "Modulation of Angiogenic Factors by Ursolic Acid", *Biochemical and Biophysical Research Communications* 371, núm. 3 (2008): 556-560; Q. Sheng, F. Li *et al.*, "Ursolic Acid Regulates Intestinal Microbiota and Inflammatory Cell Infiltration to Prevent Ulcerative Colitis", *Journal of Immunology Research* 2021 (2021): 1-16.

8. T. Yang, J. Doherty *et al.*, "Effectiveness of Commercial and Homemade Washing Agents in Removing Pesticide Residues on and in Apples", *Journal of Agricultural and Food Chemistry* 65 (2017): 9744-9752.

9. B. A. Stracke, C. E. Rufer *et al.*, "Three-Year Comparison of the Polyphenol Contents and Antioxidant Capacities in Organically and Conventionally Produced Apples (Malus domestica Bork. Cultivar 'Golden Delicious')", *Journal of Agricultural and Food Chemistry* 57, núm. 11 (2009): 4598-4605.

10. J. Boyer y R. H. Liu, "Apple Phytochemicals and Their Health Benefits", *Nutrition Journal* 3, núm. 5 (2004): 1-15.

11. D. Feskanich, R. G. Ziegler *et al.*, "Prospective Study of Fruit and Vegetable Consumption and Risk of Lung Cancer Among Men and Women", *Journal of the National Cancer Institute* 92, núm. 22 (2000): 1812-1823.

12. A. Escarpa y M. C. González, "High-Performance Liquid Chromatography with Diode-Array Detection for the Determination of Phenolic Compounds in Peel and Pulp from Different Apple Varieties", *Journal of Chromatography A* 823 (1998): 331-337.

13. N. Navaei, S. Pourafshar *et al.*, "Influence of Daily Fresh Pear Consumption on Biomarkers of Cardiometabolic Health in Middle-Aged/Older Adults with Metabolic Syndrome: A Randomized

Controlled Trial", *Food and Function* 10, núm. 2 (2019): 1062-1072.

14. S. Nishikawa, T. Hyodo *et al.*, "α-Monoglucosyl Hesperidin but Not Hesperidin Induces Brown-Like Adipocyte Formation and Suppresses White Adipose Tissue Accumulation in Mice", *Journal of Agricultural and Food Chemistry* 67, núm. 7 (2019): 1948-1954; C. J. Rebello, F. L. Greenway *et al.*, "Naringenin Promotes Thermogenic Gene Expression in Human White Adipose Tissue", *Obesity* 27, núm. 1 (2019): 103-111; M. S. Ellulu, A. Rahmat *et al.*, "Effect of Vitamin C on Inflammation and Metabolic Markers in Hypertensive and/or Diabetic Obese Adults: A Randomized Controlled Trial", *Drug Design, Development and Therapy* 9 (2015): 3405-3412; R. J. Sram, B. Binkova *et al.*, "Vitamin C for DNA Damage Prevention", *Mutation Research* 733 (2012): 39-49.

15. R. Zhu, B. Chen *et al.*, "Lycopene in Protection Against Obesity and Diabetes: A Mechanistic Review", *Pharmacological Research* 159 (2020): 1-15.

16. M. Afarideh, R. Thaler *et al.*, "Global Epigenetic Alterations of Mesenchymal Stem Cells in Obesity: The Role of Vitamin C Reprogramming", *Epigenetics* 16, núm. 7 (2021): 705-717; C. J. Rebello, F. L. Greenway *et al.*, "Naringenin Promotes Thermogenic Gene Expression in Human White Adipose Tissue", *Obesity* 27, núm. 1 (2019): 103-111; H. Xiong, J. Wang *et al.*, "Hesperidin: A Therapeutic Agent for Obesity", *Drug Design, Development and Therapy* 13 (2019): 3855-3866.

17. K. Fujioka, F. Greenway *et al.*, "The Effects of Grapefruit on Weight and Insulin Resistance: Relationship to the Metabolic Syndrome", *Journal of Medicinal Food* 9, núm. 1 (2006): 49-54.

18. L. S. McAnulty, D. C. Nieman *et al.*, "Effect of Blueberry Ingestion on Natural Killer Cell Counts, Oxidative Stress, and Inflammation Prior to and After 2.5 h of Running", *Applied Physiology, Nutrition, and Metabolism = Physiologie Appliquee, Nutrition et Metabolisme* 36, núm. 6 (2011): 976-984.

19. N. Istek y O. Gurbuz, "Investigation of the Impact of Blueberries on Metabolic Factors Influencing Health", *Journal of Functional Foods* 38 (2017): 298-307.

20. A. Jennings, A. MacGregor *et al.*, "Higher Dietary Flavonoid Intakes Are Associated with Lower Objectively Measured Body Composition

in Women: Evidence from Discordant Monozygotic Twins", *American Journal of Clinical Nutrition* 105, núm. 3 (2017): 626-634.

21. M. T. Ariza, P. Reboredo-Rodriguez *et al.*, "Strawberry Achenes Are an Important Source of Bioactive Compounds for Human Health", *International Journal of Molecular Sciences* 17, núm. 1103 (2016): 1-14.

22. H. Jiang, W. Zhang *et al.*, "The Anti-Obesogenic Effects of Dietary Berry Fruits: A Review", *Food Research International* 147 (2021): 110539; M. J. Ko, R. H. Jayaramaiah *et al.*, "Evaluation of Bioactive Compounds in Strawberry Fruits by a Targeted Metabolomic Approach", *Horticulture Science and Technology* 35, núm. 6 (2017): 805-819; I. Araguez, E. Cruz-Rus *et al.*, "Proteomic Analysis of Strawberry Achenes Reveals Active Synthesis and Recycling of L-Ascorbic Acid", *Journal of Proteomics* 83 (2013): 160-179.

23. L. Wang, Y. Wei *et al.*, "Ellagic Acid Promotes Browning of White Adipose Tissues in High-Fat Diet-Induced Obesity in Rats Through Suppressing White Adipocyte Maintaining Genes", *Endocrine Journal* 66, núm. 10 (2019): 923-936.

24. V. Baradaran Rahimi, M. Ghadiri *et al.*, "Antiinflammatory and Anti-Cancer Activities of Pomegranate and Its Constituent, Ellagic Acid: Evidence from Cellular, Animal, and Clinical Studies", *Phytotherapy Research: PTR* 34, núm. 4 (2020): 685-720; M. S. Ellulu, A. Rahmat *et al.*, "Effect of Vitamin C on Inflammation and Metabolic Markers in Hypertensive and/or Diabetic Obese Adults: A Randomized Controlled Trial", *Drug Design, Development and Therapy* 9 (2015): 3405-3412.

25. P. Aranaz, A. Romo-Hualde *et al.*, "Freeze-Dried Strawberry and Blueberry Attenuates Diet-Induced Obesity and Insulin Resistance in Rats by Inhibiting Adipogenesis and Lipogenesis", *Food and Function* 8, núm. 11 (2017): 3999-4013.

26. I. Tlak Gajger y S. A. Dar, "Plant Allelochemicals as Sources of Insecticides", *Insects* 12, núm. 189 (2021): 1-21.

27. F. Ibanez, W. Y. Bang *et al.*, "Solving the Controversy of Healthier Organic Fruit: Leaf Wounding Triggers Distant Gene Expression Response of Polyphenol Biosynthesis in Strawberry Fruit (Fragaria x ananassa)", *Scientific Reports* 9, núm. 1 (2019): 1-11.

28. M. L. Bertoia, K. J. Mukamal *et al.*, "Changes in Intake of Fruits and Vegetables and Weight Change in United States Men and Women

Followed for up to 24 Years: Analysis from Three Prospective Cohort Studies", PLOS *Medicine* 12, núm. 9 (2015): 1-20.

29. A. Basu, K. Izuora *et al.*, "Dietary Strawberries Improve Cardiometabolic Risks in Adults with Obesity and Elevated Serum LDL Cholesterol in a Randomized Controlled Crossover Trial", *Nutrients* 13, núm. 5 (2021): 1-14.

30. M.-C. Alessi, M. Poggi *et al.*, "Plasminogen Activator Inhibitor-1, Adipose Tissue and Insulin Resistance", *Current Opinion in Lipidology* 18, núm. 3 (2007): 240-245.

31. S. J. Zunino, M. A. Parelman *et al.*, "Effects of Dietary Strawberry Powder on Blood Lipids and Inflammatory Markers in Obese Human Subjects", *British Journal of Nutrition* 108, núm. 5 (2012): 900-909; A. Basu, M. Wilkinson *et al.*, "Freeze-Dried Strawberry Powder Improves Lipid Profile and Lipid Peroxidation in Women with Metabolic Syndrome: Baseline and Post Intervention Effects", *Nutrition Journal* 8, núm. 43 (2009): 1-7.

32. J. Kowshik, H. Giri *et al.*, "Ellagic Acid Inhibits VEGF/VEGFR2, PI3K/Akt and MAPK Signaling Cascades in the Hamster Cheek Pouch Carcinogenesis Model", *Anti-Cancer Agents in Medicinal Chemistry* 14, núm. 9 (2014): 1249-1260; Y. Ding, L. Wang *et al.*, "Protective Effects of Ellagic Acid Against Tetrachloride-Induced Cirrhosis in Mice Through the Inhibition of Reactive Oxygen Species Formation and Angiogenesis", *Experimental and Therapeutic Medicine* 14, núm. 4 (2017): 3375-3380.

33. M. Kujawska y J. Jodynis-Liebert, "Potential of the Ellagic Acid-Derived Gut Microbiota Metabolite—Urolithin A in Gastrointestinal Protection", *World Journal of Gastroenterology* 26, núm. 23 (2020): 3170-3181.

34. J. Schell, R. H. Scofield *et al.*, "Strawberries Improve Pain and Inflammation in Obese Adults with Radiographic Evidence of Knee Osteoarthritis", *Nutrients* 9, núm. 949 (2017): 1-13.

35. R. Reifen, "Vitamin A as an Anti-Inflammatory Agent", *Proceedings of the Nutrition Society* 61, núm. 3 (2002): 397-400; E. C. Lefferts, B. A. Hibner *et al.*, "Oral Vitamin C Restores Endothelial Function During Acute Inflammation in Young and Older Adults", *Physiological Reports* 9, núm. 21 (2021): 1-13.

36. J. Fan, E. Park *et al.*, "Pharmacokinetic Parameters of Watermelon (Rind, Flesh, and Seeds) Bioactive Components in Human Plasma:

A Pilot Study to Investigate the Relationship to Endothelial Function", *Journal of Agricultural and Food Chemistry* 68, núm. 28 (2020): 7393-7403.

37. V. Otasevic, A. Korac *et al.*, "Nitric Oxide and Thermogenesis—Challenge in Molecular Cell Physiology", *Frontiers in Bioscience (Scholar Edition)* 3, núm. 3 (2011): 1180-1195.

38. T. Lum, M. Connolly *et al.*, "Effects of Fresh Watermelon Consumption on the Acute Satiety Response and Cardiometabolic Risk Factors in Overweight and Obese Adults", *Nutrients* 11, núm. 3 (2019): 1-13.

39. J. Xie, M. Liu *et al.*, "Zeaxanthin Ameliorates Obesity by Activating the β3-Adrenergic Receptor to Stimulate Inguinal Fat Thermogenesis and Modulating the Gut Microbiota", *Food and Function* 12, núm. 24 (2021): 12734-12750; M. Liu, H. Liu *et al.*, "Anti-Obesity Effects of Zeaxanthin on 3T3-L1 Preadipocyte and High Fat Induced Obese Mice", *Food and Function* 8, núm. 9 (2017): 3327-3338; N. Wang, D. Wang *et al.*, "Lutein Attenuates Excessive Lipid Accumulation in Differentiated 3T3-L1 Cells and Abdominal Adipose Tissue of Rats by the SIRT1-Mediated Pathway", *International Journal of Biochemistry and Cell Biology* 133 (2021): 1-11.

40. N. A. Khan, C. G. Edwards *et al.*, "Avocado Consumption, Abdominal Adiposity, and Oral Glucose Tolerance Among Persons with Overweight and Obesity", *Journal of Nutrition* 151, núm. 9 (2021): 2513-2521.

41. L. Wang, L. Tao *et al.*, "A Moderate-Fat Diet with One Avocado per Day Increases Plasma Antioxidants and Decreases the Oxidation of Small, Dense LDL in Adults with Overweight and Obesity: A Randomized Controlled Trial", *Journal of Nutrition* 150, núm. 2 (2020): 276-284.

42. N. Ahmed, M. Tcheng *et al.*, "Avocatin B Protects Against Lipotoxicity and Improves Insulin Sensitivity in Diet-Induced Obesity", *Molecular Nutrition and Food Research* 63, núm. 24 (2019): 1-10.

43. S. Elgass, A. Cooper *et al.*, "Lycopene Inhibits Angiogenesis in Human Umbilical Vein Endothelial Cells and Rat Aortic Rings", *British Journal of Nutrition* 108, núm. 3 (2012): 431-439; K. Zu, L. Mucci *et al.*, "Dietary Lycopene, Angiogenesis, and Prostate

Cancer: A Prospective Study in the Prostate-Specific Antigen Era", *Journal of the National Cancer Institute* 106, núm. 2 (2014): 1-10.

44. A. F. Vinha, S. V. P. Barreira *et. al.*, "Pre-Meal Tomato (Lycopersicon esculentum) Intake Can Have an Anti-Obesity Effect in Young Women?" *International Journal of Food Science and Nutrition* 65, núm. 8 (2014): 1019-26.

45. H.-Y. Chung, A. L. A. Ferreira *et al.*, "Site-Specific Concentrations of Carotenoids in Adipose Tissue: Relations with Dietary and Serum Carotenoid Concentrations in Healthy Adults", *American Journal of Clinical Nutrition* 90 (2009): 533-539.

46. R. E. Graff, A. Pettersson *et al.*, "Dietary Lycopene Intake and Risk of Prostate Cancer Defined by ERG Protein Expression", *American Journal of Clinical Nutrition* 103, núm. 3 (2016): 851-860; P. H. Gann, J. Ma *et al.*, "Lower Prostate Cancer Risk in Men with Elevated Plasma Lycopene Levels: Results of a Prospective Analysis", *Cancer Research* 59, núm. 6 (1999): 1225-1230; E. Giovannucci, A. Ascherio *et al.*, "Intake of Carotenoids and Retinol in Relation to Risk of Prostate Cancer", *Journal of the National Cancer Institute* 87, núm. 23 (1995): 1767-1776.

47. S. O. Antwi, S. E. Steck *et al.*, "Carotenoid Intake and Adipose Tissue Carotenoid Levels in Relation to Prostate Cancer Aggressiveness Among African-American and European-American Men in the North Carolina-Louisiana Prostate Cancer Project (PCaP)", *Prostate* 76, núm. 12 (2016): 1053-1066.

48. Es curioso que este beneficio solo se observó entre los hombres blancos que participaron en el estudio.

49. K. Takayanagi, S.-I. Morimoto *et al.*, "Mechanism of Visceral Fat Reduction in Tsumura Suzuki Obese, Diabetes (TSOD) Mice Orally Administered β-Cryptoxanthin from Satsuma Mandarin Oranges (Citrus unshiu Marc)", *Journal of Agricultural and Food Chemistry* 59, núm. 23 (2011): 12342-12351.

50. L. Cheng, L. Shi *et al.*, "Rutin-Activated Adipose Tissue Thermogenesis Is Correlated with Increased Intestinal Short-Chain Fatty Acid Levels", *Phytotherapy Research: PTR* 36, núm. 6 (2022): 2495-2510.

51. Y.-C. Zeng, L.-S. Pang *et al.*, "Protective Effect and Mechanism of Lycopene on Endothelial Progenitor Cells (EPCs) from Type

2 Diabetes Mellitus Rats", *Biomedicine and Pharmacotherapy = Biomedecine and Pharmacotherapie* 92 (2017): 86-94; J. Nones, A. P. Costa *et al.*, "The Flavonoids Hesperidin and Rutin Promote Neural Crest Cell Survival", *Cell and Tissue Research* 350, núm. 2 (2012): 305-315.

52. J. F. Rinaldi de Alvarenga, P. Quifer-Rada *et al.*, "Mediterranean Sofrito Home-Cooking Technique Enhances Polyphenol Content in Tomato Sauce", *Journal of the Science of Food and Agriculture* 99, núm. 14 (2019): 6535-6545.

53. B. Zhang, D. M. Tieman *et al.*, "Chilling-Induced Tomato Flavor Loss Is Associated with Altered Volatile Synthesis and Transient Changes in DNA Methylation", *Proceedings of the National Academy of Sciences of the United States of America* 113, núm. 44 (2016): 12580-12585.

54. Y. Li, F. Yuan *et al.*, "Sulforaphane Protects Against Ethanol-Induced Apoptosis in Neural Crest Cells Through Restoring Epithelial-Mesenchymal Transition by Epigenetically Modulating the Expression of Snail 1", *Biochimica et Biophysica Acta–Molecular Basis of Disease* 1865, núm. 10 (2019): 2586-2594; L. M. Beaver, C. V. Lo¨hr *et al.*, "Broccoli Sprouts Delay Prostate Cancer Formation and Decrease Prostate Cancer Severity with a Concurrent Decrease in HDAC3 Protein Expression in Transgenic Adenocarcinoma of the Mouse Prostate (TRAMP) Mice", *Current Developments in Nutrition* 2, núm. 3 (2017): 1-12; S. R. Jun, A. Cheema *et al.*, "Multi-omic Analysis Reveals Different Effects of Suforaphane on the Microbiome and Metabolome in Old Compared to Young Mice", *Microorganisms* 8, núm. 10 (2020): 1-22; A. Mahn y A. Castillo, "Potential of Sulforaphane as a Natural Immune System Enhancer: A Review", *Molecules (Basilea, Suiza)* 26, núm. 3 (2021): 1-14.

55. M. T. Lopez-Chillon, C. Carazo-Diaz *et al.*, "Effects of Long-Term Consumption of Broccoli Sprouts on Inflammatory Markers in Overweight Subjects", *Clinical Nutrition* 38, núm. 2 (2019): 745-752.

56. I. Cakır, P. L. Pan *et al.*, "Sulforaphane Reduces Obesity by Reversing Leptin Resistance", *eLife* 11 (2022): 1-28.

57. E. J. Llorent-Martinez, J. Ortega-Vidal *et al.*, "Comparative Study of the Phytochemical and Mineral Composition of Fresh and Cooked Broccolini", *Food Research International* 129 (2020): 1-8.

58. P. Felker, R. Bunch *et al.*, "Concentrations of Thiocyanate and Goitrin in Human Plasma, Their Precursor Concentrations in Brassica Vegetables, and Associated Potential Risk for Hypothyroidism", *Nutrition Reviews* 74, núm. 4 (2016): 248-258.

59. X. Chen, J. Xie *et al.*, "Genistein Improves Systemic Metabolism and Enhances Cold Resistance by Promoting Adipose Tissue Beiging", *Biochemical and Biophysical Research Communications* 558 (2021): 154-160; B. Palacios-Gonzalez, A. Vargas-Castillo *et al.*, "Genistein Increases the Thermogenic Program of Subcutaneous WAT and Increases Energy Expenditure in Mice", *Journal of Nutritional Biochemistry* 68 (2019): 59-68; A. Naaz, S. Yellayi *et al.*, "The Soy Isoflavone Genistein Decreases Adipose Deposition in Mice", *Endocrinology* 144, núm. 8 (2003): 3315-3320.

60. X. O. Shu, Y. Zheng *et al.*, "Soy Food Intake and Breast Cancer Survival", *Journal of the American Medical Association* 302, núm. 22 (2009): 2437-2443; Z. Yan, X. Zhang *et al.*, "Association Between Consumption of Soy and Risk of Cardiovascular Disease: A Meta-Analysis of Observational Studies", *European Journal of Preventive Cardiology* 24, núm. 7 (2017): 735-747.

61. W. Li, W. Ruan *et al.*, "Soy and the Risk of Type 2 Diabetes Mellitus: A Systematic Review and Meta-Analysis of Observational Studies", *Diabetes Research and Clinical Practice* 137 (2018): 190-199.

62. A. Kurrat, T. Blei *et al.*, "Lifelong Exposure to Dietary Isoflavones Reduces Risk of Obesity in Ovariectomized Wistar Rats", *Molecular Nutrition and Food Research* 59, núm. 12 (2015): 2407-2418.

63. N. Haghighat, D. Ashtary-Larky *et al.*, "Effects of 6 Months of Soy-Enriched High Protein Compared to Eucaloric Low Protein Snack Replacement on Appetite, Dietary Intake, and Body Composition in Normal-Weight Obese Women: A Randomized Controlled Trial", *Nutrients* 13, núm. 7 (2021): 1-15.

64. M. Akhlaghi, M. Zare *et al.*, "Effect of Soy and Soy Isoflavones on Obesity-Related Anthropometric Measures: A Systematic Review and Meta-Analysis of Randomized Controlled Clinical Trials", *Advances in Nutrition* 8, núm. 5 (2017): 705-717.

65. N. S. Chatterjee, P. K. Dara *et al.*, "Nanoencapsulation in Low-Molecular-Weight Chitosan Improves in Vivo Antioxidant Potential of Black Carrot Anthocyanin", *Journal of the Science of Food and Agriculture* 101, núm. 12 (2021): 5264-5271.

66. T. Ahmad, M. Cawood *et al.*, "Phytochemicals in *Daucus carota* and Their Health Benefits—Review Article", *Foods* 8, núm. 9 (2019): 1-22.

67. B. J. Burri, M. R. La Frano *et al.*, "Absorption, Metabolism, and Functions of β-Cryptoxanthin", *Nutrition Reviews* 74, núm. 2 (2016): 69-82.

68. H. Hara, H. Takahashi *et al.*, "β-Cryptoxanthin Induces UCP-1 Expression via a RAR Pathway in Adipose Tissue", *Journal of Agricultural and Food Chemistry* 67, núm. 38 (2019): 10595-10603.

69. K. Takayanagi, "Prevention of Adiposity by the Oral Administration of β-Cryptoxanthin", *Frontiers in Neurology* 2, núm. 67 (2011): 1-6.

70. N. Yao, S. Yan *et al.*, "The Association Between Carotenoids and Subjects with Overweight or Obesity: A Systematic Review and Meta-Analysis", *Food and Function* 12 (2021): 4768-4782.

71. I. Sluijs, J. W. J. Beulens *et al.*, "Dietary Carotenoid Intake Is Associated with Lower Prevalence of Metabolic Syndrome in Middle-Aged and Elderly Men", *Journal of Nutrition* 139, núm. 5 (2009): 987-992.

72. K. Fujihara, S. Nogawa *et al.*, "Carrot Consumption Frequency Associated with Reduced BMI and Obesity Through the SNP Intermediary rs4445711", *Nutrients* 13, núm. 10 (2021): 1-11.

73. "Genome-Wide Association Studies Fact Sheet", National Human Genome Research Institute, última actualización 17 de agosto, 2020, www.genome.gov/about-genomics/fact-sheets/Genome-Wide-Association-Studies-Fact-Sheet.

74. S. Dato, F. De Rango *et al.*, "Antioxidants and Quality of Aging: Further Evidences for a Major Role of TXNRD1 Gene Variability on Physical Performance at Old Age", *Oxidative Medicine and Cellular Longevity* 2015 (2015): 1-8.

75. H. Li, Y. Tian *et al.*, "Reviewing the World's Edible Mushroom Species: A New Evidence-Based Classification System", *Comprehensive Reviews in Food Science and Food Safety* 20, núm. 2 (2021): 1982-2014.

76. B. V. McCleary y A. Draga, "Measurement of β-Glucan in Mushrooms and Mycelial Products", *Journal of AOAC International* 99, núm. 2 (2016): 364-373.

77. V. Casieri, M. Matteucci *et al.*, "Long-Term Intake of Pasta Containing Barley (1-3) Beta-D-Glucan Increases Neovascularization-Mediated Cardioprotection Through Endothelial Upregulation of Vascular Endothelial Growth Factor and Parkin", *Scientific Reports* 7, núm. 13424 (2017): 1-16; S. Agostini, E. Chiavacci *et al.*, "Barley Beta-Glucan Promotes MnSOD Expression and Enhances Angiogenesis Under Oxidative Microenvironment", *Journal of Cellular and Molecular Medicine* 19, núm. 1 (2015): 227-238; K. Yamamoto, T. Kimura *et al.*, "Anti-Angiogenic and Anti-Metastatic Effects of Beta-1,3-D-Glucan Purified from Hanabiratake, Sparassis crispa", *Biological and Pharmaceutical Bulletin* 32, núm. 2 (2009): 259-263.

78. D. Akramiene, A. Kondrotas *et al.*, "Effects of Beta-Glucans on the Immune System", *Medicina* 43, núm. 8 (2007): 597-606; G. C.-F. Chan, W. K. Chan *et al.*, "The Effects of Beta-Glucan on Human Immune and Cancer Cells", *Journal of Hematology and Oncology* 2, núm. 25 (2009): 1-11; L. Wu, J. Zhao *et al.*, "Antitumor Effect of Soluble β-Glucan as an Immune Stimulant", *International Journal of Biological Macromolecules* 179 (2021): 116-124.

79. K. H. Poddar, M. Ames *et al.*, "Positive Effect of Mushrooms Substituted for Meat on Body Weight, Body Composition, and Health Parameters. A 1-Year Randomized Clinical Trial", *Appetite* 71 (2013): 379-387.

80. L. Dicks, L. Jakobs *et al.*, "Fortifying a Meal with Oyster Mushroom Powder Beneficially Affects Postprandial Glucagon-Like Peptide-1, Non-Esterified Free Fatty Acids and Hunger Sensation in Adults with Impaired Glucose Tolerance: A Double-Blind Randomized Controlled Crossover Trial", *European Journal of Nutrition* 61, núm. 2 (2022): 687-701.

81. S. Imai, N. Tsuge, "An Onion Enzyme That Makes the Eyes Water", *Nature* 419 (2002): 685.

82. C. Zhang, X. He *et al.*, "Allicin Regulates Energy Homeostasis Through Brown Adipose Tissue", *iScience* 23, núm. 5 (2020): 101113.

83. M. Liu, P. Yang *et al.*, "Allicin Protects Against Myocardial I/R by Accelerating Angiogenesis via the miR 19a 3p/PI3K/AKT Axis", *Aging* 13, núm. 19 (2021): 22843-22855; D. De Greef, E. M. Barton *et al.*, "Anticancer Potential of Garlic and Its Bioactive

Constituents: A Systematic and Comprehensive Review", *Seminars in Cancer Biology* 73 (2021): 219-264.

84. V. M. Dirsch, A. K. Kiemer *et al.*, "Effect of Allicin and Ajoene, Two Compounds of Garlic, on Inducible Nitric Oxide Synthase", *Atherosclerosis* 139, núm. 2 (1998): 333-339.

85. R. Bernini y F. Velotti, "Natural Polyphenols as Immunomodulators to Rescue Immune Response Homeostasis: Quercetin as a Research Model Against Severe COVID-19", *Molecules (Basila, Suiza)* 26, núm. 5803 (2021): 1-21; D. Xu, M.-J. Hu *et al.*, "Antioxidant Activities of Quercetin and Its Complexes for Medicinal Application", *Molecules* 24, núm. 1123 (2019): 1-15; Y. Tan, C. C. Tam *et al.*, "Quercetin Ameliorates Insulin Resistance and Restores Gut Microbiome in Mice on High-Fat Diets", *Antioxidants* 10, núm. 1251 (2021): 1-17; Y. Wang, M. Xiong *et al.*, "Quercetin Promotes Locomotor Function Recovery and Axonal Regeneration Through Induction of Autophagy After Spinal Cord Injury", *Clinical and Experimental Pharmacology and Physiology* 48, núm. 12 (2021): 1642-1652; I. G. Osojnik C̆rnivec, M. Skrt *et al.*, "Waste Streams in Onion Production: Bioactive Compounds, Quercetin and Use of Antimicrobial and Antioxidative Properties", *Waste Management* 126 (2021): 476-486; D. J. Perdicaro, C. Rodriguez Lanzi *et al.*, "Quercetin Attenuates Adipose Hypertrophy, in Part Through Activation of Adipogenesis in Rats Fed a High-Fat Diet", *Journal of Nutritional Biochemistry* 79 (2020): 1-8.

86. Y. Pei, D. Otieno *et al.*, "Effect of Quercetin on Nonshivering Thermogenesis of Brown Adipose Tissue in High-Fat Diet-Induced Obese Mice", *Journal of Nutritional Biochemistry* 88 (2021): 1-8; L. A. Forney, N. A. Lenard *et al.*, "Dietary Quercetin Attenuates Adipose Tissue Expansion and Inflammation and Alters Adipocyte Morphology in a Tissue-Specific Manner", *International Journal of Molecular Sciences* 19, núm. 895 (2018): 1-13.

87. M. Nishimura, T. Muro *et al.*, "Effect of Daily Ingestion of Quercetin-Rich Onion Powder for 12 Weeks on Visceral Fat: A Randomised, Double-Blind, Placebo-Controlled, Parallel-Group Study", *Nutrients* 12, núm. 91 (2019): 1-12.

88. J. Kim e I. Jo, "Relationship Between Body Mass Index and Alanine Aminotransferase Concentration in Non-Diabetic Korean Adults", *European Journal of Clinical Nutrition* 64, núm. 2 (2010): 169-175.

89. M. Kumar, M. D. Barbhai *et al.*, "Onion *(Allium cepa L.)* Peels: A Review on Bioactive Compounds and Biomedical Activities", *Biomedicine and Pharmacotherapy = Biomedicine and Pharmacotherapie* 146 (2022): 1-15.

90. J.-S. Lee, Y.-J. Cha *et al.*, "Onion Peel Extract Reduces the Percentage of Body Fat in Overweight and Obese Subjects: A 12-Week, Randomized, Double-Blind, Placebo-Controlled Study", *Nutrition Research and Practice* 10, núm. 2 (2016): 175-181.

91. H. V. Beretta, F. Bannoud *et al.*, "Relationships Between Bioactive Compound Content and the Antiplatelet and Antioxidant Activities of Six *Allium* Vegetable Species", *Food Technology and Biotechnology* 55, núm. 2 (2017): 266-275.

92. P. Arulselvan, C.-C. Wen *et al.*, "Dietary Administration of Scallion Extract Effectively Inhibits Colorectal Tumor Growth: Cellular and Molecular Mechanisms in Mice", PLOS *One* 7, núm. 9 (2012): 1-14.

93. B. B. Petrovska y S. Cekovska. "Extracts from the History and Medical Properties of Garlic", *Pharmacognosy Reviews* 4, núm. 7 (2010): 106-110.

94. A. A. Sangouni, M. Alizadeh *et al.*, "Effects of Garlic Powder Supplementation on Metabolic Syndrome Components, Insulin Resistance, Fatty Liver Index, and Appetite in Subjects with Metabolic Syndrome: A Randomized Clinical Trial", *Phytotherapy Research: PTR* 35, núm. 8 (2021): 4433-4441.

95. L. Perry, R. Dickau *et al.*, "Starch Fossils and the Domestication and Dispersal of Chili Peppers (Capsicum spp. L.) in the Americas", *Science* 315, núm. 5814 (2007): 986-988.

96. S. Varghese, P. Kubatka *et al.*, "Chili Pepper as a Body Weight-Loss Food", *International Journal of Food Sciences and Nutrition* 68, núm. 4 (2017): 392-401.

97. J.-S. Lee, S.-G. Kim *et al.*, "Acute Effects of Capsaicin on Proopioimelanocortin mRNA Levels in the Arcuate Nucleus of Sprague-Dawley Rats", *Psychiatry Investigation* 9, núm. 2 (2012): 187-190.

98. S. Snitker, Y. Fujishima *et al.*, "Effects of Novel Capsinoid Treatment on Fatness and Energy Metabolism in Humans: Possible Pharmacogenetic Implications", *American Journal of Clinical Nutrition* 89, núm. 1 (2009): 45-50.

Capítulo 7: Cacería de tesoros

1. Las legumbres son muy comunes en las dietas asiáticas, pero suelen comerse frescas, como los chícharos o guisantes de azúcar (una cruza entre chícharos o guisantes chinos y chícharos o guisantes de jardín; la vaina es más suave y puede comerse junto con el fruto en su interior) o los frijoles de soya, o bien fermentadas, como en el caso de las pasta de frijoles de soya.

2. S. Losch, N. Moghaddam *et al.*, "Stable Isotope and Trace Element Studies on Gladiators and Contemporary Romans from Ephesus (Turkey, 2nd and 3rd Ct. AD)—Implications for Differences in Diet", *PLOS One* 9, núm. 10 (2014): 1-17.

3. F. Roy, J. I. Boye *et al.*, "Bioactive Proteins and Peptides in Pulse Crops: Pea, Chickpea and Lentil", *Food Research International* 43 (2010): 432-442.

4. M. T. Eng, "Chow: Navy Bean Soup", *Naval Historical Foundation*, www.navyhistory.org/2016/04/chow-navy-bean-soup/.

5. Senado de E.U.A., "About Traditions and Symbols: Senate Bean Soup", Art and History, https://www.senate.gov/about/traditions-symbols/senate-bean-soup.htm.

6. V. Caracuta, O. Barzilai *et al.*, "The Onset of Faba Bean Farming in the Southern Levant", *Scientific Reports* 5 (2015): 1-9.

7. L. A. Bazzano, J. He *et al.*, "Legume Consumption and Risk of Coronary Heart Disease in US Men and Women: NHANES I Epidemiologic Follow-up Study", *Archives of Internal Medicine* 161, núm. 21 (2001): 2573-2578; B. L. Luhovyy, R. C. Mollard *et al.*, "Canned Navy Bean Consumption Reduces Metabolic Risk Factors Associated with Obesity", *Canadian Journal of Dietetic Practice and Research* 76, núm. 1 (2015): 33-37.

8. Estas alubias estaban disponibles a nivel comercial (H. J. Heinz): originales con salsa de tomate, originales con cerdo y salsa de tomate, horneadas en salsa de tomate, horneadas con cerdo y salsa de tomate, alubias estilo maple y alubias originales cocidas con oporto y melaza.

9. S. Lemieux, D. Prud'homme *et al.*, "A Single Threshold Value of Waist Girth Identifies Normal-Weight and Overweight Subjects with Excess Visceral Adipose Tissue", *American Journal of Clinical Nutrition* 64, núm. 5 (1996): 685-693.

10. E. L. de Hollander, W. J. Bemelmans *et al.*, "The Association Between Waist Circumference and Risk of Mortality Considering Body Mass Index in 65- to 74-Year-Olds: A Meta-Analysis of 29 Cohorts Involving More Than 58 000 Elderly Persons", *International Journal of Epidemiology* 41, núm. 3 (2012): 805-817.

11. M. A. G. Hernandez, E. E. Canfora *et al.*, "The Short-Chain Fatty Acid Acetate in Body Weight Control and Insulin Sensitivity", *Nutrients* 11, núm. 8 (2019): 1-32.

12. N. Siva, C. R. Johnson *et al.*, "Lentil (Lens culinaris Medikus) Diet Affects the Gut Microbiome and Obesity Markers in Rat", *Journal of Agricultural and Food Chemistry* 66, núm. 33 (2018): 8805-8813.

13. R. C. Mollard, B. L. Luhovyy *et al.*, "Regular Consumption of Pulses for 8 Weeks Reduces Metabolic Syndrome Risk Factors in Overweight and Obese Adults", *British Journal of Nutrition* 108 (2012): S111-S122.

14. S. J. Kim, R. J. de Souza *et al.*, "Effects of Dietary Pulse Consumption on Body Weight: A Systematic Review and Meta-Analysis of Randomized Controlled Trials", *American Journal of Clinical Nutrition* 103, núm. 5 (2016): 1213-1223.

15. C. Papandreou, N. Becerra-Tomas *et al.*, "Legume Consumption and Risk of All-Cause, Cardiovascular, and Cancer Mortality in the PREDIMED Study", *Clinical Nutrition* 38, núm. 1 (2019): 348-356.

16. D. El Khoury, C. Cuda *et al.*, "Beta Glucan: Health Benefits in Obesity and Metabolic Syndrome", *Journal of Nutrition and Metabolism* (2012): 1-28.

17. C. Shimizu, M. Kihara *et al.*, "Effect of High Beta-Glucan Barley on Serum Cholesterol Concentrations and Visceral Fat Area in Japanese Men—A Randomized, Double-Blinded, Placebo-Controlled Trial", *Plant Foods for Human Nutrition* 63, núm. 1 (2008): 21-25.

18. D. Luna-Vital, I. Luzardo-Ocampo *et al.*, "Maize Extract Rich in Ferulic Acid and Anthocyanins Prevents High-Fat-Induced Obesity in Mice by Modulating SIRT1, AMPK and IL-6 Associated Metabolic and Inflammatory Pathways", *Journal of Nutritional Biochemistry* 79 (2020): 1-15; Q. Zhang, E. G. de Mejia *et al.*, "Relationship of Phenolic Composition of Selected Purple Maize (Zea mays L.)

Genotypes with Their Anti-Inflammatory, Anti-Adipogenic and Anti-Diabetic Potential", *Food Chemistry* 289 (2019): 739-750.

19. H.-J. Kim, K. A. Koo *et al.*, "Anti-Obesity Activity of Anthocyanin and Carotenoid Extracts from Color-Fleshed Sweet Potatoes", *Journal of Food Biochemistry* (2020): e13438.

20. Y. Ding, Z. Gu *et al.*, "Clove Extract Functions as a Natural Fatty Acid Synthesis Inhibitor and Prevents Obesity in a Mouse Model", *Food and Function* 8, núm. 8 (2017): 2847-2856.

21. X. Yuan, G. Wei *et al.*, "Rutin Ameliorates Obesity Through Brown Fat Activation", FASEB 31, núm. 1 (2017): 333-345.

22. L. Cheng, L. Shi *et al.*, "Rutin-Activated Adipose Tissue Thermogenesis Is Correlated with Increased Intestinal Short-Chain Fatty Acid Levels", *Phytotherapy Research* 36, núm. 6 (2022): 2495-2510.

23. S.-Y. Kim, M.-S. Lee *et al.*, "Tartary Buckwheat Extract Attenuated the Obesity-Induced Inflammation and Increased Muscle PGC-1a/ SIRT1 Expression in High Fat Diet-Induced Obese Rats", *Nutrients* 11, núm. 3 (2019): 1-14; H. Tomotake, N. Yamamoto *et al.*, "High Protein Buckwheat Flour Suppresses Hypercholesterolemia in Rats and Gallstone Formation in Mice by Hypercholesterolemic Diet and Body Fat in Rats Because of Its Low Protein Digestibility", *Nutrition* 22, núm. 2 (2006): 166-173.

24. S. C. Chai, S. Hooshmand *et al.*, "Daily Apple versus Dried Plum: Impact on Cardiovascular Disease Risk Factors in Postmenopausal Women", *Journal of the Academy of Nutrition and Dietetics* 112, núm. 8 (2012): 1158-1168.

25. E. Lever, S. M. Scott *et al.*, "The Effect of Prunes on Stool Output, Gut Transit Time and Gastrointestinal Microbiota: A Randomised Controlled Trial", *Clinical Nutrition* 38, núm. 1 (2019): 165-173.

26. J. Bouayed, H. Rammal *et al.*, "Chlorogenic Acid, a Polyphenol from *Prunus Domestica* (Mirabelle), with Coupled Anxiolytic and Antioxidant Effects", *Journal of the Neurological Sciences* 262 (2007): 77-84.

27. M. L. Bertoia, K. J. Mukamal *et al.*, "Changes in Intake of Fruits and Vegetables and Weight Change in United States Men and Women Followed for up to 24 Years: Analysis from Three Prospective Cohort Studies", PLOS *Medicine* 12, núm. 9 (2015): 1-20.

28. S. Bu, C. Yuan *et al.*, "Concentrated Extract of Prunus Mume Fruit Exerts Dual Effects in 3T3-L1 Adipocytes by Inhibiting

Adipogenesis and Inducing Beiging/Browning", *Food and Nutrition Research* 65 (2021): 1-14.

29. K. H. Poddar, M. Ames *et al.*, "Positive Effect of Mushrooms Substituted for Meat on Body Weight, Body Composition, and Health Parameters. A 1-Year Randomized Clinical Trial", *Appetite* 71 (2013): 379-387; L. Dicks, L. Jakobs *et al.*, "Fortifying a Meal with Oyster Mushroom Powder Beneficially Affects Postprandial Glucagon-Like Peptide-1, Non-Esterified Free Fatty Acids and Hunger Sensation in Adults with Impaired Glucose Tolerance: A Double-Blind Randomized Controlled Crossover Trial", *European Journal of Nutrition* 61, núm. 2 (2022): 687-701.

30. F. Galvao Candido, F. X. Valente *et al.*, "Consumption of Extra Virgin Olive Oil Improves Body Composition and Blood Pressure in Women with Excess Body Fat: A Randomized, Double-Blinded, Placebo-Controlled Clinical Trial", *European Journal of Nutrition* 57, núm. 7 (2018): 2445-2455.

31. P. Royle y N. Waugh, "Literature Searching for Clinical and Cost-Effectiveness Studies Used in Health Technology Assessment Reports Carried Out for the National Institute for Clinical Excellence Appraisal System", *Health Technology Assessment* 7, núm. 34 (2003): iii, ix-x, 1-51.

32. J. D. P. Ramírez-Anaya, C. Samaniego-Sánchez *et al.*, "Phenols and the Antioxidant Capacity of Mediterranean Vegetables Prepared with Extra Virgin Olive Oil Using Different Domestic Cooking Techniques", *Food Chemistry* 188 (2015): 430-438.

33. D. Yagnik, V. Serafin *et al.*, "Antimicrobial Activity of Apple Cider Vinegar Against *Escherichia coli*, *Staphylococcus aureus* and *Candida albicans*; Downregulating Cytokine and Microbial Protein Expression", *Scientific Reports* 8, núm. 1 (2018): 1-12.

34. C. S. Johnston, C. M. Kim *et al.*, "Vinegar Improves Insulin Sensitivity to a High-Carbohydrate Meal in Subjects with Insulin Resistance or Type 2 Diabetes", *Diabetes Care* 27, núm. 1 (2004): 281-282; F. Shishehbor, A. Mansoori *et al.*, "Vinegar Consumption Can Attenuate Postprandial Glucose and Insulin Responses; A Systematic Review and Meta-Analysis of Clinical Trials", *Diabetes Research and Clinical Practice* 127 (2017): 1-9.

35. H. Yamashita, K. Fujisawa *et al.*, "Improvement of Obesity and Glucose Tolerance by Acetate in Type 2 Diabetic Otsuka

Long-Evans Tokushima Fatty (OLETF) Rats", *Bioscience, Biotechnology, and Biochemistry* 71, núm. 5 (2007): 1236-1243.

36. T. Kondo, M. Kishi *et al.*, "Vinegar Intake Reduces Body Weight, Body Fat Mass, and Serum Triglyceride Levels in Obese Japanese Subjects", *Bioscience, Biotechnology, and Biochemistry* 73, núm. 8 (2009): 1837-1843.

37. S.-J. Jang, Y.-J. Kim *et al.*, "Analysis of Microflora in Gochujang, Korean Traditional Fermented Food", *Food Science and Biotechnology* 20, núm. 5 (2011): 1435-1440.

38. P. Mahoro, H.-J. Moon *et al.*, "Protective Effect of *Gochujang* on Inflammation in a DSS-Induced Colitis Rat Model", *Foods* 10, núm. 5 (2021): 1-12; M. C. Dao, A. Everard *et al.*, "Akkermansia Muciniphila and Improved Metabolic Health During a Dietary Intervention in Obesity: Relationship with Gut Microbiome Richness and Ecology", *Gut* 65, núm. 3 (2016): 426-436; B. Routy, E. Le Chatelier *et al.*, "Gut Microbiome Influences Efficacy of PD-1-Based Immunotherapy Against Epithelial Tumors", *Science* 359, núm. 6371 (2018): 91-97.

39. Y.-S. Cha, S.-R. Kim *et al.*, "Kochujang, Fermented Soybean-Based Red Pepper Paste, Decreases Visceral Fat and Improves Blood Lipid Profiles in Overweight Adults", *Nutrition and Metabolism* 10, núm. 1 (2013): 1-8.

40. J. E. Park, S.-H. Oh *et al.*, "*Lactobacillus Brevis* OPK-3 from Kimchi Prevents Obesity and Modulates the Expression of Adipogenic and Pro-Inflammatory Genes in Adipose Tissue of Diet-Induced Obese Mice", *Nutrients* 12, núm. 3 (2020): 1-15; S. Y. Jo, E. A. Choi *et al.*, "Characterization of Starter Kimchi Fermented with Leuconostoc Kimchii GJ2 and Its Cholesterol-Lowering Effects in Rats Fed a High-Fat and High-Cholesterol Diet", *Journal of the Science of Food and Agriculture* 95, núm. 13 (2015): 2750-2756.

41. S. Lim, J. H. Moon *et al.*, "Effect of Lactobacillus Sakei, a Probiotic Derived from Kimchi, on Body Fat in Koreans with Obesity: A Randomized Controlled Study", *Endocrinology and Metabolism* 35, núm. 2 (2020): 425-434.

42. E. K. Kim, S.-Y. An *et al.*, "Fermented Kimchi Reduces Body Weight and Improves Metabolic Parameters in Overweight and Obese Patients", *Nutrition Research* 31, núm. 6 (2011): 436-443.

43. C. Gartner, W. Stahl *et al.*, "Lycopene Is More Bioavailable from Tomato Paste Than from Fresh Tomatoes", *American Journal of Clinical Nutrition* 66, núm. 1 (1997): 116-122; N. Z. Unlu, T. Bohn *et al.*, "Lycopene from Heat-Induced Cis-Isomer-Rich Tomato Sauce Is More Bioavailable Than from All-Trans-Rich Tomato Sauce in Human Subjects", *British Journal of Nutrition* 98, núm. 1 (2007): 140-146.

44. R. B. Toma, G. C. Frank *et al.*, "Lycopene Content in Raw Tomato Varieties and Tomato Products", *Journal of Food Service* 19, núm. 2 (2008): 127-132.

45. X. Li, B. Xing *et al.*, "Network Pharmacology-Based Research Uncovers Cold Resistance and Thermogenesis Mechanism of *Cinnamomum cassia*", *Fitoterapia* 149 (2021): 1-15.

46. H. Y. Kwan, J. Wu *et al.*, "Cinnamon Induces Browning in Subcutaneous Adipocytes", *Scientific Reports* 7, núm. 1 (2017): 1-12.

47. M. Rodrigues, C. Bertoncini-Silva *et al.*, "Beneficial Effects of Eugenol Supplementation on Gut Microbiota and Hepatic Steatosis in High-Fat-Fed Mice", *Food and Function* 13, núm. 6 (2022): 3381-3390.

48. B. P. Lopes, T. G. Gaique *et al.*, "Cinnamon Extract Improves the Body Composition and Attenuates Lipogenic Processes in the Liver and Adipose Tissue of Rats", *Food and Function* 6, núm. 10 (2015): 3257-3265.

49. S. G. Jain, S. Puri *et al.*, "Effect of Oral Cinnamon Intervention on Metabolic Profile and Body Composition of Asian Indians with Metabolic Syndrome: A Randomized Double-Blind Control Trial", *Lipids in Health and Disease* 16, núm. 113 (2017): 1-11.

50. www.fao.org/nutrition/education/food-dietary-guidelines/ regions/countries/india/en/.

51. X. Li, H.-Y. Lu *et al.*, "*Cinnamomum Cassia* Extract Promotes Thermogenesis During Exposure to Cold via Activation of Brown Adipose Tissue", *Journal of Ethnopharmacology* 266 (2021): 1-14; Y. Tamura, Y. Iwasaki *et al.*, "Ingestion of Cinnamaldehyde, a TRPA1 Agonist, Reduces Visceral Fats in Mice Fed a High-Fat and High-Sucrose Diet", *Journal of Nutritional Science and Vitaminology* 58, núm. 1 (2012): 9-13.

52. Y.-H. Wang, B. Avula *et al.*, "Cassia Cinnamon as a Source of Coumarin in Cinnamon-Flavored Food and Food Supplements

in the United States", *Journal of Agricultural and Food Chemistry* 61, núm. 18 (2013): 4470-4476; F. Woehrlin, H. Fry *et al.*, "Quantification of Flavoring Constituents in Cinnamon: High Variation of Coumarin in Cassia Bark from the German Retail Market and in Authentic Samples from Indonesia", *Journal of Agricultural and Food Chemistry* 58, núm. 19 (2010): 10568-10575.

53. J. Sharifi-Rad, Y. El Rayess *et al.*, "Turmeric and Its Major Compound Curcumin on Health: Bioactive Effects and Safety Profiles for Food, Pharmaceutical, Biotechnological and Medicinal Applications", *Frontiers in Pharmacology* 11 (2020): 1-23.

54. M. Okla, J. Kim *et al.*, "Dietary Factors Promoting Brown and Beige Fat Development and Thermogenesis", *Advances in Nutrition* 8, núm. 3 (2017): 473-483; L.-Y. Wu, C.-W. Chen *et al.*, "Curcumin Attenuates Adipogenesis by Inducing Preadipocyte Apoptosis and Inhibiting Adipocyte Differentiation", *Nutrients* 11, núm. 10 (2019): 1-22; S. Wang, X. Wang *et al.*, "Curcumin Promotes Browning of White Adipose Tissue in a Norepinephrine-Dependent Way", *Biochemical and Biophysical Research Communications* 466, núm. 2 (2015): 247-253.

55. T. Islam, I. Koboziev *et al.*, "Curcumin Reduces Adipose Tissue Inflammation and Alters Gut Microbiota in Diet-Induced Obese Male Mice", *Molecular Nutrition and Food Research* 65, núm. 22 (2021): 1-12.

56. T. Teich, J. A. Pivovarov *et al.*, "Curcumin Limits Weight Gain, Adipose Tissue Growth, and Glucose Intolerance Following the Cessation of Exercise and Caloric Restriction in Rats", *Journal of Applied Physiology* 123, núm. 6 (2017): 1625-1634.

57. F. Di Pierro, A. Bressan *et al.*, "Potential Role of Bioavailable Curcumin in Weight Loss and Omental Adipose Tissue Decrease: Preliminary Data of a Randomized, Controlled Trial in Overweight People with Metabolic Syndrome. Preliminary Study", *European Review for Medical and Pharmacological Sciences* 19, núm. 21 (2015): 4195-4202.

58. G. Shoba, D. Joy *et al.*, "Influence of Piperine on the Pharmacokinetics of Curcumin in Animals and Human Volunteers", *Planta Medica* 64, núm. 4 (1998): 353-356.

59. S. M. Mousavi, A. Milajerdi *et al.*, "The Effects of Curcumin Supplementation on Body Weight, Body Mass Index and Waist

Circumference: A Systematic Review and Dose-Response Meta-Analysis of Randomized Controlled Trials", *Critical Reviews in Food Science and Nutrition* 60, núm. 1 (2020): 171-180.

60. J. Rogers, S. L. Urbina *et al.*, "Capsaicinoids Supplementation Decreases Percent Body Fat and Fat Mass: Adjustment Using Covariates in a Post Hoc Analysis", BMC *Obesity* 5 (2018): 1-10.

61. E. Lecumberri, L. Goya *et al.*, "A Diet Rich in Dietary Fiber from Cocoa Improves Lipid Profile and Reduces Malondialdehyde in Hypercholesterolemic Rats", *Nutrition* 23, núm. 4 (2007): 332-341.

62. M. Wiese, Y. Bashmakov *et al.*, "Prebiotic Effect of Lycopene and Dark Chocolate on Gut Microbiome with Systemic Changes in Liver Metabolism, Skeletal Muscles and Skin in Moderately Obese Persons", *BioMed Research International* (2019): 1-15.

63. Y. Yamashita, M. Okabe *et al.*, "Prevention Mechanisms of Glucose Intolerance and Obesity by Cacao Liquor Procyanidin Extract in High-Fat Diet-Fed C57BL/6 Mice", *Archives of Biochemistry and Biophysics* 527, núm. 2 (2012): 95-104.

64. Y. Gu, S. Yu *et al.*, "Dietary Cocoa Reduces Metabolic Endotoxemia and Adipose Tissue Inflammation in High-Fat Fed Mice", *Journal of Nutritional Biochemistry* 25, núm. 4 (2014): 439-445.

65. T. Mitani, S. Watanabe *et al.*, "Theobromine Suppresses Adipogenesis Through Enhancement of CCAAT-Enhancer-Binding Protein β Degradation by Adenosine Receptor A1", *Biochimica et Biophysica Acta–Molecular Cell Research* 1864, núm. 12 (2017): 2438-2448.

66. S. G. West, M. D. McIntyre *et al.*, "Effects of Dark Chocolate and Cocoa Consumption on Endothelial Function and Arterial Stiffness in Overweight Adults", *British Journal of Nutrition* 111, núm. 4 (2014): 653-661.

67. M. Cuenca-García, J. R. Ruiz *et al.*, "Association Between Chocolate Consumption and Fatness in European Adolescents", *Nutrition* 30, núm. 2 (2014): 236-239.

68. J. A. Greenberg y B. Buijsse, "Habitual Chocolate Consumption May Increase Body Weight in a Dose-Response Manner", PLOS *One* 8, núm. 8 (2013): e70271.

69. E. T. Massolt, P. M. van Haard *et al.*, "Appetite Suppression Through Smelling of Dark Chocolate Correlates with Changes in Ghrelin in Young Women", *Regulatory Peptides* 161, núms. 1-3 (2010): 81-86.

70. S. Naghshi, M. Sadeghian *et al.*, "Association of Total Nut, Tree Nut, Peanut, and Peanut Butter Consumption with Cancer Incidence and Mortality: A Comprehensive Systematic Review and Dose-Response Meta-Analysis of Observational Studies", *Advances in Nutrition* 12, núm. 3 (2021): 793-808; M. Guasch-Ferre, X. Liu *et al.*, "Nut Consumption and Risk of Cardiovascular Disease", *Journal of the American College of Cardiology* 70, núm. 20 (2017): 2519-2532; A. J. Ahola, C. M. Forsblom *et al.*, "Nut Consumption Is Associated with Lower Risk of Metabolic Syndrome and Its Components in Type 1 Diabetes", *Nutrients* 13, núm. 11 (2021): 1-11; H. Li, X. Li *et al.*, "Nut Consumption and Risk of Metabolic Syndrome and Overweight/Obesity: A Meta-Analysis of Prospective Cohort Studies and Randomized Trials", *Nutrition and Metabolism* 15, núm. 46 (2018): 1-10.

71. A. M. Tindall, C. J. McLimans *et al.*, "Walnuts and Vegetable Oils Containing Oleic Acid Differentially Affect the Gut Microbiota and Associations with Cardiovascular Risk Factors: Follow-up of a Randomized, Controlled, Feeding Trial in Adults at Risk for Cardiovascular Disease", *Journal of Nutrition* 150, núm. 4 (2020): 806-817; S.-M. Ren, Q.-Z. Zhang *et al.*, "Anti-NAFLD Effect of Defatted Walnut Powder Extract in High Fat Diet-Induced C57BL/6 Mice by Modulating the Gut Microbiota", *Journal of Ethnopharmacology* 270 (2021): 1-10.

72. E. P. Neale, L. C. Tapsell *et al.*, "Impact of Providing Walnut Samples in a Lifestyle Intervention for Weight Loss: A Secondary Analysis of the Healthtrack Trial", *Food and Nutrition Research* 61, núm. 1 (2017): 1-9.

73. L. C. Tapsell, M. Lonergan *et al.*, "Interdisciplinary Lifestyle Intervention for Weight Management in a Community Population (Healthtrack Study): Study Design and Baseline Sample Characteristics", *Contemporary Clinical Trials* 45, núm. Pt B (2015): 394-403.

74. "Australian Guide to Healthy Eating", Eat for Health, 5 de enero, 2017, www.eatforhealth.gov.au/guidelines/australian-guide-healthy-eating.

75. M. Bes-Rastrollo, N. M. Wedick *et al.*, "Prospective Study of Nut Consumption, Long-Term Weight Change, and Obesity Risk in Women", *American Journal of Clinical Nutrition* 89, núm. 6 (2009): 1913-1919.

76. M. Bes-Rastrollo, J. Sabate *et al.*, "Nut Consumption and Weight Gain in a Mediterranean Cohort: The SUN Study", *Obesity* 15, núm. 1 (2007): 107-116.

77. C. Franchi, I. Ardoino *et al.*, "Inverse Association Between Canned Fish Consumption and Colorectal Cancer Risk: Analysis of Two Large Case-Control Studies", *Nutrients* 14, núm. 8 (2022): 1-9.

78. M. I. McBurney, N. L. Tintle *et al.*, "Using an Erythrocyte Fatty Acid Fingerprint to Predict Risk of All-Cause Mortality: The Framingham Offspring Cohort", *American Journal of Clinical Nutrition* 114, núm. 4 (2021): 1447-1454.

79. T. B. Ahmad, D. Rudd *et al.*, "Correlation Between Fatty Acid Profile and Anti-Inflammatory Activity in Common Australian Seafood By-Products", *Marine Drugs* 17, núm. 3 (2019): 1-20.

Capítulo 8: La pesca del día

1. S. H. Jonasdottir, "Fatty Acid Profiles and Production in Marine Phytoplankton", *Marine Drugs* 17, núm. 3 (2019): 151.

2. M. Fernández-Galilea, E. Félix-Soriano *et al.*, "Omega-3 Fatty Acids as Regulators of Brown/Beige Adipose Tissue: From Mechanisms to Therapeutic Potential", *Journal of Physiology and Biochemistry* 76, núm. 2 (2020): 251-267; M. Pahlavani, F. Razafimanjato *et al.*, "Eicosapentaenoic Acid Regulates Brown Adipose Tissue Metabolism in High-Fat-Fed Mice and in Clonal Brown Adipocytes", *Journal of Nutritional Biochemistry* 39 (2017): 101-109.

3. N. S. Kalupahana, B. L. Goonapienuwala *et al.*, "Omega-3 Fatty Acids and Adipose Tissue: Inflammation and Browning", *Annual Review of Nutrition* 40 (2020): 25-49; E. Titos and J. Clària, "Omega-3-Derived Mediators Counteract Obesity-Induced Adipose Tissue Inflammation", *Prostaglandins and Other Lipid Mediators* 107 (2013): 77-84.

4. M. C. Basil y B. D. Levy, "Specialized Pro-Resolving Mediators: Endogenous Regulators of Infection and Inflammation", *Nature Reviews Immunology* 16 (2016): 51-67.

5. A. Ramel, J. A. Martínez *et al.*, "Effects of Weight Loss and Seafood Consumption on Inflammation Parameters in Young, Overweight

and Obese European Men and Women During 8 Weeks of Energy Restriction", *European Journal of Clinical Nutrition* 64, núm. 9 (2010): 987-993.

6. A. Ramel, M. T. Jonsdottir *et al.*, "Consumption of Cod and Weight Loss in Young Overweight and Obese Adults on an Energy Reduced Diet for 8 Weeks", *Nutrition, Metabolism, and Cardiovascular Diseases* 19, núm. 10 (2009): 690-696.

7. Y. Sun, B. Liu *et al.*, "Association of Fried Food Consumption with All Cause, Cardiovascular, and Cancer Mortality: Prospective Cohort Study", BMJ *Clinical Research* 364 (2019): k5420.

8. www.sciencedirect.com/topics/agricultural-and-biological-sciences/fish-roe

9. A. Nawaz, Y. Nishida *et al.*, "Astaxanthin, a Marine Carotenoid, Maintains the Tolerance and Integrity of Adipose Tissue and Contributes to Its Healthy Functions", *Nutrients* 13, núm. 12 (2021): 4374.

10. M. Wang, H. Ma *et al.*, "Astaxanthin from *Haematococcus pluvialis* Alleviates Obesity by Modulating Lipid Metabolism and Gut Microbiota in Mice Fed a High-Fat Diet", *Food and Function* 12, núm. 20 (2021): 9719-9738.

11. Y. Xu, W. Jiang *et al.*, "Astaxanthin Induces Angiogenesis Through Wnt/β-Catenin Signaling Pathway", *Phytomedicine* 22, núm. 7-8 (2015): 744-751; J. Kowshik, A. B. Baba *et al.*, "Astaxanthin Inhibits JAK/STAT-3 Signaling to Abrogate Cell Proliferation, Invasion and Angiogenesis in a Hamster Model of Oral Cancer", PLOS *One* 9, núm. 10 (2014): e109114; S. Mohammadi, A. Barzegari *et al.*, "Astaxanthin Protects Mesenchymal Stem Cells from Oxidative Stress by Direct Scavenging of Free Radicals and Modulation of Cell Signaling", *Chemico-Biological Interactions* 333 (2021): 109324.

12. K. Marimuthu, P. Gunaselvam *et al.*, "Antibacterial Activity of Ovary Extract from Sea Urchin Diadema Setosum", *European Review for Medical and Pharmacological Sciences* 19, núm. 10 (2015): 1895-1899.

13. D. Zhou, L. Qin *et al.*, "Optimisation of Hydrolysis of Purple Sea Urchin (Strongylocentrotus nudus) Gonad by Response Surface Methodology and Evaluation of in Vitro Antioxidant Activity of the Hydrolysate", *Journal of the Science of Food and Agriculture* 92,

núm. 8 (2012): 1694-1701; P. Cirino, C. Brunet *et al.*, "The Sea Urchin Arbacia lixula: A Novel Natural Source of Astaxanthin", *Marine Drugs* 15, núm. 6 (2017): 187.

14. B. Lauby-Secretan, D. Loomis *et al.*, "Carcinogenicity of Polychlorinated Biphenyls and Polybrominated Biphenyls", *Lancet Oncology* 14, núm. 4 (2013): 287-288. doi:10.1016/S1470-2045(13)70104-9.

15. P. F. Zagalsky, "A Study of the Astaxanthin-Lipovitellin, Ovoverdin, Isolated from the Ovaries of the Lobster, Homarus gammarus (L.)", *Comparative Biochemistry and Physiology Part B: Comparative Biochemistry* 80, núm. 3 (1985): 589-597; N. M. Young y R. E. Williams, "The Circular Dichroism of Ovoverdin and Other Carotenoproteins from the Lobster Homarus americanus", *Canadian Journal of Biochemistry and Cell Biology– Revue Canadienne de Biochimie et Biologie Cellulaire* 61, núm. 9 (1983): 1018-1024. doi:10.1139/o83-130.

16. B. S. Beltz, M. E. Tlusty *et al.*, "Omega-3 Fatty Acids Upregulate Adult Neurogenesis", *Neuroscience Letters* 415, núm. 2 (2007): 154-158.

17. T. T. Nguyen, W. Zheng *et al.*, "Significant Enrichment of Polyunsaturated Fatty Acids (PUFAS) in the Lipids Extracted by Supercritical CO^2 from the Livers of Australian Rock Lobsters (*Jasus edwardsii*)", *Journal of Agricultural and Food Chemistry* 63, núm. 18 (2015): 4621-4628.

18. A. Albalat, L. E. Nadler *et al.*, "Lipid Composition of Oil Extracted from Wasted Norway Lobster (*Nephrops norvegicus*) Heads and Comparison with Oil Extracted from Antarctic Krill (*Euphasia superba*)", *Marine Drugs* 14, núm. 12 (2016): 219.

19. Q. Wang, Z. Fan *et al.*, "Occurrence and Health Risk Assessment of Residual Heavy Metals in the Chinese Mitten Crab (*Eriocheir sinensis*)", *Journal of Food Composition and Analysis* 97 (2021): 103787.

20. Q. Wang, Z. Fan *et al.*, "Occurrence and Health Risk Assessment of Residual Heavy Metals in the Chinese Mitten Crab (*Eriocheir sinensis*)", *Journal of Food Composition and Analysis* 97 (2021): 103787.

21. Q. Wang, W. Wu *et al.*, "Nutritional Quality of Different Grades of Adult Male Chinese Mitten Crab, *Eriocheir sinensis*", *Journal of Food Science and Technology* 55, núm. 3 (2018): 944-955.

22. T. Kleekayai, P. A. Harnedy *et al.*, "Extraction of Antioxidant and ACE Inhibitory Peptides from Thai Traditional Fermented Shrimp Pastes", *Food Chemistry* 176 (2015): 441-447.

23. L.-Y. Lee, N. A. Normaiyudin *et al.*, "First Description of Mantis Shrimp, *Miyakella nepa* (Latreille, 1828), Feeding Preference Behaviour in Captive Conditions", *Aquaculture Reports* 22 (2022): 100969.

24. M. Balzano, D. Pacetti *et al.*, "Bioactive Fatty Acids in Mantis Shrimp, Crab and Caramote Prawn: Their Content and Distribution Among the Main Lipid Classes", *Journal of Food Composition and Analysis* 59 (2017): 88-94.

25. H.-J. Lee, P. S. Saravana *et al.*, "Extraction of Bioactive Compounds from Oyster (*Crassostrea gigas*) by Pressurized Hot Water Extraction", *Journal of Supercritical Fluids* 141 (2018): 120-127.

26. A. F. Aldairi, R. A. Alyamani *et al.*, "Antioxidant and Antithrombotic Effects of Green Mussels (*Perna canaliculus*) in Rats", *Journal of Food Biochemistry* 45, núm. 9 (2021): e13865; S. A. Cunha, R. de Castro *et al.*, "Hydrolysate from Mussel *Mytilus galloprovincialis* Meat: Enzymatic Hydrolysis, Optimization and Bioactive Properties", *Molecules* 26, núm. 17 (2021): 5228.

27. A. G. Winter, R. L. H. Deits y A. E. Hosoi, "Localized Fluidization Burrowing Mechanics of *Ensis Directus*", *Journal of Experimental Biology* 215, núm. 12 (2012): 2072-2080.

28. S. Matsunaga, H. Ikeda y R. Sakai, "Pectenovarin, a New Ovarian Carotenoprotein from Japanese Scallop *Mizuhopecten yessoensis*", *Molecules* 25, núm. 13 (2020): 3042.

29. E. Prato, F. Biandolino *et al.*, "Bioactive Fatty Acids of Three Commercial Scallop Species", *International Journal of Food Properties* 21, núm. 1 (2018): 519-532.

30. Una proteína proveniente del pepino negro de mar (*Holothuria leucospilota*) hace que las células cancerosas se destruyan a sí mismas cuando se ven expuestas a la sustancia en un cultivo celular. Otra sustancia bioactiva proveniente de los pepinos de mar llamada nobilisido D (que no es una proteína) destruye células cancerosas de la leucemia, así como las del cáncer de pulmón, cervicouterino y de mama.

31. L. Guo, Z. Gao *et al.*, "Saponin-Enriched Sea Cucumber Extracts Exhibit an Antiobesity Effect Through Inhibition of

Pancreatic Lipase Activity and Upregulation of LXR-β Signaling", *Pharmaceutical Biology* 54, núm. 8 (2016): 1312-1325.

32. A. Ramalho, N. Leblanc *et al.*, "Characterization of a Coproduct from the Sea Cucumber *Cucumaria frondose* and Its Effects on Visceral Adipocyte Size in Male Wistar Rats", *Marine Drugs* 18, núm. 11 (2020): 530.

33. S. K. Nadarajah, R. Vijayaraj y J. Mani, "Therapeutic Significance of *Loligo vulgaris* (Lamarck, 1798) Ink Extract: A Biomedical Approach", *Pharmacognosy Research* 9, Suppl. 1 (2017): S105-S109; S. Chen, J. Wang *et al.*, "Sulfation of a Squid Ink Polysaccharide and Its Inhibitory Effect on Tumor Cell Metastasis", *Carbohydrate Polymers* 81, núm. 3 (2010): 560-566.

34. S. S. Shakthi, S. P. Archana *et al.*, "Biochemical Composition of Cuttle Fish Sepia Prabahari Ink and Its Bioactive Properties In-Vitro", *International Journal of Pharmaceutical Sciences and Research* 7, núm. 7 (2016): 2966-2975.

35. University of Virginia, "Squid Ink from Jurassic Period Identical to Modern Cuttlefish Ink", *ScienceDaily*, 21 de mayo, 2012, www.sciencedaily.com/releases/2012/05/120521163753.htm.

36. D. Ayas, Y. Ozogul *et al.*, "The Effects of Season and Sex on Fat, Fatty Acids and Protein Contents of Sepia Officinalis in the Northeastern Mediterranean Sea", *International Journal of Food Sciences and Nutrition* 63, núm. 4 (2012): 440-445.

37. S.-H. Cha, E. J. Han *et al.*, "Taurine-Containing Hot Water Extract of Octopus Ocellatus Meat Prevents Methylglyoxal-Induced Vascular Damage", *Advances in Experimental Medicine and Biology* 1155 (2019): 471-482.

38. A. Torrinha, R. Cruz *et al.*, "Octopus Lipid and Vitamin E Composition: Interspecies, Interorigin, and Nutritional Variability", *Journal of Agricultural and Food Chemistry* 62, núm. 33 (2014): 8508-8517; T. B. Ahmad, D. Rudd *et al.*, "Correlation Between Fatty Acid Profile and Anti-Inflammatory Activity in Common Australian Seafood ByProducts", *Marine Drugs* 17, núm. 3 (2019): 155; S. Ben-Youssef, S. Selmi *et al.*, "Total Lipids and Fatty Acids Composition of the Coastal and the Deep-Sea Common Octopus (*Octopus vulgaris*) Populations: A Comparative Study", *Nutrition and Health* 19, núm. 3 (2008): 195-201.

39. Gareth Anthony Wilson, "The Lipid Composition of Patagonian Toothfish from the Macquarie Island Region: Ecological and Dietary Implications Within a Regional Food Web" (Disertación doctoral, Universidad de Tasmania, 2004), https://eprints.utas.edu.au/22124/.

40. A. Cerrato, S. E. Aita *et al.*, "Comprehensive Identification of Native Medium-Sized and Short Bioactive Peptides in Sea Bass Muscle", *Food Chemistry* 343 (2021): 128443.

41. J. A. Vázquez, A. Meduíña *et al.*, "Production of Valuable Compounds and Bioactive Metabolites from By-Products of Fish Discards Using Chemical Processing, Enzymatic Hydrolysis, and Bacterial Fermentation", *Marine Drugs* 17, núm. 3 (2019): 139.

42. F. P. Martínez-Antequera, J. A. Martos-Sitcha *et al.*, "Evaluation of the Inclusion of the Green Seaweed *Ulva ohnoi* as an Ingredient in Feeds for Gilthead Sea Bream (*Sparus aurata*) and European Sea Bass (*Dicentrarchus labrax*)", *Animals* 11, núm. 6 (2021): 1684; E. Gisbert, K. B. Andree *et al.*, "Olive Oil Bioactive Compounds Increase Body Weight, and Improve Gut Health and Integrity in Gilthead Sea Bream (*Sparus aurata*)", *British Journal of Nutrition* 117, núm. 3 (2017): 351-363.

43. Center for Food Safety and Applied Nutrition, "FDA/EPA 2004 Advice on What You Need to Know About Mercury in Fish and Shellfish", US Food and Drug Administration, 2 de julio, 2019, www.fda.gov/food/metals-and-your-food/fdaepa-2004-advice-what-you-need-know-about-mercury-fish-and-shellfish.

44. K. M. I. Bashir, J. H. Sohn *et al.*, "Identification and Characterization of Novel Antioxidant Peptides from Mackerel (*Scomber japonicus*) Muscle Protein Hydrolysates", *Food Chemistry* 323 (2020): 126809.

45. C. Offret, I. Fliss *et al.*, "Identification of a Novel Antibacterial Peptide from Atlantic Mackerel Belonging to the GAPDH-Related Antimicrobial Family and Its in Vitro Digestibility", *Marine Drugs* 17, núm. 7 (2019): 413; N. Ennaas, R. Hammami *et al.*, "Purification and Characterization of Four Antibacterial Peptides from Protamex Hydrolysate of Atlantic Mackerel (*Scomber scombrus*) By-Products", *Biochemical and Biophysical Research Communications* 462, núm. 3 (2015): 195-200.

46. F. Affane, S. Louala *et al.*, "Hypolipidemic, Antioxidant and Anti-atherogenic Property of Sardine By-Products Proteins in High-Fat Diet Induced Obese Rats", *Life Sciences* 199 (2018): 16-22.

47. C. P. Rocha, D. Pacheco *et al.*, "Seaweeds as Valuable Sources of Essential Fatty Acids for Human Nutrition", *International Journal of Environmental Research and Public Health* 18, núm. 9 (2021): 4968.

48. H. Maeda, M. Hosokawa *et al.*, "Fucoxanthin from Edible Seaweed, *Undaria pinnatifida*, Shows Antiobesity Effect Through UCP1 Expression in White Adipose Tissues", *Biochemical and Biophysical Research Communications* 332, núm. 2 (2005): 392-397; M. A. Gammone y N. D'Orazio, "Anti-Obesity Activity of the Marine Carotenoid Fucoxanthin", *Marine Drugs* 13, núm. 4 (2015): 2196-2214.

49. L. Yang, L. Wang *et al.*, "Laminarin Counteracts Diet-Induced Obesity Associated with Glucagon-Like Peptide-1 Secretion", *Oncotarget* 8, núm. 59 (2017): 99470-99481.

50. H. K. Maehre, M. K. Malde *et al.*, "Characterization of Protein, Lipid and Mineral Contents in Common Norwegian Seaweeds and Evaluation of Their Potential as Food and Feed", *Journal of the Science of Food and Agriculture* 94, núm. 15 (2014): 3281-3290; P. A. Harnedy, M. B. O'Keeffe *et al.*, "Fractionation and Identification of Antioxidant Peptides from an Enzymatically Hydrolysed Palmaria Palmata Protein Isolate", *Food Research International* 100, parte 1 (2017): 416-422; R. C. Robertson, F. Guihéneuf *et al.*, "The Anti-Inflammatory Effect of Algae-Derived Lipid Extracts on Lipopolysaccharide (LPS)-Stimulated Human THP-1 Macrophages", *Marine Drugs* 13, núm. 8 (2015): 5402-5424.

51. N. Blouin, B. L. Calder *et al.*, "Sensory and Fatty Acid Analyses of Two Atlantic Species of *Porphyra (Rhodophyta)*", *Journal of Applied Phycology* 18, núm. 1 (2006): 79-85.

Capítulo 9: Oro líquido

1. J. McNeil-Masuka y T. J. Boyer, "Insensible Fluid Loss", *StatPearls*, 31 de julio, 2021.

2. P. Prinz, "The Role of Dietary Sugars in Health: Molecular Composition or Just Calories?" *European Journal of Clinical Nutrition* 73, núm. 9 (2019): 1216-1223.

3. A. Choi, K. Ha *et al.*, "Frequency of Consumption of Whole Fruit, Not Fruit Juice, Is Associated with Reduced Prevalence of Obesity

in Korean Adults", *Journal of the Academy of Nutrition and Dietetics* 119, núm. 11 (2019): 1842-1851.

4. J. Suez, T. Korem *et al.*, "Artificial Sweeteners Induce Glucose Intolerance by Altering the Gut Microbiota", *Nature* 514, núm. 7521 (2014): 181-186; W. Wang, J. E. Nettleton *et al.*, "A Metagenomics Investigation of Intergenerational Effects of Non-Nutritive Sweeteners on Gut Microbiome", *Frontiers in Nutrition* 8 (2022): 795848.

5. J. A. Nettleton, P. L. Lutsey *et al.*, "Diet Soda Intake and Risk of Incident Metabolic Syndrome and Type 2 Diabetes in the Multi-Ethnic Study of Atherosclerosis (MESA)", *Diabetes Care* 32, núm. 4 (2009): 688-694.

6. B. Larsen, B. Klinedinst *et al.*, "Pick Your Poison Carefully: How Alcohol Consumption and Serum Biomarkers Influence Body Fat—A UK Biobank Study", *Innovation in Aging* 4, S1 (2020): 889.

7. J. D. Stookey, F. Constant *et al.*, "Drinking Water Is Associated with Weight Loss in Overweight Dieting Women Independent of Diet and Activity", *Obesity* 16, núm. 11 (2008): 2481-2488.

8. M. Boschmann, J. Steiniger *et al.*, "Water-Induced Thermogenesis", *Journal of Clinical Endocrinology and Metabolism* 88, núm. 12 (2003): 6015-6019.

9. K. Y. Chen, S. Smith *et al.*, "Room Indirect Calorimetry Operating and Reporting Standards (RICORS 1.0): A Guide to Conducting and Reporting Human Whole-Room Calorimeter Studies", *Obesity* 28, núm. 9 (2020): 1613-1625.

10. V. A. Vij y A. S. Joshi, "Effect of 'Water Induced Thermogenesis' on Body Weight, Body Mass Index and Body Composition of Overweight Subjects", *Journal of Clinical and Diagnostic Research* 7, núm. 9 (2013): 1894-1896.

11. M. Boschmann, J. Steiniger *et al.*, "Water Drinking Induces Thermogenesis Through Osmosensitive Mechanisms", *Journal of Clinical Endocrinology and Metabolism* 92, núm. 8 (2007): 3334-3337.

12. "Plain Water, the Healthier Choice", Centers for Disease Control and Prevention, 7 de junio, 2022, www.cdc.gov/nutrition/data-statistics/plain-water-the-healthier-choice.html.

13. IBWA, "Bottled Water Consumption Shift", 14 de octubre, 2021, bottledwater.org/bottled-water-consumption-shift.

14. S. A. Mason, V. G. Welch *et al.*, "Synthetic Polymer Contamination in Bottled Water", *Frontiers in Chemistry* 6 (2018): 407.

15. What a Bottled-Water Habit Means for Intake of 'Microplastics'". *Nature* 570, núm. 7761 (2019): 279.

16. R. Hursel y M. S. Westerterp-Plantenga, "Thermogenic Ingredients and Body Weight Regulation", *International Journal of Obesity* 34, núm. 4 (2010): 659-669; F. Li, C. Gao *et al.*, "EGCG Reduces Obesity and White Adipose Tissue Gain Partly Through AMPK Activation in Mice", *Frontiers in Pharmacology* 9 (2018): 1366; X. He, S. Zheng *et al.*, "Chlorogenic Acid Ameliorates Obesity by Preventing Energy Balance Shift in High-Fat Diet-Induced Obese Mice", *Journal of the Science of Food and Agriculture* 101, núm. 2 (2021): 631-637.

17. A. Mousavi, M. Vafa *et al.*, "The Effects of Green Tea Consumption on Metabolic and Anthropometric Indices in Patients with Type 2 Diabetes", *Journal of Research in Medical Sciences* 18, núm. 12 (2013): 1080-1086.

18. W.-Q. Peng, G. Xiao *et al.*, "l-Theanine Activates the Browning of White Adipose Tissue Through the AMPK/α-Ketoglutarate/Prdm16 Axis and Ameliorates Diet-Induced Obesity in Mice", *Diabetes* 70, núm. 7 (2021): 1458-1472.

19. D. J. Weiss y C. R. Anderton, "Determination of Catechins in Matcha Green Tea by Micellar Electrokinetic Chromatography", *Journal of Chromatography* A 1011, núms. 1-2 (2003): 173-180.

20. K. Jakubczyk, J. Kochman *et al.*, "Antioxidant Properties and Nutritional Composition of Matcha Green Tea", *Foods* 9, núm. 4 (2020): 483.

21. M. E. T. Willems, M. A. Sahin *et al.*, "Matcha Green Tea Drinks Enhance Fat Oxidation During Brisk Walking in Females", *International Journal of Sport Nutrition and Exercise Metabolism* 28, núm. 5 (2018): 536-541.

22. P. Xu, L. Ying *et al.*, "The Effects of the Aqueous Extract and Residue of Matcha on the Antioxidant Status and Lipid and Glucose Levels in Mice Fed a High-Fat Diet", *Food and Function* 7, núm. 1 (2016): 294-300.

23. T. Wu, J. Xu *et al.*, "Oolong Tea Polysaccharide and Polyphenols Prevent Obesity Development in Sprague-Dawley Rats", *Food and Nutrition Research* 62 (2018): 10.29219 /fnr.v62.1599.

24. K.-L. Kuo, M.-S. Weng *et al.*, "Comparative Studies on the Hypolipidemic and Growth Suppressive Effects of Oolong, Black, Pu-Erh, and Green Tea Leaves in Rats", *Journal of Agricultural and Food Chemistry* 53, núm. 2 (2005): 480-489.

25. W. Rumpler, J. Seale *et al.*, "Oolong Tea Increases Metabolic Rate and Fat Oxidation in Men", *Journal of Nutrition* 131, núm. 11 (2001): 2848-2852.

26. W.-J. Zhang, C. Liu *et al.*, "Comparison of Volatile Profiles and Bioactive Components of Sun-Dried Pu-Erh Tea Leaves from Ancient Tea Plants on Bulang Mountain Measured by GC-MS and HPLC", *Journal of Zhejiang University–SCIENCE B* 20, núm. 7 (2019): 563-575; D. Wang, Y. Xiang *et al.*, "*Pueribacillus theae gen. nov., sp. nov.*, Isolated from Pu'er Tea", *International Journal of Systematic and Evolutionary Microbiology* 68, núm. 9 (2018): 2878-2882.

27. M.-H. Liao, X.-R. Wang *et al.*, "Pu'er Tea Rich in Strictinin and Catechins Prevents Biofilm Formation of Two Cariogenic Bacteria, *Streptococcus mutans* and *Streptococcus sobrinus*", *Journal of Dental Sciences* 16, núm. 4 (2021): 1331-1334.

28. Y. Oi, I.-C. Hou *et al.*, "Antiobesity Effects of Chinese Black Tea (Pu-erh tea) Extract and Gallic Acid", *Phytotherapy Research* 26, núm. 4 (2012): 475-481.

29. T.-Y. Yang, J. I. Chou *et al.*, "Weight Reduction Effect of Pu-Erh Tea in Male Patients with Metabolic Syndrome", *Phytotherapy Research* 28, núm. 7 (2014): 1096-1101.

30. S.-L. Chu, H. Fu *et al.*, "A Randomized Double-Blind Placebo-Controlled Study of Pu'er Tea Extract on the Regulation of Metabolic Syndrome", *Chinese Journal of Integrative Medicine* 17, núm. 7 (2011): 492-498.

31. H. F. L. Muhammad, D. C. Sulistyoningrum *et al.*, "The Interaction Between Coffee, Caffeine Consumption, UCP2 Gene Variation, and Adiposity in Adults—A Cross-Sectional Study", *Journal of Nutrition and Metabolism* (2019): 9606054.

32. A. Tagliabue, D. Terracina *et al.*, "Coffee-Induced Thermogenesis and Skin Temperature", *International Journal of Obesity and Related Metabolic Disorders* 18, núm. 8 (1994): 537-541; D. E. Anderson y M. S. Hickey, "Effects of Caffeine on the Metabolic and Catecholamine Responses to Exercise in 5 and 28 Degrees

C", *Medicine and Science in Sports and Exercise* 26, núm. 4 (1994): 453-458.

33. D. Bracco, J. M. Ferrarra *et al.*, "Effects of Caffeine on Energy Metabolism, Heart Rate, and Methylxanthine Metabolism in Lean and Obese Women", *American Journal of Physiology* 269, núm. 4, parte 1 (1995): E671-E678.

34. S. C. Killer, A. K. Blannin *et al.*, "No Evidence of Dehydration with Moderate Daily Coffee Intake: A Counterbalanced Cross-Over Study in a Free-Living Population", *plos One* 9, núm. 1 (2014): e84154.

35. Josie Garthwaite, "What We Know About the Earliest History of Chocolate", *Smithsonian Magazine*, 12 de febrero, 2015, www.smithsonianmag.com/history/archaeology-chocolate-180954243.

36. L. Munguía, G. Gutiérrez-Salmean *et al.*, "Beneficial Effects of a Flavanol-Enriched Cacao Beverage on Anthropometric and Cardiometabolic Risk Profile in Overweight Subjects", *Revista Mexicana de Cardiología* 26, núm. 2 (2015): 78-86.

37. W. F. Chew, M. Masyita *et al.*, "Prevalence of Obesity and Its Associated Risk Factors Among Chinese Adults in a Malaysian Suburban Village", *Singapore Medical Journal* 55, núm. 2 (2014): 84-91.

38. S. A. Keshavarz, Z. Nourieh *et al.*, "Effect of Soymilk Consumption on Waist Circumference and Cardiovascular Risks Among Overweight and Obese Female Adults", *International Journal of Preventive Medicine* 3, núm. 11 (2012): 798-805.

39. S. Sethi, S. K. Tyagi *et al.*, "Plant-Based Milk Alternatives an Emerging Segment of Functional Beverages: A Review", *Journal of Food Science and Technology* 53, núm. 9 (2016): 3408-3423.

40. Y.-F. Li, Y.-Y. Chang *et al.*, "Tomato Juice Supplementation in Young Women Reduces Inflammatory Adipokine Levels Independently of Body Fat Reduction", *Nutrition* 31, núm. 5 (2015): 691-696.

41. A. J. Edwards, B. T. Vinyard *et al.*, "Consumption of Watermelon Juice Increases Plasma Concentrations of Lycopene and Beta-Carotene in Humans", *Journal of Nutrition* 133, núm. 4 (2003): 1043-1050.

42. G. K. Dhamrait, K. Panchal *et al.*, "Characterising Nitric Oxide-Mediated Metabolic Benefits of Low-Dose Ultraviolet Radiation in the Mouse: A Focus on Brown Adipose Tissue", *Diabetologia* 63, núm. 1 (2020): 179-193; C. M. Vincellette, J.

Losso *et al.*, "Supplemental Watermelon Juice Attenuates Acute Hyperglycemia–Induced Macro–and Microvascular Dysfunction in Healthy Adults", *Journal of Nutrition* 151, núm. 11 (2021): 3450-3458.

43. A. Hasani, S. Ebrahimzadeh *et al.*, "The Role of *Akkermansia muciniphila* in Obesity, Diabetes and Atherosclerosis", *Journal of Medical Microbiology* 70, núm. 10 (2021): 10.1099/jmm.0.001435.

44. B. Routy, E. Le Chatelier *et al.*, "Gut Microbiome Influences Efficacy of PD-1-Based Immunotherapy Against Epithelial Tumors", *Science* 359, núm. 6371 (2018): 91-97.

45. D. E. Roopchand, R. N. Carmody *et al.*, "Dietary Polyphenols Promote Growth of the Gut Bacterium Akkermansia Muciniphila and Attenuate High-Fat Diet-Induced Metabolic Syndrome", *Diabetes* 64, núm. 8 (2015): 2847-2858. doi:10.2337/db14-1916; S. M. Henning, P. H. Summanen *et al.*, "*Pomegranate ellagitannins* Stimulate the Growth of *Akkermansia muciniphila* in Vivo", *Anaerobe* 43 (2017): 56-60; F. F. Anhe, D. Roy *et al.*, "A Polyphenol-Rich Cranberry Extract Protects from Diet-Induced Obesity, Insulin Resistance and Intestinal Inflammation in Association with Increased *Akkermansia spp.* population in the Gut Microbiota of Mice", *Gut* 64, núm. 6 (2015): 872-883; F. F. Anhe, G. Pilon *et al.*, "Triggering Akkermansia with Dietary Polyphenols: A New Weapon to Combat the Metabolic Syndrome?" *Gut Microbes* 7, núm. 2 (2016): 146-153.

46. H. Song, X. Shen *et al.*, "Pomegranate Fruit Pulp Polyphenols Reduce Diet-Induced Obesity with Modulation of Gut Microbiota in Mice", *Journal of the Science of Food and Agriculture* 102, núm. 5 (2022): 1968-1977.

47. M. González-Ortiz, E. Martínez-Abundis *et al.*, "Effect of Pomegranate Juice on Insulin Secretion and Sensitivity in Patients with Obesity", *Annals of Nutrition and Metabolism* 58, núm. 3 (2011): 220-223.

48. D. E. Roopchand, R. N. Carmody *et al.*, "Dietary Polyphenols Promote Growth of the Gut Bacterium *Akkermansia muciniphila* and Attenuate High-Fat Diet-Induced Metabolic Syndrome", *Diabetes* 64, núm. 8 (2015): 2847-2858.

49. J. H. Hollis, J. A. Houchins *et al.*, "Effects of Concord Grape Juice on Appetite, Diet, Body Weight, Lipid Profile, and Antioxidant

Status of Adults", *Journal of the American College of Nutrition* 28, núm. 5 (2009): 574-582.

50. F. Zhou, J. Guo *et al.*, "Cranberry Polyphenolic Extract Exhibits an Antiobesity Effect on High-Fat Diet-Fed Mice Through Increased Thermogenesis", *Journal of Nutrition* 150, núm. 8 (2020): 2131-2138.

51. T. N. C. Simao, M. A. B. Lozovoy *et al.*, "Reduced-Energy Cranberry Juice Increases Folic Acid and Adiponectin and Reduces Homocysteine and Oxidative Stress in Patients with the Metabolic Syndrome", *British Journal of Nutrition* 110, núm. 10 (2013): 1885-1894.

52. A. S. Balcioğlu, M. E. Durakoglugil *et al.*, "Epicardial Adipose Tissue Thickness and Plasma Homocysteine in Patients with Metabolic Syndrome and Normal Coronary Arteries", *Diabetology and Metabolic Syndrome* 6 (2014): 62.

53. M. Tomás-Navarro, F. Vallejo *et al.*, "Encapsulation and Micronization Effectively Improve Orange Beverage Flavanone Bioavailability in Humans", *Journal of Agricultural and Food Chemistry* 62, núm. 39 (2014): 9458-9462.

54. F. J. Martínez Noguera, P. E. Alcaraz *et al.*, "8 Weeks of 2S-Hesperidin Supplementation Improves Muscle Mass and Reduces Fat in Amateur Competitive Cyclists: Randomized Controlled Trial", *Food and Function* 12, núm. 9 (2021): 3872-3882.

55. F. J. Martínez-Noguera, C. Marin-Pagan *et al.*, "Effects of 8 Weeks of 2S-Hesperidin Supplementation on Performance in Amateur Cyclists", *Nutrients* 12, núm. 12 (2020): 3911.

56. J. J. Peterson, G. R. Beecher *et al.*, "Flavanones in Grapefruit, Lemons y Limes: A Compilation and Review of the Data from the Analytical Literature", *Journal of Food Composition and Analysis* 19S (2006): S74-S80.

Capítulo 10: Encuentra tu propio camino

1. S. Degner, A. Papoutsis y D. Romagnolo, "Health Benefits of Traditional Culinary and Medicinal Mediterranean Plants", *Complementary and Alternative Therapies and the Aging Population* (2009): 541-562, www.ncbi.nlm.nih.gov/pmc/articles/PMC7157932/.

2. Y. C. Yang, C. Boen *et al.*, "Social Relationships and Physiologial Determinants of Longevity Across the Human Life Span", *Proceedings of the National Academy of Sciences of the United States of America* 113, núm. 3 (enero 2016): 578-583, https://pubmed.ncbi.nlm.nih.gov/26729882/; S.-Q. Yuan, Y.-M. Liu *et al.*, "Association Between Eating Speed and Metabolic Syndrome: A Systematic Review and Meta-Analysis", *Frontiers in Nutrition* 20, núm. 8 (octubre 2021): 700936, https://pubmed.ncbi.nlm.nih.gov/34746200/.

3. M. L. Heiman y F. L. Greenway, "A Healthy Gastrointestinal Microbiome Is Dependent on Dietary Diversity", *Molecular Metabolism* 5, núm. 5 (mayo 2016): www.ncbi.nlm.nih.gov/pmc/articles/PMC4837298/.

4. S. Lee, "#63 Research Your Own Experience", 12 de septiembre, 2017, en el *Pódcast de Bruce Lee*, https://brucelee.com/podcast-blog/2017/9/12/63-research-your-own-experience.

5. B. Lee y J. R. Little, *Striking Thoughts: Bruce Lee's Wisdom for Daily Living* (Tokio: Tuttle, 2016), 181.

6. Lee y Little, *Striking Thoughts*, 180.

7. E. Chamoun, D. M. Mutch *et al.*, "A Review of the Associations Between Single Nucleotide Polymorphisms in Taste Receptors, Eating Behaviors, and Health", *Critical Reviews in Food Science and Nutrition* 58, núm. 2 (enero 2018): 194-207, https://pubmed.ncbi.nlm.nih.gov/27247080/.

8. N. Chaudhary, V. Kumar *et al.*, "Personalized Nutrition and -Omics", *Comprehensive Foodomics* (2021): 495-507, www.ncbi.nlm.nih.gov/pmc/articles/PMC7217104/.

9. Editores de Blackbelt Magazine, *The Legendary Bruce Lee* (Santa Clarita, CA: Ohara Publications, 1986), 46.

10. Lee y Little, *Striking Thoughts*, 105.

11. B. Lee, *Tao of Jeet Kune Do* (Oklahoma City: Black Belt Book, 1975).

12. S. Lee, "#20 Nutrition and Fitness", 23 de noviembre, 2016, en el *Pódcast de Bruce Lee*, https://brucelee.com/podcast-blog/2016/11/23/20-nutrition-and-fitness.

13. S. Lee, "#102 The Intelligent Mind", 13 de junio, 2018, en el *Pódcast de Bruce Lee*, https://brucelee.com/podcast-blog/2018/6/13/102-the-intelligent-mind.

14. J. B. Nelson, "Mindful Eating: The Art of Presence While You Eat", *Diabetes Spectrum* 30, núm. 3 (2017): 171-174.

15. A. Ruffault, S. Czernichow *et al.*, "The Effects of Mindfulness Training on Weight-Loss and Health-Related Behaviours in Adults with Overweight and Obesity: A Systematic Review and Meta-Analysis", *Obesity Research and Clinical Practice* 11, núm. 5, supl. 1 (2017): 90-111.

16. J. Daubenmier, P. J. Moran *et al.*, "Effects of a Mindfulness-Based Weight Loss Intervention in Adults with Obesity: A Randomized Clinical Trial", *Obesity* 24, núm. 4 (2016): 794-804.

17. K. Hawton, D. Ferriday *et al.*, "Slow Down: Behavioural and Physiological Effects of Reduced Eating Rate", *Nutrients* 11, núm. 1 (2019): 50.

18. C. Cecchetto, M. Aiello *et al.*, "Increased Emotional Eating During covid-19 Associated with Lockdown, Psychological, and Social Distress", *Appetite* 160 (2021): 105122.

Capítulo 11: Protocolo de *Comer para adelgazar*

1. V. D. Longo y S. Panda, "Fasting, Circadian Rhythms, and Time-Restricted Feeding in Healthy Lifespan", *Cell Metabolism* 23, núm. 6 (2016): 1048-1059; C. Patikorn, K. Roubal *et al.* "Intermittent Fasting and Obesity-Related Health Outcomes: An Umbrella Review of Meta-Analyses of Randomized Clinical Trials", *JAMA Network Open* 4, núm. 12 (2021): 1-12; M. J. McAllister, A. E. Gonzalez *et al.*, "Time Restricted Feeding Reduces Inflammation and Cortisol Response to a Firegrounds Test in Professional Firefighters", *Journal of Occupational and Environmental Medicine* 63, núm. 5 (2021): 441-447.

2. J. Rothschild, K. K. Hoddy *et al.*, "Time-Restricted Feeding and Risk of Metabolic Disease: A Review of Human and Animal Studies", *Nutrition Reviews* 72, núm. 5 (2014): 308-318.

3. M. Bagherniya, A. E. Butler *et al.*, "The Effect of Fasting or Calorie Restriction on Autophagy Induction: A Review of the Literature", *Ageing Research Reviews* 47 (2018): 183-197.

4. M. M. Mihaylova, C.-W. Cheng *et al.*, "Fasting Activates Fatty Acid Oxidation to Enhance Intestinal Stem Cell Function During Homeostasis and Aging", *Cell Stem Cell* 22, núm. 5 (2018):

769-778; C.-W. Cheng, G. B. Adams *et al.*, "Prolonged Fasting Reduces IGF-1/PKA to Promote Hematopoietic-Stem-Cell-Based Regeneration and Reverse Immunosuppression", *Cell Stem Cell* 14, núm. 6 (2014): 810-823.

5. A. Maifeld, H. Bartolomaeus *et al.*, "Fasting Alters the Gut Microbiome Reducing Blood Pressure and Body Weight in Metabolic Syndrome Patients", *Nature Communications* 12, núm. 1 (2021): 1-20; R. Mesnage, F. Grundler *et al.*, "Changes in Human Gut Microbiota Composition Are Linked to the Energy Metabolic Switch During 10 D of Buchinger Fasting", *Journal of Nutritional Science* 8 (2019): 1-14.

6. G. M. Tinsley, J. S. Forsse *et al.*, "Time-Restricted Feeding in Young Men Performing Resistance Training: A Randomized Controlled Trial", *European Journal of Sport Science* 17, núm. 2 (2017): 200-207; S. Aoyama, H.-K. Kim *et al.*, "Distribution of Dietary Protein Intake in Daily Meals Influences Skeletal Muscle Hypertrophy via the Muscle Clock", *Cell Reports* 36, núm. 1 (2021): 1-13.

7. M. P. Mattson, K. Moehl *et al.*, "Intermittent Metabolic Switching, Neuroplasticity and Brain Health", *Nature Reviews Neuroscience* 19, núm. 2 (2018): 63-80.

8. X. Bian, L. Chi *et al.*, "The Artificial Sweetener Acesulfame Potassium Affects the Gut Microbiome and Body Weight Gain in CD-1 Mice", *PLOS One* 12, núm. 6 (2017): e0178426.

9. M. B. Abou-Donia, E. M. El-Masry *et al.*, "Splenda Alters Gut Microflora and Increases Intestinal p-Glycoprotein and Cytochrome p-450 in Male Rats", *Journal of Toxicology and Environmental Health Part A* 71, núm. 21 (2008): 1415-1429; J. Suez, T. Korem *et al.*, "Artificial Sweeteners Induce Glucose Intolerance by Altering the Gut Microbiota", *Nature* 514, núm. 7521 (2014): 181-186.

10. C. L. Frankenfeld, M. Sikaroodi *et al.*, "High-Intensity Sweetener Consumption and Gut Microbiome Content and Predicted Gene Function in a Cross-Sectional Study of Adults in the United States", *Annals of Epidemiology* 25, núm. 10 (2015): 736-742.

11. S. Howell y R. Kones, "'Calories In, Calories Out' and Macronutrient Intake: The Hope, Hype, and Science of Calories", *American Journal of Physiology–Endocrinology and Metabolism* 313, núm. 5 (2017): E608-E612.

12. N. B. Bueno, I. S. Vieira de Melo *et al.*, "Very-Low-Carbohydrate Ketogenic Diet v. Low-Fat Diet for Long-Term Weight Loss: A Meta-Analysis of Randomised Controlled Trials", *British Journal of Nutrition* 110, núm. 7 (2013): 1178-1187; A. M. Bolla, A. Caretto *et al.*, "Low-Carb and Ketogenic Diets in Type 1 and Type 2 Diabetes", *Nutrients* 11, núm. 5 (2019): 962; M. I. Friedman y S. Appel, "Energy Expenditure and Body Composition Changes After an Isocaloric Ketogenic Diet in Overweight and Obese Men: A Secondary Analysis of Energy Expenditure and Physical Activity", *PLOS One* 14, núm. 12 (2019): e0222971; P. Sumithran, L. A. Prendergast *et al.*, "Ketosis and Appetite-Mediating Nutrients and Hormones After Weight Loss", *European Journal of Clinical Nutrition* 67, núm. 7 (2013): 759-764.

13. C. D. Gardner, M. J. Landry *et al.*, "Effect of a Ketogenic Diet versus Mediterranean Diet on HbA1c in Individuals with Prediabetes and Type 2 Diabetes Mellitus: The Interventional Keto-Med Randomized Crossover Trial", *American Journal of Clinical Nutrition* 116, núm. 3 (2022): nqac154.

14. Q. Y. Ang, M. Alexander *et al.*, "Ketogenic Diets Alter the Gut Microbiome Resulting in Decreased Intestinal Th17 Cells", *Cell* 181, núm. 6 (2020): 1263-1275.

15. S. B. Eaton y M. Konner, "Paleolithic Nutrition. A Consideration of Its Nature and Current Implications", *New England Journal of Medicine* 312, núm. 5 (1985): 283-289.

16. S. B. Eaton, M. Shostak y M. Konner, *The Paleolithic Prescription: A Program of Diet and Exercise and a Design for Living* (Nueva York: Perennial Library, 1989).

17. L. Cordain, *The Paleo Diet* (Hoboken, NJ: John Wiley & Sons, 2010).

18. E. V. A. de Menezes, H. A. C. Sampaio *et al.*, "Influence of Paleolithic Diet on Anthropometric Markers in Chronic Diseases: Systematic Review and Meta-Analysis", *Nutrition Journal* 18, núm. 1 (2019): 41.

19. C. Mellberg, S. Sandberg *et al.*, "Long-Term Effects of a Palaeolithic-Type Diet in Obese Postmenopausal Women: A 2-Year Randomized Trial", *European Journal of Clinical Nutrition* 68, núm. 3 (2014): 350-357.

20. W. Petroski y D. M. Minich, "Is There Such a Thing as 'Anti-Nutrients'? A Narrative Review of Perceived Problematic Plant Compounds", *Nutrients* 12, núm. 10 (2020): 2929.

21. R.-Y. Huang, C. C. Huang *et al.*, "Vegetarian Diets and Weight Reduction: A Meta-Analysis of Randomized Controlled Trials", *Journal of General Internal Medicine* 31 (2016): 109-116.

22. H. Kahleova, E. Rembert *et al.*, "Effects of a Low-Fat Vegan Diet on Gut Microbiota in Overweight Individuals and Relationships with Body Weight, Body Composition, and Insulin Sensitivity. A Randomized Clinical Trial", *Nutrients* 12, núm. 10 (2020): 2917.

23. G. M. Turner-McGrievy, N. D. Barnard *et al.*, "A Two-Year Randomized Weight Loss Trial Comparing a Vegan Diet to a More Moderate Low-Fat Diet", *Obesity* 15, núm. 9 (2007): 2276-2281.

24. W. J. Moore, M. E. McGrievy *et al.*, "Dietary Adherence and Acceptability of Five Different Diets, Including Vegan and Vegetarian Diets, for Weight Loss: The New DIETs Study", *Eating Behaviors* 19 (2015): 33-38.

25. C. Weikert, I. Trefflich *et al.*, "Vitamin and Mineral Status in a Vegan Diet", *Deutsches Arzteblatt International* 117, núms. 35-36 (2020): 575-582.

Capítulo 13: Optimiza tu metabolismo

1. E. N. C. Manoogian, L. S. Chow *et al.*, "Time-Restricted Eating for the Prevention and Management of Metabolic Diseases", *Endocrine Reviews* 43, núm. 2 (2022): 405-436.

2. G. Kelsey, H. Kristin *et al.*, "Effects of 8-Hour Time Restricted Feeding on Body Weight and Metabolic Disease Risk Factors in Obese Adults: A Pilot Study", *Nutrition and Healthy Aging* 4, núm. 4 (2018): 345-353; T. Moro, G. Tinsley *et al.*, "Effects of Eight Weeks of Time-Restricted Feeding (16/8) on Basal Metabolism, Maximal Strength, Body Composition, Inflammation, and Cardiovascular Risk Factors in Resistance-Trained Males", *Journal of Translational Medicine* 14 (2016): 290.

3. M. Hatori, C. Vollmers *et al.*, "Time-Restricted Feeding Without Reducing Caloric Intake Prevents Metabolic Diseases in Mice Fed a High-Fat Diet", *Cell Metabolism* 15, núm. 6 (2012): 848-860.

4. A. Huberman, productor, "Effect of Fasting and Time Restricted Eating on Fat Loss and Health", *Pódcast de Huberman Lab*, núm. 41, 11 de octubre, 2021, www.youtube.com/watch?v=9tRohh0gErM&t=4s.

5. H. Jamshed, F. L. Steger *et al.*, "Effectiveness of Early Time-Restricted Eating for Weight Loss, Fat Loss, and Cardiometabolic Health in Adults with Obesity: A Randomized Clinical Trial", JAMA *Internal Medicine*, 8 de agosto, 2022. doi:10.1001/jamainternmed.2022.3050.

6. C. Andriessen, C. E. Fealy *et al.*, "Three Weeks of Time-Restricted Eating Improves Glucose Homeostasis in Adults with Type 2 Diabetes but Does Not Improve Insulin Sensitivity: A Randomised Crossover Trial", *Diabetologia* (2022). doi.org/10.1007/s00125-022-05752-z.

7. A. T. Hutchison, P. Regmi *et al.*, "Time-Restricted Feeding Improves Glucose Tolerance in Men at Risk for Type 2 Diabetes: A Randomized Crossover Trial", *Obesity* 27, núm. 5 (2019): 724-732.

8. D. Liu, Y. Huang *et al.*, "Calorie Restriction with or Without Time-Restricted Eating in Weight Loss", *New England Journal of Medicine* 386 (2022): 1495-1504.

9. A. Leaf y J. Antonio, "The Effects of Overfeeding on Body Composition: The Role of Macronutrient Composition—A Narrative Review", *International Journal of Exercise Science* 10, núm. 8 (2017): 1275-1296.

10. D. J. Morrison, G. M. Kowalski *et al.*, "Modest Changes to Glycemic Regulation Are Sufficient to Maintain Glucose Fluxes in Healthy Young Men Following Overfeeding with a Habitual Macronutrient Composition", *American Journal of Physiology–Endocrinology and Metabolism* 316, núm. 6 (2019): E1061-E1070.

11. E. Robinson, P. Aveyard *et al.*, "Eating Attentively: A Systematic Review and Meta-Analysis of the Effect of Food Intake Memory and Awareness on Eating", *American Journal of Clinical Nutrition* 97, núm. 4 (2013): 728-742.

12. A. Geliebter, C. L. Grillot *et al.*, "Effects of Oatmeal and Corn Flakes Cereal Breakfasts on Satiety, Gastric Emptying, Glucose, and Appetite-Related Hormones", *Annals of Nutrition and Metabolism* 66, núms. 2-3 (2015): 93-103; A. Warrilow, D. Mellor *et al.*, "Dietary Fat, Fibre, Satiation, and Satiety—A Systematic Review of Acute Studies", *European Journal of Clinical Nutrition* 73, núm. 3 (2019): 333-344.

13. D. Jakubowicz, O. Froy *et al.*, "Meal Timing and Composition Influence Ghrelin Levels, Appetite Scores and Weight Loss

Maintenance in Overweight and Obese Adults", *Steroids* 77, núm. 4 (2012): 323-331.

14. B. Wansink, K. van Ittersum *et al.*, "Ice Cream Illusions Bowls, Spoons, and Self-Served Portion Sizes", *American Journal of Preventive Medicine* 31, núm. 3 (2006): 240-243.

15. M. Hirshkowitz, K. Whiton *et al.*, "National Sleep Foundation's Sleep Time Duration Recommendations: Methodology and Results Summary", *Sleep Health* 1, núm. 1 (2015): 40-43.

16. V. K. Chattu, M. D. Manzar *et al.*, "The Global Problem of Insufficient Sleep and Its Serious Public Health Implications", *Healthcare* 7, núm. 1 (2018): 1-16.

17. J. M. Parish, "Sleep-Related Problems in Common Medical Conditions", *Chest* 135, núm. 2 (2009): 563-572.

18. A.V. Nedeltcheva y F. A. J. L. Scheer, "Metabolic Effects of Sleep Disruption, Links to Obesity and Diabetes", *Current Opinion in Endocrinology, Diabetes, and Obesity* 21, núm. 4 (2014): 293-298.

19. V. Bacaro, A. Blasio *et al.*, "Sleep Duration and Obesity in Adulthood: An Updated Systematic Review and Meta-Analysis", *Obesity Research and Clinical Practice* 14, núm. 4 (2020): 301-309.

20. S. K. Sweet, B. A. Gower *et al.*, "Sleep Quality Is Differentially Related to Adiposity in Adults", *Psychoneuroendocrinology* 98 (2018): 46-51; V. Kunde, D. Leana *et al.*, "Measuring Visceral Adipose Tissue Metabolic Activity in Sleep Apnea Utilizing Hybrid 18F-FDG PET/MRI: A Pilot Study", *Nature and Science of Sleep* 13 (2021): 1943-1953.

21. J. Broussard y M. J. Brady, "The Impact of Sleep Disturbances on Adipocyte Function and Lipid Metabolism", *Best Practice and Research: Clinical Endocrinology and Metabolism* 24, núm. 5 (2010): 763-773.

22. B. D. Wedger, C. Goblet *et al.*, "Systematic Analysis of Differential Rhythmic Liver Gene Expression Mediated by the Circadian Clock and Feeding Rhythms", *Proceedings of the National Academy of Sciences U.S.A.* 118, núm. 3 (2021): 1-12.

23. R. B. Bazzite, L. G. Silva *et al.*, "Insulin Resistance in the Liver: Deficiency or Excess of Insulin?" *Cell Cycle* 13, núm. 16 (2014): 2494-2500; R. F. D. Oliveira, T. M. da Costa Daniele *et al.*, "Adiponectin Levels and Sleep Deprivation in Patients with

Endocrine Metabolic Disorders", *Revista da Associacao Medica Brasileira (1992)* 64, núm. 12 (2018): 1122-1128.

24. O. A. Mullite-Gillman, Y. A. Kurnianingsih *et al.*, "Sleep Deprivation Alters Choice Strategy Without Altering Uncertainty or Loss Aversion Preferences", *Frontiers in Neuroscience* 9, núm. 352 (2015): 1-12.

25. N. A. Jessen, A. S. F. Munk *et al.*, "The Glymphatic System: A Beginner's Guide", *Neurochemical Research* 40, núm. 12 (2015): 2583-2599.

26. A.-M. Chang, D. Aeschbach *et al.*, "Evening Use of Light-Emitting Ereaders Negatively Affects Sleep, Circadian Timing, and Next-Morning Alertness", *Proceedings of the National Academy of Sciences of the U.S.A.* 112, núm. 4 (2015): 1232-1237.

27. K. Yoda, M. Inaba *et al.*, "Association Between Poor Glycemic Control, Impaired Sleep Quality, and Increased Arterial Thickening in Type 2 Diabetic Patients", PLOS *One* 10, núm. 4 (2015): 1-12.

28. H. Dempsey-Jones, "The Surprising Science of Fidgeting", *The Conversation*, 28 de agosto de 2022, https://theconversation.com/the-surprising-science-of-fidgeting-77525.

29. J. A. Levine, S. J. Schleusner *et al.*, "Energy Expenditure of Nonexercise Activity", *American Journal of Clinical Nutrition* 72, núm. 6 (2000): 1451-1454.

30. G. Hagger-Johnson, A. J. Gow *et al.*, "Sitting Time, Fidgeting, and All-Cause Mortality in the UK Women's Cohort Study", *American Journal of Preventive Medicine* 50, núm. 2 (2016): 154-160.

31. "Calories Burned in 30 Minutes for People of Three Different Weights", *Harvard Health Publishing*, 8 de marzo de 2021, www.health.harvard.edu/diet-and-weight-loss/calories-burned-in-30-minutes-for-people-of-three-different-weights.

32. R. J. H. M. Verheggen, M. F. H. Maessen *et al.*, "A Systematic Review and Meta-Analysis on the Effects of Exercise Training versus Hypocaloric Diet: Distinct Effects on Body Weight and Visceral Adipose Tissue", *Obesity Reviews* 17, núm. 8 (2016): 664-690.

33. P. Aldiss, J. Betts *et al.*, "Exercise-Induced 'Browning' of Adipose Tissues", *Metabolism: Clinical and Experimental* 81 (2018): 63-70.

34. A. L. Hankinson, M. L. Daviglus *et al.*, "Maintaining a High Physical Activity Level Over 20 Years and Weight Gain", *Journal of the American Medical Association* 304, núm. 23 (2010):

2603-2610; X. Tong, X. Chen *et al.*, "The Effect of Exercise on the Prevention of Osteoporosis and Bone Angiogenesis", *BioMed Research International* (2019): 1-8; J. Liang, X. Zhang *et al.*, "Promotion of Aerobic Exercise Induced Angiogenesis Is Associated with Decline in Blood Pressure in Hypertension: Result of EXCAVATION-CHN1", *Hypertension* 77, núm. 4 (2021): 1141-1153; V. Frodermann, D. Rhode *et al.*, "Exercise Reduces Inflammatory Cell Production and Cardiovascular Inflammation via Instruction of Hematopoietic Progenitor Cells", *Nature Medicine* 25, núm. 11 (2019): 1761-1771; M. U. Sohail, H. M. Yassine *et al.*, "Impact of Physical Exercise on Gut Microbiome, Inflammation, and the Pathobiology of Metabolic Disorders", *Review of Diabetic Studies* 15 (2019): 35-48; G. Wu, X. Zhang *et al.*, "The Epigenetic Landscape of Exercise in Cardiac Health and Disease", *Journal of Sport and Health Science* 10, núm. 6 (2021): 648-659; J. Wang, S. Liu *et al.*, "Exercise Regulates the Immune System", *Advances in Experimental Medicine and Biology* 1228 (2020): 395-408.

35. D. J. Johns, J. Hartmann-Boyce *et al.*, "Diet or Exercise Interventions *vs.* Combined Behavioral Weight Management Programs: A Systematic Review and Meta-Analysis of Direct Comparisons", *Journal of the Academy of Nutrition and Dietetics* 114, núm. 10 (2014): 1557-1568; T. Wu, X. Gao *et al.*, "Long-Term Effectiveness of Diet-Plus-Exercise Interventions *vs.* Diet-Only Interventions for Weight Loss: A Meta-Analysis", *Obesity Reviews* 10, núm. 3 (2009): 313-323.

36. E. D. Kirby, S. E. Muroy *et al.*, "Acute Stress Enhances Adult Rat Hippocampal Neurogenesis and Activation of Newborn Neurons via Secreted Astrocytic FGF2", *eLife* vol. 2 (2013): 1-23.

37. A. Mariotti, "The Effects of Chronic Stress on Health: New Insights into the Molecular Mechanisms of Brain-Body Communication", *Future Science OA* 1, núm. 3 (2015): FSO23; P. H. Wirtz y R. von Kanel, "Psychological Stress, Inflammation, and Coronary Heart Disease", *Current Cardiology Reports* 19, núm. 11 (2017): 1-10; B. S. McEwen y R. M. Sapolsky, "Stress and Cognitive Function", *Current Opinion in Neurobiology* 5, núm. 2 (1995): 205-216.

38. E. Epel, R. Lapidus *et al.*, "Stress May Add Bite to Appetite in Women: A Laboratory Study of Stress-Induced Cortisol and Eating Behavior", *Psychoneuroendocrinology* 26, núm. 1 (2001): 37-49.

39. H. Herriot, C. Wrosch *et al.*, "Intra-Individual Cortisol Variability and Low-Grade Inflammation Over 10 Years in Older Adults", *sychoneuroendocrinology* 77 (2017): 141-149.

40. K. Raikkonen, K. A. Matthews *et al.*, "Anger, Hostility, and Visceral Adipose Tissue in Healthy Postmenopausal Women", *Metabolism* 48, núm. 9 (1999): 1146-1151. 41.

41. P. Sun, S. Wei *et al.*, "Anger Emotional Stress Influences VEGF/VEGFR2 and Its Induced PI3K/AKT/MTOR Signaling Pathway", *Neural Plasticity* (2016): 1-12; J. Herold y J. Kalucka. "Angiogenesis in Adipose Tissue: The Interplay Between Adipose and Endothelial Cells", *Frontiers in Physiology* 11 (2021): 1-9.

42. V. K. Tsenkova, D. Carr *et al.*, "Anger, Adiposity, and Glucose Control in Nondiabetic Adults: Findings from MIDUS II", *Journal of Behavioral Medicine* 37, núm. 1 (2014): 37-46.

43. K. Carriere, B. Khoury *et al.*, "Mindfulness-Based Interventions for Weight Loss: A Systematic Review and Meta-Analysis", *Obesity Reviews* 19, núm. 2 (2018): 164-177.

44. H. Cramer, M. S. Thoms *et al.*, "Yoga in Women with Abdominal Obesity—A Randomized Controlled Trial", *Deutsches Arzteblatt International* 113, núm. 39 (2016): 645-652.

45. K. Unno, D. Furushima *et al.*, "Stress-Reducing Function of Matcha Green Tea in Animal Experiments and Clinical Trials", *Nutrients* 10, núm. 10 (2018): 1-14; P. F. P. Chaves, P. A. S. Hocayen *et al.*, "Chamomile Tea: Source of a Glucuronoxylan with Antinociceptive, Sedative and Anxiolytic-Like Effects", *International Journal of Biological Macromolecules* 164 (2020): 1675-1682; J. L. Williams, J. M. Everett *et al.*, "The Effects of Green Tea Amino Acid L-Theanine Consumption on the Ability to Manage Stress and Anxiety Levels: A Systematic Review", *Plant Foods for Human Nutrition* 75, núm. 1 (2020): 12-23; Y. Jia, J. Zou *et al.*, "Action Mechanism of Roman Chamomile in the Treatment of Anxiety Disorder Based on Network Pharmacology", *Journal of Food Biochemistry* 45, núm. 1 (2021): 1-19.

46. P.-F. Tsai, S. Kitsch *et al.*, "Tai Chi for Posttraumatic Stress Disorder and Chronic Musculoskeletal Pain: A Pilot Study", *Journal of Holistic Nursing* 36, núm. 2 (2018): 147-158.

47. V. Perciavalle, M. Blandini *et al.*, "The Role of Deep Breathing on Stress", *Neurological Sciences* 38, núm. 3 (2017): 451-458; X.

Ma, Z.-Q. Yue *et al.*, "The Effect of Diaphragmatic Breathing on Attention, Negative Affect and Stress in Healthy Adults", *Frontiers in Psychology* 8 (2017): 1-12.

48. M. A. H. Lentjes, "The Balance Between Food and Dietary Supplements in the General Population", *Proceedings of the Nutrition Society* 78, núm. 1 (2019): 97-109.

49. M. E. Veatch-Blohm, I. Chicas *et al.*, "Screening for Consistency and Contamination Within and Between Bottles of 29 Herbal Supplements", PLOS *One* 16, núm. 11 (2021): 1-20.

50. C. M. White, "Dietary Supplements Pose Real Dangers to Patients", *Annals of Pharmacotherapy* 54, núm. 8 (2020): 815-819.

51. K. Y. Z. Forrest y W. L. Stuhldreher, "Prevalence and Correlates of Vitamin D Deficiency in US adults", *Nutrition Research* 31, núm. 1 (2011): 48-54; K. Amrein, M. Scherkl *et al.*, "Vitamin D Deficiency 2.0: An Update on the Current Status Worldwide", *European Journal of Clinical Nutrition* 74, núm. 11 (2020): 1498-1513; P. D. Chandler, W. Y. Chen *et al.*, "Effect of Vitamin D3 Supplements on Development of Advanced Cancer: A Secondary Analysis of the VITAL Randomized Clinical Trial", JAMA *Network Open* 3, núm. 11 (2020): 1-13.

52. C. Manyi-Loh, S. Mamphweli *et al.*, "Antibiotic Use in Agriculture and Its Consequential Resistance in Environmental Sources: Potential Public Health Implications", *Molecules* 23, núm. 4 (2018): 795; D. Schar, E. Y. Klein *et al.*, "Global Trends in Antimicrobial Use in Aquaculture", *Scientific Reports* 10, núm. 21878 (2020), https://doi.org /10.1038/s41598-020-78849-3.

53. V. H. Tournas, "Microbial Contamination of Select Dietary Supplements", *Journal of Food Safety* 29 (2009): 430-442.

54. "Public Notification: 'Libido Sexual Enhancer' Contains Hidden Drug Ingredient", U.S. Food and Drug Administration, 23 de octubre de 2015, https://www.fda.gov/drugs /medication-health-fraud/public-notification-libido-sexual-enhancer-contains-hidden-drug-ingredient.

55. A. Holborow, R. M. Purnell *et al.*, "Beware the Yellow Slimming Pill: Fatal 2,4-dinitrophenol Overdose", BMJ *Case Reports* (2016): 1-3.

56. D. Yetman, "What to Know About DNP, the Weight-Loss Drug", *Healthline*, 14 de enero, 2021, www.healthline.com/health/dnp-steroid.

57. R. L. Cosslett, "'I Thought It Was a Miracle. Then I Started Shaking': The Danger of Buying Diet Pills Online", *The Guardian*, 3 de noviembre, 2018, www.theguardian.com/lifeandstyle/2018/nov/03/diet-pills-danger-sweat-heart-attack-weight-loss-rhiannon -lucy-cosslett.

58. "DMAA in Products Marketed as Dietary Supplements", US Food and Drug Administration, 29 de marzo de 2021, https://www.fda.gov/food/dietary-supplement-products-ingredients/dmaa-products-marketed-dietary-supplements; B. Venhuis, P. Keizers *et al.*, "A Cocktail of Synthetic Stimulants Found in a Dietary Supplement Associated with Serious Adverse Events", *Drug Testing and Analysis* 6, núm. 6 (2014): 578-581; J. Grundlingh, P. I. Dargan *et al.*, "2,4-dinitrophenol (DNP): A Weight Loss Agent with Significant Acute Toxicity and Risk of Death", *Journal of Medical* 7, núm. 3 (2011): 205-212.

59. P. G. Shekelle, M. L. Hardy *et al.*, "Efficacy and Safety of Ephedra and Ephedrine for Weight Loss and Athletic Performance: A Meta-Analysis", *Journal of the American Medical Association* 289, núm. 12 (2003): 1537-1545; "Small Entity Compliance Guide: Final Rule Declaring Dietary Supplements Containing Ephedrine Alkaloids Adulterated Because They Present an Unreasonable Risk", US Food and Drug Administration, 20 de septiembre, 2018, www.fda.gov/regulatory-information/search-fda-guidance -documents/small-entity-compliance-guide-final-rule-declaring-dietary -supplements-containing-ephedrine.